재난 정신건강의학

– 준비·평가·치료 –

재난테러위원회 Committee on Disaster and Terrorism
정신건강의학 진흥 집단 Group for the Advancement of Psychiatry

나이트 알드리치 C. Knight Aldrich, M.D.
데이빗 배케르트 David R. Beckert, M.D.
그랜트 브레너 Grant H Brenner, M.D.
프랭크 다울링Frank G Dowling, M.D.
토드 홀츠맨 Todd Holzman, M.D.
크리스티나 존스 Kristina Jones, M.D.
에드워드 칸토르 Edward M. Kantor, M.D.
크레이그 카츠 Craig L. Katz, M.D.
죠셉 메르리노 Joseph P. Merlino, M.D.
앤서니 응 Anthony T. Ng, M.D.
아난드 판디아 Anand Pandya, M.D.
스리니바산 필레이 Srinivasan S. Pillay, M.D.
프레데릭 스토다드 Frederick J. Stoddard Jr., M.D. (Chair)
차드 르메르 Chad M. Lemaire, M.D., R.N., B.S.N. (GAP Fellow)

재난 정신건강의학 아웃리치 이사회
Disaster Psychiatry Outreach Board of Directors

크레이그 카츠 Craig L. Katz, M.D., President
아난드 판디아 Anand Pandya, M.D., Vice President
그랜트 브레너 Grant H Brenner, M.D.
자크 조스피트르 Jacques Jospitre, M.D.
샌더 코이프만 Sander Koyfman, M.D.

재난 정신건강의학

- 준비·평가·치료 -

편집인

프레데릭 스토다드 Frederick J. Stoddard Jr., 의학박사(M.D.)

아난드 판디아 Anand Pandya, 의학박사(M.D.)

크레이그 카츠 Craig L. Katz, 의학박사(M.D.)

옮김

박민철 • 박종일 • 장승호 • 유태평

재난테러위원회 Committee on Disaster and Terrorism

정신건강의학 진흥 집단 Group for the Advancement of Psychiatry

圖書出版 하나醫學社

DISASTER PSYCHIATRY

Readiness, Evaluation, and Treatment

Edited by
Frederick J. Stoddard Jr., M.D., Anand Pandya, M.D., and
Craig L. Katz, M.D.

헌정

Matilda Stoddard (F.J.S.),
Weston Milliken and Ashwin Pandya (A.P.),
Linda Chockroverty (C.L.K.)

이 책을 만드는 전 과정을 통한 지지와 격려에 대한 감사로

프레데릭 스토다드 Frederick J. Stoddard Jr., 의학박사(M.D.)
아난드 판디아 Anand Pandya, 의학박사(M.D.)
크레이그 카츠 Craig L. Katz, 의학박사(M.D.)

목 차

◆ 역자 서문 11
◆ 서문과 감사 15
◆ 머리말 19

프레데릭 스토다드 Frederick J. Stoddard Jr., 의학박사(M.D.)
아난드 판디아 Anand Pandya, 의학박사(M.D.)
크레이그 카츠 Craig L. Katz, 의학박사(M.D.)

제1부 준비

편집인 아난드 판디아 *Anand Pandya, M.D.*

1. - 준비와 시스템 문제: 재난 대응으로 통합 25
에드워드 칸토르 *Edward M. Kantor, M.D.*
데이빗 배케르트 *David R. Beckert, M.D.*

2. - 재난 전, 중, 후의 위험 커뮤니케이션 41
프레데릭 스토다드 *Frederick J. Stoddard Jr., M.D.*

3. - 우리들 자신 구하기: 재난 대응 지역사회에서 자기-돌보기 55
죠셉 메르리노 *Joseph P. Merlino, M.D., M.P.A*

4. - 요구도 평가 69
크레이그 카츠 *Craig L. Katz, M.D.*

제2부 평가

편집인 크레이그 카츠 *Craig L. Katz, M.D.*

5. - 정신건강의학적 평가 91
크레이그 카츠 *Craig L. Katz, M.D.*

6. - 특정 집단 109
프랑크 다울링 *Frank G Dowling, M.D.*
크리스티나 존스 *Kristina Jones, M.D.*

7. - 중증 정신질환 131
아난드 판디아 *Anand Pandya, M.D.*

8. - 물질 남용 141
데이빗 미셀스 *David J. Mysels, M.D., M.B.A.*
마리아 셜리반 *Maria A. Sullivan, M.D., Ph.D.*
프랑크 다울링 *Frank G. Dowling, M.D.*

9. - 성격 문제 165
스리니바산 필레이 *Srinivasan S. Pillay, M.D.*

10. - 손상과 의학적 증상 분류 177
크리스티나 존스 *Kristina Jones, M.D.*

11. - 애도와 회복력 197
차드 르메르 *Chad M. Lemaire, M.D., R.N., B.S.N.*

제3부 개입

편집인 프레데릭 스토다드 *Frederick J. Stoddard Jr., M.D.,*

12. - 심리적 응급처치 219

에드워드 칸토르 *Edward M. Kantor, M.D.*

데이빗 배커르트 *David R. Beckert, M.D.*

13. - 집단과 가족 개입 229

아난드 판디아 *Anand Pandya, M.D.*

14. - 정신치료 243

스리니바산 필레이 *Srinivasan S. Pillay, M.D.*

15. - 정신약물학: 급성기 257

크리스티나 존스 *Kristina Jones, M.D.*

16. - 정신약물학: 후급성기 277

프레데릭 스토다드 *Frederick J. Stoddard Jr., M.D.*

프랭크 다울링 *Frank G. Dowling, M.D.*

17. - 아동과 청소년 정신건강의학적 개입 299

헤더 쉬블리 *Heather L. Shibley, M.D.*

프레데릭 스토다드 *Frederick J. Stoddard Jr., M.D.*

18. - 노인 정신건강의학 개입 321

케네스 사카우에 *Kenneth Sakauye, M.D.*

제4부 최근 새롭게 등장하는 주제와 기타 주제

편집인 프레데릭 스토다드 *Frederick J. Stoddard Jr., M.D.*,
아난드 판디아 *Anand Pandya, M.D.*, 크레이그 카츠 *Craig L. Katz, M.D.*

19. - 대사로서의 정신건강의학과 의사 337
그랜트 브레너 *Grant H. Brenner, M.D.*

20. - 법적 문제와 윤리적 문제 353
아난드 판디아 *Anand Pandya, M.D.*

21. - 재난과 공중보건 응급상황에서의 원격 정신건강의학 369
앤서니 응 *Anthony T. Ng, M.D.*

부록

A 주요 문헌 및 자료 377
B 복습 문제 답 383

참고 문헌 389
찾아 보기 433

역자 서문

우리들은 지난 세월에서 수없이 많은 재난을 겪어왔다. 자연재해뿐만 아니라 6.25전쟁, 베트남 전쟁, 화재, 산업재해, 삼풍백화점 붕괴, 성수대교 붕괴, 교통사고, 가정과 학교에서의 폭력, 성폭력, 아동학대 등 이루 말할 수 없을 만큼 많이 경험하고 지내왔다. 특히 최근에 일어난 대구 지하철 화재, 천안함 사건, 세월호 사건, 의정부 화재 등을 바라보면서 우리들은 너무 마음이 아팠다. 어떻게 보면 미리 예방할 수 있었고, 조금 덜한 피해를 입을 수도 있었는데, 준비가 되어있지 않고 너무 허술하다 보니 더욱 안타까움이 더 할 수 밖에 없었다.

지난 세월호 사건은 우리들의 마음을 너무도 아프게 했다. 어떻게 이렇게 준비되어 있지 않을 수 있을까? 지나고 보니 이렇게 많은 잘못이 우리 곁에 있는데 그냥 지나갈 수 있는 것일까? 어떻게 이런 일이 일어날 수 있을까? 모든 국민들이 아파했다. 이런 일이 다시는 일어나지 않아야 한다고, 좀더 준비되어 있어야 하고, 조금이라도 빨리 개입해야 함을 처절하게 외치게 되었다. 어떻게 하면 이렇게 힘들고 아픈 사람들을 도와드릴 수 있을까, 보다 올바른 정책을 입안하고 실행할 수 있도록 돕기 위해 지난 해 대한신경정신의학회는 전문가로서 이웃에 봉사하는 마음으로 사회참여를 선언하였다.

세월호의 아픔 속에서 어떻게 피해자를 돕는 것이 좋을까를 생각하면서 2014년 5월 대한신경정신의학회는 미국정신의학회 2014년도 년차 학술대회에서 한국계 미국인 정신건강의학과 의사들과 함께 재난에 관한 심포지엄을 개최하게 되었다. 이 때 공동번역자인 미국 유태평 교수님의 도움으로 이 책 재난 정신건강의학의 주 저자인 프레데릭 스토다드 주니어 박사를 초대하게 되었고, 재난과 세월호 사건에 관한 많은 얘기들을 나눌 수 있었다. 심포지엄이 끝난 뒤 함께 식사를 하면서 이 책에 대한 얘길 하기 시작했고, 이 만남의 결과로 이 책을 번역하게 되었다.

재난 정신건강의학은 재난에 대한 준비, 평가, 개입 및 새로운 주제 4부로 되어 있다. 재난을 대비하기 위해서 재난에 대한 일반 교육, 예산과 재난 시스템 구축, 더불어 재난 대응자 훈련 등을 설명하고 있다. 일단 재난이 일어나면, 신속한 개입으로 피해자를 평가하고 분류하여 빠르고 적절한 개입을 해야 함을 강조하고 있다. 나아가 특별한 집단 즉 심한 환자나, 아동 청소년, 노인들에 대한 개입, 대응자로서의 역할 등을 설명하고 있는데 이 모든 설명을 연구에 기반하여 설명하고 있다.

우리나라가 조금이라도 빨리 재난을 준비하고 대응하는데 도움이 되고자, 지금 당장 필요하다고 여겨져 번역하게 되었다. 이 책은 정신건강의학과 의사를 중심으로 쓰여지기는 했지만, 재난에 관계되는 정부 행정가, 정치인, 재난대응 전문가, 특히 재난 정신건강 전문가, 정신보건 전문요원들이 보아야 할 책이다. 도움이 되길 간절히 바란다.

번역을 하면서 가장 힘들었던 것은 미국 조직과 기구를 우리 말로 옮기는 것이었다. 가능한 우리 현실에 맞도록 정리했다. 그리고 번역을 하면서 되도록이면 영어를 사용하지 않으려 했으나, 자주 반복되고 자주 사용하는 짧은 영어 약자나 우리 말로 번역하려면 너무 길어지는 용어는 그 약자를 그대로 사용하였다. 예를 들면 외상 후 스트레스장애(posttraumatic stress disorder; PTSD), 의학적으로 설명되지 않는 신체증상(medically unexplained physical symptom; MUPS), 인지행동치료(cognitive behavioral therapy; CBT) 등이다. 또한 이 책에 서 말하고 있는 외상은 신체적 외상(손상)이 아닌 심리적 외상을 말한다. 그리고 어렵다고 느껴진 몇 가지 용어는 괄호 속이나 해당 쪽의 밑에 주를 달아 독자들의 이해를 돕고자 했다.

이 책을 번역하는 동안 도움을 주셨던 많은 분들께 감사 드린다. 특히 이 책을 번역하는 동안 전라북도광역정신건강증진센터 직원들과 전라북도 재난 정신건강 시스템을 구축하기 위한 준비로서 이 책을 공부했다. 감사 드린다. 그리고 원고 일부를 수정 보완해준 원광대학교 글쓰기 센터의 도움에 감사 드린다.

항상 번역을 하다 보면 우리 말로 더 적절한 표현이 없을까 하고 고심한다. 실제 글을 쓰는 것보다 시간이 더 소요되는 것 같다. 오류가 있다면 지적해 주면 좋겠다. 마음 깊이 감사드릴 것이다.

끝으로 이 책이 나올 때가지 격려를 아끼지 않으신 친구 하나의학사 오무근 사장님께도 감사 드린다. 사장님은 미국정신의학회에 같이 참석하여 스토다드 박사와 얘길 나눌 때 옆에 계셨으며 그래서 그 때 바로 이 책을 번역하기로 결정할 수 있었다.

우리 주변에는 외상적 충격을 줄 수 있는 사건들이 너무 많다. 우선은 너무 준비되어 있지 않는 오늘의 현실에서 벗어나, 모두 함께 재난에 잘 대비할 수 있길 바라며, 그러나 재난은 우리 곁에 항상 있을 수 있기 때문에 가능한 한 빨리 적절하게 개입하여 더 큰 어려움이 발생하지 않았으면 정말 좋겠다. 이를 위해 이 책이 조금이나마 재난을 준비하고 대응하는 모든 사람들에게 도움이 되었으면 한다.

2015. 2

병원 연구실에서

서문과 감사

이 책은 방대한 재난 정신건강서비스를 제공하고자 하는 사람들을 위해서 만들어진 재난 정신건강의학 임상 매뉴얼인데, 두 기관의 목표 성과물이다. 이 책을 쓰기 위해 모인 두 기관은 정신건강의학 진흥 집단(Group for the Advancement of Psychiatry; GAP)과 재난 정신건강서비스를 제공하고 훈련하고자 하는 뉴욕 기반 자선단체인 재난 정신건강의학 아웃리치(Disaster Psychiatry Outreach* ; DPO)이다. 그들은 조직적 지지와 피드백을 받으며 이 책을 쓰기 위해 함께 했다. GAP는 제2차 세계대전 후부터 국가적으로, 국제적으로 보급해야 하는 공식입장과 보고서를 발행하는 국가적 전문가위원회 형태로 두뇌 집단의 역할을 수행했다. 스토다드(FJ Stoddard) 박사와 알드리치(K Aldrich) 박사는 9/11 테러 이후 이런 핵심 영역을 다루고 정신건강의학과 의사를 위한 GAP 출판물을 쓰기 위해 GAP에 재난테러위원회를 조직했다. 일부 공헌자들은 또한 일차 진료의사를 위한 GAP 위원회의 최근 안내서인 '*숨겨진 충격: 다음 재난을 위해 당신이 알아야 할 것: 임상가를 위한 실제적 정신건강 지침* (Stoddard, Katz, Merlino 2010)'의 장들을 저술하였다.

DPO는 재난 정신건강서비스와 훈련의 필요성을 인식하고 1989년 카츠(CL. Katz), 판디아(A Pandya), 처트코프(L Chertkof), 케네디(E Kenney)에 의해 세워졌다. 그 이후부터 DPO는 재난으로 주어진 고통을 제거하기 위해 정신건강의학과 의사의 전문

주: 아웃리치(outreach)란 '나가서(out) 다가가다, 도달하다, 서비스가 가능하게 한다(reach)'는 의미로 찾아가는 서비스를 의미하며, 도움을 요청할 때까지 기다리는 것이 아니라 먼저 찾아가 현장에서 봉사한다는 의미가 있다.

지식과 봉사 정신을 가지고 수행하였다. 그들은 1998년 스위스 항공 111 사고로부터 2001년 9/11, 2010년 아이티 지진에 이르기까지 재난에 대처해 왔다. DPO의 훈련 목록과 기타 자료는 이 책의 중요한 원천 자료들이다. 이 속에는 *재난 정신건강의학: 악몽이 사실이 될 때의 중재*(Pandya와 Katz 2004)와 *북아메리카 정신건강의학 임상지* 특별 주제 "재난 정신건강의학: 자세히 살피다"(Katz와 Pandya 2004)가 포함되어 있다. 또한 의사 판디아와 카츠를 포함한 여러 멤버들이 GAP 재난테러위원회 멤버들이다. 우르사노(R Ursano)는 GAP 멤버는 아니지만 설립 당시부터 GAP 위원회의 자문 역할을 했고, 미국정신의학회의 재난정신건강위원회 위원장으로서 아낌없는 역할을 했다.

이 책의 중요한 시발점이 된 재난 정신건강의학의 DPO 훈련 교육과정 원본 -"재난 정신건강의학의 기본: 정신보건 전문가 훈련과정(DPO 2008)-을 개발했던, DPO 교육과정위원회에 특별한 관심이 주어졌다. 그 위원회 위원장은 John Sahs 박사였고, 위원은 의사 Mathew Biel, Henry Kandler, Roger Nathaniel, Ilisse Perlmutter, Mark Schor, Asher Simon이었다. 그 위원회의 특별 자문위원으로 의사 Linda Chokroverty, Anand Pandya, Craig L. Catz, Carol North와 Lovdy Hamm, Anastasia Holmes가 포함되었다. DPO 반응 지침(미발간 문서)이 또한 이 책의 틀을 짜는데 도움이 되었고, Athony Ng, Grant Brenner, Eric Cohen으로부터 중요한 도움을 받았다.

재난 정신건강의학: 준비, 평가, 치료는 미국정신의학회의 인터넷 재난 정신건강의학 편람(Hall 등 2004)에서 다루지 못한 많은 영역을 다루고 새롭게 했다. 이 책자의 처음 편람에 3명의 공헌자, 의사 Anthony NG, Anand Pandya, Frederick J Stoddard Jr가 또한 수고했다.

편집인들은 뉴잉글랜드와 기타 지역에서 1990년대 이후 재난대응을 이해하고, 계획하며, 참여하는데 크게 공헌한, 미국정신의학회 재난위원회로부터 격려 받았던, 메사츄세츠 정신의학회의 재난 대책위원회에 감사드린다. 대책위원회 참여자들은 1998년 5월 비행기 재난훈련을 통하여 배우고, 필요 영역을 파악하며, 이후의 재난 대응에 공헌했고, 병원과 주 재난 정신건강 계획에 공헌했던 유니폼(제복입은) 서비스 기관, 메사츄세츠 정신보건과와 대학에서의 많은 정신건강의학과 의사들이었다. 이런 많은 정신건강의학과 의사들은 재난대응 또는 외상후 스트레스장애에서 지역적으로나 국가적으로 잘 알려진 의사들이다. 참여자와 기여자는 다음과 같다: 의사 Frederick J, Stoddard Jr(의장), RA Barron, PJ Beasley, N Cinco, R Cohen, JA Chu, DM Digioia, G Dominiak, ME Foti, D Gable, D Henderson, JL Herman, T Holzman, DH Hughes, JJ Iwuc, K Lentz, C Lopez, L McCurry, J Jankowski, L Raymond, V Russell, K Sanders, MC Sauzier, S Skea, R Solhkhah, BA Van der Kolk, C Wasserman, J Weisenberger.

이 원고의 사전 제작 준비는 보스턴의 슈리너 아동병원에서 제공했다.

편집자들은 미국정신의학회 출판사 출판과정에 대한 안내와 지지를 해준 미국정신의학회 출판사 수석 편집인 헤일즈(RE Hales), 수석 사무장 맥밀란(R McMillen), 편집부장 맥듀피(J McDuffie)에게 감사드린다.

머리말

프레데릭 스토다드 Frederick J. Stoddard Jr., 의학박사(M.D.)
아난드 판디아 Anand Pandya, 의학박사(M.D.)
크레이그 카츠 Craig L. Katz, 의학박사(M.D.)

정신건강의학과 의사들은 재난 대응에 점점 더 적극적이다. 9/11 테러에만 700명의 정신건강의학과 의사들이 참여했다(재난 정신건강의학 아웃리치 Disaster Psychiatry Outreach; DPO, 개인 커뮤니케이션, 2010년 7월). 2004년 인도양 지진과 쓰나미, 2005년 허리케인 카트리나, 2010년 아이티 지진 같은 비교적 최근의 재난에서 재난 대응에 참여했던 정신건강의학과 의사들의 수가 증가했다. 이 책은 우리들이 알기로는 재난 정신건강의학에서 작업하는 정신건강의학과 의사와 다른 정신보건 요원들을 위한 첫 임상지침서이다. 이 책은 교과서라기 보다는 임상적이고 실제적이며, 정신건강의학적 평가와 개입을 위한 권장사항에 대한 근거 기반 논의를 보다 명백하고 실제적으로 하고자 했다.

재난에 대한 정의는 여러 가지가 있다. 세계보건기구(1992)는 "영향을 받은 지역사회의 대응능력을 훨씬 초과한 생태학적으로나 심리사회적으로 심한 붕괴"라고 간단하고 명료하게 정의했다(p.2). 재난은 자연적으로 또는 말하자면 신의 뜻으로(예, 지진, 허리케인, 홍수), 인위적인 돌발적 또는 기술적 사고(예, 비행기 추락 사고, 발전소 폭발) 또는 인간의 의도적인 행동(예, 총 대량 난사, 테러)에 의해 일어난다.

인간에게 일어난 심한 외상의 심리적 정서적 충격에 대한 기술은 종교 서적과 호머의 일리아드 오디세이와 같은 고전 문헌에 나타나 있지만(Shay 1994, 2002), 임상적 평가와 치료에 관한 것은 비교적 최근이다. 미국 남북전쟁에서 시작하고 후에 외상 후 스트레스장애라고 불려진 용어 병사의 심장은 2005년 미국 공공방송의 필름에서 우아하게 묘사되었다. 임상적 치료가 처음엔 병사들에게만 초점이 되었지만, 결국 시민들을 향하게 되었다. 1942년 보스턴 코코넛 그로브 화재사건 이후, 이 사건에서 492명이 죽고, 수많은 가족 친척들이 어린이들의 죽음을 슬퍼하였다. 이 때 발간된 에릭 린더만(1944), 스탠리 코브(Cobb와 Lindermann 1943)와 알레센드라 아들러(1944)의 급성 애도에 대한 신경정신과적 관찰과 합병증, 증상과 관리에 관한 논문은 현대 재난 정신건강의학의 시작이 되었다. 그러나 보다 이른 재난 정신건강의학과 직접적으로 관계된 전통적인 작업은 1940년 런던 블리츠 테러 후 성인과 아동들에 관한 연구였다(Freud와 Burlingham 1943; Jones 등 2006).

오늘날, 재난 정신건강의학 분야는 다양하고 광범위한 임상적 관심을 나타낸다. 이는 공중보건 준비로부터 조기 심리적 중재, 외과 중환자실에서 정신건강의학 자문, 학교 총기사고, 허리케인, 민족분규 후의 아동과 가족들의 스트레스를 제거하기 위한 정신치료적 개입에 이르기까지 아주 넓다. 재난 정신건강의학은 응급상황에서 예방, 대응, 회복에 중요한 역할을 한다. 재난 정신건강은 아직 미숙한 분야이지만, 성인과 아동을 대상으로 한 많은 연구가 개입을 개선시키는데 목적을 두고 있다. 연구는 단순히 기존의 위험 요인, 재난 후 정신건강 문제, 효과적인 개입에 관한 것만이 아니라 유용한 관계를 정확하게 식별하기 위한 여러 가지 방법을 적용하면서 점점 나아가고 있다(Norris 등 2006, Pfefferbaum 1998, Pfefferbaum과 North 2008)

지난 20년동안 미국정신의학회는 재난 준비와 때때로 대응에서 지도자적 역할을 해 왔다. 특히 미국정신의학회의 재난정신건강위원회 설립자인 우르사노(Robert L. Ursano)와 다른 많은 미국정신의학회 및 국제적인 재난 대응 지도자들에 의해서이다. 의사 우르사노, 노우드(Ann E. Norwood), 풀러톤(Carol S. Fullerton)과 국방의학전문대학원의 동료들은 재난에 대한 전문지식과 정신건강 전문가 교육 및 훈련의 필요성을 교육하는데 초석이 되었다. 메사추세츠, 뉴욕, 캘리포니아, 루이지애나, 다른 몇몇 지역의 미국정신의학회 지부에서는 여기 저기 재난에 대한 훈련과 대응에 적극적으로 기여했다.

미국정신의학회는 재난 정신건강의학의 기초와 고급 훈련과정 모두를 제공해 왔는데, 재난 중에 재난지역의 사람들에게 귀중하고 시기 적절한 정신건강의학 자료를 통합하여 배포하고, 조직의 안과 밖으로 오고 가는 정보의 흐름을 더 원활하게 하기 위해 노력하는 선도적 조직이다.

우리들의 책, 재난 정신건강의학: 준비, 평가, 치료에서, 우리들은 동료가 검토한 과학적 문헌, 우수한 정신건강의학과 의사, 심리학자, 사회복지사에 의한 임상적 지혜, 재난 정신건강서비스를 만든 사람들의 경험을 포함한 다양한 여러 근원으로부터 모아진 정보를 종합했다. 21장의 모든 저자들은 생물심리사회적 모델을 이용하여 재난이 무엇이고, 재난이 정신건강과 어떻게 관련되며, 정신건강의학과 의사와 다른 정신건강 전문가들이 재난 상황에서 어떻게 고통을 효과적으로 개입할 수 있는가를 설명하고 있다. 많은 장의 저자들은 외상을 초래하는 많은 대형 사건을 포함하여 과거 재난에서 얻은 간단한 증례 시나리오를 제공한 후 논의를 시작하고 있다. 이 책의 중요한 목표 하나가 정신건강 전문가들에게 증거 기반이 있는 최고의 임상을 제공하는 것이기 때문에, 각 장은 각 추천된 중재를 지지하는 과학적으로 합당한 수준의 연구를 분명하게 설명하고 광범위한 참고문헌을 제공했다.

이 책은 재난을 대비하거나 대응하는 정신건강 임상가들이 쉽게 사용하기 위해, 4부 즉 준비, 평가, 개입, 최근 새롭게 등장하는 주제와 기타 주제로 나누었다. 각 장은 그 장에서 다루고 있는 핵심 문제를 더 분명하게 하기 위해 교육 핵심 목록과 그에 따른 복습문제로 끝을 맺었다. 나아가 보다 많은 정보와 깊은 지식을 구하고 있는 독자들을 위해 읽어야 할 핵심 문헌과 자료들을 부록에 실었다.

앞서 언급한 바와 같이, 많은 정신건강의학과 의사와 다른 정신건강 전문가들이 재난 정신건강의학과 친해졌지만, 지난 10년간 수많은 대량 재난으로 인해, 지금은 약간의 "재난 피로"를 경험하고 있을지도 모른다. 2001년 9/11 테러에서 2010년 아이티 지진까지, 재난이 감소한 적이 없었다. 세계 시장의 경제적 혼란과 멕시코만의 거대한 석유 재난이 불확실한 상황을 더 커지게 했다. 오랫동안 큰 고통을 유발하는 재난 가운데 드물지 않지만 재난이 너무 느리게 영향을 미쳐서, 급성기와 후급성기에 재난의 영향이 있는데도 임상적 재난 서비스의 필요성을 인식하지 못할 수도 있다. 우리들은 이 임상 매뉴얼이 재난 생존자를 치료하면서 얻은 축적된 증거를 기반으로 재난 피로를 경험했거나 경험하지 않은 많은 재난 정신건강 전문가들에게 필요한 격려와 지지가 되길 바란다.

제 1 부

준비

1부 편집인

아난드 판디아 Anand Pandya, 의학박사(M.D.)

1

준비와 시스템 문제

재난 대응으로 통합

에드워드 칸토르 Edward M. Kantor, 의학박사(M.D.)
데이빗 배케르트 David R. Beckert, 의학박사(M.D.)

그린 박사는 펜실베니아 주 알렌타운에서 온 지역사회 정신건강의학과 의사이다. 그는 2005년 허리케인 카트리나(Hurricane Katrina)가 뉴올리언스를 지나간 후 그 황폐화된 상태와 피해지역에 남아 있는 주민들이 정신건강서비스를 받아야 할 필요가 있을 것이라는 판단 하에 뉴올리언스로 갔다. 자진하여 재난 지원 업무를 수행해 본 경험이 없었기 때문에, 자원봉사자를 필요로 하는 많은 집단, 전문기관, 정부기관은 그린 박사를 혼란스럽게 했다. 그리고 박사는 지방 의료봉사자로 구성된 애드 호크 집단(ad-hoc group: 특수한 문제해결을 위해 일시적으로 형성되는 임의 집단)을 구성하고 있는 동료 간호사에 대해 들었다. 그 의료 봉사자들은 버스를 한 대 임차해서 시외 어딘가에 치료소를 세우려고 계획하고 있었다. 이외에 그린 박사는 의료상비팀(Medical Reserve Corps)이라는 공익광고를 우연히 보았다. 그 단체도 의료 자원봉사자를 찾고 있었다. 이들 집단 간의 차이점이 무엇인지 몰랐기 때문에, 박사는 어떤 단체가 적합할지 판단하기 어려워 점점 좌절감을 느끼고 있었다. 그가 행동 계획을 구체화할 무렵에 접촉한 집단은 이전에 재난 대응 경험이 있는 자원봉사자들만 받아들이고 있었다. 몇 주가 지나 그린 박사는 뉴올리언스 밖에서 주방위군이 애드 호크 집단의 버스를 정지시켜 재난지역으로 들어가지 못하게 막았다는 사실을 알게 되었다. 처음에는 좌절했지만, 그린 박사는 루이지애나를 빠져나온 피난민들이 박사의 집에서 차를 몰고 쉽게 닿을 수 있는 거리에 있는 특별 자원센터로 이송 중이라는 것을 알아냈다. 그린 박사는 주 공무원이었기 때문에, 어렵지 않게 자격을 얻어 국가가 운영하

는 활동에 참여했고, 피난민들이 보다 영구적인 주택을 찾고 새로운 제공자에게 연결될 때까지 현장 정신건강 지원 서비스를 제공했다.

인간은 예상하지 못한 일을 어떻게 대비하는가? 위험이 닥쳐오는 것을 알아차릴 때조차, 인간은 두려움을 억누르고 평상시와 같이 일을 계속하거나, 또는 위험한 상황에서 기대할 수 있는 가능성을 부둥켜 안고 그러한 상황을 대비하려고 하는가? 인간은 재난을 바라보는 경향이 있고, 결코 이 재난에 직면하지 않기를 희망한다. 그러나 정신건강의학과 의사와 정신건강 전문가들은 지나치게 가까이 다가가지 않은 채 적당히 거리를 두고, 그 고통스러운 요소를 간직하고 있을 때 부정과 회피의 중요성을 정확히 인식하게 된다. 사실상 그러한 전략은 사람들이 심한 외상을 경험하는 동안 스스로를 보호하는 방법의 일부가 될 수 있다. 겉으로 드러나는 차원을 넘어, 사람들은 나쁜 일이 일어난다는 것을 인식하고 최악의 상황에 대비하는 것이 긍정적인 방식으로 결과에 영향을 줄 수 있다는 점을 알고 있다. 예를 들면, 사람들은 준비와 보호라는 이름 아래 대부분 안전 벨트를 매고, 다수가 담배를 끊으며, 또 어떤 사람은 트랜스지방 섭취를 줄이려고 애를 쓴다. 환자들이 방문할 때마다 손을 씻거나 환자와 악수를 피하는 전문가들이 점점 늘어나고 있다. 필시 이러한 행동 변화의 원인은 병원규정 때문 만은 아니다. 최근의 전염 위험에 대한 두려움이 최소한 어느 정도 원인에 포함되었을 것이다. 주민 대다수가 재난에 잘 대비되어 있는 경우는 여전히 드물다. www.ready.gov와 같은 웹사이트에서 공중의 안전에 대한 정보를 더 광범위하게 이용할 수 있고 지역주민을 대상으로 한 건강 캠페인이 증가하고 있지만, 주민들 중 상당수가 면역의 유용성과 공중보건 계획에 대해 의심하며 이의를 제기하고 있다. 2009년 인플루엔자 면역 캠페인 때 질병통제예방센터(Centers for Disease Control and Prevention; CDC)가 노력했음에도 이와 같은 일이 발생했다. 엄청난 미디어 블리츠(매스컴을 이용한 대선전)와 전국적인 전염병 확산의 위험에도 18세~65세 성인 전체에서 프로젝트 목표인 60%에 비해 약 40%만이 독감 백신 주사를 맞았다(질병통제예방센터 2010).

대응 생각하기

때때로, 재난 대응자들은 다른 지역사회에 비극적인 일이 발생했을 때 재난 이전의 상태로 되돌려지기를 희망하는 자원봉사자들이다. 또 어떤 경우에, 그들은 재난지역과 가까운 거리에 있다는 이유로 이런 상황의 희생자이기도 하다. 어떻든 재난 대응자들은 외상에 면역이 되어 있지 않다. 정신건강의학과 의사인 대응자는 표 1-1에 나열된 4가지 주요 문제에 익숙해져야 한다.

첫 번째는 인정된 대응 집단과의 연계를 다루어야 한다. 연계가 없는 자원봉사자는 개인별 안전 문제 및 배상책임 위험 증가는 말할 것도 없고, 오히려 문제의 일부가 될 수 있으며 재난재해 사건에서 좌절하게 된다. 무엇보다도, 혼란을 가중시키지 않고 피난처를 제공하는 몸이 되고 먹이는 또다른 입이 되는 것이 중요하다. 하나의 집단과 연계하는 것은 한 개인의 역할과 자격을 확고히 함으로써 오해를 예방하는데 도움이 되는 동시에, 그 개인이 실제로 의료서비스 제공자 역할을 할 수 있는 가능성을 증가시킨다.

표 1-1. 재난 대응자를 위해 고려해야 할 4 가지 주요 문제

연계	임무를 지원하기 위한 허가된 조직과 자원을 연결한다.
지식	최신식의 적절한 개입을 계속하고, 재난자에게 충격을 주는 주요 문제를 인식한다.
목적	올바른 이유로 참여했는지와 대응자 자신의 대응 동기를 이해한다.
기능	여러 가지 부족한 환경에서 작업하기 위해 건강해야 하고, 자신이 희생자가 되어 지역의 대응 부담을 늘리지 않는다.

출처: Kantor(2009)

두 번째 문제는 재난자에게 충격을 주는 주요 문제에 대한 인식 및 적절한 개입을 포함한 완전히 최근 지식과 관련되는 것이다. 표면상 직관적이고 단순한 것은 이에 해당되지 않는다. 예를 들면, 불안전한 재해 지역이 본질적으로 위험한 이유는 재난 자체뿐만 아니라 사회 기본 시설 유실, 질병 발생, 폭력, 약탈행위 때문이다. 이 장의 도입부분에 제시된 비네트에서 설명한 바와 같이, 그린 박사의 간호사 동료는 재난 후 실행 계획과 인가에 대해 고려하지 않고 지원단을 구성했다. 그 팀은 타 조직과 연계되지 않았고 대응 변수에 대한 충분한 지식이 없어서, 결과적으로 팀은 좌절했고 참여하지 못했다.

세 번째 문제는 자신의 대응 목적을 다루는 것인데, 대응자가 되고자 하는 자신의 동기에 대해 이해하고 실제 대응 전에 자기보고식 심리검사가 유용할 수 있다는 사실을 알아야 한다. 고도로 훈련된 정신건의학과 의사가 재난에 대응하는 경우 조차도, 의술과 정신건강의학과 치료 기술이 가장 우선이 아니고, 물을 나누어 주거나 난민이 된 아이와 함께 있는 것이 가장 유용한 활동일 수가 있다. 인정받고 싶어하는 개인적인 욕망이나 특별한 직무 수행보다 이재민이 필요로 하는 바를 강조하는 것이, 중요한 사건의 여파로 혼란스러운 상황 속에서 갈등을 최소화하는데 도움이 될 수 있다.

표 1-1에 제시된 맨 마지막 요점은 재난 현장의 어려운 상황, 예를 들어 극한의 기온, 습도, 나쁜 공기, 위생 시설에 대한 제한된 접근 등에서도 충분히 제 기능을 할 수 있을 정도로 건강해야 한다는 것이다. 대응자가 자신의 위험을 증가시킬 수 있는 질병을 앓고 있는 경우, 한 발짝 물러나서 모금활동을 하거나 타인을 훈련시키거나 자원봉사자를 조직화함으로써 멀리서 구호활동을 지원하는 것이 더 적절할 것이다.

역할 분화

재난 대응자들은 보통 선의를 갖고 있지만, 각 대응자와 규정을 준수하는 것 사이에서 전문적 경쟁과 갈등이 발생할 수 있다. 정신건강에 대한 지지를 필요로 하고 이를 통해 이득을 얻는 많은 사람들은 특별한 상황에서 참으로 "정상적인" 반응이 무엇인지를 실제로 경험하고 있다. 그래서 재난 정신건강의학은 특히 사건이 발생한 직후의 정신 외상학이나 심리학과는 다르다. 재난이 개인의 정신병리를 초래할 수 있지만, 대응 초기에 필요한 치료기법은 특정 병리를 밝히거나 병을 진단하는 전통적인 외상 치료에 사용되는 기법과는 다르다. 처음부터 재난 정신건강의학은 "진료실에 기반을 둔 임상"이 아니고, 재난으로 충격을 받은 사람들을 "환자"로 정의하지 않는다. 흔히, 재난 생존자들은 질병으로 진단할 수준은 아니나 여전히 유대, 평가, 심리사회적 개입을 위한 지지적 그리고 연결적인 접근을 필요로 한다. 따라서 자원봉사를 하는 정신건강의학과 의사가 수행하도록 요청되는 역할은 많고 예측하기도 매우 어렵다. 행정, 자문, 교육, 일반 의료 업무를 포함한 다른 역할로 시작하는 임상가를 흔히 볼 수 있다. 예를 들면, 물을 비롯한 기타 자원을 나누어 주는 것은 유용한 활동이 되는데, 직접 진료를 의뢰하는 방식보다 환자가 좀 더 편안함을 느끼면서 정신건강 전문가와 쉽게 접촉할 수 있도록 하는 활동이 유용할 수 있다. 이를 통해서 재난의 충격을 가장 많이 받고 보다 공식적인 정신건강서비스가 필요한 사람에게 평가, 치료 우선 순위 정하기, 조기 개입을 제공할 수 있다.

대응 시스템

효과적인 시행을 위해 재난 정신건강의학과 의사는 재난 대응에서 활약하는 다른 조직들의 역할을 인식해야 한다. 이 절에서는 가장 중요한 일부 조직에 대해 살펴보고 정신건강의학과 의사가 비교적 넓은 재난 대응 상황에서 수행해야 하는 역할에 대한 이해를 돕고자 한다.

재난 대응에서 위계에 대한 이해는 재난에 노출되거나 또는 의료지원 능력에 따라 자원봉사자를 선택해야 하는 정신건강의학과 의사와 다른 전문가들에게 상당히 도움이 될 수 있다. 이 위계의 일부 측면은 직관적이어서 쉽게 다루어질 수 있다. 안타깝게도 또 다른 측면은 언어나 일부 공통 약어와 기본 참여 규칙에 대한 기본적인 익숙함에 따라 달라진다. 재난이 발생하기 전에 일반적인 재난 대응 시스템의 작동 방법을 알고 있으면, 혼란을 방지하고 좌절감을 최소화하며 여러 가지 일들을 해결하는 능력을 향상시키는데 도움이 될 것이다. 목적이 자신과 자신의 가족을 보호하는 것이든, 자신의 임상에서 환자를 돌보고 지지하는 것이든, 또는 재난 대응 자체에서 자원봉사 제공자로서 참여하는 것이든 상관없이 위계를 이해하는 것은 중요하다.

지방재난대응

어떤 특정한 군대, 연방, 항공의 긴급 사태를 제외하고, 재난을 포함한 모든 긴급상황에 대한 초기 대응은 지방 정부의 책임이다. 다른 기관의 추가적 자원이 필요하거나 분명히 예상될 경우에만 요청한다. 대부분의 지방정부와 모든 주정부의 계획에는 비상상황실(Emergency Operations Center; EOC) 설립과 지역사회 전체의 재난 대응을 조정할 책임 있는 비상상황실 공무원들이 포함되어 있다. 비상상황실 공무원들은 재난 대응에서 중대한 일차 결정자이며 조직, 기능 및 다양한 활동에 대한 상호관계를 결정한다. 표 1-2에 주요 임무의 예가 간단하게 나열되어 있다.

재난의 급성기 단계에서 긴급 재난관리 공무원과 최초 대응자들은 구조작전, 예를 들면 화재 진화, 부상자 위치 파악, 부상자 구출, 현장 의료 제공, 위험물질 관리, 재난 대응자 보호에 주력한다. 다른 긴급 작전으로는 교통 및 전기 통신, 공익 사업, 건물 구조의 안전성 등 주요한 사회 기반 시설을 재난으로부터 복구함으로써 공공의 안전을 보장하는 일을 한다. 또 다른 임무는 피해자와 난민에게 피난처, 음식, 음료수 같은 자원을 제공하는 서비스 체계를 갖추는 것이다. 흔히, 심리적 외상에 대한 정서적 지지의 필요성은 긴급 재난 관리자들의 일차적 초점이 아니고, 이런 혼란스러운 재난 환경에서 잃어버리거나 잊혀질 가능성도 있다(DPO 2008).

국가재난대응

국가 위기관리 체계(National Incident Management System; NIMS)는 재난 발생 시에 기관 간 협력과 관할 구역 간 협력을 다루기 위해 설립된 연방 조직이다. 국가 위기관리 체계의 구성 목적은 재난의 유형에 상관없이 상황에 탄력적으로 대처하고 즉각 반응하는 것이다. 따라서 이를 재난과 관련된 "모든 위험요소"에 대한 계획 및 대응이라고 하는 경우가 많다. 최근에 발생한 재난을 통해 얻은 교훈을 바탕으로 기관과 행정 체제 간의 조정 문제를 최소화하기 위한 노력의 결과로서 국가 재난대응 체계(National Response Framework; NRF)라는 새로 수정된 재난 대응 체계를 구성하기에 이르렀다. 부시 행정부 하에서 실행된 국가 재난대응 체계는 국가 위기관리 체계의 핵심 구성요소를 포함하면서 사건 발생 시점에 커뮤니케이션과 통제를 위한 절차뿐만 아니라 협력과 사전 계획도 강조하고 있다. 이들 두 기관의 계획 하에서, 사건의 규모에 따라 타 지역 자원으로 지원해야 할지 또는 국가적 자원과 자산으로 지원해야 할지 여부가 결정된다.

재난대응 지휘체계

재난대응 지휘체계(Incident Command System; ICS)(연방재난관리청 Federal Emergency Management Agency; FEMA 2010a)는 모든 긴급 대응에서 가장 기본적인 관리 행정 구조이다. 그 목적은 분명한 관리 기준을 제시하고, 다양한 대응 기관과 관할 구역 및 개인 간 협력이 원활하게 이루어지도록 하는 것이다. 2001년 이래, 재난대응 지휘의 개념이 긴급 재난 서비스 조직의 테두리를 넘어서 확대되어 보건부, 공립학교, 대학교, 병원과 같은 기타 지방 정부 기관 및 준공공 기관을 포함하기 시작했다. 재난대응 지휘체계 구조에 들어온 가장 새로운 집단 중 하나인 병원 재난대응 지휘체계(Hospital Incident Command System; HICS)에서 실시하는 지휘체계 훈련은 병원 직원과 의료서비스 전문가의 요구에 맞추어 계획된다. 지방 정부와 기관들이 직원들을 재난대응 지휘체계(ICS)와 국가 위기관리 체계(NIMS)에 적응하게 하고 지역 재난대응 계획과 훈련에 참여하도록 하는 과정에 연방 재난 지원금이 사용된다.

표 1-2. 긴급 재난 관리: 재난에서 맡게 되는 주요 임무 및 책임

1. 기관 간 상호협력
2. 정보 공유 및 교육
3. 자원 관리와 재원조달
4. 위험한 물질로부터 현장 안전
5. 수색 및 구조
6. 부상자 분류, 추적, 수송, 대피
7. 자원봉사자 관리
8. 공일설비 붕괴 복구
9. 의료 및 정신건강 지원
10. 피해자와 인력을 위한 음식과 피난처 제공

출처: DPO 2008; FEMA 2010b; Kantor 2010.

재난대응 지휘체계 아래서, 각 재난은 전체 사건에 대해 책임이 있는 재난대응 지휘관이 있다. 전형적으로 재난대응 지휘관은 맨 처음 대응하는 기관에서 나오거나, 사건의 유형별로 가장 먼저 책임을 지는 기관에서 나온다. 예를 들면, 화재가 발생했을 때 재난대응 지휘관은 전형적으로 소방서장이다. 화재가 범죄의 결과이거나 테러범이 저지른 사건이면, 그 지휘는 경찰이나 또는 연방 법 집행기관으로 넘어갈 수 있다. 다수 기관이나 다수 관할 구역이 포함되는 광범위하고 복잡한 재난 사건의 경우에는 임시 지휘소, 즉 비상상황실(Emergency Operation Center; EOC)을 사건발생 장소에서 떨어진 안전한 곳에 설치하게 된다. 비상상황실은 사건에 따라 다르고, 필요한 전문지식은 참여한 기관들로부터 얻게 된다. 그림 1-1에 나타난 바와 같이, 재난대응 지휘체계는 사건의 규모나 복잡한 정도에 따라 그 통제 수준이 확장된다.

긴급 상황이 보통의 대응체계에 심각한 부담이 되거나, 관할구역의 능력을 넘어서는 자원이 요구될 경우, 정부는 "재난을 선포하고" 주 혹은 연방 차원의 지원을 요청할 수 있다. 그러한 지원에는 추가 인력, 전문 지식, 지역사회와 재정 회복을 지원할 잠재적인 자금조달원이 포함된다. 자원이 주 경계를 넘어서 필요될 때, 긴급재난관리 지원협정(Emergency Management Assistance Compact; EMAC)을 통해 자원을 제공받을 수 있다. 대개 이렇게 할당된 자원은 활동 정도와 주 정부 참여 정도에 따라, 기능에 대한 법적 권한과 유한책임(limited liability protection)를 흔히 갖게 된다. 2005년 미국을 강타한 허리케인 카트리나는 그 지역의 기본 시설을 파괴해서 복구 작업에 인력 지원과 다른 관할구역의 자원이 필요했던 재난의 좋은 예이다. 이 장의 첫 부분에 제시한 사례에서처럼, 그린 박사가 이전에 대응 집단과 연계한 적이 있거나 최소한 자신의 역할이 예정보다 빨랐다는 점을 이해했다면, 누구와 접촉해야 할지, 자기 임무를 관할하는 기관이 어디인지, 더 효과적으로 의료 대응 구조에 참여하는 방법이 무엇인지 알 수 있었을 것이다.

주요 기관과 재난대응 집단

2002년부터 정신건강에 대한 요구를 연방 차원의 재난 계획에 포함시키려는 노력이 있었다. 대부분의 주에서 정신건강 문제를 포함하는 조치를 어느 정도는 취했다. 이러한 조치의 목적은 안전한 정신건강 전략을 전반적인 재난대응 계획에 통합하고, 사회

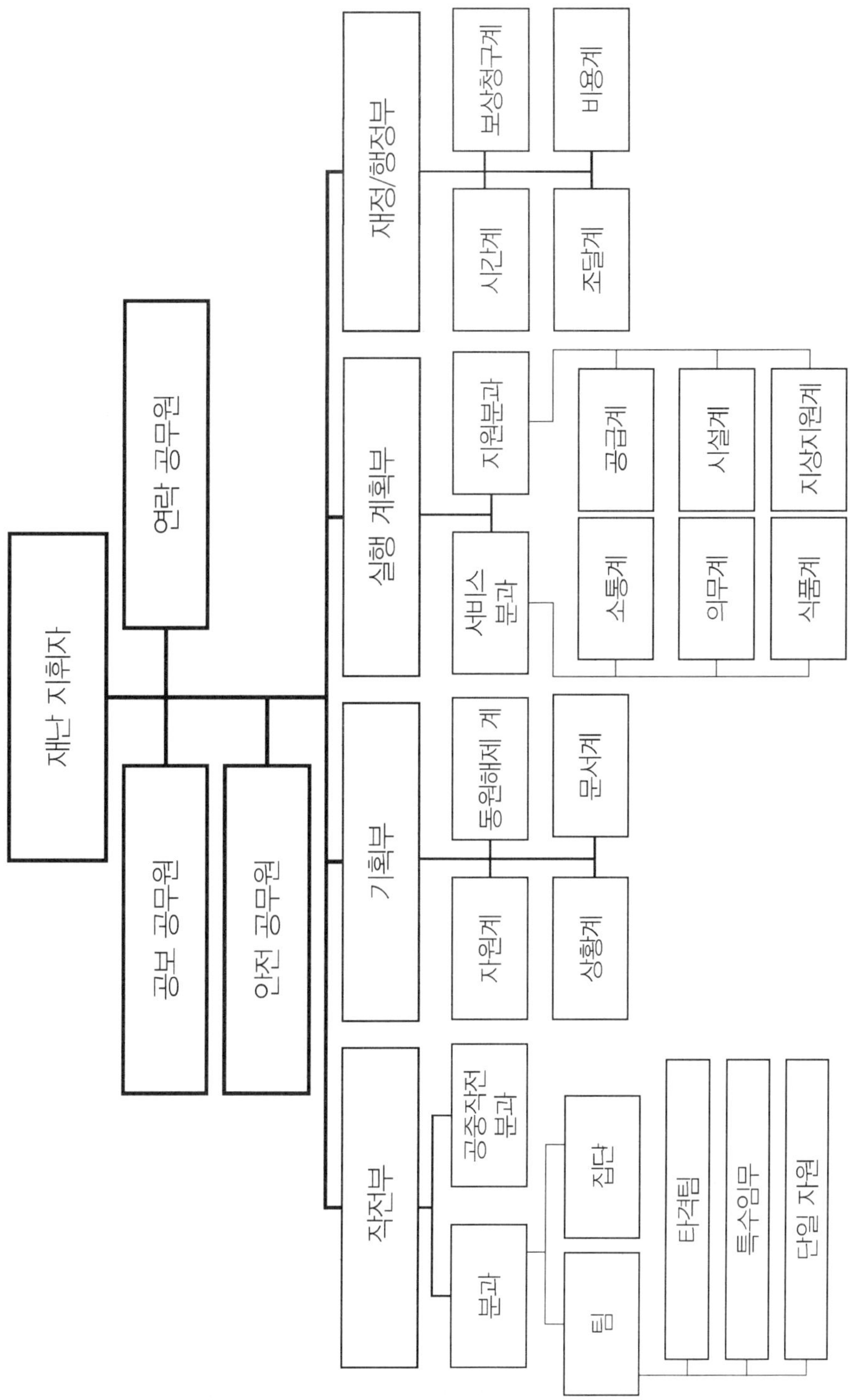

그림 1-1. 재난 지휘 체계 구성

출처: 연방재난관리청 2010c.

적 의료적 지원 노력의 핵심 요소로서 정신건강과 회복을 증진시키고자 하는 것이다. 여전히 대부분의 기관과 조직은 재난 후에 특별한 정신건강서비스를 제공한다. 재난이 지역에 있는 자원을 고갈시킬 수 있다고 판단될 때, 지역 비상상황실을 통해 사건사고 지휘자가 지원을 요청한다. 수많은 다른 기관이 다양한 기술지원과 원조를 제공하고 있지만, 연방재난관리청은 현재 국토안보부(Department of Homeland Security) 산하기관이며 재난 계획, 재해 경감, 조직화, 복구를 위한 주요 연방기관이다.

2006년에 재난의료지원팀(Disaster Medical Assistance Teams; DMAT)과 다른 의료자원을 포함한 국가 재난의료체계(National Disaster Medical System; NDMS)가 미 보건후생부(U.S. Department of Health and Human Services) 산하로 편입되었다. 군대의 이동 병원처럼, 이러한 완전한 기능을 갖춘 이동의료팀은 재난 현장으로 가져갈 수 있는 특수 장비를 갖추고 있다. 재난의료지원팀(DMAT)은 전국 어디에나 배치될 수 있다. 몇몇 팀들이 정신건강을 전문으로 하고, 어떤 팀들은 수의과, 시신 안치, 약국 활동을 지원한다.

비정부 조직인 미국 적십자는 재난 시 피난처, 가족 지원 센터, 사회적 지지, 건강검진, 기본 정신건강서비스를 제공한다. 적십자는 지역별로 구성되어 있고 지부로 나누어져 있으며, 각각 특정 지역 관할은 전국 사무소를 통해 조직화하여, 가정 집 화재와 같은 작은 사건에 대응하게 하거나 혹은 허리케인 같이 비교적 큰 사건의 경우에는 관할구역을 넘어 전반적인 상호 도움을 제공한다(미국 적십자 2010).

2002년 연방 시민단체(Citizen Corps) 프로그램을 통해 몇몇 지역 기반 자원봉사 프로그램이 시작되었다. 재난과 관련 있는 두 가지 프로그램은 지역사회 긴급대응팀(Community Emergency Response Teams; CERT)과 의료상비팀(Medical Reserve Corps; MRC)이다. 의료상비팀은 예비 프로그램이 있는 군대 및 공중보건국(U.S. Public Health Service Commissioned Corps)과 구별하기 위해, 최근에 미국 의무감실에서 의료상비팀을 시민봉사 의료상비팀이라고 명시했다. 그래서 용어 〈의료상비팀〉은 시민봉사 의료상비팀을 나타내기 위해 지금도 보통 같이 사용된다. 지역사회 긴급대응팀과 의료상비팀 프로그램은 어느 정도의 자금과 프로그램 지침을 가지고 후원 받는 자원봉사대의 출발을 지원함으로써 지역사회의 재난 대응능력을 증가시켰다. 현재 첫 보조금 지원 시범사업이 끝난 상태에서, 앞으로 의료상비팀 프로그램에 연방이 자금을 조달할지는 불투명하다(Kantor 2010).

두 프로그램은 모두 연방 시민단체 프로그램과 연계되어 있다. 하지만, 국가 지역사회 긴급대응팀(CERT)은 미국 국토안보부(U.S. Department of Homeland Security) 산하 연방재난관리청에 소속되어 있고, 반면에 의료상비팀(MRC)은 미국 공중보건국 의무감실에서 운영된다. 각 지역 단위가 연방 정부에 등록되고 지역별로 관리된다. 대개 CERT 프로그램은 일반적으로 기초적 응급처치, 직원 지원, 소통, 기타 비전문 활동을 통해 지역 재난 복구를 지원하고 있다. 원래 MRC의 주요 목표는 자격이 증명된 자원 의료봉사자들을 등록시키고, 의료서비스 지원이 필요한 공중보건 비상사태 및 재난(전염병, 대량 사상자 발생 등)이 발생했을 때, 자원 의료봉사자들을 추가로 배치하여 필요한 보건 인력을 보충하도록 돕는 것이다. 의료상비팀 각 단위는 다르지만, 많은 MRC 단위에서 정신건강서비스를 지원하고 있다. 2010년 5월 현재 820개 의료상비팀 단위에 206,000명이 넘는 개인 봉사자들이 보건부서, 대학교, 지방자치단체를 포함한 다양한 기관에 등록되어 있다(시민봉사 의료상비팀 2010).

2007년의 처음 시도는 흘러가버렸지만, 현재 국가 차원의 사전 등록 프로그램과 자원봉사 의료전문가에 대한 단일 데이터베이스를 만들고자 노력하고 있다. 여전히 미국의 주들은 결국 연방 시스템과 함께 할 공통된 등록시스템을 만들기 위해 연방 재난 지원금을 받으면서 연방의 지시를 받고 있다. 미국 일부 지역에서는 개선되었지만, 현재 다른 많은 지역에서 등록방법과 자격인증이 지역 집단, 주 기관, 연방 정부, 적십자사 같은 비정부 조직에서 표준화되지 못한 상태로 시행되고 있다. 자격인증 기준은 국가 위기관리 체계 준수 프로그램의 일부로서 국토안보부 기준 준수를 목표로 하고 있다(Kantor 2010, FEMA 2010b).

모든 현장은 기본적으로 국가 재난대응 체계(NRF)를 따르고 있지만, 각 지역이 사건 현장 별로 각각 조금씩 다르기 때문에, 정신건강 의료제공자는 자기 지역사회의 특정한 재난대응 구조와 프로토콜에 익숙해져야 한다. 그리고 재난 의료자원과 예상된 재난대응은 지역사회에 따라 아주 다양해서, 각 지역사회는 지역별 전통과 병원, 국가 방위군 병력, 심지어 의과대학과 같은 전문적 자원의 존재에 의해 크게 영향을 받게 된다(Kantor 2010).

정신건강 제공자의 잠재적 역할

재난 대응에서 자원봉사자는 크게 두 가지 즉, 연계된 자원봉사자와 연계되지 않은 자원봉사자로 구분된다. 이 말을 다시 표현하면, 재난 대응자가 어떤 일을 하도록 기대되고 어떤 방향으로 일을 해 나갈지 정해져 있으며 시스템과 함께 일하는 봉사자와 사고현장에 아무런 계획이나 자격증명, 재난훈련, 비밀정보 사용허가 없이 자발적으로 도착한 봉사자로 나누어진다는 뜻이다. 독자적으로 스스로 재난 현장에 나타난 사람들을 "즉흥적 자원봉사자(즉흥적이고 등록도 없는 [혹은 연계되지 않은] spontaneous undocumented [unaffiliated] volunteers; 이하 SUV)라고 한다. 현재 자원봉사자와 연계되어 있는지 여부와 상관없이, 장차 재난 자원봉사자가 되고자 하는 정신건강 서비스 제공자는 자기의 개인적 관심, 경험, 자격증, 현재의 일, 가족에 대한 의무를 미리 계획하고 고려해야 한다. 자원봉사자가 되고자 했지만 자격이나 기술 입증이 불가능 했기 때문에 전문적인 역량을 발휘할 수 없었서 좌절해야 했던 임상가들에 대한 일화가 많이 있다. 청소, 급식, 기타 기술이 필요 없는 활동과 같은 기초적인 지원 활동을 할 때의 비전문 SUV는 비밀정보 사용허가가 필요 없기 때문에 현장에서 자격입증을 하기가 비교적 쉽다. 면허, 자격증명, 비밀정보 사용허가(예, 테러리스트 사건과 재난 사건)가 필요한 전문가들은 그 과정이 훨씬 더 복잡해서, 임상가는 자기가 할 일이 없거나, 재난 현장에서 충분히 활용되지 못한다고 느낄 수 있다. 이러한 상황은 자원봉사자나 시스템 모두에서 전반적인 좌절감을 안겨주는 주요 원천이 될 수 있다. 대개의 전문가와 비상 대비기관은 사전 등록과 의료서비스 자원봉사자를 위한 연계를 권장한다.

연계된 자원봉사자는 인정된 대응집단의 구성원으로서 참여한다. 그 대응조직은 자격증명, 지원자 심사, 심지어 조직 구성 전에 실시되는 개인 훈련, 또는 구성 중의 적시 훈련으로 알려진 현장 교육에 대한 책임이 있다. 재난 사건의 다양함 때문에 이전에 훈련을 받은 자원봉사자 조차도 여전히 특별한 사건과 관련된 적시 훈련을 받아야 한다. 주 및 다른 국가 집단과 더불어 연방 정부는 의료 자원봉사자 사전 등록 시스템을 실시하고 있다. 고속 전자 커뮤니케이션이 이루어지는 현 시대에서조차 사회 기반 시설이 손상되고 통신이 중단되는 경우, 자격 증명이 불가능할 수 있기 때문에, 사전 자격

증명은 대단히 중요하다. 이 장의 서두에 보여준 비네트에서, 그린 박사와 동료들은 즉흥적 자원봉사자의 두 가지 유형을 나타낸다. 버스에 탄 박사의 동료들은 모두 연계되지 않은 즉흥적 자원봉사자였다. 그들은 재난지역으로 들어가도록 허용되지 않았고, 재난지역에서 매우 필요한 의료서비스를 제공하지 못하게 저지당했다. 그린박사는 재난 대응 전에 연계하려고 했지만, 이미 진행 중인 여러 지역의 재난과 여러 기관이 혼란스럽고 복잡한 상황이어서 처음에 연계하려던 계획이 좌절되었다. 재난 현장에서 처음 목표를 수행할 수는 없었지만, 그린 박사는 연계할 수 있었고, 박사가 살고 있는 집 쪽으로 재배치된 난민 생존자들을 돌보는 매우 필요한 의료서비스를 제공할 수 있었다. 박사가 미리 재난 대응기관에 등록되어 있었다면, 사전 자격 증명으로 인해 현장에서 의료지원서비스에 참여했을 가능성이 높아진다.

재난 대응 업무에서 정신건강의학과 의사와 정신건강 제공자가 자원봉사자로서 연계할 수 있는 다른 많은 방법이 있다. 자기의 관심, 성격, 능력에 맞는 대응 조직을 발견하는 것은 매우 중요하고, 실제 대응 집단에 따른 임무와 기대는 아주 다양하다. 자원봉사자는 하나 이상의 재난 대응 집단과 연계해서 무리하게 많은 임무를 이행하지 않도록 해야 한다. 임상가가 지역 재난 대응에 필요하다면, 그 임상가는 그 지역을 벗어나서 대응하는 다른 국가 집단과 연계해서는 안된다.

온라인 기술의 발달에도 불구하고, 입소문은 지역 자원봉사에 연결되는 가장 좋은 방법이다. 일부 지역 및 주 의료 전문 단체에는 재난대응위원회가 있고 그곳에서 훈련을 받을 수 있는 기회를 제공한다. 그 단체는 독자적으로 대응하기 보다는, 회원이 각자 살고 있는 지역의 재난 대응 조직과 연계되어 전반적인 재난 대응 구조에서 활동하도록 하고 있다. 그러나 허리케인 카트리나가 지나간 후에 그랬던 것처럼, 심각한 재난에서는 추가로 자원봉사자를 필요로 할 것이다. 그러한 경우, 다수의 건강관련 전문가 단체에서는 자신들의 회원 명부에 나열된 자원봉사자를 모아서 연방기관에 자원봉사자의 이름을 전달한다.

미국 적십자사와 의료상비팀과 같은 국가 조직은 흔히 그 지역의 연계 단체에 분명하게 연결한다. 대부분이 웹사이트를 갖고 있어서, 그 웹사이트에서 가입을 지시하고 자원봉사자에게 기대하는 바를 개괄적으로 설명한다. 국가의 재난 대응과 관련하여 적십자가 가장 잘 알려진 기관이지만, 관례상 적십자의 의료서비스는 그 범위가 제한되어 있다. 허리케인 카트리나 때, 적십자와 국가 의료상비팀 지도부는 의료상비팀의 자원봉사자를 활용하여 적십자의 의료 및 정신건강 지원 기능을 이행하는 신속한 메커니즘을 개발했다. 두 집단은 이런 일이 처음이었다. 의료상비팀은 그 지역 자산으로 간주되지만, 허가를 받고, 의료상비팀의 개인 자원봉사자가 관심을 갖고 있는 곳으로 배치가 가능했다.

훈련

표준화된 재난대응 정신건강 교육은 점점 발전해 가고 있다. 연방 기관, 비정부 조직, 주, 심지어 개인적인 훈련에서도 합의된 표준화된 교육은 존재하지 않는다. 많은 주 단체와 연방 단체에서 개념, 지침 실행, 커리큘럼에 대해 면밀히 검토했지만, 안타깝게도 주어진 조직의 대응 체계에서 어떤 기능 수행 과정을 선택해야 할지 혼란이 계속되고 있다. 따라서 개인 자원봉사자는 우선 연계할 집단을 결정하고 그 집단의 교육이 권장하는 바를 따라야 한다. 가장 기본적으로, 대부분의 재난 대응 조직은 "재난 기초 입문"과 "사고 현장 지휘"에 대한 예비교육을 요구한다. 재난 건강활동의 측면에서, 교육해야 할 핵심 개념과 역량을 채택할 움직임이 나타나고 있다. 증거 기반 접근법으로 알려진 심리적 응급처치가 재난 대응 지역사회 사이에서 인정되었으며, 심리적 응급처치의 기본 개념이 재난과 테러의 영향을 받은 사람의 정서적 심리적 욕구에 대한 조기 대응과 훈련을 위한 지도 원칙으로서 제공되고 있다(12장 "심리적 응급처치").

결론

올바른 재난 대응 업무로 나아가는 길을 선택하는 것은 대단히 개인적인 일이다. 올바른 집단을 찾거나 또는 이상적인 역할을 하고자 한다면 개인적인 조사나 실제적인 탐색을 해야 한다. 동료 및 지역 재난 대응 집단과 상의하는 것은 보다 쉽게 자기의 성격, 개인적 관심, 유용성에 맞는 올바른 기회를 찾는데 도움이 될 수 있다. 어떤 일을 하던지 재난에 대한 기초 지식을 갖는 것은 확실히 의미가 있다. 내 동료들 중 많은 사람들이 재난 정신건강의학 활동을 통해 만족하고 심지어 삶이 바뀌는 경험도 했다. 자신에게 기대되는 바를 이해하고, 뜻이 맞는 단체와 일하며, 필수적인 지식과 기술을 습득하는 것 모두는 개인적인 경험 지각을 향상시키는데 도움이 될 것이다.

■ 교육 핵심

- 정신건강 전문가는 재난에 대응하는 개인적 동기를 점검해야 한다.
- 미국에서 질병 대응 시스템의 기본 위계를 잘 아는 것은 자원봉사 활동을 할 때 도움이 된다.
- 재난 발생 전에 기존 집단이나 기관과 연계하면 재난이 발생했을 때 더 쉽게 참여할 수 있다.
- 재난 대응에서 조직의 다른 활동적인 역할을 인식하는 것은 정신건강 전문가가 언제 어떻게 최상으로 기여할 수 있는지를 이해하는 데 도움이 된다.
- 재난 정신건강 지원을 위한 훈련 받을 기회는 열려 있다.

복습 문제

1.1 재난 정신의학은 다음 중 어떤 면에서 기존 진료실 기반의 임상과 다른가?

A. 대개 환자가 정의된 정신질환으로 고통 받고 있지 않다.

B. 혼란스럽고 예측 불가능한 환경에서 상호작용이 일어난다.

C. 물과 음식 등 기본적으로 인간에게 필요한 것이 정신건강 개입보다 우선한다.

D. A와 B만

E. 모두 해당된다.

1.2 맞는가(T) 또는 틀리는가(F): 다른 주의 면허증을 가진 정신건강의학과 의사가 재난 현장에 즉흥적으로 도착한 경우, 현대의 커뮤니케이션 시스템으로 쉽게 자격증명이 가능하다.

1.3 맞는가(T) 또는 틀리는가(F): 재난사고 지휘체계(ICS)가 주마다 크게 차이 나고 아직 국가차원의 재난대응 표준으로 발전하지 않았다.

1.4 의료 인력의 특정 역할이 있는 조직에 해당하지 않는 조직은 다음 중 어디인가?
A. 미국 적십자사
B. 의료상비팀(MRC)
C. 지역사회 긴급대응팀(CERT)
D. 재난의료지원팀(DMAT)
E. 위 해당되는 것 없다

1.5 여러 기관과 여러 관할 구역을 포함한 보다 크고 보다 복잡한 재난사건에서, 일시적인 지휘소가 일반적으로 사건의 근처에, 그러나 안전한 거리를 두고, 설립된다. 이 지휘소의 이름은?
A. 위기계획 및 대응센터(Crisis Planning and Action Center; CPAC)
B. 긴급 재난관리센터(EOC)
C. 긴급 재난관리 지원협정(EMAC)
D. 긴급 지도 사령부(Emergency Supervisory Command; ESC)
E. 사령부 전략 센터(Strategic Command Center; SCC)

2

재난 전, 중, 후의 위험 커뮤니케이션

프레데릭 스토다드 Frederick J. Stoddard Jr., 의학박사(M.D.)

이 장에서는 정신건강 전문가들이 여러 해 동안 커뮤니케이션, 특히 말로 하는 커뮤니케이션을 위해 연구 및 교육해 온 주제를 소개한다. 그러나 이 장에서 다루는 커뮤니케이션은 위험에 대한 것이다. 시각 커뮤니케이션을 포함한 각종 커뮤니케이션이 눈 깜짝할 새 인터넷, 문자 메시지, You Tube, 트위터, 페이스북, 스카이프 등을 통해 확산되고 있다. 그러나 현재 재난이 발생한 상황에서 환자, 일반 대중, 지도자들과 전문가적 의사소통을 할 수 있는 능력을 증진시키는 방법에 대한 교육은 거의 없다. 이 장은 증례와 함께 위험에 대한 커뮤니케이션 지침을 소개하고 적절한 배경 자료를 제공한다. 핵심 주제에는 위험 커뮤니케이션의 일반 원칙, 매체와 위험 커뮤니케이션의 관계, 재난 발생 전, 도중, 후의 위험 커뮤니케이션이 포함된다. "재난 중"이라는 말 안에는 회복력과 취약성이라는 중요한 문제가 있고, 위험에 대한 커뮤니케이션을 어떻게 하느냐에 따라 취약성을 줄이고 재난으로 충격 받은 지역사회의 회복력을 증가시킬 수 있다.

위험에 대한 커뮤니케이션의 일반 원칙

*위험 커뮤니케이션*이라는 말은 위기 상황 전, 도중, 후의 효과적인 커뮤니케이션을 설명하기 위해 재난 대응 계획에서 사용된다(정신건강서비스 센터 2002). 이 말은 개인(예, 환자), 집단(예, 학교), 사업체(예, 재난의 영향을 받았거나 위험이 있었던 사업체),

공공 기관(예, 경찰서나 소방서 같은 처음 대응자), 뉴스 미디어(예, 인터넷, 라디오, TV를 통해)와 서로 정보교환을 포함하고 있다. 정신건강의학과 의사와 정신건강 팀은 자문하거나 지도자 위치를 유지함으로써, 위험에 대한 효과적인 커뮤니케이션을 용이하게 할 수 있다(Norwood 등 2005).

2002년 물질남용 및 정신건강국(Substance Abuse and Mental Health Services Administraion; SAMHSA)의 정신건강서비스 센터는 *위기 상황에서 실행하는 커뮤니케이션: 공무원용 위험 커뮤니케이션 지침*(정신건강 서비스 센터 2002)를 발행했다. 이 문서에서, *위험 커뮤니케이션*은 "개인, 집단, 기관 사이에 서로 정보와 의견을 교환하는 상호작용 과정으로, 주로 위험의 성질이나 우려, 견해, 표명에 관한 여러 메시지, 또는 위험 메시지에 대한 반응이나 위험 관리를 위한 법적 제도적 준비에 대한 반응"이라고 정의했다(p.14). 동일한 문서에서, *위험 메시지*는 "위험에 대한 정보를 포함하고 있는 글, 말, 혹은 눈으로 하는 진술이며, 이 메시지에는 위험 감소 행동에 대한 조언이 포함될 수도 있고 포함되지 않을 수도 있다. 그리고 공식적인 위험 메시지는 위험에 대한 정보를 알릴 목적으로 개발된 구조적 틀을 갖춘 문자나, 청각적 혹은 시각적으로 표현된 메시지"(p.20)로 정의된다. 위험 커뮤니케이션 지침 권장사항이 표2-1에 요약되어 있다.

재난으로 인한 외상 후 스트레스장애(PTSD)의 위험에 대한 간략하고 효과적인 메시지(표2-1의 5번)를 일반 대중에게 전달하는 조심스럽게 구성한 위험 메시지를 두 가지 다른 방법으로 대조해서 보여 준다. 외상 후 스트레스장애에 대한 인식을 높이기 위해 PTSD 진단 기준 전체를 열거해 준다면, 그 메시지는 효과가 없을 것이다. 더 좋은 접근법은 재난 피해자에게 재난 후 처음에 경험했던 "투쟁-도주" 반응이 반드시 사라지지 않을 것 같다고 느끼고 있으면 외상 후 스트레스장애의 발병 가능성을 고려하라고 충고하는 것이다.

재난 상황에서, 정신건강의학과 의사와 다른 건강 전문가를 포함하여 믿을 수 있는 정보원이 제공하는 유익한 정보는 정신건강에 대한 공공 커뮤니케이션에서 아주 중요하다. 정확하고 믿을 수 있는 정보 전달이 이루어지지 않으면, 위험이 증가하고 유언비어가 등장하며 드물게 공황이 나타날 수 있고, 생존자들이 경험하는 심리적 외상이

표 2-1. 위험 커뮤니케이션에 대한 권장사항

1. 대중의 염려를 편안하게 한다.
2. 대응 방법 지침을 제공한다.
3. 메시지를 놓치지 않는다.
4. 정확하고 시기 적절한 정보를 제공한다.
5. 간단하고 솔직하며 현실적인 목표와 메시지를 개발한다.
   간결하고 명료하며 효과적인 정보를 전달한다.

출처: 정신건강서비스 센터에서 각색 2002.

커질 수 있다. 현재 전자 커뮤니케이션에 의존하기 때문에, 2004년 아시아 쓰나미[1]와 2010년 아이티 지진[2] 에서처럼 발전 시설이 영향을 받으면 공공 캐뮤니케이션이 결여될 수 있다. 역으로, 매체가 재난에 대한 정확한 뉴스와 재난 상황에서 무엇을 할 수 있는지에 대한 조언을 잘 전달할 경우에는 이로 인해서 역효과가 줄고 재난에 노출된 사람들이 방어 조치를 취할 수 있게 된다. 마지막으로, TV에서 대단히 충격적인 이미지를 반복적으로 보여주면 시청자, 특히 어린이들이 심리적 외상을 입을 수 있다. 슐렝거 등(2002)의 연구와 같은 대개의 연구들은 테러와 관련된 TV 프로그램을 시청하는 시간과 시청자의 PTSD 증상 수준 사이에 연관성이 있음을 발견했다.

---

1) 2004년 아시아 쓰나미의 원인은 엄청난 지진이었다. 이 지진으로 인해 충격적인 연쇄 쓰나미(엄청나게 큰 파도)가 인도양에 인접한 대륙 대부분의 해안을 따라 시작되었다. 이 때 30 미터(100 피트) 높이까지 파도가 치솟아 올라 해안 지역이 물에 잠겨버렸다. 이 사건은 유사 이래 사망자가 가장 많은 자연 재해 중 하나였다. 인도네시아가 가장 심각한 영향을 받았고 사망자 수는 170,000명~220,000명이다. 인도네시아 다음으로 스리랑카, 인도, 타이가 영향을 받았다. 미국 지질학 조사에 따르면, 약 228,000 명이 사망했다. 그러나 실제로 사망자가 이 수치보다 훨씬 더 많은 것으로 추정된다. 사망자 수를 계산해 본 결과, 이 쓰나미로 인한 사망자는 역사상 10대 지진 중 하나에 해당했다. 사망자의 1/3이 어린이였다. 재난의 영향을 받은 인구 중에 어린이가 많았고 어린이는 밀려오는 파도에 저항할 수 있는 능력이 가장 적었기 때문이다. 옥스팜은 어떤 지역에서 남성 사망자보다 여성 사망자가 최고 4배 많았다고 보고했다. 구조활동을 시작할 때, U.N.은 비용이 $70억 이상 들 것으로 추정했고, 따라서 이는 역사상 가장 많은 비용이 드는 재난이었으며 재건 기간도 5년에서 10년이 걸릴 것으로 예상되었다. 사망자 수가 두 배로 늘어날 거라는 두려움은 대규모의 인도주의적 대응을 하게 했다. (이 요약문은 "2004년 인도양 지진과 쓰나미"[2010] 자료에서 인용했다.)

2) 2010년 아이티 지진은 아이티의 수도에서 16마일(25.7 km) 떨어진 곳에서 발생한 강도 7.0 Mw의 재앙이었다. 아이티 정부는 300만명이 지진의 영향을 받았고, 사망자 수 230,000명, 부상자 수 300,000명이며 1백만 명이 집을 잃은 것으로 추정했다. 이외에 거주지 250,000 곳과 상업용 건물 30,000 개가 심하게 파손되었다. 수많은 정부 및 비정부 조직으로부터 의료, 경제, 치안 지원이 쏟아졌다("2010년 아이티 지진" 2010).

매체

정신건강의학과 의사를 비롯한 다른 건강 전문가들은 매체를 통해 환자와 지역사회에 재난 위험에 대한 정보를 전달한다. 그들의 처음 책임은 환자에 대한 것인데, 환자에 대한 소통적 돌봄이 의사를 더 신뢰하게 만든다. 그러므로 치료 전문가가 환자의 걱정, 불안, 혼란에 대해 듣고 존중하며 대응하는 것은 다른 무엇보다 중요하다. 지역사회 지도자로서, 정신건강의학과 의사와 다른 건강 전문가들은 흔히 조언을 요청 받고, 여러 가지 형태의 재난에서 지역사회에 도움이 되는 사전 대비 정보를 제공할 수 있다(Beard와 Kantor 2004, Bennett 등, 1999). 언론인들도 그들의 독자나 시청자들의 위험(예, 외상 후 스트레스장애)에 대한 분명한 정보를 요청하거나, 부모나 학교가 아이들을 보호하기 위해 아이들에게 무슨 말을 하고 아이들을 어떻게 보호해야 하는지 요청할 수 있으며(Fassler 2003, Rauch 2009, Stoddard와 Menninger 2004, Teichroeb 2006), 허약한 노인을 보호하고 돌보는 돌보미에 대한 충고를 요청할 수 있다.

일부 정신건강의학과 의사와 다른 건강 전문가들은 자기가 한 말이 잘못 인용되거나 일반에 노출되는 것에 대한 염려 때문에 언론인에게 말하지 않으려고 할 수 있다. 특히 이전에 면담한 기자가 의사들의 말을 잘못 인용했거나 의미를 잘못 전달하여 보도했다면, 인터뷰를 기피하는 심정은 이해할 수 있지만, 그러한 기피는 많은 재난 생존자에게 필요한 정보를 전달할 기회를 잃어버리게 됨을 의미한다. 잠재적으로 중요한 집단이나 매체와 능숙하게 정보교환이 이루어지지 않으면, 생물학적 공격 같은 인재나 자연재해로 발생할 수 있는 "충격적인 의학적, 심리사회적 결과를 처리하는 국가의 능력이 크게 감소"할 수 있다(Tinker와 Vaughn 2004, p.308). 미국정신의학회, 다른 전문가협회, 병원과 같은 조직들은 정기적으로 바람직한 메시지를 쓰고 잘 전달하는 매체 교육을 제공하는데, 그러한 교육으로 매체와의 관계에 대한 우려를 줄일 수 있다. 미국정신의학회(2010), 아동청소년 정신의학회(1999, 2002, 2008), 국가 아동 외상적 스트레스 네트워크(2011)의 웹사이트에서는 그 샘플 메시지와 권장사항이 제공된다.

재난 준비에서 위험에 대한 커뮤니케이션

정신건강의학과 의사는 기존에 가진 기술을 재난 환경이나 목적에 적응시키고 효과적으로 재난에 대응하기 위해 새로운 기술을 만들어야 할 필요가 있다(Young 등 2006). 이와 같은 목표를 향해 가면서, 재난 교육 모듈은 점점 의과 대학, 레지던트 프로그램, 대학원 과정에 포함되고 있다. 특히 정신건강의학과 의사는 표2-2에 나열된 활동과 개입을 장려할 수 있다.

표 2-2. 재난 후 메시지에서 장려할 행동

1. 공중보건 개입과 모니터링
2. 임상적 집단에 대한 적절한 치료
3. 테러리스트의 행동 후에 오는 두려움을 현실적으로 줄이기 위한 대중/위험 커뮤니케이션, 예방, 연계, 방법
4. 탁상위 모의훈련*, 방재 훈련, 보호 장비를 이용하는 연습, 대량 사상자 연습
5. 의료서비스 종사자와 다른 재난 대응자의 스트레스 감소를 위한 개입
6. 연구

출처: DiGiovanni 2001, Norris 등 2006.

정신건강 전문가는 지역사회, 주 및 연방 정부 공무원, 매체와 위기 커뮤티케이션을 위해 가능한 지도력을 준비할 수 있다(의학원 2003). 재난의 특정 측면에 대해 정확하고 효과적인 커뮤니케이션을 위해 준비가 필요하다(예: 탄저병, 신경가스, 원전사고 같은 생물학적 위험물의 신경심리학적 효과). 2002년~2003년 전염병 사스(중증 급성 호흡기 증후군) 경험은 환자와 직원의 스트레스를 줄이기 위해 도덕적 딜레마에 대한 소통과 준비가 필요함을 알게 되었다(Nickell 등 2004; Singer 등 2003). 그리고 2009년의 유행병 신종 인플루엔자 A형 H1N1는 검역 지시에 대한 대응에서 잠재적인 문제가 드러났다. 문제는 '전염병이 도는 동안 자신과 가족의 안전과 건강에 대한 개인적 염려와 전문적 임무 사이에서 일어나는 갈등을 어떻게 해결할 것인가?'이다. 관련된 문제로, 독성 화학물질, 생물학적 작용제, 방사능 물질의 위험에서 "자신과 가족의 보호 조치에 필요한 구체적이고 정확하며 일관된 정보"를 요구하는데 대해 어떻게 소통하

---

* 탁상 위 모의훈련 Tabletop exercise : 핵심 인력이 모여 앉아 모의 시나리오에 대한 상의를 통해 재난 상황 대응 능력을 키우는 연습

느냐이다(Wray 등 2008, p.2214).

매체 및 지도자와의 소통을 준비하는 것은 지극히 중요하다. 정신건강 전문가는 사건, 자기 시간 계획, 도움을 얻는 방법과 관련된 인적 요소에 대한 정보를 제공해야 하고(Meyers와 Zunin, 2000), 애도 단계(불신과 충격, 애도 증상, 상실을 받아들임)를 교육하며, 신체 증상, 외상 후 증상, 우울증, 약물 갈망 증상으로 나타나는 비자연적 죽음 후 사별에 대해 설명하고, 또한 그 증상이 길어질 수 있다는 사실에 대해 논의해야 한다. 준비적 소통은 처음 대응자와 신체 회복에 참여한 사람들의 스트레스에 대해 가르치고, 지도자와 매체 대표자(미디어렙)들이 어떻게 하면 자기 자신의 스트레스를 가장 잘 감시하고 관리할 수 있는지 보여 주며, 타인을 교육하고, 필요할 때 도움을 청할 수 있게 해야 한다. 가장 중요한 것은 공공교육이 고통과 역기능의 자기-충족적 예언을 만들어 갈 경우에는 유용하지 않다는 것이다. 또한, 대개의 생존자들이 회복력이 있다는 사실을 강조하는 메시지를 주는 일도 중요하다.

재난 중 위험에 대한 커뮤니케이션

9/11 재난 중에 벨레뷰 정신건강진료소 운영에서 내가 맡은 중요한 역할 중 하나는 근무자가 소진되지 않게 막는 것이었다. 아주 많은 진료소 근무자들이 모두 자진해서 무수한 교대근무를 했다. 그 뿐만 아니라 항상 자발적으로 나서서 일을 더 떠맡았다. 그들은 자기가 "일이 산더미처럼 쌓인 곳"이나 소방서 혹은 가족센터에 가지 말라는 말을 듣고 싶어 하지 않았다. 때때로 내가 할 수 있는 모든 일은 그들로부터 그들을 보호하는 것이었다(Merlino, 퍼스널 커뮤니케이션, 2010년 4월 15일)

상기 인용문에서 분명히 드러나는 바와 같이, 재난 중의 위험에 대한 커뮤니케이션 일부는 정신건강의학과 의사들 자신이 효과적으로 제 역할을 수행하도록 돕기 위한 그들 사이에서 일어난다(또한 3장. "자기 자신을 구하기" 참조). 또 다른 위험 커뮤니케이션으로 지역사회 내의 특정 집단 중에 있는 취약한 영역과 강점 영역을 다루는 것이다.

재난 후 즉시 시작되는 불안, 혼돈, 희생양은 가능한 한 명백하고 일관되며 안심시켜주는 정보를 퍼뜨림으로써 감소시킬 수 있다(MacGregor와 Fleming 1996, Newman 등 2006). 표 2-3에는 환자와 다른 생존자들과 개별적으로 소통하는데 있어서 정신건강의학과 의사와 다른 건강 전문가를 도울 수 있는 지침이 제공된다(Stoddard 등, 2010).

매체 조직들이 대개 재난의 충격적인 성질을 포착하는 이미지와 설명을 구하고 있기 때문에, 매체 안에 있는 사람은 심리적 사상자가 될 수 있는 경험과 이미지에 크게 노출되는 경우가 많이 있다. 그래서, 언론인 및 기타 매체의 대표들과 얘기할 때, 정신건강 전문가는 공공 서비스를 제공할 것으로 기대되고, 그들의 작업 스트레스와 외부 삶을 대처하는데 도움이 되는 정신건강의학적 평가와 개입에 쉽게 접근하는 방법을 알고 있을 것으로 생각되는 흔히 간과된 전문가를 도울 수 있을 것이다.

표 2-3. 환자 및 기타 재난 생존자와 소통하기 위한 지침

1. 환자의 두려움, 불안, 불확실성에 대해 귀를 기울이고 존중하며 대응한다. 환자들은 의사가 미리 알아서 환자를 돌보고 있다는 것을 알고 싶어한다.
2. 사람들은 위험을 기피하고, 혼란에 빠졌을 때 흔히 부정적 측면에 고착한다는 것을 인식한다. 즉 'N'으로 시작된 다섯 가지 단어(no, not, never, nothing, none)와 두려움을 줄이기보다 증가시킬 수 있는 부정적인 의미를 내포한 단어를 표현하는데 극히 신중해야 한다.
3. 경청하는 시간을 가지면서 동시에 돌봄, 공감, 동정을 담아 진심 어린 말을 제공하고, 행동으로 보여준다.
4. 정직하고 윤리적이며 솔직하고 개방되어야 하며, 공개해야 할 것에 한계가 있음을 인식한다.
5. 언어 메시지와 비언어 메시지가 섞이지 않고 일관성이 있도록 한다.

재난이 발생한 후 인간은 다양한 취약성을 경험한다. 많은 희생자의 일시적이고 심지어 격렬한 심리적 반응에는 두려움, 분노, 고통이 포함된다. 더불어 인간은 신체적, 인지적, 행동적, 영적 변화를 경험할 가능성이 있다. 트라우마(외상) 연구자들은 대개 이러한 현상을 "비정상적 상황에 대한 정상적인 반응"이라고 부른다. "재난 발생 후, 생존자가 아주 적을 경우, 그들은 대부분 이전에 정신질환을 앓은 병력이 없지만, 외상 후 스트레스장애나 주요 우울증이 발병한다"(North 등 1999). 또한, 생존자들은 심한 고통, 고립감, 일이나 학업에서의 어려움을 보고한다(5장. "정신건강의학적 평가" 참조)

보호 요인

공공 교육에 의해 재난 지역 주민에게 희망을 주고 회복력을 증진시킬 수 있다면, 이러한 일차 예방은 재난으로 인한 주민의 피해, 부정적인 심리적 결과를 적게 할 수 있을 것이다(Charney 2004, Shalev 2004, Stoddard 2009, Watson 등 2006). 다음 비네트는 부모의 공포를 줄이기 위해 설계된 공공 교육의 성공적인 전파 내용을 보여준다.

9/11 재난 후, 여러 뉴스 기자들은 신문기사를 작성하는데 도움되도록 부모가 자녀에게 해야 할 말과 자녀를 어떻게 도울지에 대한 지침을 달라고 소아 정신건강의학과 전문의에게 요청했다. 의사는 충격받은 사람과의 가까움, 재난 지역과의 가까움, 그리고 텔레비전으로 방영된 재난과 황폐화된 영상의 정도에 따라, 연령에 따라 자녀들에게 일어날 수 있는 반응의 범위를 설명했다. 그는 부모가 자녀에게 나타날 수 있는 방영된 이미지 집착, 재난과 관련된 불면증, 염려, 학업 곤란과 같은 고통의 징후를 관찰할 수 있다고 설명했다. 또한 자녀들의 감정과 염려를 말이나 그림으로 표현하도록 격려하고, 자녀의 두려움에 대해 정직하게 안심시킴으로써 자녀를 도울 수 있다고 했다. 자녀의 증상이 심하거나 지속적인 경우 혹은 자녀가 부모의 도움에 대해 의문을 지니고 있는 경우, 정신건강 전문가나 소아청소년과 의사에게 자문하도록 권유했다.

두려움이 없으면, 외상 후 스트레스는 크게 감소한다. 재난 직후의 여파로 개인의 삶이 무너질 뿐만 아니라 또한 가정, 지역공동체, 사회에 심각한 충격을 주게 된다. 적절한 정신건강의학적 돌봄에 대해 공적으로 소통하고 있는 의사는 재난의 결과가 재난의 영향을 받은 사람의 사회적 환경에 따라 어느 정도 좌우된다는 점을 인식해야 한다. 재난 상황에서 두려움의 수준이 새롭게 고조되는데, 특히 자연 재해나 테러 사건에 특별히 취약한 일부 도시 지역에서 고조된다. 이와 같은 두려움에 맞서기 위해, 정신건강의학과 의사는 이런 질문을 생각해야 한다. “인간이 두려움을 저항하기 위해 끌어들이는 희망의 원천은 무엇인가?” 희망은 수많은 장소에 존재한다. 대부분의 사람들은 가족, 지역사회, 종교, 문화, 교우, 국가 안에서 희망을 발견한다고 말한다. 따라서, 특별한 강점, 취약점, 각 주민의 욕구를 다루기 위해 대중 커뮤니케이션을 개선하는 것이 중요하다.

취약한 주민들

대중 커뮤니케이션에서, 정신건강 전문가들은 취약한 집단의 요구를 다루어야 한다. 아동(Fremont 2004), 노인, 만성 정신질환과 신체장애가 있는 사람들, 최초 재난 대응자들이 특별한 발달적, 정신건강의학적, 의학적, 전문가적 문제를 나타내는 취약한 집단들이다. 보다 자세한 내용은, 특정 집단(6장), 지속적인 중증 정신질환이 있는 사람(7장), 아동과 청소년(17장), 노인(18장)의 장을 참조하기 바란다. 추가해서, 고정관념, 인종주의, 실제 소속이 어디던지 간에 집단 폭력을 저지른 가해자의 종교나 민족성과 연관된 지역사회 구성원들은 즉각적인 스트레스와 커지는 낙인에 직면해야 하는데, 이러한 스트레스를 특별히 개선하기 위한 개입에서 이득을 얻을 수 있을 것이다(Norris와 Alegria 2006).

서비스가 부족하고 취약한 지역사회의 현장 서비스는 종교 지도자, 지도감독자, 일차 진료 의사, 지역사회 지도자와 같은 그 지역사회에서 신뢰받는 사람을 알아내고 소통함으로써 이루어질 수 있다(Reissman 등 2005). 정신교육을 통한 대중 커뮤니케이션은 양방향으로 이루어질 수 있는데, 정신건강의학과 의사와 함께 이러한 지도자들을 도우면서 조언하는 동시에 그 지역사회의 명백한 취약점과 장점을 알아 내는 것이다. 또한, 정신교육은 또한 그러한 인사들에게 특히 영향을 줄 수 있는 요소들 즉, 지도자 자신의 재난 노출, 이차적 외상, 위기에 수행하는 지도력 부담, 지역사회 리더십을 제공하고 보호할 자신의 능력에 대한 염려를 설명할 필요가 있을 것이다.

재난 후의 위험에 대한 커뮤니케이션

장거리 여행과 전자 커뮤니케이션을 하는 이 시대에, 재난 후의 심리적 위험이 사건과 가까이 있다고 생각하는 것은 귀가 솔깃해지는 일이지만, 사건에 대한 대중 커뮤니케이션을 제공하는 그 "가까운" 지역이라는 것이 먼 곳으로 확대될 수 있고, 심지어 세계가 될 수 도 있다. 1998년에서 2002년까지 근무한 뉴욕시 보건 및 정신위생국장은 이렇게 썼다. "[9/11] 재난에서 배운 한 가지 중요한 교훈은 테러가 건강에 큰 영향을 주며, 그 영향은 재난 사건의 직접적인 경계를 훨씬 넘어서 널리 확산된다는 것이다. 왜냐하면, 사람들은 가능할 때마다 직접적인 사건 영역을 떠나 자기 집으로 돌아가려고 하기 때문일 것이다"(Covello 2001). 이 피해자들이 사건 현장에서 멀리 떨어진 지역사회에서 도움을 청할 수도 있고, 또 어떤 사람들은 인터넷이나 텔레비전으로 방영된 이미지에 의해서 충격을 받을 수 있다.

다음 비네트는 재난 발생 후 도움이 되는 커뮤니케이션을 보여준다.

소규모 기술 회사에서 격분한 직원이 총을 쏘는 사건이 발생했다. 몇 명이 살해되었고 부상자도 생겼다. 모두가 정서적으로 외상을 입었다. 경찰 조사 때문에 회사는 일시적으로 문을 닫았다. 병원 홍보부는 벤슨 박사에게 다음 날 TV 보도기자에게 이야기하도록 요청했다. 벤슨 박사는 미국정신의학회의 재난 훈련을 받은 병원 정신건강의학과 의사이고 PTSD 환자를 대상으로 임상 경험과 연구경험이 모두 있었다. 저녁 뉴스에 방영되기 위해 10분간 인터뷰 했다. 벤슨 박사는 인터뷰 전에, 무엇을 미리 생각해 두어야 하는지 물었다. 홍보부는 PTSD에 대한 전반적인 질문, 그러한 총기 난사 사건의 영향, 충격을 받은 사람들을 돕는 방법에 대한 질문을 받을 것으로 예측했다. 그는 총격에 대한 정보를 얻고 인터뷰 진행자에게 사전에 인터뷰 할 질문을 알려달라고 요청함으로써 인터뷰를 준비했다.

계획한 대로, TV 인터뷰 진행자는 가해자와, 그렇게 끔찍한 사건이 피해자와 가족들에게 미치는 영향, PTSD에 대한 전반적인 질문을 했다. 벤슨 박사는 인터뷰 진행자의 말을 주의해서 듣고 그 진행자의 우려를 잘 이해하며, 특정 질문에 대해서는 설명 없이 간단하게 대답했다. 벤슨 박사는 그 사건에 대해 직접적으로 알지 못한다는 점과 이 일이 감정적으로 충격적이며 매우 슬픈 폭력임을 인정했다. 첫 질문에 대한 대답으로, 총격범의 정신상태는 잘 모른다, 그 총격범이 정신질환을 앓고 있었을 수도 있고 그렇지 않을 수도 있으며, 총격범이 감금되어 있기 때문에 정신상태를 평가하기 쉬울 것이다, 그리고 그 총격범을 직접 조사하지 않았기 때문에 총격범의 정신상태에 대해 깊이 얘기하는 것은 전문가답지 못한 행동이며 비윤리적이라고 말했다. 두 번째 질문에 대한 대답으로, 그 회사가 정신건강 자문의사를 활용하여 직원들의 심리적 외상, 애도, 사업에 대한 손해를 가능한 대처하도록 돕고 있는 것으로 나타났다고 설명했다. 이에 뒤이어 마지막 질문에 대한 대답으로, PTSD의 증상과 사별에 대해 자세히 설명하고 회사 직원들이 원한다면, 정신치료적 지지가 도움이 될 것이라고 했다. 또한, 가족들에게 심리적 외상이 클 것으로 예상한다. 가족들의 고통을 완화하기 위해 전문가의 지지가 도움이 될 것이다라는 말을 덧붙였다. 인터뷰 진행자는 벤슨 박사에게 감사하다고 말하며 인터뷰를 끝냈다.

재난 후 인터뷰에서, 정신건강 전문가는 명확하고 정확한 정보를 제공함으로써 대중의 두려움과 혼란을 줄이려고 노력해야 한다. PTSD와 우울증과 같은 실제 위험에 대한 교육(Bills 등 2008)과 위험을 줄이는 방법에 대한 설명은 통제감을 높이고 재난에 대해 더 잘 숙지하게 한다. 능동적인 대처 방법에 대한 설명이 도움이 된다. 이러한 설명이나 교육은 생물학적, 화학적, 방사능 물질의 위협뿐만 아니라 모든 종류의 재난 상황에서 특히 중요하다. 정신건강 전문가와 일차진료 의사의 상호 협력 모델은 수많은 사람들에게 제공하는 예방 및 치료서비스 제공에 있어 중요하다. 대중 커뮤니케이션에서 취약한 지역과 집단을 알아내는 것은 재난이나 테러 사건의 잠재적인 영향에 효율적으로 대처할 수 있도록 도울 수 있다.

기자와 미디어렙(매체 대표자)들이 늘 정신건강의학과 의사들과 잘 소통하는 것은 아니며, 그 반대도 마찬가지이다. 9/11 사건 이후, 뉴욕시의 재난 정신건강의학 현장에 지원한 정신건강의학과 의사 일부에게 문제가 있었다. 그러한 문제 때문에 매체 훈련이나 매체 경험이 없는 정신건강의학과 의사들에게 특히 도움이 되는 자체 교육과정에서 그 지침을 만들게 하였다(재난 정신건강의학 아웃리치 2008). 그 교육과정에 제공된 조언들은 이 장의 내용과 상충하지 않고, 훈련을 받을 때까지 매체 작업을 절대로 해서는 안 되는, 매체 훈련을 받지 않은 경험이 없고 걱정되는 정신건강의학과 의사에게 적절하다고 크게 인정받고 있다. 발생할 수 있는 문제 유형에는 거슬린 인터뷰, 잘못된 인용, 민감한 정보를 보호하는데 있어서의 어려움이 포함된다. 정신건강의학과 의사는 자기가 제공한 정보로 인해 어떤 일이 발생할 지 알 수 없거나, 정보가 대중에게 도움이 되지 않고 오히려 해를 입힐 수 있는 경우에는 매체 인터뷰를 거절해야 한다.

결론

정신건강 전문가는 재난 발생 전, 재난 중, 재난 후에 환자, 지역사회, 매체 대표와 소통이 원활하게 이루어질 수 있도록 그 역할을 배울 필요가 있다. 환자들과의 소통에서, 정신건강 전문가는 환자의 염려, 두려움, 혼란을 존중하고, 두려움을 줄이는 방법에 대하여 희망과 방향을 제공하며, 환자 자신과 가족, 특히 아동과 노인을 잘 돌보는 일이 중요하다. 대중 및 매체와의 소통에서, 매체 교육은 대중에게 말하는 법을 알려주고 어떤 점을 전달하고 강조하며 어떻게 문제를 피하는지 가르쳐 주어 정신건강 전문가에게 도움이 될 수 있다. 위험에 대한 소통에서는 외상적 스트레스, 우울 증상, 도움 청하는 법을 포함하여 재난으로 발생할 수 있는 가능한 정신건강의학적 결과를 설명하고 있는 정보를 제공하는 것이 도움이 된다.

■ 교육 핵심

- 재난 발생 전, 재난 중, 재난 후의 소통에 대한 결정을 할 때, 정신건강 전문가는 정신건강서비스 센터의 권장사항을 검토해야 한다(표 2-1 참조).
- 정신건강 전문가는 다음과 같이 노력해야 한다.
  - 매체 훈련을 받는다.
  - 역효과를 낳는 불안과 정신신체 증상을 줄인다.
  - 필요할 경우 정신건강 자원을 포함하여, 안전한 상태를 유지하거나 도움을 청하는 방법에 대해 조언한다.
  - 지도자, 최초 대응자, 의료진, 일반 국민, 부모, 특정 주민들에게 도움이 될 수 있는 정보를 제공한다.

복습 문제

2.1 재난 대응 계획에서 사용하는 용어 *위험 커뮤니케이션*은 위기 상황 중이나 후에 다음 중 어떤 대상과 효과적인 정보교환이 일어나는 것을 말하는가?

A. 개인(예: 환자)과 집단(예: 학교)

B. 사업체(예: 충격을 받았거나 위험에 처한 사업체)

C. 공공기관(예: 경찰과 소방서와 같은 처음 대응자)

D. 뉴스 매체(인터넷, 라디오, TV를 통해)

E. A, B, C, D 모두

2.2 다음 중 재난 정신건강 정보를 얻기 위한 중요한 온라인 자원이 아닌 것은?

A. 미국정신의학회(APA)

B. 물질남용 및 정신건강국(SAMHSA)

C. You Tube

D. 국가 아동 외상 스트레스 네트워크

E. 미국 아동청소년 정신건강의학 협회(AACAP)

2.3 다음 중 재난 발생 후 대중에게 정보를 제공하는 방법과 관련하여 공무원에게 제공하기 위한 정신건강 서비스 센터의 지침에 포함되어 있는 사항은?

A. 대중의 우려를 완화시킨다.

B. 대응 방법에 대한 지침을 제공한다.

C. 메시지를 놓치지 않는다.

D. 정확하고 시기 적절한 정보를 제공한다.

E. A, B, C, D 모두

2.4 대중 커뮤니케이션은 다음 중 어느 지역사회 지도자와 확인하고 소통함으로써 서비스가 부족하고 취약한 지역사회에 성공적으로 봉사할 수 있는가?

A. 지역공동체에서 신뢰받는 인사

B. 지도감독관

C. 일차 진료 의사

D. 종교 지도자

E. A, B, C, D 모두

2.5 정신건강의학과 의사가 매체 인터뷰를 줄여야 하는 이유에 포함되는 것은?

A. 정신건강의학과 의사는 매체 훈련이 부족하다.

B. 제공되는 정보가 대중에게 도움이 되지 않을 수 있다.

C. 제공되는 정보가 해가 될 수 있다.

D. 제공되는 정보가 잘못 인용될 수 있다.

E. A, B, C, D 모두

3

우리들 자신 구하기

재난 대응 지역사회에서 자기-돌보기

조셉 메르리노 Joseph P. Merlino 의학박사, 행정학 석사(M.D, M.P.A.)

2001년 뉴욕 시에 기반을 두고 벨뷰병원 센터에서 근무하고 있는 한 의사가 9/11 세계무역센터 테러 사건에 대응자들이 동원되는 것을 목격했다(Merlino 2004). 10년 후, 그는 브루클린의 킹스 카운티 병원 센터에 재배치되었는데, 이 때 20~25만명의 목숨을 앗아간 엄청나게 충격적인 지진이 발생하자 동료들이 아이티로 떠나는 것을 보았다(Lacey 2010). 자기를 돌보지 않고 행동하는 자원봉사자들은 급히 서둘러 행동했고, 이타적인 동기와 기타 성격적 특징으로 인해 충동적으로 행동한 것으로 추측되었다. 조금이라도 고려했다면 좋았겠지만, 이런 대부분의 대응자에게 "자기-돌보기"는 우선 사항이 아니었다는 사실은 그 당시뿐만 아니라 지금도 의심의 여지 없이 명백하다고 생각된다. 뉴욕의 그라운드 제로(2001년 9월 11일에 파괴된 세계 무역 센터가 있던 곳)로 급히 간 처음 대응자들은 집으로 돌아가지 않고 여러 날 동안 매일 여러 시간 일했다. 아이티 지진 발생 후, 재난에 대응하는 의사와 간호사들은 재난 경험도 없었고 전혀 준비도 안 된 상태에서 수많은 사람들의 권고를 받아들이지 않고 섬으로 가겠다고 주장했다(미국 적십자사 2010).

본 장에서는, 대응 임상가에게 필요한 자기-돌보기의 핵심 개념을 강조하고, 재난 대응이 개인에게 미칠 수 있는 긍정적 영향과 부정적 영향을 살펴 보고자 한다. 그리고 이 중요한 영역의 몇 가지 핵심 문제 즉, 대응자의 성격 특징, 재난 대응에서의 도전, 대신 경험하는 외상, 2차 외상 예방, 정상상태로의 회복에 대해 설명하고자 한다.

자신을 돌보지 못하는 재난 대응자는 타인을 돌볼 수 없다. 자신을 돌보는 능력은 외상 환자를 돌보다가 겪게 되는 이차적인 스트레스 관련 증상의 해결책도 아니고 원인(Stamm 1999)도 아니다. 자기-돌보기는 스트레스 관련 증상을 가지고 있어야 한다는 의미도 아니고, 그러한 증상이 일어난다고 해서 직무를 잘 수행하지 못한 데 대한 잘못이 있음을 의미하지도 않는다.

자기 인식: 자기 한계 이해

정확하게 재난 상황에서 첫 대응자가 누구이고, 첫 대응자의 심리적 특성은 무엇인가? 문헌을 통해 다음과 같은 점을 알 수 있다. 이른바 구조자 성격을 가진 사람(Mitchell과 Bray 1990)은 "내면 지향적, 행동 지향적, 강박적인 수행, 전통적, 사회적으로 보수적, 쉽게 지루해지고, 굉장히 헌신적이며"(p.20), 그리고 쉽게 '아니오'라고 말하지 못하고 위험을 무릅쓰며 외상에 중독될 가능성이 있는 사람이다. 공감을 느끼고 표현하는 능력이 뛰어난 사람들은 연민 피로나 이차적 외상성 스트레스 장애의 위험이 비교적 높다(Figley 1995). 이러한 많은 특징들이 의학과 보건 분야에 종사하는 사람들에서 나타난다(Gabbard 1985).

연구들이 구조자 성격 프로파일을 한결같이 지지하는 것은 아니지만(Wagner 등 2009), 이러한 특성 대부분이 최초 재난 대응자인 임상가들에서 나타난다. 그러한 구조자 성격이 실제로 존재한다면, 그러한 사람이 긴급 상황에서 임무를 잘 이행하는 이유와 자기-돌보기 문제가 개인, 조직, 정부 차원과 같은 다양한 차원에서 재난 대응 계획의 초점이 되어야 하는 이유가 분명해진다. 또한 스트레스 관련 문제에 대한 일차예방이라는 생태학적 관점을 이용하여, 작업장은 자기-돌보기 원칙을 촉진하는 건강 증진 환경으로 보여져야 한다(Stamm 1999).

자기-돌보기에서 중요한 것은 자신의 감정과 타인의 감정이 자신에게 주는 영향을 인식하는 것이다. 이 주제에 대해 많은 연구자들이 글을 썼는데, 특히 "우리 자신과 우리의 관계를 효과적으로 관리하는 능력"으로서 감성 지능 개념을 많이 다루었다(Goleman 2000, p.6). 감성 지능을 형성하는 네 가지 주요 기술은 자기-인식, 자기-관리, 사회적 인식, 관계 관리이다.

2차 외상 예방 분야의 많은 연구자들은 임상가를 위한 다음 두 가지 핵심적 충고에 동의한다(Stamm 1999).

1. 혼자서 이 일을 해서는 안 된다.
2. 자신의 과정에 대한 조심스런 자신의 돌봄을 통하여 그리고 믿을 만한 동료의 지도감독을 통해서 일에 대한 자신의 대응을 모니터링 한다.

감성 지능 개념과 훈련을 이용하는 것은 이러한 점에 도움이 된다(Goleman 1998).

재난 대응자가 되는 것은 도움이 필요한 사람을 도울 때 자신의 기술을 사용함에 따라 오는 만족감을 포함하여 많은 개인적 및 전문적 이점(Merlino 2010)이 있는 것처럼, 대응하지 않는 이유도 많이 있다. 잔인할 정도로 솔직한 온라인 비판에서(Anonymous 2010), 최근 은퇴한 응급의사가 2010년 아이티 지진 때 재난 대응을 하지 않은 여러 가지 "이유"로 불어나 아이티 크리올어를 말하지 못하고, 재난 교육을 받지 않았으며, 그 당시에 필요한 모든 예방접종을 하지 않았던 점을 나열한 후에, 마침내 "실제적인 이유"로 재난 대응자에게 영향을 줄 수 있는 스트레스와 질병통제예방센터의 외상 후 스트레스 경고가 포함되어 있음을 말했다. "내가 그것을 감당할 능력이 부족함을 스스로 인정할 수 밖에 없었다."고 했다. 대신에 그는 다양한 구호기금과 조직에 꽤 많은 자금을 보냈다. 실제로 아이티 지진 직후 사람들에게 아이티에 가지 말고 돈을 부치라는 조언이 있었다. 재난 시기에 돕는 방법은 많이 있다. 재난 현장에 몸소 가는 것이 하나의 중요한 대응 방법이긴 하지만, 이는 단지 여러 방법 중의 하나이다.

자기-돌보기 계획과 훈련

질병통제예방센터에서는 재난지역에 가는 방식으로 대응하는 사람들과(질병통제예방센터 2010b) 모든 사람들(질병통제예방센터 2010a)을 위한 권고 사항을 제공한다. 모든 사람을 위한 권고 사항에서는 모든 개인이 다음과 같이 하도록 제안한다.

1. 응급 식량과 식수 공급뿐만 아니라 배터리, 응급치료 재료를 포함한 재난 구급상자를 준비한다.
2. 가족 재난 계획을 마련한다.
3. 정보를 얻는다: 질병통제예방센터와 적십자사의 재난준비 전문가를 포함하여 재난준비 전문가에게 배워서 의문에 대한 답을 얻는다.

또한, 앞으로 재난이 발생하면 대응자로서 직접 참여하고자 하는 정신건강의학과 의사 및 기타 정신건강 전문가는 적십자사, 미국의학협회, 또는 지방대학교나 의료센터와 같은 인정된 대응훈련 기관이 제공하는 적절한 교육을 받아야 한다(미국 적십자사 2010).

준비에서 중요한 부분은 자기-돌보기 계획을 발전시키는 것이다. 이와 같은 2차 예방 계획은 다음과 같은 여러 구성요소를 가지고 있다(Yassen 1995):

- *신체적* – 적절한 다이어트, 운동, 수면, 휴식을 통해 몸 건강을 유지하는 일은 매우 중요하다.
- *심리적* – 일, 외부 관심사, 레크리에이션, 명상/영성, 개인적 시간이 전반적으로 균형을 유지하도록 노력해야 한다.
- *사회적/대인관계적* – 타인과 관계를 맺는 것은 원기를 회복시키고 자신이 필요로 하는 교육적인 사회적 접촉을 수반한다. 팀과 함께하는 것은 긍정적인 사회 접촉을 보장하는 효과적인 전략이다.
- *균형* – 해야 할 재난 대응 업무량과 유형을 결정할 때, 적절하고 실현 가능한 영역 및 한계를 정하여 유지해야 한다.
- *도움이 필요할 때 지원받기* – 도움은 동료 지지, 지도감독, 자문 같은 형태를 취한다. 개인적 치료는 재난대응 작업 중이나 또는 후에 도움이 될 수 있다.

직원 돌보기

자신과 가족을 위한 돌봄 계획 준비 외에, 임상가는 자신의 치료 환경, 즉 진료실, 클리닉, 병원을 위한 돌봄 계획을 준비해야 한다(Merlino 2010b). 그러한 위기상황에 대응하기 위한 정책과 절차 마련은 재난이 닥치기 전에 하는 것이 가장 좋다. 직원 채용은 중요한 일이다. 그리고 재난 대응 직원은 적극적으로 업무 현장의 재난 계획 수립을 해야 한다. 계획 수립자는 축소된 업무시간, 현금 선 지급, 직원 자녀에 대한 데이케어 서비스 제공 등 다양한 문제를 고려해야 한다.

직원의 사기와 발전에 더욱 관심이 커감에 따라, 지도자는 돌봄 제공자에게 드는 비용에 대해 점점 잘 알게 되고, 근무자들을 지지하기 위한 사회적 전문적 지지망, 행정구조, 정책을 개발할 필요성이 점점 커진다(Rudolph와 Stamm 1999). 다음 비네트는 직원이 느끼는 스트레스를 줄이기 위한 한 병원의 노력을 볼 수 있다.

도심지역의 선도적인 한 병원 지도부는 여러 가지 압박 때문에 직원들이 스트레스 증가를 경험하고 있다는 사실을 알았다. 그런 압박으로 스트레스를 제거할 수도, 보수를 늘릴 수도 없었기 때문에, 경영진은 "건강 프로그램"을 만들었다. 이 프로그램에서 병원의 재활치료 직원(창의적 미술 치료사)들이 명상 집단, 드럼 동호회, 춤/운동 연습을 시행했다. 경영진은 이 프로그램이 팀워크를 구축하고 사기를 높이는 동시에 스트레스를 줄이는 데 도움이 되기를 바랬다.

준비되어 있기

재난 대응 교육 및 훈련을 받은 사람들이 현장에서 잘 하고, 스트레스를 덜 받으며, 보다 회복력이 좋고, 재난 경험 스트레스에 대한 대응에서 정신적으로 성장하는 경향이 있다는 것(Merlino 2010a)을 문헌들은 보여준다.

두 재난이 동일하지 않기 때문에, 재난의 유형(예: 자연 재해, 생물학 무기 테러, 사고)과 지리적 환경(예: 도심지 근처, 외딴 시골의 빈민촌)을 포함한 각 특정 재난은 서로 다른 대응이 필요할 것이다. 2010년 아이티 지진 대응에서는 이 점이 강조되었다. 엄청난 규모의 외부 원조가 필요했기 때문에, 정신건강의학과 의사를 포함한 수많은 재난 대응자가 지원 제공을 위해 아이티 섬으로 갔다. 아이티 지진 대응자의 건강과 안전을 보장하기 위한 몇 가지 독특한 요건이 표 3-1에 있다.

스트레스와 그에 대한 반응

아무리 준비가 철저하게 된 대응자라 할지라도, 재난 대응자는 해결하기 어려운 감정적 문제를 경험하게 된다. 미국의학협회 신문은 아이티 자원봉사자의 재난 대응 노력에 대한 의사들의 생각을 실었다(O'Reilly 2010). 의사들이 아이티에 도착했을 때, 재앙의 심각함과 끝없이 이어지는 환자들의 행렬이 역풍을 받은 돛처럼 더할 나위 없이 강력하게 그들을 엄습했다. 수많은 의사들은 엄청난 의료 요구에 직면했을 때 자신의 감정을 통제하려고 애썼다고 했다. 어떤 의사는 이렇게 말했다. "정말 제 정신을 유지하기 힘들 정도였습니다. 의사들이 몸으로 진료할 수 있는 환자의 한도보다 훨씬 많은 환자들이 의사를 기다리고 있었습니다." 또 다른 의사는 자기자신을 가다듬기 위해 자주 다른 데로 가서 물러나 있어야 했다고 말했다. 그는 그 당시 상황을 기억하면서 이렇게 말했다. "그 상황에 짓눌려 어쩔 줄 모르는 상태였습니다. 세상에 어느 누구도 그런 기막힌 상황을 본 적이 없었을 것입니다."

표 3-1. 아이티 지진 후 재난 대응자의 안전을 위해 필요한 것

백신 : 홍역/볼거리/풍진, 디프테리아/백일해/파상풍, 소아마비, 계절 독감 및 신종플루 H1N1, 수두, A형과 B형 간염, 장티푸스
곤충매개병 보호, 예, 말라리아와 뎅기열
기타 전염병, 예, HIV(에이즈), 결핵, 탄저병
안전한 식품과 음료(예: 수돗물과 얼음덩이 피하고, 양치할 때 병에 든 생수를 사용한다.)
곤충 및 기타 동물로부터 보호(방충제 사용, 광견병을 피하기 위해 동물에게 물리거나 긁히지 않도록 한다. 물리거나 긁힌 경우, 베타딘 등 같은 포비돈-요드 솔루션을 사용한다.
끊어져 내린 송전선의 심각한 구조적 손상과 감전으로 인한 손상을 피하기 위해 특별한 주의
사람의 유해 및 설사-유발 세균에 대해 알고 노출되지 않게 한다.

출처: 질병통제예방센터 2010b.

질병통제예방센터는 "재난에 대한 첫 대응자나 구조대원들이 삶에서의 거대한 상실, 중상, 실종 및 이산 가족, 모든 지역의 파괴 목격과 같은 극도로 스트레스 받는 상황에 부닥칠 수 있다. 이와 같은 경험이 정신적 혹은 정서적 장애를 유발할 수 있다는 것을 인식하는 것이 중요하다"고 언급했다 (질병통제예방센터 2010a).

응급부서 대원 교육에서 재난 정신건강의학 아웃리치(2004)는 다음을 지적했다.

- 재난은 응급부서 대원에게 감정적 영향을 줄 것이다. 특히 그 일이 자신의 건강에 대한 잠재적 위협과 관련되어 있을 경우 특히 그러하다.
- 재난의 감정적 충격은 임상적 의사결정과 지식의 명확성에 영향을 줄 수 있다.
- 응급부서 대원은 자신의 재난 구조 업무와 가족 간에 발생할 수 있는 긴장을 인식해야 한다.

5장 "정신건강의학적 평가"에서 상세히 설명하는 바와 같이, 외상과 주요 스트레스에 대한 정상적인 반응은 다음과 같은 신체적, 감정적, 행동적 증상을 수반한다(피해자지원법 2007).

- *신체적 증상* – 두통, 식욕 상실, 수면장애, 메스꺼움
- *감정적 증상* – 자극과민, 불안, 분노, 죄의식, 두려움
- *행동적 증상* – 위축, 감정 폭발, 일이 끝나기 전에 현장을 떠나지 않으려고 함, 휴식의 필요성을 인정하지 않음

외상 대응 분야에 대한 연구가 증가함에 따라, 외상 사건의 영향이 즉시 직접 그 사건을 경험하는 피해자에게만 있지 않다는 것을 점점 확실하게 알 수 있다. 앞서 설명한 "자기 인식: 자기 한계 이해"에서와 같이, 정서지능의 핵심 기술 두 가지는 자기-인식과 자기-관리이다(Bradberry와 Greaves 2009). 이러한 반응들이 비정상은 아니지만, 재난 대응 정신건강의학과 의사를 비롯한 기타 치료전문가는 앞에 나열한 스트레스와 외상 반응을 자신에 비추어 보면서 자신의 상태를 체크해야 한다. 있다면, 그러한 자기 인식은 자기-돌보기를 위해 무엇을 바꿔야 하는지 판단하는데 중요하기 때문이다. 지지적인 사람이나 존경하는 사람과 대화하거나 또는 보다 많은 휴식과 운동을 함에 따라 그러한 변화는 쉽게 이룰 수 있다.

재난 구조 업무의 잠재적인 부정적 결과로 2차적 외상 스트레스, 연민 피로, 대리

외상 (타인의 피해가 마음에 떠오름으로 인해 자기가 외상을 경험하는 현상 피해가 나타나며, 이 세 가지의 결과는 그 개념이 중복된다. 자기-돌보기 계획을 개발하고 실행해서 그러한 결과를 어느 정도는 방지할 수 있지만, 항상 그럴 수 있는 것은 아니다. Figley(1995)가 개념화한 2차적 외상 스트레스와 2차적 외상 스트레스 장애는 1차적 급성 스트레스 반응과 1차적 외상 스트레스 장애의 개념과 비슷하다.

2차적 외상 반응은 다른 사람(예: 직접적으로 외상을 입은 사람에게 치료 서비스를 제공하는 사람 또는 중요한 어떤 사람)이 경험하는 반면에, 1차적 외상 반응은 외상을 입은 환자가 직접 경험한 것이다. 2차적 외상 스트레스는 또한 2차적 피해, 대리 피해, 정서적 전염이라고도 한다(Miller 등 1988). 대리 외상화는 직접적으로 외상을 입은 생존자가 경험하는 여러 반응과 유사한 다양한 반응을 경험한다. 이와는 대조적으로, 연민 피로란 재난 대응자가 여태까지 기울인 노력으로 인해서 이제 신체적으로나 정서적으로 지친 상태를 말한다. 그러나 연민 피로라는 용어는 사실상 병적인 측면을 내포하는 피해자, 외상, 전염 대신에 공감에 상응한 이타주의를 강조하고 있어서(Stamm 1999), 재난의 영향을 받은 사람들에게 적절한 용어이다. 2차 외상 충격을 양으로 측정한 연구가 많지는 않지만, 경험적으로 많은 재난 대응자가 2차 외상 경험을 보고했다. 이와 같은 현상은 보다 잘 정의되고 보다 심각한 문제를 초래하는 외상 후 스트레스 장애(1차적 외상 스트레스 장애라고도 한다)와 동일하게 생각하지 않도록 노력해야 한다(Stamm 1999).

역전이와 소진은 2차 스트레스 반응을 설명하는 데 흔히 사용되는 중복 개념이다. 더 구체적으로 말하면, 역전이는 특별히 외상과 관련된 사고가 아니더라도 온갖 다양한 문제를 갖고 있는 사람들과의 치료에서 더욱 일반적으로는 정신치료자가 환자를 향하여 갖는 여러 복합적인 감정이라고 정의된다. 소진은 신체적, 정신적, 태도적 고갈 증후군으로, 일을 제대로 잘 하지 못하고, 피로, 불면, 우울증, 신체질환에 대한 민감성 증가, 일시적 편안을 위해 술에 의존하거나 다른 약물을 남용하며 이로 인해 생리적 의존이 심해지는 경향이 나타나거나, 어떤 경우에는 자살도 하는 것을 특징으로 한다. 이 증후군은 자신의 직업에서 유래하는 끊임없는 임무수행과 감정적 요구에 대한 스트레스 반응으로 간주된다(Campbell 2009). 연구를 보면, 일반적으로 일반 의사들이 소진의 위험이 가장 높은 것으로 나타났다. 소진은 서서히 나타나고 정서적 고갈의 결과로 일어나지만, 연민 스트레스 또는 연민 피로는 경고 없이 갑자기 나타날 수 있다. 소진과는 대조적으로, 2차 외상 스트레스는 무력감, 혼돈, 격리감이 자주 나타나고, 또한 회복 시간이 보다 빠르다(Figley 1995). 표3-2에 연민 피로 증상이 일부 나열되어 있다. 피글리에 따르면, 연민 피로 증상이 1개월 미만 나타나면 급성, 위기와 관련된 정상 반응으로 간주하고, 증상이 1개월 이상 지속되면 장애로 간주하며, 외상 사건 후 6개월 이상 경과한 다음 증상이 나타나면 지연된 발병으로 간주한다.

표 3-2. 연민 피로 증상

무감정, 낮은 자존심, 외상에 집착

불안, 죄의식, 무감각, 슬픔, 과민증

조바심, 자극과민, 과잉경계, 침울

무망감, 신에게 분노, 목적 상실

식은 땀, 빠른 심장 박동, 현기증, 쑤시고 아픔

부정적, 사기 저하, 낮은 근무 실적, 위축

약물남용, 관계 갈등

출처: Figley 2002

제시된 연민 피로 치료는 증상에 대처할 수 있도록 돕는 상담을 포함하고, 그래서 앞으로 나아가기 위한 해결책을 찾아 더 나은 돌봄 제공자가 되게 하는 것이다. 치료 프로그램은 대개 집단이나 개인 상담이 포함된다. 치료의 초점은 돌봄 제공자 개인과 그들의 욕구가 되고, 그들의 욕구가 타당하고 중요하며 그들이 치료를 받을 만하다는 것을 강조한다. 미술치료, 음악치료, 운동과 같은 개인적 표현 치료는 또한 재난 대응자를 중심에 두고 그들의 정서적 생활을 개선하는 데 도움이 되는 것으로 밝혀졌다(Meyers와 Wee 2002).

그들의 증상을 "심리적으로 생각하지 않고", 의학적으로 가능한 한 징후와 증상을 정상화시키며, 감정보다 가능에 중점을 두는 것은 재난 대응자들이 자신을 위해 정신건강 돌봄을 받을 수 있고 받아야 한다는 점을 납득시키는 데 도움이 될 수 있다(Katz 2010). 그러한 방법의 하나로, 혈압 체크를 의학적 건강에 대해 관심을 갖는 방법으로 이용하며, 나아가 적절한 다이어트와 수분섭취, 적절히 휴식 취하기 등으로 대

표 3-3. 재난 현장에서 자기-돌보기를 위한 권장사항

자신의 페이스를 유지한다.
자기 영역을 벗어나 자주 휴식을 취한다.
서로를 위해 조심한다.
가능한 한 정상 스케줄을 유지한다.
많은 음료(물과 주스)를 마시고 다양한 음식을 먹는다.
자기가 변화시킬 수 없음을 받아들인다.
나쁘게 느끼는 자신을 인정한다.
가능한 한 집에 있는 사랑하는 사람들과 연락하며 지낸다.

출처: 질병예방통제센터 2001

표 3-4. 귀가 후 자기-돌보기를 위한 권장사항

친구, 이웃, 동료에게 연락을 취한다.
가족, 공동체, 영적 지지자와 다시 연결한다.
이 시점에서 크게 인생의 변화를 가져오는 결정을 하지 않는다.
통제감을 다시 얻기 위해 비교적 작은 결정을 한다.
일기쓰기를 고려한다.
다른 사람들과 시간을 보낸다.
처음에 가족에 대해 두려움을 느낄 수 있음을 인정한다.
유머 감각을 유지한다.
많은 휴식과 운동이 필요하다.
균형 잡힌 식사를 한다.
지나친 음주, 진정제나 수면제 과다 복용을 피한다.
"정상"으로 돌아가는 데 시간이 걸린다는 사실을 기억한다.

출처: 질병예방통제센터 2001

화가 발전할 수 있도록 한다. 우울증을 선별하기 위해 환자 건강 질문지-2(Kroenke 등 2003)를, 가능한 알코남용을 평가하기 위해 CAGE(Ewing 1984)와 같은 간단한 정신건강 선별검사를 실시할 수 있다. 재난 대응자에게는 재난 현장에서 자기-돌보기를 위한 특정 권장사항을 따르도록 격려해야 한다(표 3-3).

집으로 돌아가기

조만간 재난 대응자는 집으로 돌아갈 것이다. 질병통제예방센터는 재난 대응자 중 약 3분의 1이 집에 돌아온 후 곧 우울증을 보고하고, 또한 2분의 1 이상이 일단 집에 돌아 간 후 대부분 부정적인 감정을 보고한다고 했다(질병통제예방센터 2010b). 집에 돌아가 정착한 후에 우울증상을 회복하지 못한 재난 대응자들은 재난 후 생활에 재적응할 수 있도록 전문적 도움을 구해야 한다. 몸이 아픈 재난 대응자는 1차 진료의사에게 타지에서 얻었을 가능성이 있는 감염 검사를 받아야 한다. 질병통제예방센터는 집에 돌아온 재난 대응자를 돕기 위해 권장사항을 발표했다(표 3-4).

결론

이 장에 설명된 위험과 경고에도 불구하고, 자원봉사 재난 대응자는 재난 작업으로부터 막대한 이득을 얻을 수 있다. 포스트와 니마크(2008)는 자기 시간과 재능을 너그럽게 베푸는 사람이 비교적 장수하고 건강하며 행복한 삶을 산다는 것을 발견했다. 국립정신건강정보센터는 다음과 같이 표현했다(미국 보건후생부 2005, p.17).

> *지역사회 위기대응과 관련된 피할 수 없는 스트레스와 도전에도 불구하고, 대응자들은 도움을 필요로 하는 인간을 돕기 위해 자기 기술과 훈련을 활용함으로써 개인적인 만족감을 경험한다. 재난 대응에 적극적으로 참여하고 "타인을 위해 일 하는 것"은 충격 받지 않은 지역사회 구성원이 보통 경험하는 감정 취약성, 무기력, 격분에 대한 해독제가 될 수 있다. 인간 정신에 내포된 용기와 회복력, 인간 친절성을 증언하는 것은 심오하고 지속적인 영향을 주는 일이다.*

그러므로, 권장사항은 재난 대응 업무를 기피하라는 것이 아니고, 곤경과 역기능을 체크하기 위해 충분히 성찰하고 적절한 자기-돌보기 계획을 세우면서 업무를 수행하라는 것이다.

■ 교육 핵심

- 재난 대응자의 자기-돌보기는 타인을 돌보고 재난 작업 중과 후에 경험하는 부정적인 결과를 줄이는데 아주 중요하다.
- 공감을 매우 잘 느끼고 표현할 수 있는 사람들은 연민 피로 혹은 이차적 외상 스트레스 장애 위험이 더 높다.
- 타인의 감정이 자기에게 미치는 영향과 자기 감정을 스스로 인식하는 일은 자기-돌보기에서 중요하다.
- 앞으로 재난이 발생하면 재난 대응자로서 직접 참여하고자 하는 정신건강 임상가는 적십자사, 미국의학협회, 지역 대학이나 의료센터와 같은 인정된 대응 훈련기관에서 적절한 교육을 받아야 한다.
- 돌봄 제공자에게 드는 비용뿐만 아니라 돌봄이 필요한 충격 받은 지역의 작업자들을 지원하기 위한 사회적. 전문적 지지망, 행정구조, 정책을 개발할 필요성도 점점 커지고 있다.
- 세 가지 중복된 개념 즉 이차적 외상 스트레스, 연민 피로, 대리 외상 피해는 재난 구조 작업의 잠재적인 부정적 결과이다. 권장사항은 재난 대응 업무를 기피하라는 것이 아니고, 적절한 자기-돌보기 계획을 세우면서 그 업무를 수행하라는 것이다.

복습 문제

3.1 자기-돌보기란?

A. 스트레스 관련 증상이 나타나지 않게 하는 것은 자신에게 달려있음을 의미한다.

B. 자기 감정을 스스로 인식하는 일이 중요함을 의미한다.

C. 스트레스 관련 증상이 실제로 나타날 때, 그런 증상이 나타나는 이유는 자기가 맡은 임무를 충분히 완수하지 않기 때문이다.

D. 모두가 필요로 하는 것보다 자기가 필요로 하는 것을 우선시함을 의미한다.

E. 병적 나르시즘의 징후이다.

3.2 건강-증진 환경으로서의 업무현장에 주력하는 것은 다음 중 어떤 예에 해당하는가?

A. 스트레스 관련 문제의 1차 예방
B. 스트레스 관련 문제의 3차 예방
C. 스트레스 관련 문제의 2차 예방
D. 건강 돌봄의 임무와 가치가 일관되지 않음
E. 가까이 있는 외상으로부터 이동

3.3 감성 지능을 형성하는 중요한 기술은?

A. 자가-인식
B. 사회적 기피
C. 자기-관리
D. 추상적 능력
E. 판단력

3.4 자기-돌보기 계획의 발달에 포함되는 것은?

A. 업무와 외부 관심사 사이에 전반적인 균형이 요구되는 심리적 구성요소
B. 잠을 유도하기 위해 중간 정도의 술 사용
C. 분노를 느낄 때마다 분노 배출
D. 8시간 마다 비번 스케줄 짜기
E. 재난 업무에 대한 공정한 임금 협상

3.5 질병통제예방센터는 재난현장에서 자기-돌보기를 위해 다음 무엇을 권고하는가?

A. 스스로 채찍질하기.
B. 서로를 조심하기.

C. 나쁜 감정을 경험하는 것에 저항하기.
D. 물과 음식을 과용하지 않게 조심하기.
E. 모두 맞다

3.6 대응자가 집으로 돌아온 뒤, 질병통제센터는 다음 무엇을 권고하는가?
A. 친구, 이웃사람, 동료에게 연락취하기.
B. 중요한 인생변화를 결정하기.
C. 스트레스를 풀기 위해 남은 모든 휴가 병가 사용하기.
D. 조기 은퇴를 고려하기.
E. 자신의 새로운 기술에 기반한 봉급 올리기 옹호하기.

3.7 연민 피로 증상은 다음의 어떤 항목을 포함하는가?
A. 무감정과 낮은 사기
B. 망상적 종교성
C. 부적절한 경솔함
D. 정신병적 분노
E. 기억 공백

4

요구도 평가

크레이그 카츠 Craig L. Katz, 의학박사(M.D.)

2004년 쓰나미 발생 1개월 후, 경험 있는 재난 대응 정신건강의학과 의사 두 명으로 구성된 평가팀이 스리랑카에 도착했다. 그들의 목적은 국제로터리 지부와 제휴하여 콜롬보 시 주위에 로터리 클럽 회원이 직원으로 일하는 비 전문 외상상담시스템을 만드는 것이었다. 그러나 이 계획을 스리랑카 보건부와 수 차례 조정하려 했으나 보건부는 외부의 도움이 필요하지 않다고 하여 실패했다. 이렇게 결정됨에 따라, 그 지역이 필요로 하는 재난과 관련된 정신건강 수요를 충분하게 대규모 평가할 수 없어서, 평가팀은 그 집중 범위를 좁히기로 했다. 그들은 스리랑카 북동부에서 쓰나미 전에 취임한 외상 상담 프로그램의 장을 만났는데, 외상 아동들과 작업할 수 있고, 인지행동치료를 잘 할 수 있는 교육된 직원들이 필요함을 알게 되었다. 그래서 그들은 그 평가와 계획적 노력을 직원과 환자, 주변의 지역사회가 외상 상담 프로그램을 알도록 하는 그들의 요구 정도에 맞추어 조정하였다.

재난이 지역사회 차원의 외상이라면, 지역사회가 여러 면에서 재난 정신건강의학과 의사의 "환자"가 된다. 정신건강서비스는 궁극적으로 개인적인 재난 생존자 수준에서 일어나겠지만, 재난 관련 돌봄은 지역사회가 충격을 받았다는 인식과 더불어 시작한다. 수많은 활동들은 결국 정신건강의학과 의사에게 환자와 아주 친근하고 세세한 개인적인 만남을 갖게 한다. 이런 활동은 계획되거나 계획되지 않은 여러 방법으로 펼쳐지겠지만, 재난 정신건강의학과 의사는 자기의 재난대응 경로가 지역사회 수준의 요구도 평가로 시작할 때 가장 효과적으로 배치될 수 있다.

정보 수집은 어떤 재난 정신건강의학적 대응에서도 첫 단계 계획이다(재난 정신건강의학 아웃리치 2006). 지역사회가 환자라면, 어떤 개입도 지역사회에 대한 평가로 시작한다는 것을 의미한다. 이 장에서, 나는 요구도 평가 중에 수집되는 정보의 유형을 설명하고, 기존의 재난 정신건강의학적 대응 지침에 명시된 정보 수집방법을 살펴보며, 요구도 평가를 수행하는 것과 관련된 실제 고려 사항들을 논의할 것이다.

이런 재난 정신건강의학 요구도 평가에 대한 자세한 고려 사항들은 그러한 평가를 계획하고 수행하려는 정신건강의학과 의사나 다른 정신건강 전문가에게 그리고 모아진 정보를 임상적 작업으로 변화시키는 관리자에게 도움이 될 것이다. 그러나 요구도 평가에 대한 이해는 임상적으로 지향된 재난 정신건강의학과 의사에게도 마찬가지로 중요하다. 1장 "준비와 시스템 문제"에서 논의한 바와 같이, 영향력을 최대화하기 위해, 재난 정신건강의학과 의사들은 자기 마음대로 하기 보다는 조직적이고 협동적 노력으로 작업해야 한다. 요구도 평가는 최소 수준의 재난 정신건강의학적 임무 신뢰성을 구축하게 한다. 또한, 일단 현장에서, 임상가가 주어진 역할에 대한 합리성을 지향하고 주기적으로 다시 확립하기 위해 작성된 요구도 평가를 참고할 수 있다면, 혼란하고 유동적인 환경에서 보다 확신을 갖고 보다 편안하게 활동할 수 있다.

그림 4-1은 재난 정신건강의학 요구도 평가의 흐름을 개략적으로 보여 주고, 이 장에서 논의할 자세한 자료에 대한 지침으로서 제공된다. 이 흐름을 살펴 보면, 재난 정신건강의학과 의사는 시스템 차원의 요구도 평가와 계획이 재난 대응의 모든 시기에 반드시 필요하다는 것을 알 수 있다. 가운데 화살표를 보면, 요구도 평가가 모든 시기의 재난 대응에 뼈대가 됨을 보여주고 있다. 정보 수집과 실행 계획, 요구도 평가 임무, 임상적 배치 중 어느 업무에 참여 하든지 간에, 재난 정신건강의학과 의사는 요구도 평가를 향해서 또는 요구도 평가로부터 작업하고 있을 것이다.

재난 정신건강의학적 대응과 관련한 정보

재난 정신건강의학과 의사는 재난에 효과적으로 대응하기 위해 두 가지 광범위한 영역에 대한 지식이 있어야 한다. 첫째, 교육 훈련이 필요하고, 기회가 있으면 언제든지 재난 정신건강의학의 임상적 측면을 경험할 필요가 있다. 그렇게 한 후, 재난 중에는, 그

멀리서 예비 정보 수집

↙ ↓ ↘

재난 유형 재난 전 지역사회 충격

실행 계획 시작

대응에 유용한 인적 및 경제적 자원을 추정

지방 연락 담당자 확립 또는 지정

요구도 평가 범위 수립 – 질적 및/또는 양적 평가?

평가 팀의 안전과 실행 계획 보장

평가 팀 배치

지방 연락자와 연결 – 보건, 교육, 지역사회, 정부, 기타 대응 기관

예비 정보 보충

↙ ↓ ↘

재난 후 지역사회 충격 지역 정신건강 자원

임상적 대응을 위한 요구도 설정

임상적 대응을 위한 계획 수립 ⟶ 정보 공유

임상 팀 배치

충격 평가 및 계획 재평가

진행 중인 급성 대응이나 또는 앞으로의 후급성기 대응을 위한 요구도 재평가

그림 4-1. 재난 정신건강의학 요구도 평가 시행 흐름도

들의 임상적 지식을 해당 사건에 관한 특정 정보로 활용해야 할 것이다. 주어진 재난에 대한 세 가지 필수적인 정보 범주는 재난 대응 정신건강의학을 시작하는 것과 관련이 있다(재난 정신건강의학 아웃리치 2006). 즉, 1) 관련 과학뿐만 아니라 정신건강의학적 측면에 대한 현존 지식을 포함하여, 일반적인 재난 유형에 대한 기본적 사실, 2) 지역사회의 충격에 대한 정보, 3) 재난 전 지역사회의 배경 정보이다.

재난 유형

재난 유형이, 즉 넓게 고려해서 인재 대 자연재해 또는 보다 특정하게 지진 재난 대 항공 재난 유형이 특정 정신병리의 유형이나 정도에 연결될 수 있는지 분명하지 않다(재난 정신건강의학 아웃리치 2008). 상식적으로 인재가 자연재해보다 정신건강의학적 문제를 더 많이 유발한다고 시사하지만, 임상적 경험과 연구결과는 이러한 생각에 의문을 제기하고 있다(Garakani 등 2004). 그러므로 재난 정신건강의학과 의사는 이런 고통이 복잡한 여러 요소들과 관련되어 있기 때문에 어떤 주어진 재난이 다른 재난들 보다 다소 고통스러울 것이라는 고정된 선입견을 가지고 접근해서는 안 된다.

분명한 점은 다양한 여러 유형의 재난들이 각 생존자들 사이에서 매우 다른 반응과 염려를 야기할 수 있다는 것이다. 예를 들면, 지진은 말 그대로 자신의 전 세계가 흔들린다는 말이고, 지진의 예측 불가능한 성질, 여진의 지속성, 심지어 구조적 안전을 보장함에 있어서 인간의 역할에 대한 분노와 같은 염려를 나타낸다. 이러한 정보를 가지고 있다는 것은 정신건강의학과 의사가 사람들의 마음에 어떤 일이 일어날 것인지를 더 쉽게 예측할 수 있도록 도울 수 있다.

대개의 생존자와 대응자에게 드물어서 친근하지 않은 원전 사고, 생물학적 사고, 화학테러 사고를 고려할 때, 이런 유형의 정보를 갖고 있는 것은 특히 중요하다(재난 정신건강의학 아웃리치 2004). 생물학적 테러는 눈에 보이지 않는 작용물질에 대한 두려움을 일으킬 수 있다. 작용물질의 보이지 않는 성질 때문에 정확하게 어디까지가 재난 "현장"인지 묘사하기가 어려울 것이다. 각 사람은 격리나 고립의 필요성에 대해 다양한 반응을 나타낼 수 있다. 1995년 도쿄 지하철의 사린 가스 공격에서 본 바와 같이, 가스는 불안 반응과 유사한 신체적 반응을 유발할 수 있기 때문에 화학적 사고는 다수의 정신신체적 반응을 유발할 수 있다(Kawana 2001). 핵공격이 있을 경우, 노출의 장기간 영향(예: 선천적 결손증), 노출된 피해자들 간에 존재하는 사회적 낙인, 오염제거 과정에 대해 염려가 발생할 것이다(재난 정신건강의학 아웃리치 2004).

주어진 재난 유형에 대한 공통된 심리적 주제에 추가해서, 정신건강의학과 의사는 두 가지 이유 때문에 재난에 대한 일반 정보를 갖고 있어야 한다. 첫째, 자기가 재난에 연루될 수 있는 잠재적 염려 부분을 이해해야 한다. 예를 들면, 2001년 뉴욕 시에서 탄저병에 대한 불안감이 확산되었을 때, 두 텔레비전 네트워크 본부에서 일하는 충격 받은 직원들을 돕기 위해 정신건강의학과 의사들이 초대되었다. 탄저병은 사람 대 사람으로 전염되지 않기 때문에, 자원봉사 의사가 잠재적으로 노출된 직원을 만나는 것이 안전함을 안심시키기 위해 탄저병 전염에 대한 정보가 주어졌다.

둘째, 재난에 대한 지식은 보다 효율적인 정신건강 전문가가 될 수 있도록 한다. 이것은, 실제 도움이 되려면, 자문해야 하는 환자의 의학적 문제를 이해해야만 하는 자문-조정 정신건강의학과 의사의 상황과 유사하다. 우수한 재난준비 자료표는 미국 적십자사(www.redcross.org)와 연방긴급재난관리청(www.fema.gov)의 웹사이트에서 볼 수 있다.

재난 정신건강의학과 의사는 무엇이 무시무시한 것인지를 이해할 때만이 불안과 두려움을 평가하고 도울 수 있다. 이러한 점은 다음 비네트에서 보여주고 있다.

미국 정신건강의학과 의사 한 팀이 2001년 대지진 후 엘살바도르로 갔다. 시골 지역 생존자들과 일하는 동안, 자주 불면증을 호소하는 환자들과 직면했다. 가지고 간 공급품 중에서 단기 수면제를 제공하겠다고 했을 때, 엘살바도르 사람들은 밤중에 큰 여진이 발생할 때 깨어있어야 한다고 말하면서 계속 거절했다. 의사들은 스스로 모두 기본적인 지진 안전에 대해 더 공부하기로 결정했고, 미진이 발생했을 때 최소한 문틀 아래에 서있거나 구조물에서 대피하도록 권장된다는 것을 알게 되었다. 그 후 그들은 미진에 대응하는 법에 따라 집단 훈련을 이끌며 대피연습을 했다. 이 개입은 현실적으로 지나친 진정제가 될 수 있는 처방을 쓸 필요 없이 참여자들에게 진정효과가 있는 듯했다.

재난 충격

재난의 범주에 대한 일반 정보를 갖는 것은 재난 정신건강의학과 의사가 특정 사건에 대응하기 전에 물어 봐야 하는 질문의 유형을 알아 낼 수 있다. 한 사건의 특정 내용은 사건의 전반적 개요를 보충한다. 또한 이런 범주의 정보는 배치하기 전에 다루어야 하는 개인의 안전 및 실행 계획 문제와 관련된 것이다. 재난 정신건강의학의 첫 번째 규칙은 정신건강의학과 의사가 자신의 안전이나 건강을 지나치게 위협하는 것에 노출되지 않는 것이다.

관련 정보는 재난 대응기관들이 작성한 상황보고서를 통해 가장 잘 얻을 수 있다. 재난 대응 시스템 안에서 그리고 응급관리 기관과 다른 대응자들과 협동하여 일하는 재난 대응 정신건강의학과 의사는 사건의 모든 측면을 주기적으로 갱신하는, 때로 급성기에는 하루에 몇 차례도 갱신하는 이러한 상황보고서에 접근할 것이다. 분무주입으로 인한 고의적 탄저병 노출 예에서, 상황보고서는 공중보건 당국에서 노출된 곳이 어디인지 혹은 어느 지역이 안전한지 또는 살균하고 있는지에 대한 정보를 제공한다. 또한 이런 식으로 실행 계획 정보를 얻을 수 있는데, 그래서 재난 정신건강의학과 의사가 재난 지역으로 갈 수 있고, 그들이 안전하게 일하고 커뮤니케이션을 유지하며, 안전하게 지낼 수 있는 곳을 알 수 있다.

안전과 실행 계획 정보를 제공하는 것에 그치지 않고, 의사를 배치해야 할 필요가 있을 때 재난에 대한 상세한 자료를 또한 제공할 수 있다. 생존자가 받는 즉각적인 스트레스 일부를 줄일 수 없을 만큼 환경이 충분히 안정되지 못한 경우, 정신건강의학과 의사의 역할은 제한된다. 스트레스가 너무 높을 때는, 사람이 대처하도록 돕기보다는 스트레스 강도를 줄일 수 있는 자원을 제공해야 한다. 12장 “심리적 응급처치”에서 논의되는 바와 같이, 생존자의 안전과 위안에 대한 기본적 욕구를 만족시켜주는 심리적 응급처치가 신체적 심리적 이익을 가져다 주는 기본적인 초기 개입 방법 중의 하나이다. 쉽게 말해서, 사람의 감정은 치료가 필요한 상처, 텅 빈 위장, 밤에 어디서 잘 것인가에 대한 불확실성에 기반을 두고 있을 것이다. 이런 급성기에, 정신건강의학과 의사는 전통적인 기존의 정신건강의학과 의사가 아니고 인도주의자나 의사로서의 역할을 해야 한다.

마지막으로, 재난의 정신건강 충격 정도를 결정하는 일은 재난 정신건강의학과 의사가 제공하는 정보의 핵심을 이룬다. 이 일은 급성기의 증상이나 행동 변화 및 후급성기의 장애에 대한 지역사회 수준의 평가를 포함할 수 있다. 이런 정보는 궁극적인 임상 프로그램의 크기를 결정하는 데 도움이 된다.

재난 전 지역사회

정보의 세 번째 기둥은 피해를 입은 지역사회에 대한 배경 자료로 구성된다. 지역사회의 정치적, 사회적, 경제적, 문화적 역사에 대한 정보 수집은 각 환자의 완전한 심리사회적 역사를 얻는 것과 비슷하다. 한 사건이 지역사회에 미친 충격은 그 재난 사건이 일어나기 전의 지역사회가 갖고 있던 힘과 활기를 모르면 완전하게 측정할 수 없다. 5장 "정신건강의학적 평가"에서 논의하는 바와 같이, 기존의 심리사회적인 문제가 재난 생존자에게 정신병리적 반응을 유발하게 한다는 것은 잘 확립된 것이다(재난 정신건강의학 아웃리치 2008). 사건 전에 문제가 컸다면, 그 위험은 나중에 더 악화될 것으로 예상된다.

재난 전의 지역사회에 대한 지식은 필요 사항을 예측하는 데 도움이 될 뿐만 아니라 재난 정신건강의학과 의사가 어떻게 기능할 것인가에 대한 맥락도 제공한다. 재난 전에 튼튼한 공중보건 및 정신건강 시스템이 갖추어진 환경에서 일하는 것은 그러한 시스템이 없는 상황에서 일하는 것과 완전히 다르다. 이 차이는 재난 정신건강의학의 궁극적인 목표와 현장에서의 협동 가능성에 영향을 미친다. 즉, 재난 정신건강의학과 의사가 지역 정신건강 전문가, 다른 건강 전문가 혹은 영적 지도자나 선생님과 같은 다른 서비스 제공자와 제휴할 수 있을까? 그들의 목적이 이전에 기능하던 정신건강서비스 시스템을 회복시키거나 보완하는데 도움을 주는 것일까? 아니면 그러한 기존 시스템을 효과적으로 만들어야 하는 보다 벅찬 도전에 직면하고 있는 것일까?

UN 기관의 하나인 세계보건기구(World Health Organization; WHO)는 지역 정신건강시스템의 성질과 자세한 사항을 확립하기 위해 정신건강시스템 평가도구(Assessment Instrument for Mental Health System; AIMS)를 만들었다(WHO-AIMS; 세계보건기구 2005). 이 도구는 6가지 영역, 즉 법적 및 정책적 체계, 정신건강서비스, 일차 의료에서의 정신건강, 인적 자원, 공공교육 및 다른 부문과 연계, 모니터링과 연구 영역을 평가하기 위한 156개 문항으로 구성되어 있다. 그 결과는 지역 정신건강 시스템의 종합적인 모습을 보여준다. 세계보건기구 정신건강시스템 평가도구(WHO-AIMS)는 이 평가문항 제작을 위한 근거 자료와 함께 지침을 제공하고 있다. 그리고 WHO는 심지어 Excel 데이터베이스까지도 제공하여 그 데이터베이스에 이러한 데이터를 입력하고 요약 보고서를 작성하기 위한 지침도 제공하고 있다.

중요한 것은 WHO-AIMS의 목적이 국가나 지역의 정신건강시스템을 증진하기 위하여 정보를 수집한다는 것이다. 이 평가도구는 그 목적이 정신건강시스템 복구나 구축이라고 할 수 있는 재난 장면에서 사용하기 위해 설계된 것이 아니다. WHO-AIMS의 폭과 깊이를 보면 그 이유를 알 수 있다. 그러나 여러 가지 이유에서 이 평가도구는 가치 있다. 첫째, WHO-AIMS는 재난 대응을 계획하고 실행할 때 재난 정신건강의학과 의사가 이상적으로 사용할 수 있는 정보 체계를 제시한다. 둘째, WHO-AIMS는 힘든 재난 환경에서 보다 실제적으로 완성될 수 있는 단축 형(표 4-1)으로 사용될 수 있다. 마지막으로, WHO는 WHO-AIMS를 사용했던 국가들의 조사 결과를 발행하고, 재난 정신건강의학과 의사가 일할 수 있는 매우 귀중한 플랫폼을 제공한다(세계보건기구 2009). 이 정보는 현재 42개 국가에서 유용하다.

재난 정신건강의학 지침

재난 환경에서 정신건강의학적 또는 심리사회적 서비스를 어떻게 제공할 것인가에 대한 다양한 수준의 상세한 수많은 권위적 지침이 발행되었다. 그것들은 치료의 모든 면을 다루고 있는 광범위한 문서들이다. 나는 요구도 평가를 수행하는 면에서부터 살펴보고자 한다.

표 4-1. WHO-AIMS 2.2 단축형 판의 항목

항목 코드	항목 제목
B1-1.1.1	정신건강 정책의 최근 버전
B2-1.1.3	필수적인 약품 목록에 포함된 향정신성 약물
B3-1.2.1	정신건강 계획의 최근 버전
B4-1.3.1	정신건강 법률의 최근 버전
B5-1.4.2	정신병원의 인권 조사
B6-1.5.1	정부 보건부서의 정신건강 지출 비용
B7-1.5.2	정신병원 지출 비용
B8-1.5.4	필수적인 향정신성 약물에 대한 자유로운 접근
B9-2.1.1	국가나 지역 "정신건강 기관"의 존재와 기능

B10–2.1.2	권역과 서비스 영역에서 정신건강 서비스 조직
B11–2.2.1	정신건강 외래 환자 시설 유용성
B12–2.2.2	정신건강 외래 환자 시설을 통해 치료받은 사용자
B13–2.2.6	정신건강 외래 환자 시설을 통해 치료받은 아동과 청소년
B14–2.3.2	낮 치료 시설에서 치료받은 사용자
B15–2.4.1	지역사회–기반 정신건강의학적 입원환자 병동 유용성
B16–2.4.2	지역사회–기반 정신건강의학적 입원환자 병동의 침상 수
B17–2.4.6	지역사회–기반 정신건강의학적 입원환자 병동에서 퇴원 건당 환자가 보낸 시간
B18–2.5.2	지역사회 주거시설의 위치와 침상 수
B19–2.6.2	정신병원 침상 유용성
B20–2.6.3	정신병원에서의 침상 변화
B21–2.6.6	정신병원의 강제입원
B22–2.6.7	정신병원의 장기 입원환자
B23–2.6.10	정신병원의 신체적 구속과 격리
B24–2.7.3	법무병원의 장기 입원환자
B25–2.8.2	기타 주거시설의 위치 및 침상 수
B26–2.9.1	정신병원의 심리사회적 개입 유용성
B27–2.9.3	정신건강 외래환자 시설의 심리사회적 개입 유용성
B28–2.10.1	정신병원의 의약품 유용성
B29–2.10.3	정신건강 외래환자 시설의 의약품 유용성
B30–2.11.1	대도시 내 혹은 근처에 있는 정신건강의학과 침상 수
B31–3.1.1	일차 진료 의사를 위한 보수교육 프로그램
B32–3.1.5	일차 진료 의사와 정신건강 서비스의 상호작용
B33–3.1.7	의사–기반 일차 진료에서 일차 진료 환자에게 제공하는 의약품 유용성
B34–3.2.3	일차 진료 간호사를 위한 보수교육 프로그램
B35–3.2.4	의사와 간호사를 제외한 일차 진료기관 근무자를 위한 보수교육 프로그램
B36–3.2.6	보다 높은 수준의 진료를 위해 비–의사 기반 일차 돌봄에서 정신건강 전문가에게 진료 의뢰
B37–3.3.3	정신건강 시설과 보완/대체/전통 치료사와 상호작용
B38–4.1.1	정신건강 시설의 1인당 인적 자원
B39–4.1.4	정신건강 외래환자 시설에 근무하는 직원
B40–4.1.5	지역사회–기반 정신건강의학과 입원환자 병동의 직원

표 4-1. WHO-AIMS 2.2 단축형 판의 항목(계속)

항목 코드	항목 제목
B41–4.1.6	정신병원에 근무하는 직원
B42–4.2.2	향정신성 약물의 합리적인 사용에 대한 정신건강 직원 보수교육
B43–4.2.3	심리사회적(비생물학적) 개입의 정신건강 직원 보수교육
B44–4.4.1	사용자/소비자 모임과 정신건강 정책, 계획 혹은 법률
B45–4.4.2	가족 모임과 정신건강 정책, 계획 혹은 법률
B46–4.4.8	지역사회 및 개인적 지원 활동에 참여한 기타 비 정부 조직
B47–5.1.4	정신건강에 대한 특별 교육과 인식 캠페인을 목표로 하는 전문가 집단
B48–5.3.1	중증 정신질환자를 위한 고용 제공
B49–5.3.2	정신건강 전문가와 함께 하는 일차 및 이차 학교
B50–5.3.8	죄수들의 정신건강 돌봄
B51–5.3.9	사회복지 혜택
B52–6.1.5	정신건강 시설의 데이터 전송
B53–6.1.6	정부 보건부서의 정신건강 서비스에 대한 보고
B54–6.2.2	건강 대 정신건강 연구 비율

출처: 세계보건기구의 정신건강 시스템 평가도구(WHO-AIMS) 2.2 단축형 항목에서 복사, Pp.58-59, 스위스, 제네바, 세계보건기구 2005, 허락 받고 사용.

기구 간 상임위원회 지침

기구 간 상임위원회(Inter-Agency Standing Committee; IASC)는 인도주의적 원조에 참여하는 다양한 UN 기구들과 비 정부 기구들의 노력과 전문지식을 조화시키기 위해 1992년 UN에 의해 설립되었다. 2007년, 긴급상황에서 정신건강 및 심리사회적 지지를 위한 IASC 대책위원회는 "긴급상황 중에 있는 사람들의 정신건강과 심리사회적 행복을 보호하고 개선하기 위해 일련의 최소 다중영역간 대응을 계획하고 구축하며 조정하는 대응기관을 돕기 위해" 지침들을 개발했다(기구 간 상임위원회 2007, p.3). 이러한 지침들은 11개 주요 개입 영역을 기술하고, 각 영역에서 최소한의 종합적인 대응 수준을 상세히 알려주고 있다. 이 영역들 중 하나는 측정, 모니터링, 평가로 구성된다.

기구 간 상임위원회 지침들은 요구도 평가의 일부로서 수집된 6가지 다른 유형 정보를 구체적으로 명시하고(표 4-2), 앞서 제시한 절 "재난 정신건강의학적 대응에 대한 관련 정보"에서 설명한 3가지 유형의 평가 정보를 근본적으로 확대한 것이다. 평가 수행 지침에 몇 가지 중요한 요점이 만들어졌다. 첫째, 평가는 대응을 어떻게 볼 것인지 그리고 조금이라도 대응이 필요한지 여부를 결정하는 것이다. 돕고자 하는 욕구가 가끔 잘못되어 정신건강의학적 도움이 필요하다는 가정으로 바뀌거나 심지어 특정 종류의 도움이 필요하다는 가정으로 바뀔 수 있다. 높아진 요구와 제한된 자원 때문에, 어떤 형태의 재난 후 정신건강 지원이 필요하다고 생각할 수는 있지만, 하나의 대응 기관이 제공하는 특정 유형의 재난 정신건강서비스가 필요하다고 생각할 위험이 있다.

기구 간 상임위원회(IASC) 지침의 또 다른 요점은 지역 이해관계자, 정부, 지역사회, 다른 구호 기관이 서로 협력하는 형태로 평가가 수행되어야 한다는 점이다. 충격받은 지역사회 밖에서 오는 정신건강 대응자는 온정주의적으로 지역 정신건강 요구를 알아내는 숙련된 진단자인 것처럼 행동해서도 안되고 그렇게 행동한다고 보여져서도 안 된다. 지역의 건강제공자를 존중하고, 정신보건 기관이나 제공자도 존중해야 한다. 또한 교육자와 종교 지도자 같은 지역의 다른 집단들도 존중해야 한다. 도움이 필요하지만 원하지도 않고 환영하지도 않을 때라도, 대응자는 가능한 한 존중해야 한다.

IASC 지침에서 세 번째 요점은 요구도 평가를 공유해야 하는 것이다. 이상적으로, 요구도 평가는 재난 환경에서 정신건강 노력을 감독하는 재난 정신건강의학 협력단과 공유해야 한다. 바꿔 말하면, 상황이 인도주의와 밀접하게 관련되어 있다는 점을 감안하여, 기관은 그들의 평가를 독점적으로 보유해서는 안 된다. 또한, 이는 어떤 재난 정신건강의학 대응팀도 정신건강 요구도 평가가 이미 이루어져 보급 되어졌는지 여부를 조사해야 한다는 의미이기도 하다. 평가가 이루어져서 더 이상의 평가가 필요하지 않을 수 있거나 또는 보다 초점을 두고 평가해야 할 수도 있을 것이다.

표 4-2. 긴급 상황에서 정신건강과 심리사회적 지지를 위한 기구 간 상임위원회(IASC) 지침 : 평가를 위한 정보 범주

관련된 인구통계학적 및 맥락적 정보
비상 사태 경험
정신건강과 사회심리적 문제
존재하는 심리사회적 행복과 정신건강의 근원
조직적 역량과 활동
요구도와 기회 프로그램 작성

출처: 기구 간 상임위원회 2007

마지막으로, 기구 간 상임위원회는 생존자의 경험에 초점을 두고 재난 1~2주 내에 평가를 "신속하게" 완료할 것을 권장한다. 표 4-2에 나열된 모든 6가지 정보 영역에 대한 보다 종합적인 평가는 이후에 시행한다. 이런 단계적 접근이 합당한 것 같지만, 지나치게 낙관적일 수 있다. 이 접근은 최소한 두 가지 점에서 문제가 있을 수 있다. 첫째, 제한된 재난 정신건강의학 자원 때문에 1~2주 내에 대응을 시작하기가 어려울 수 있다. 이 시기에 보다 합리적인 접근은 충격 받은 지역사회의 역사적 배경을 조사하는 것일 수 있는데, 많은 부분이 충격 받은 지역사회로 이동하기 전에 이루어질 수 있다. 둘째, 정신건강 요구는 재난 후 초기 며칠과 몇 주에 특히 유동적일 수 있어서, 처음 1~2주에 시행했던 평가는 급속도로 뒤떨어질 수 있다. 그러한 변화를 감시하고 적절하게 정신건강 자원을 겨냥하는 것은 제한된 자원으로 가능하지 않을 수 있어서, 보다 실제적인 접근은 충격으로 인한 초기 스트레스가 가라앉고 재난 후 생활이 상대적으로 리듬을 갖는, 몇 주 혹은 한 달 이상이 경과한 후 처음 평가를 실시하는 것일 수 있다.

세계보건기구 지침

2001년, 세계보건기구는 피난자, 강제 추방된 자, 분쟁과 분쟁 후 상황으로 충격 받은 주민들을 위한 정신건강 요구도 긴급 평가(Rapid Assessment of Mental Health Needs; RAMH)를 내어놓았는데, 이 평가에는 분쟁이나 분쟁으로 인해 야기된 복잡한 인도적 비상사태에서 사용할 특정 평가 지침이 포함되어 있다(세계보건기구 2001). 분쟁 상황에 초점을 맞추면서도, 이 평가 도구는 어떤 재앙적 상황에서도 그 요구도를 평가하기 위해 맞춤형으로 제작할 수 있다. 기구 간 상임위원회 지침과 유사하게, RAMH는 7가지 영역, 즉 분쟁에 대한 정보, 충격 받은 집단에 대한 설명, 정신건강 요구도, 충격 받은 지역사회의 문화적, 정치적, 종교적, 사회경제적, 정치적 측면, 외상에 대한 문화적 대응, 정신건강 자원, 권장사항에 대한 정보 수집을 강조한다. RAMH는 이런 7개 영역 내에 수집되는 각각의 정보를 구체적으로 명시하는 6쪽의 평가도구이다. IASC의 지침이 첫 1~2주에 중점을 두는 것과 달리, RAMH는 일단 기본적인 생존 욕구를 먼저 다루고 평가할 것을 제시하고 있다.

RAMH의 권장사항은 IASC 지침보다 보다 더 조작적이다. 예를 들면, RAMH는

RAMH 팀의 구성을 구체적으로 명시한다. RAMH 팀은 다학제적인데, 최소 한 명의 정신건강 전문가와 지역 전문가 및 국제 전문가로 구성된다. 위기 상황과 피난자의 정신건강 전문가는 반드시 있어야 한다. 아주 흥미롭게, RAMH은 평가자로 훈련될 수 있는 비-정신건강 전문가까지도 포함시키기를 바란다, 이런 기대는 많은 상황에서 정신건강 전문가가 충분하지 않고 또한, 보다 많은 자원이 유용하다면, 정신건강의학과 의사까지 충격 받은 지역사회 평가자가 될 필요가 없을 수 있다는 현실에서 유래한다. 이는 미국 정신건강의학과 의사들이 보통 처음부터 자기 "환자"를 직접 평가하기를 바라는 것을 반영한 것이다.

RAMH은 또한 한 곳 이상의 기관이 평가에 참여할 것을 강조한다. WHO가 평가를 권고할 수 있지만, 정부, 기타 UN 기관, 비정부적 기구 혹은 자금 출처에서도 또한 평가를 요청할 수 있다. 정보를 협동해서 수집한다면, 정보는 보다 큰 영향력이 있을 것이다.

또한, RAMH은 요구도 평가를 위해 3가지 넓은 정보 근원을 제시한다. RAMH 팀은 보건, 교육, 사회복지 부처를 포함한 중앙 및 지역 당국과 접촉해야 하고, 충격 받은 나라의 UN 기관, 비 정부조직, 교회, 심지어 청소년 협회를 포함하는 기관, 협회, 서비스, 대학 대표자들과 그리고 치료 제공자, 기존 정신건강 치료 제공자, 교사와 교수, 법률 집행 대표자를 포함하는 부문 간 부문(intersectoral sector)를 접촉해야 한다. 분쟁 후 또는 다른 재난의 혼란 속에서, 이러한 각 세 범주로부터 잠재적인 접촉 목록에 접근함으로써 요구도 평가가 훨씬 조직화되고 효과적으로 이루어질 수 있다.

RAMH가 2001년 파일럿 형태로 개발되었지만, RAMH의 실행과 평가에 대한 정보는 아직 유용하지 않은 것 같다. 이 저자는 다음의 종합적 정신건강평가 개발 계획도 시사했지만, 이 계획 또한 아직은 유용하지 않은 것 같다.

재난 정신건강의학 아웃리치 지침

표 4-3과 4-4는 재난 정신건강의학 요구도 평가에 수집되어야 하는 제안된 정보 구성을 보여준다(재난 정신건강의학 아웃리치 2007). 이 표들은 재난 현장 정신건강의학의 임상 경험과 문헌 고찰의 산물이다. 이런 양식들은 상황의 결정적 요소와 충격 받은 집단의 요구도를 강조한다. WHO-AIMS, IASC 지침, RAMH 지침에 비해 덜 철저

하지만, 이러한 지침들은 대개의 재난 정신건강 요구도 평가를 위해 충분히 현실적이고 간결한 양식으로 제안되었다.

실제적으로 고려할 문제

이 장의 나머지 부분에서, 나는 욕구도 평가를 하는데 실제적으로 고려할 문제들에 중점을 두고자 한다. 가능한 상황, 재난 및 심지어 자원의 범위는 "널리 적용되는" 평가를 제시하기 어렵게 했다. 그러나 수많은 문제는 대부분 해결 가능성이 있다.

아마 요구도 평가를 계획할 때, 가장 먼저 고려해야 할 문제는 시간과 공간의 측면에서 볼 수 있는 범위에 대한 문제이다. 시간 문제를 고려하면, 궁극적인 재난 정신건강의학 임무가 평가의 주안점으로서 급성 또는 장기, 후급성 시기를 포함하고 있는가?(재난 정신건강의학 아웃리치 2008)이 질문에 대한 답은 어느 정도 대응 기간의 포부와 자원에 따라 달라진다. 이는 필요한 정보와 궁극적인 자원과 관련하여 급성 시기에 초점을 맞추는 것이 훨씬 더 쉽다. 반면에, 비교적 장기 수행을 요구하는 상황이 있는데, 특히 지역 대응자와 협력관계가 필수적이고 노동 집약적인 국제적 대응 상황에서이다(Silove와 Bryant 2006).

표 4-3. 시기에 따른, 피해 입은 지역사회 환경에 대한 평가 항목

평가 항목	재난 전	재난 급성기	재난 후급성기
생활 여건			
여행			
커뮤니케이션			
정부			
교육시스템			
응급시스템			
공중위생시스템			
정신건강시스템			
종교			
경제			

출처: 재난 정신건강의학 아웃리치 2007

표 4-4. 시기에 따른, 특정집단의 요구도에 대한 평가 항목

평가 항목	생존자	사별자	대응자	경제적으로 충격 받은 자	지역 사회 전체
재난 급성기					
안전 요구					
물리적 요구					
의학적 요구					
정신건강 요구					
재난 후급성기					
안전 요구					
물리적 요구					
의학적 요구					
정신건강 요구					

출처: 재난 정신건강의학 아웃리치 2007

공간 문제를 고려하면, 재난 정신건강의학에서는 가능한 노력의 범위와 정신건강이 차지하는 공간의 잠재적 크기를 고려해야 한다. "환자"는 확인을 요구한다. 전국으로 할까 또는 지역으로 할까? 아니면 훨씬 좁게, 심지어 하나의 기관에서 지원하는 것으로까지 국한할까? 예를 들면, 칼데론 아보(2008)는 허리케인 카트리나 후 뉴 올리언즈의 여러 병원이 제공한 입원환자 정신건강서비스를 재개하고 심지어 확장시키려는 모든 노력을 기술했다. 상상컨대, 재난 정신건강의학 임무가 딱 한 병원에서만 입원환자 정신건강서비스를 재활성화시키고 선택 집중할 수 있다. 이와 같이 구축된 활동은, 병원이 없는 다른 지역에서의 요청에도 불구하고, 대개 병원 안에서만 국한하여 이루어질 것이다. 이 장의 시작 부분에 제시된 스리랑카 비네트에서 평가 팀은 선택을 좁혀 스리랑카 북동쪽에서 쓰나미보다 먼저 지어진 상담센터에만 집중했다.

또한, 평가 기술도 각각 다를 수 있다. 평가 팀이나 스카우트 팀이 정신건강 요구도에 대해 과학적으로 자세한 연구를 실행할 것인가 아니면 관찰적 접근에 더 의존하여 연구할 것인가? 재난 후 정신건강 요구도에 대한 역학 연구들은 많은데, 이는 기름 누출(Palinkas 등 1993), 해양사고 (Lindal과 Stefansson 2011), 허리케인 카트리나(Kessler 등 2006)에서의 정신건강에 대한 영향을 조사한 것이다. 그러나 이 연구들은 재난 후의 환경에서 일어난 실제적, 윤리적, 과학적 도전 때문에 거대한 계획을 세우고 실패했다(North 등 2002). 재난-관련 요구도와 서비스를 예보해야 할 만큼 긴박한 경우에는 이러한 문제를 다루는데 필요한 풍부한 시간이 없다. 또한, 임상 및 서비스 요구가 긴급하게 요청될 때, 출판물의 질과 과학적 엄격함은 가능하지도 필요하지도 않다.

그러므로, 전통적으로 재난 정신건강의학 평가팀은 요구도 평가를 위해 지역 전문가 및 지역사회지도자와 연계뿐만 아니라 자신의 임상적 인상에 의존한다. 예를 들면, 후마윤(2008)은 2005년 파키스탄 지진 후 650 침상 병원에서 3주 간 일한 1명의 정신건강의학과 의사와 3명의 훈련생으로 구성된 팀에 대해 기술했는데, 그 팀은 고위험 환자로 판단되는 환자를 돌보면서 그 임상 작업을 요구도 평가를 위한 수단으로 사용했다. 몇 명의 평가 팀이 임상 작업을 하면서 근본적으로 질적 데이터를 수집했던 비슷한 많은 예들이 있다(예: Chounhury 등 2006, Math 등 2006).

요구도 평가가 질적으로 역학적이기는 쉽지 않지만, 전적으로 임상적 진단에만 의지할 필요는 없다. 선별 및 평가 도구가 진단의 정확도를 높이기 위해 사용될 수 있고, 또한 보다 큰 샘플을 얻기 위해 비-정신건강 전문가를 이용하여 평가하게 할 수 있다(Connor 등 2006). 이러한 방법을 사용하려면, 관심을 갖고 있는 외상 후 정신건강 문제, 흔히는 외상 후 스트레스 장애(PTSD)를 확인해야 하고, 적절한 평가 도구를 선택해야 한다. 다음 비네트에서 그러한 노력을 볼 수 있다.

정신건강의학과 의사 3명으로 구성된 평가 팀이 PTSD 자기보고형 설문지를 갖고 2001년 지진이 발생했던 엘살바도르에 갔다. 그들은 6,000개의 텐트 캠프에 있는 이동된 엘살바도르 난민들을 만났다. 다른 비 정부조직이 하나의 정신건강 텐트를 세웠지만, 텐트에 오는 사람이 거의 없었다. 그런데 캠프 지도자들은 캠프 내에 꽤 많은 사람들이 확인되지 않은 정신적 고통을 안고 있다고 하면서 우려감을 표명했다. 정신건강의학과 의사들은 캠프 거주자들에게 PTSD 조사서를 나누어 주었으나, 곧 대다수 사람들이 글을 모르기 때문에 그 조사서를 읽고 답변을 할 수 없다는 사실을 알게 되었다. 그들이 스스로 조사를 실시했으나, 그 절차는 시간이 너무 많이 소모된다는 것을 알았다. 그 후 정신건강의학과 의사들은 지역의 사회사업학교의 도움을 얻어, 그곳 학생들에게 조사를 실시하는 법을 교육했다. 수 백 명의 거주자에게서 받은 조사 정보는 캠프 직원에게 제출되었고, 그래서 더 많은 자료를 얻을 수 있었다.

재난 정신건강의학 요구도 평가를 수행하는데 한 가지 최종 고려사항은 대응을 위해 유용한 자원을 포함하는 것이다. 연구자들의 계산 결과, 재난 후 최장 30개월까지 허리케인 카트리나와 리타로 충격 받은 주민들에게 완전한 정신건강 서비스를 위해 필요한 비용이 충격 받은 주민 전체에게 125억불 또는 1인당 $1,133로 나타났다(Schoenbaum 등 2009). 이 추정액은 하고자 했던 대부분의 재난 정신건강의학적 대응보다 그 액수가 훨씬 더 많다고 할 수 있지만, 이 추정액은 "일을 제대로 하는 데" 잠재적으로 필요한 자원의 정도를 생각하게 해준다. 이런 고려가 특별히 중요한 이유는 기구 간 상임위원회(IASC) 지침에서 윤리적 이유로 미래 서비스에 사용되지 않을 정보 수집은 못하게 명시하고 있기 때문이다(기구 간 상임위원회 2007). 궁극적으로, 정보 수집은 미래에 제공할 서비스 능력과 비례해야 한다.

결론

시스템 차원의 평가는 재난 정신건강의학과 의사의 효과적인 임상적 대응을 위한 초석을 마련하는 동시에, 혼란 상황에 빠져들지 않고 최대한의 도움을 제공할 수 있게 한다. 재난 충격을 받은 지역사회를 돕기 위해 필연적으로 달려가면서, 정신건강의학과 의사는 개입을 시작하기 전에 우선 "환자"나 지역사회를 평가하면서 자신의 일상적인 임상 원칙을 적용할 수 있다. 시스템 차원의 평가에 대한 협동적이고 체계적인 접근은 특히, 잠재적인 자원과 궁극적인 임상적 대응의 범위를 알고자 할 때 가장 유용한 정보를 제공해 줄 것이다.

■ 교육 핵심

- 재난 정신건강의학 대응 계획은 재난에 대한 일반 정보와 특정 정보 모두가 필요하고 또한 재난 전 지역사회에 대한 정보가 필요하다.
- 재난 유형에 대한 일반적이고 비정신건강의학적 정보를 갖는 것은 의학적 문제를 아는 것이 자문-조정 작업에 영향을 주듯이 마찬가지로 임상적 작업에 영향을 미친다.
- 특정 재난의 가능한 충격을 아는 것은 재난 정신건강의학 팀의 안전하고 시기적절한 실행 계획을 수립하는 데 도움이 된다.
- 재난 전 지역사회에 대해 아는 것은 각 환자의 심리사회적 역사에 대해 아는 것과 유사하다.
- 재난 정신건강의학의 수많은 조작적 지침은 요구도 평가를 시행하기 위한 다양한 요소를 다루는데 유용하다.
- 요구도 평가 시행과 관련된 실제적 문제는 필요한 정보의 범위를 설정하고, 정보수집에 대한 과학적이고 준엄한 규칙 적용 여부 결정하며, 사용 가능한 자원과 평가를 맞추는 것이다.

복습 문제

4.1 재난 후 지원할 정신건강의학과 의사를 배치하는 경우에?

A. 위기의 긴급성은 흔히 요구도 평가를 필요 없게 한다.

B. 요구도 평가는 급성기에 적절하지 않다.

C. 요구도 평가는 진전 상황에 따라 재평가되어야 한다.

D. 타당한 요구도 평가를 위해서 완전한 과학적 엄격함이 요구된다.

E. A,B,C,D 모두

4.2 재난 정신건강의학 요구도 평가에 필수적인 정보에 해당하지 않는 것은?

A. 재난의 유형에 대한 일반적 정보

B. 주어진 재난 유형의 정신건강 차원에 대한 정보

C. 재난 전 지역사회에서의 생활에 대한 지식

D. 재난 사건의 충격에 대한 특정 정보

E. 생존자의 구조화된 정신건강 면담

4.3 신속한 요구도 평가는 사건의 1~2주 내에 시행한다 라는 긴급 상황에서 정신건강 및 심리사회적 지지에 대한 기구 간 상임위원회(IASC)의 대책위원회 권장사항에 관해서,

A. 재난에 대한 인간적 경험에 중점을 두어야 한다.

B. 국제적으로 인정된 표준에 해당한다.

C. 상황이 변화됨에 따라 항상 현실에 맞거나 적절한 것은 아니다.

D. A, B, C, D 모두

E. A와 C

4.4 다음 내용이 맞으면 O, 틀리면 X라고 표시하시오.

요구도 평가는 가능한 한 대량의 정보를 얻는 것을 목표로 해야 한다.

4.5 요구도 평가팀을 구성할 때,

A. 정신건강 전문가 만이 포함되어야 한다.

B. 비-정신건강 전문가가 포함될 수 있다.

C. 지역 전문가는 충격이 너무 커서 객관적이지 못하므로 포함되어서는 안 된다.

D. 모든 구성원은 역학에 대한 이력을 갖고 있어야 한다.

E. 최소한 5명이 포함되어야 한다.

제2부

평가

2부 편집인

크레이그 카츠 Craig L. Katz, 의학박사(M.D)

5

정신건강의학적 평가

크레이그 카츠 Craig L. Katz, 의학박사(M.D.)

재난 충격을 받은 사람에 대한 정신건강 도움은 평가로 시작하는데, 우선 상황과 지역사회를 평가하고, 그 다음에 충격 받은 사람을 평가한다. 재난 생존자의 급성 정신건강의학적 평가는 병원이나 의원 같은 전통적 정신건강 장면에서 후에 시행하는 후급성 정신건강의학적 평가와 구별된다. 재난은 충격 받은 지역사회를 독특한 궤도로 나아가게 하는 새로운 장의 인간 체험을 하게 하고, 재난 정신건강의학과 의사가 추적해야 하는 진단적 문제를 나오게 한다. 이 장에서, 나는 이런 궤도와 그것을 만드는 임상 및 실행 계획 문제를 추적하고, 재난 직후 성인에 대한 일반적인 정신건강의학적 평가를 시행하는 방법을 제시한다. 다른 장에서는 특정 집단에서의 정신건강의학적 평가에 대해 살펴본다(6장. "특정 집단", 7장. "아동 및 청소년 정신건강의학적 개입", 18장. "노인 정신건강의학적 개입").

재난의 심리적 결과

미국 의학원(Institute of Medicine; IOM)은 재난의 심리적 영향을 범주화하는 유용한 틀을 개발했다(Goldfrank 등 2003). 그림 5-1과 같이, 재난으로 인해 나타나는 세 가지 넓은 반응 범주, 즉 행동 변화, 고통 반응, 정신질환을 상정하고 있다. 그 범주의 끝은 임상적으로 중요한 반응의 스펙트럼으로 정신질환을 구성한다. 또한, 그 포인트

외에 다양한 문제가 될 수 있는 다양한 범위의 반응이 있다.

행동 변화에는 재난 후에 사람들이 자신의 삶을 어떻게 시작하고 어떻게 일해야 하는지 광범위한 행동 문제를 포함하고 있다. 지역사회가 재난으로 엉망진창이 되었을 때, 사람들은 적응하고 살아남기 위해 다르게 행동해야 한다.

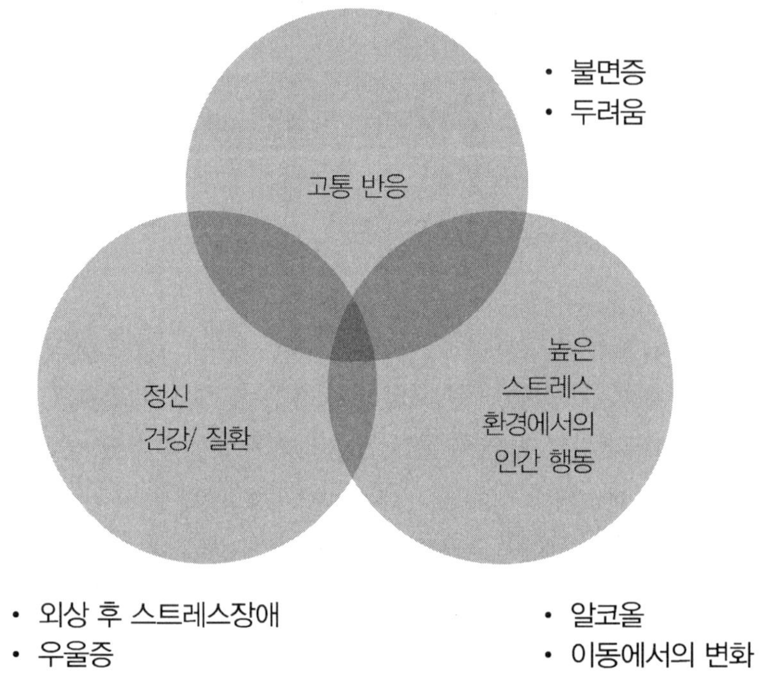

그림 5-1. 재난의 심리적 결과

출처: Ursano R. 테러와 정신건강. 공중보건과 1차 진료. 2002.11.6~7. 정신건강 정책에 대한 18차 연간 Rosalyn Carter 심포지엄에서 발표. 2001.9.11. 국가 정신건강 요구 회의(http://www.cartercenter.org/documents/1441.pdf)에 뒤이어 현황보고서 발행. 조지아 주, 아틀란타. Carter Center, 2002, pp 64–68. 사용허가 받음.

허리케인으로 집이 파괴된 후 이재민 가족이 피신하기 위해 적십자 텐트를 치는 것은 통상적인 것은 아니지만, 그 상황에서는 그렇게 하는 것이 필요하다. 지진 생존자들은 재난에 대응하여 부적응 반응을 나타냈다. 그들은 적십자가 집 화재로 이재민이 된 사람들을 대하듯이 호텔에 자기들을 숙박시켜야 한다고 했다. 그러나 갑자기 살 집을 잃은 사람이 너무 많고 파괴 규모도 너무나 큰 상태에서 호텔에 이재민을 숙박시키는 일은 불가능하다. 또한, 여진이 발생할 수 있기 때문에 호텔숙박은 안전이 보장되지 않는다. 보다 흔한 행동 변화에는 흡연과 보다 많은 음주와 같은 퇴행성 및 잠재적으로 문제가 되는 행동이 포함된다(Vlahov 등 2004). 심지어, 1995년 일본에서 발생한 한신 대지진 후에 음주량이 감소하는 경우도 있다(Shimizu 등 2000). 이러한 음주 감소 원인은 문화에 기반을 둔 자기-훈련을 많이 한 결과였다. 끝으로, 행동의 긍정적인 변화는 지역 학교가 다시 문을 열게 하기 위한 위원회를 구성하는 데 도움이 될 수 있다.

고통 반응은 인간이 재난을 경험하는 모든 방식이 포함된다. 다시 말해, 이러한 방식은 비정상 또는 심지어 부적응일 수 도 있고 아닐 수도 있다. 이러한 반응들은 인지적, 정서적, 신체적 반응으로 나타날 수 있다(재난 정신건강의학 아웃리치 2008). 불면증은 아주 흔히 나타나는 반응으로, 행동 변화와 고통반응에 중복될 수 있다. 인지적 변화에는 감정이 혼돈되거나 산만해지는 감정이 포함될 수 있다. 사건에 대한 다양한 생각을 할 수도 있는데, 의존감에 대한 불신이 확대되어, 모든 것이 정상으로 되돌아간 후에 결국 자신의 직업을 바꾸기로 결정하게 되는 경우도 있다. 정서적 반응은 관련된 사람만큼이나 다양한데, 전형적으로 불안, 두려움, 비탄, 자포자기를 포함한다. 또한, 지역사회에 대한 고조된 의식이나 영성을 포함한 긍정적 감정도 생길 수 있다.

특히 특정 문화권에서 온 사람들 중 일부는 신체형장애나 히스테리성 인격장애와 같은 장애 없이도 마음의 고통보다 신체적 고통을 경험할 수 있다(Van Moffaert 1998). 두통이나 복통 같은 신체적 반응은 의학적 원인이 없을 때조차도 생존자에게 치료받게 할 수 있다. 예를 들면, 1985년 푸에르토리코에서 발생한 심각한 홍수와 토사유출의 생존자 연구에서 그 재난에 많이 노출된 이재민들은 의학적으로 설명할 수 없는 위장 증상(예: 통증, 구토, 가스)과 신경 증상(예: 기억상실, 마비, 복시)이 유의하게 증가했다(Escobar 등, 1992). 이러한 반응들로 인해 재난 정신건강 전문가, 의학적 치료 제공자 또는 응급치료소 사이의 연대를 포함하여 이들 간 협동의 중요성을 고조시킨다.

재난에 대한 많은 사람들의 반응은 쉽게 변할 수 있으며, 흔히 말하는 감정의 롤러코스터를 타고 있는 듯한 느낌을 자주 경험하게 한다. 한 순간 생존자는 사건에 대한 지역사회의 협동적 대응 모습을 보고 고무될 수도 있지만, 반면, 다음 순간 기다리고 있는 복구 작업에 의해 압도되고 마비되는 느낌을 갖게 된다. 시간이 흐르면서, 대부분

많은 사람들은 행동에서의 극적 변화 또는 고통이 진정된다. 진정되지 않을 경우, 모든 문제가 정신질환으로 합쳐지기 시작한다. 재난 후 가장 흔히 발생하는 정신질환은 외상 후 스트레스장애, 주요 우울증, 알코올 사용장애이다(재난 정신건강의학 아웃리치 2008).

행동 변화, 고통, 장애를 구분하는 일은 실제로 복잡할 수 있다. 2005년 허리케인 카트리나 발생 후에 공부를 계속하기 위해 뉴 올리언즈에서 휴스턴으로 재배치되어야 했던 툴레인 의과대학 학생들의 학업 성과에 대한 연구를 살펴보자(Crawford 등 2008). 국가 기반 여러 기초과정 시험(예: 병리학, 생화학)과 임상실습(예: 내과학, 정신건강의학, 소아과학)에서 카트리나 발생 후 학업 성적은 발생 전 성적보다 유의하게 더 나빴다. 이것이 재난 사건의 행동적 결과이지만, 이는 고통과 장애를 포함하는 셀 수 없는 요소로 설명될 수 있다. 연구자들은 이러한 요소에 애도, 재배치, 새로운 교수진과 수업 일정을 처리하는 일에 대한 실제적 스트레스, 혹은 가능한 정신질환이 포함될 수 있다고 시사했다.

특정 염려에 대한 심리적 결과

자살경향

재난 환경에서 자살경향에 대한 염려가, 최소한 대중의 상상 속에서라도, 상당히 많으나, 그러한 염려가 증거 기반을 갖고 있는지는 확실하지 않다. 자살을 연구한 몇 연구 사이에 그 결과는 상충되었다. 미국에서 1982년과 1989년 사이의 자연재해 후 자살률이 증가했다고 처음 보고한 연구자들은 결국 이 결과를 철회하는 논문을 발행했다. 단지 그들은 두 재난으로 충격 받은 카운티에서만 재난 전 자살률이 통계적으로 유의한 증가를 보였다고 명백하게 설명했다(Krug 등 1999). 허리케인 카트리나의 영향을 받은 루이지애나, 알라바마, 미시시피 주에서 5~8개월 후와 1년 후 사이를 조사한 결과, 연구자들은 이 두 시점에 걸쳐 자살생각과 자살계획이 증가한 것을 발견했다(Kessler 등 2008). 반면에, 1995년 일본 한신 대지진의 영향을 받은 지역사회 연구에서는 사건 후 2년 동안 자살률이 감소한 것으로 나타났다(Nishio 등 2009).

이렇게 연구 결과가 다르다면, 재난 당한 지역사회의 분위기에는 말 그대로 그리고 비유적으로 사망 및 파괴와 더불어 삶의 의미와 가치에 대한 의문이 자연적으로 제기된다고 말하는 것이 가장 정확할 것이다(Hung 2010). 생존자들이 사랑하는 사람의 상실이나 삶의 파괴에 대한 고통 후에 어떻게 다시 자신이 삶으로 들어갈 수 있을지에 대해 의문을 제기하는 것은 당연하고 예상할 수 있는 일이다. 생존자들이 삶에 대해 타당한 영적 실존적 의문에 직면하기도 하지만, 이러한 생각들이 자살경향과 같은 것은 아니다. 반면에, 그러한 의문 제기는 이해할 수 있는 일이지만, 자살경향을 배제할 수는 없으며, 평가하는 임상가를 속여서 안심시켜서도 안 된다. 그러므로, 특히 생존자가 장차의 삶에 대해 살아갈 능력이나 가치에 대해 의문을 제기할 때, 재난 정신건강의학과 의사는 반드시 필수적인 평가 요소에 기본적인 자살 평가를 포함시켜야 한다.

폭력

재난 직후에 화합과 이타주의가 널리 퍼져 있다는 것이 일반적인 생각이다. 그러나, 한 소규모 연구 단체는, 적어도 장기 간에서, 폭력이 고조될 잠재적 가능성에 대해 언급했다. 뉴 올리언즈 허리케인 카트리나 후 살인에 대한 연구에 따르면, 2006년의 살인률이 2005년에 비해 약 50% 높았고, 2004년에 비해 약 2/3 높은 것으로 나타났다(Van Landingham 2007). 허리케인 카트리나 후 2년 간 미시시피 주의 트레일러 파크에 사는 실향민에 대한 연구에서, 여성을 겨냥한 성폭력이 재난 충격을 받은 주민에서 더 높았다(Anastario 등 2009). 한편, 허리케인 플로이드로 심하게 충격 받은 노스 캐롤라이나 카운티에서 재난 후 6개월 간 가해진 외상성 뇌 손상 아동이 5배 이상 증가했다(Keenan 등 2004).

이러한 결과로 정신건강의학적 평가에 대한 영향은 분명하지 않다. 연구 수가 적기 때문에 일반화가 제한된다. 정신건강의학과 의사가 폭력을 예측하는 능력은 심지어 정상적인 환경에서조차 의심할 여지가 있다. 또한, 폭력은 아마도 정신병리학을 넘어 수많은 이유로 발생한다. 예를 들면, 뉴 올리언즈 카트리나 후 살인률 증가는 뚜렷하게 식별할 수 있는 정신질환 못지않게 엄청난 충격을 받은 도시의 사회경제적 스트레스일 가능성도 많았다.

이와 반대로 증거가 확실치 않는 상태에서, 재난 정신건강 전문가는 일반적으로 재난으로 폭력이 고조될 가능성을 생각하기 때문에 보다 균형 잡힌 평가를 하도록 해야 한다. 내란이나 군의 충돌 같은 심지어 예측 가능한 폭력이 있는 상황에서조차, 폭력은 정신건강의학적 현상이 아니고 정치적 혹은 사회적 현상이다. 반면, 푸아(2008)는, 현재까지 반드시 공통된다고 할 수는 없지만, 비교적 광범위한 "재난 후의 피해"가 재난의 결과에서 간과될 수 있는데, 그러한 피해에는 폭력뿐만 아니라 생존자 노동 착취, 폭리 획득, 절도/약탈, 차별대우 같은 활동도 포함된다고 시사했다. 그러므로, 생존자가 재난 후 어떤 방식으로든 피해를 입어 왔는지 질문함으로써 생존자에게 영향을 줄 수 있는 2차 스트레스의 반응이 앞으로 어떻게 나타날 가능성이 있는지 간략하고 어렴풋하게 감지할 수 있다.

정신병

정신병과 재난의 관계는 연구자 특히 역학자들의 관심을 별로 받지 못했다(Katz 등 2002). 임상적 구전 지식으로, 조현병 환자가 재난 후에 건강하거나 정신병적 상태가 아닌 사람보다 잘 지낼 것이라고 얘기하는 경향이 있었지만, 이러한 견해를 지지하는 증거는 거의 없다. 실제로, 대만 지진 후 조현병 환자의 입원율이 재난 후 1년, 2년에서 각각 11.0%, 21.6% 증가했다는 챙 등(2010)의 연구처럼, 재난 후 정신병적 에피소드가 더욱 흔히 나타날 수 있다고 할 수 있다. 정신병과 심한 정신질환을 앓는 환자에 대한 주제는 7장. "중증 정신질환"에서 더 깊이 논할 것이다.

정신건강의학적 평가와 관련된 요인

임상적 현장 대면

일상적인 임상 실제에서, 정신건강의학과 의사와 다른 정신건강 전문가는 평가와 치료라는 두 가지 주된 목표를 갖고 있다. 모든 다른 임상적 활동은 이 중요한 목표와 관련된 서비스를 제공하면서 일어난다. 이런 목표와 기능의 명확성이 재난 환경에서 흐려진다. 재난 정신건강 전문가는 담요 배분, 요구도 평가, 기관 간 연계를 포함한 임상적 치료를 넘어 다양한 기능에 참여할 수 있다. 전통적인 임상 장면에서는 개인과의 전문적 만남이 항상 공식적인 평가로 시작하지만, 재난 시점에서는 이를 반드시 혹은 일반적으로 해야 하는 것이 아니다. 다음 증례 비네트는 재난 후 가능한 상황을 보여주고 있다.

항공기 사고 후 여러 날 동안 가족지원센터에서 직원으로 근무하는 한 정신건강의학과 의사가 부여받은 업무는 식사구역에서 일하고 도움을 필요로 하는 사람들을 돌보는 것이었다. 그들이 커피를 마시거나 음식을 먹거나 사색에 잠겨 있는 동안 이해심을 갖고 그 사람들과 관계를 맺음으로써 그는 임무를 수행했다. 그가 대면한 사람은 불행한 운명을 맞이한 비행에서 몇몇 직원을 알고 있었던 비행기 조종사이다. 정신건강의학과 의사와 그 조종사가 서로 자신을 소개한 후, 조종사는 자기가 경험한 참상에 대해 자세히 이야기 하면서 또한 친구들의 정신과 비행의 즐거움을 계속 유지하는 방법으로 어서 조종석으로 돌아가 일하고 싶다고 한다. 10분 간 대화를 나눈 후 의사는 조종사의 행복을 빌며 조종사가 자기와 더 대화를 나누기를 원할 경우 연락할 연락처를 알려 주고 자리를 뜬다. 의사는 현장 대면을 기술하기 위해 두 문장을 쓴다. 그러나 조종사의 이름이나 기타 개인 정보는 없다. 개인 정보를 수집하지 않았기 때문이다.

이를 소위 간단한 대면이라고 하는데, 이는 상호작용이 잠시로 비교적 적고 익명성과 피상성이 많기 때문에 이름한 것이다. 그럼에도 불구하고 이는 아주 중요한 정신건강의학적 대면이다. 정신건강의학과 의사는 가능한 인도적이면서 전문적으로 기능해야 하고, 다른 사람의 이야기를 공감적으로 들어주며 또한 대화가 완전한 정신건강의학적 평가 시행되는 "완전한 대면"으로 나아가도록 하는 지표를 찾아야 한다. 보통 개략적인 규칙으로서, 이와 같은 변화는 의사가 완전한 대면을 위해 개인의 이름을 알 필요가 있다고 판단하거나 또는 그 사람이 보다 정규적인 세션을 요청할 때 일어난다. 표 5-1에 나열된 바와 같이, 공식적인 평가를 해야 할 때를 결정하는 거의 체험적 과정은 수많은 요소들에 의해 나타난다.

대다수는 아니더라도 많은 사람들이 정신건강의학과 의사와 재난 환경에서 말할 때 내담자 또는 환자라고 하지 않는다. 그들은 생존자이고, 또한, 정신건강의학과 의사는 그들이 환자와 전문가가 되는 그들의 역할을 찾을 때가지는 인도주의자이며, 또한 이런 변화에 영향을 주기 위한 자원과 시간을 가지고 있다.

표 5-1. 재난 생존자와 완전한 대면을 하기 위한 결정에 영향을 미치는 요소

어떻게 휴식을 취했고, 보살핌을 받았으며, 영양섭취를 한 것으로 보이는가?
행동과 커뮤니케이션에서 보여주는 집중과 조직화 정도
삶에 대해 의문을 제기할 때 하는 말
기이한 생각이나 역기능적 수준의 부정(예: 사랑하는 사람이 홍수로 실종된 지 한 달이 지났는데도 아직 살아 있을 거라는 희망을 갖고 있음)
생존자, 가족 구성원, 친구, 동료의 요청
정신건강의학과 의사의 "직감"
자원과 시간의 유용성

시간 체계

재난의 여파에서 임상적 평가를 이끄는 데 가장 도움이 되는 요소 중 하나는 시간이다(재난 정신건강의학 아웃리치 2008, 2009). 어떤 반응이 정신병리에 해당하는지 여부에 대한 결정은 흔히 사건 후 경과한 시간에 의존한다. 예를 들면, 지진 후 처음 며칠 간 잠을 못 자는 것은 정상이고, 심지어는 적응적이기도 하다. 가볍게 잠을 자는 것은 한 밤중에 큰 여진이 발생했을 때 생명을 구하는 데 도움이 될 수 있다. 그러나 몇 주나 몇 달 간 못 자고 걱정한다면, 이는 임상적 문제가 됨을 시사한다. 이 문제가 계속 지속된다면, 그것은 병리적이며 PTSD나 주요 우울증과 같은 비교적 큰 장애의 증상일 가능성이 있음을 의미한다.

그림 5-2는 재난의 타임라인이다. 반응과 관련하여, 급성기는, 급성 스트레스장애의 정의에서 추정하여, 사건 발생 후 처음 2개월로 정의했다(Katz 등 2002). 이는 급성기의 처음 48시간 동안 지속되는 것으로 정의되는 사건의 즉각적인 충격으로 시작한다(재난 정신건강의학 아웃리치 2009). 실제에서, 급성기는 이러한 시간 파라미터가 시사하는 것보다 더 유동적이다. 테러리스트가 여러 번 단기간에 공격하거나 지진 후 여진이 발생할 때, 영향을 받는 기간이 언제까지라고 선을 그어 한정하기는 더 어렵다. 따라서 급성기는 또한 영향을 받기 시작한 날부터 며칠 간 혹은 몇 주간이라고 간주할 수 있다(재난 정신건강의학 아웃리치 2008). 충격 자체는 사건 후의 가장 이른 처음

몇 분에서 몇 시간까지를 둘러싸고 일어난다. 먼지는 말 그대로 혹은 비유적으로 충격이 미치는 중에 "일어나거나" 급성기동안 "가라앉고" 있다.

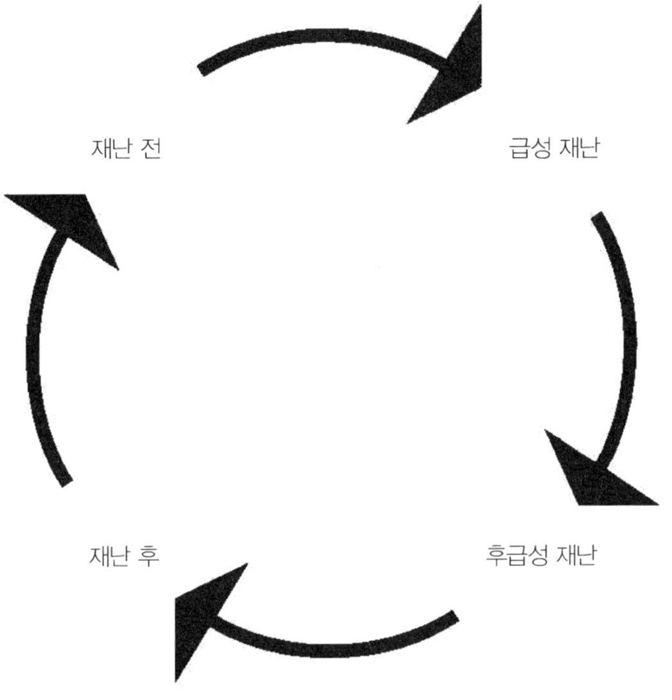

그림 5-2. 재난 사건의 시간 순환주기

출처: 재난 정신건강의학 아웃리치 2008, 2009

급성기의 평가는 아증후군적 증상(알려진 증후군으로 인정할 정도가 아닌 증상), 특히 고통과 행동 변화에 초점을 맞출 가능성이 더 많다. 이 시기에, 반응은 유동적이고 일시적이며, 말 그대로 그리고 비유적으로 말하면 먼지(혼란)가 가라앉고 있지만 아직 가라앉지는 않은 단계에 적합하다. 장애에 집중하지 않는데, 일차적으로 장애는 구체화되는 데 흔히 시간이 걸리는 때문이다. 정신건강의학적 장애는 기간 요건이 충족되어야 한다. 예를 들면, 재난 후 PTSD 증상이 3일된 환자를 PTSD로 진단하는 것은 정확하지 않다. 대신에, 그 환자는 PTSD가 아니라 최소의 기간인 2일간 PTSD 유사

증상과 해리성 증상 같이 갖고 있기 때문에 급성 스트레스장애를 앓고 있는 것이다(미국정신의학회 2000). 장차의 정신병리 위험 요인과 회복 탄력성 요인이 이 시기에 또한 확인될 수 있고, 이는 다음에 오는 후급성기에 누군가가 어떻게 할 것인지에 대해 상당한 예측적 가치를 가지고 있다. 급성 평가는 1차 개입으로서 심리적 응급처치를 적용하는데 정보를 준다(12장, "심리적 응급처치").

생물심리사회적 요구

급성 재난 여파에서 정신건강의학적 시스템 검토는 시스템의 생물심리사회적 검토를 고려해야 한다. 지역사회가 말 그대로 뒤집어져 엉망이 되었을 때, 구성원들은 복구를 위해 여러 가지 요구사항이 있다. 생존자가 완전히 제 모습을 갖게 하기 위해 재난 정신건강 전문가는 그 생존자의 심리적 반응을 넘어서 더 넓은 생물심리사회적 요구를 살펴야 한다.

더 구체적으로 말해서, 재난 정신건강 전문가는 네 가지 수준의 요구, 즉 안전 요구, 신체적 요구, 의학적 요구, 정신건강 요구를 평가해야 한다(재난 정신건강의학 아웃리치 2008). 여러 가지 방법으로, 급성 재난 여파 초기 며칠에, 정신건강 요구가 다른 세 가지 요구에서 직접적으로 일어난다. 예를 들면, 허리케인 생존자가 허리케인 이후 아무 것도 먹지 못했다면, 그들의 영양상태가 적절해지기 전에 기분이 어떤지 묻는 것은 불필요할 뿐만 아니라 어리석기까지 하다. 실제로, 정신건강 전문가가 인도주의적 측면에서 생각하고 행동하며 그들이 음식을 구하도록 돕는 것이 의무이다. 마찬가지로, 재난 생존자가 밤에 쉴 피난처를 찾지 못했을 때, 불면증을 내면의 고통 표현으로 생각하는 것은 도움이 되지 않는다. 다음 비네트는 신체적 호소를 심리적 측면이 아닌 의학적 측면으로 어떻게 생각해야 하는 지를 보여준다.

여러 가족들이 잃어버린 사랑하는 사람의 유해를 찾기 위해 비행기사고 현장으로 가는 비행기에 탑승하려고 하고 있다. 한 70대 할머니가 사고 비행기에 탑승했던 딸 때문에 흐느껴 울고 있었고, 이제 가슴 통증을 호소하기 시작하고 있다. 걱정하는 승무원이 재난 정신건강의학과 의사에게 손짓하며 할머니를 평가해 달라고 부탁한다. 현장에 있는 유일한 의사로서, 그는 할머니의 심장병력 때문에 심전도 검사를 한 후에 할머니의 탑승을 허가해야 한다고 했다. 비행기는 잠시 멈추고 의사는 할머니를 공항 응급치료센터로 데려갔고, 심전도 결과는 정상으로 판명되었다. 할머니는 항불안제를 투여 받고 비행기로 급히 돌아 왔다.

위험 요소

수많은 잘 연구된 심리사회적 변인을 통해, 재난 생존자들이 외상으로 인해 정신병리적 위험에 처해 있다는 것이 확인되었다(재난 정신건강의학 아웃리치 2009, Katz 등 2002)(표 5-2). 위험에 대한 생물학적 표지자는 연구 중이고, 아직 기본 임상평가의 일부가 되도록 뒷받침할 만한 충분한 증거는 없다(Katz 등, 2002).

가장 명백한 위험요소는 노출 "량"이다. 다양한 연구들이 재난에 더 많이 노출될수록 PTSD 발달 위험이 높아진다는 개념을 뒷받침한다(검토를 위해 Katz 등 2002 참조). 예를 들면, 9/11 테러 후 소방관 8,487명을 대상으로 실시한 조사에서, 세계무역센터가 붕괴된 날 응답한 소방관이 2일 이내에 응답한 소방관보다 위험이 훨씬 더 높은 것으로 나타났다. 그리고 2일 내에 응답한 소방관이 그 후에 응답한 소방관보다 위험이 훨씬 더 높았다(Corrigan 등 2009). 그러나 결국 외상 노출은 그 자체가 수량화나 또는 임상적 역치에 있어서 방사능 노출만큼 적합하지는 않다. 말할 수 있는 것은 노출이 다양한 항목, 즉 개인적 및 경제적 문제 모두를 포함할 수 있다는 것이다(표 5-3). 그러한 문제는 잃어버린 삶이나 잃어버린 생계의 형태로 다가오며, 그리고 많이 노출된 사람일수록, 위험요인에 덜 보호적인 것으로 나타난다.

표 5-2. 재난 후 정신병리에 대한 심리사회적 위험 요소

재난에 노출된 "량"
재난과 같은 이전의 외상 노출
이전의 정신건강의학적 병력
재난 전 생활 문제/낮은 사회경제적 지위
재난 후 지각된 또는 실제적인 사회적 지지 부족
"2차 스트레스 요인"의 존재
여성
중년
소수 민족 집단

다른 상당한 위험 요소가 있는 사람은 재난에 적게 노출되고도 정신병리에 빠질 수 있을 것이다. 9/11 테러 후 즉시 몇 개월 동안 세계무역센터에서 폭파 작업을 하

는 철공과 9/11 테러 당일 재난 대응자에게 음식과 물을 갖다 주면서 12시간을 보낸 자원봉사자를 비교해 보자. 시간만 보면, 배경에 과거 외상이나 정신건강의학적 병력과 같은 아무 위험 요소가 없지만, 철공이 더 많이 노출되었다고 할 수 있고, 그 노출에 철공이 정신적으로 취약해질 것이라고 주장할 수 있다. 그러나 철공은 어떠한 정신질환에도 걸리지 않았고 오히려 그라운드 제로(2001.9.11 파괴된 세계무역센터가 있던 곳)에서 일한 것으로 기분이 더 좋아질 수 있다. 과거에 외상적 노출과 연관된 정신건강의학적 병력이 있었던 (어떤 면에서 준비가 제대로 되지 않은 상태에서 즉흥적으로 자원봉사를 하러 갔을 가능성도 있다) 음식과 물을 나누어 준 자원봉사자는 단지 짧은 기간 그라운드 제로에 있었을 뿐이지만 병이 재발하거나 새로운 정신건강의학적 문제를 갖게 될 가능성이 높아질 수 있다.

심리사회적 위험 요소에 대한 지식은 급성기 평가에서 유용한 도구이다. 급성 반응과 증상의 수준에 상관없이, 재난에 노출된 사람들 중에서 비교적 대량이나 심각한 위험 요소를 가진 사람들을 식별하여 그들을 장기적으로 종적 추적 연구를 해야 한다. 적어도, 그들은 자신의 정신건강의학적 위험에 대해 정신교육을 받은 연구 지원자가 되어야 한다. 불행히도, 재난 정신건강의학에 대한 공중보건적 접근은 위험을 계층화하기 위해 이러한 모든 위험 요소들을 단독으로 또는 함께 가장 잘 사용하는 방법에 대한 연구 부족으로 진행이 가로막힌 상태이다. 현재로는, 이런 목적을 위해 알려진 알고리즘이나 타당한 연구가 없기 때문에, 임상적 판단을 잘 해야 한다.

표 5-3. 외상과 재난에 대한 노출 요소

사건의 범위
사건의 근접성
사건의 기간
개인적 상실과 손상
사전 경고 정도
불확실성

회복력

회복력은 정의가 다양하지만, 외상의 치료와 학문에서 모두 상당한 관심을 모은 개념이다. 이 말은 외상으로부터 긍정적인 결과 또는 성장을 촉진하거나, 외상의 영향을 적게 받게 하거나, 생존자들이 전적으로 회복할 수 있게 하는 요소들로 다양하게 정의되어 왔다(Bonnano 2004, 재난 정신건강의학 아웃리치 2008). 그러나 그 개념이 정의되었지만, 이전에 검토했던 재난의 심리적 결과에 대한 미국 의학회의 틀(Goldfrank 등 2003, 그림 5-1 참조)은 긍정적일 수 있는 다른 결과들이 있기 때문에 "염려의 심리적 결과"라고 하면서 회복력을 강조하고 있다. 재난 생존자 평가에 회복력 요소를 포함시키는 것은 건전한 대처를 발견, 입증, 촉진하면서 비교적 다차원적인 묘사를 하게 할 것이다. 회복력은 11장, "비탄과 회복력"에서 자세하게 논의한다.

의미

급성기 정신건강의학적 평가가 증상과 진단을 넘어서는 다른 방법은 재난의 의미를 탐색하는 것이다. 더 구체적으로 말하면, 어떤 사람이 재난에 노출된 후 급성 증상을 보일 때, 이런 증상들을 개인적인 의미로 밑에 깔려 이루어진 층들의 최종 공통 경로로 간주하는 것이다(Katz와 Nathaniel 2002). 스트레스 반응이 생물학에 기반을 둔 "투쟁-도주 반응"의 일부인 만큼, 생물학/뇌와 심리학/정신이 서로 영향을 미치게 되는 것이다.

실제로, 재난의 의미를 탐색하는 것은 양적 증상 차원을 넘어서 완전히 증상의 특징을 이해하는 접근이다. 예를 들면, 어떤 환자가 불면증을 앓고 있을 때, 문제의 성질, 시작, 경과를 정확히 기술하는 일 외에 재난 정신건강 전문가는 더 자세히 파고 들어 환자가 밤에 깨어 있을 때 마음 속에서 경험하는 것이 무엇인지에 대해 질문할 수 있다. 이러한 임상 실제는 어떠한 상황에서도 이해가 될 것이나, 재난과 외상의 경우에는 특히 그러할 것이다. 외상이 특히 파괴적인 이유는 외상 환자들이 그 경험을 이해하고 그 경험을 엮어서 개인적인 이야기로 만드는 데 필요한 단어들을 발견할 수 없기 때문이라고 생각된다(van der Kolk 1994). 따라서, 재난 생존자가 재난의 심한 여파 속에서 했던 생각과 경험을 명확하게 이야기하도록 지지 받을수록, 생존자의 회복 궤도가 건강에 좋은 방향으로 향한다고 생각된다. 이 과정은 밑에 깔려있는 증상적 반응 의미를 명료하게 밝히는 일과 함께 시작한다.

문제 명명하기

정신건강의학적 평가는 보통 DSM-IV-TR의 다축 진단체계 안에서 실행하는 평가와 진단으로 끝난다(미국정신의학회 2000). 재난의 급성기에는 최소한 두 가지 이유 때문에 이 방법이 도전을 받는다. 첫째, 증상적 반응은 유동적이고 일시적이어서, 어떤 진단의 증상 기준에도 맞지 않고 기간에도 맞지 않다. 임상가는 흔히 아무 반응이나 "PTSD"로 분류함으로써 이 문제에 접근하나, 이와 같은 분류는 맞지 않으며 부정확할 것이다(재난 정신건강의학 아웃리치 2009). 둘째, 재난에 대한 많은 반응이 정상적이고 적응적일 수 있는데, 진단에 대한 생각이 지나치게 병적으로 만들 수 있다. 정상인 것을 병리화하는 것은 도움을 받는 사람이나 정신건강의학의 분야에서 이롭지 않다.

재난의 급성 심리적 결과 스펙트럼에 대한 적절한 질병분류법이 아직 없는 상태이다. 그러한 질병 분류에서는 임상적 의의와 병리를 구별할 필요가 있을 것이다. 예를 들면, 재난 후에 며칠 동안 생기는 고립된 불면증(다른 증상 없이 불면증만 있는 경우)은 임상적으로 중요하고 개입을 정당화할 수 있지만, 병적 수준까지 간 것은 아니다. 이런 경우 DSM-IV-TR에 의거하여, 적응장애라고 진단한다면, 그 진단은 아마 이 문제에 가장 가까이 접근한 것일 것이다. 그러나, 실제로 대개 이와 같은 진단은 좀 애매하다고 생각되고, 심지어는 부정확할 수 있다. 아무런 병적 상태가 없을 지도 모르는 상태에서 이름만으로 명백히 병의 존재를 시사할 수 있기 때문이다. 피글리와 내쉬(2007)는 질병분류 문제에 대해 현재로서는 가장 좋다고 생각되는 해결책을 제공했다. 군대에서의 경험을 바탕으로, 저자들은 급성 외상반응을 "스트레스 손상"이라고 부르고, 그 다음에 원인 인자를 바탕으로 이 반응을 구별할 것을 주장했다. 스트레스 손상의 세 가지 유형은 외상, 애도, 피로이다. 손상 개념은 그 상태를 장애로 부르지 않고 임상적 의의를 포착하고 있기 때문에, 이는 설득력 있는 접근이다.

피글리와 내쉬(2007)의 질병 분류는 타당성이 입증되지 않았고 DSM 테두리 안에 있지 않기 때문에, 재난 후 장면에서 사용하도록 쉽게 추천할 수는 없다. 재난 정신건강 전문가를 위한 한 가지 방법은 적응장애 진단을 사용하는 것이고, 스트레스 손상의 세 가지 유형 중 하나를 삽입 어구를 사용하여 단서를 다는 것이다(예: 진단: 적응장애, 우울, ["애도에 의한 스트레스 손상"]). 아마 무엇보다 가장 중요한 권고는 재난 정신건강 전문가들이 급성 외상의 질병분류는 한계가 있다는 것을 잊지 않는 것이다.

정신건강 설문조사

재난 장면에서 정신건강의학적 평가는 설문조사로 보충할 수 있는데, 이 설문조사는 높은 요구 상황에서 잠재적으로 제한된 자원 환경에 존재하는 문제들을 발견하기 위한 효과적인 방법이다. 특정 정신건강이나 외상 관련 설문조사의 심리평가적 성질과 임상적 활용에 대한 논의는 이 장의 범위에 속하지 않으므로 다른 논문에서 찾을 수 있다(Connor 등 2006). 그러나, 재난 장면에서 설문조사 활용을 위한 잠재적 전략은 대단히 중요하다.

설문조사는 선별검사 도구로 사용할 수 있다. 이 조사는 임상적으로 상당한 고통을 겪고 있는 환자를 알아내어 재난 현장의 정신건강 전문가에게 의뢰하는 데 도움이 된다(Katz 등 2002). 정신 건강 설문조사를 재난 지원센터의 일반 기능과 통합하는 것은 정신건강 문제에 대한 인식을 높이는 데 도움이 된다. 또한, 그러한 통합은 요구의 범위가 분명한 경우, 그 지원센터가 진행 중인 정신건강 서비스를 계획하고 직원으로서 일하는 데 도움이 될 수 있다.

설문조사가 재난 센터에 도움을 청하는 사람들보다 재난의 충격을 받은 지역사회에서 역학적으로 수행된다면, 이는 전반적인 지역사회의 정신건강서비스 계획을 세우기 위한 요구도 평가로서 역할을 할 수 있다. 선별검사로 사용하건 요구도 평가로 사용하건 상관없이, 선택된 설문조사는 일반적인 정신건강의학적 고통을 목표로 하거나, PTSD 또는 주요 우울증과 같은 특정 진단에 목표를 둘 수 있다. 회복력도 설문 조사할 수 있지만(Connor와 Davidson 2003), 이 방법이 임상학적으로 적절한 지는 아직 명확히 밝혀지지 않았다.

또한 설문조사는 재난 장면에서 정신건강의학적 전문지식에 대한 부족함을 해결하는 데 도움이 될 수 있다. 1차 진료 전문가가 현장에서 일할 경우, 설문조사에 참여할 능력이 있는 모든 환자가 정신건강 설문조사를 완료한 후 의사를 만난다면, 1차 진료 전문가들은 환자들의 정신건강 문제를 더 자신 있게 관심을 갖고 진료할 수 있을 것이다. 대안적으로, 재난 정신건강의학은 고사하고, 정신건강의학에 대한 전문지식이 제한된 1차 진료 전문가는 환자에 대한 임상적 평가를 보충하기 위해 정신건강 설문조사 활용을 환영할 것이다.

결론: 3 W-무엇 What, 누구 Who, 언제 When

3W는 이 장의 모든 견해를 종합하고, 재난 사건에 이들을 함께 적용하기 위해 제안된 임상적 틀에 해당하는 세 가지 질문이다(재난 정신건강의학 아웃리치 2004). 관련된 고려 사항과 함께 세 가지 질문은 다음과 같다.

1. What : 재난의 범위, 충격, 공중보건 영향을 포함하여 재난에 대해 알려진 것은 무엇인가?
   - 재난의 영향-부상, 사망, 노출, 난민, 실직
   - 충격 받은 지역사회의 재난 전 공중보건/정신건강, 사회적, 정치적, 경제적 기능에 대한 정보
   - 사건 유형 별 독특한 심리적 주제(예: 지진, 항공기 재난, 테러 사건)

2. Who : 개인적, 사회적 및 심리적 역사뿐만 아니라, 재난과 그들의 관계를 포함하여 고려 대상인 사람들은 누구인가?
   - 인적 사항-연령, 성, 혼인 상태, 고용, 생활환경
   - 심리적 반응
   - 노출
   - "재난 지역사회"에서의 역할
   - 심리적 문제에 대한 다른 위험 요소의 존재
   - 자원(예: 가족, 친구, 친척)
   - 문화

3. When : 재난의 경과 중에 그 사람이 언제 보여졌는가?
   - 충격 -경험에 대한 기본적 공감, 지지, 안내, 정확한 정보, 구조와 방향 제공이 필요하다.
   - 급성기-간략한 대면과 완전한 대면, 생물심리사회적 요구, 고통반응, 행동변화, 위험요소, 개인적 의미, 회복력에 대한 평가가 필요하다.

- 후급성기—완전한 대면, 정신질환, 생물심리사회적 요구, 위험요소, 개인적 의미와 회복력에 대한 평가가 필요하다.

이런 세 가지 질문의 적용은 평가 받는 각 생존자의 3차원적 시각을 만드는 데 도움이 된다. 또한, 이 모든 질문은 재난 정신건강 전문가의 고려 사항에 알맞는 심리적 결과와 시간체계를 안내할 것이다.

교육 핵심

- 재난 후 고려되는 심리적 결과는 행동 변화, 고통 반응, 정신질환이다.
- 자살성향은 인생 의미에 대한 실존적, 영적 질문만큼 재난 후 흔한 문제는 아닐 것이다.
- 재난 후 폭력 평가는 재난 후 피해에 대한 비교적 광범위한 맥락에서 실시되어야 한다.
- 재난의 심리적 회복에 영향을 미치는 요소들은 생존자의 생물심리사회적 요구 정도, 자신의 심리사회적 위험요소와 회복력이 포함된다.
- 재난의 급성 반응에 대한 질병분류는 현재 정확하지 않다.
- 3W(무엇, 누구, 언제)를 고려하는 것은 재난 정신건강 전문가가 생존자의 요구에 대한 기본적인 질문을 결정하는 데 도움이 된다.

복습 문제

5.1 미 의학회에 따르면, 재난의 심리적 결과는 다음 중 어느 것인가?

A. 고통

B. 행동 변화

C. 정신질환

D. 폭력

E. A,B,C

5.2 재난 후 정신병에 대한 다음 주장 중 옳은 것은?

A. 재난 후 정신병은 드물다.

B. 정신병 환자는 다른 사람보다 더 나을 것이다.

C. 재난 후 정신병은 연구 문헌에서 별로 주목 받지 못했다.

D. 재난 후 정신병은 내란 중의 폭력과 연관되어 있다.

E. 항정신병 약물을 복용하는 환자는 복용량을 늘려야 한다.

5.3 스트레스 손상의 세 가지 유형은 무엇인가?

A. 피로, 외상, 애도

B. 급성, 후급성, 만성

C. 신체적, 정신적, 특발성

D. 1단계 2단계, 3단계

E. 위에 맞는 것이 없다

5.4 다음 내용이 맞으면 O, 틀리면 X라고 표시하시오.

재난에 충분히 노출되었다면, 그 후 그 사람의 회복력은 회복과 관련이 없다.

5.5 다음 중 재난 후 정신병리 위험 요소에 포함되지 않는 것은?

A. 노출 "량"

B. 지각되거나 또는 실제적 사회적 지지 결여

C. 이전의 정신건강의학적 역사

D. 급성 증상의 존재

E. 이전의 외상

6

특정 집단

프랑크 다울링 FRANK G. Dowling, 의학박사(M.D.)
크리스티나 존스 Kristina Jones 의학박사(M.D.)

최근 이혼하고, 공황발작 병력이 있는 D씨는 테러 공격이 일어난 지 2 달이 되었는데도 매일 뉴욕 시에서 퇴근하고 집에 돌아올 때까지 12살 된 딸을 몇 시간 혼자 남겨 두는 데 어려움을 느끼고 있다. D씨는 9/11 테러 당시 근무를 쉰 덕에 "살아 남는 행운을" 얻었기 때문에, 친구들과 부모님은 D씨가 그런 행운을 받아들이지 못하는 이유와 친구 몇 명과 동료들이 죽었거나 실종된 사실을 알게 됨으로써 얻은 죄책감을 "극복하지" 못하는 이유를 이해하지 못했다. D씨는 9/11 테러 당시에 유방 생체 조직 검사를 받으러 갔으며 결과가 양성이었다는 말을 친구와 가족들에게 차마 하지 못했다. 역설적으로 그녀는 암이 있는 것에 대해 실제 죄의식을 느끼고 있었다. D씨는 반복되는 공황발작, 눈물 어림, 출근하기 위해 딸을 집에 남겨 두고 가는 데 대한 죄책감으로 고통 받고 있었다. 마음 한 구석에는 '9/11 테러 발생 때 출근했더라면 더 좋았지 않았을까?'하는 생각이 남아 있었다.

재난이 발생하면, 지역사회 안에서 영향을 받지 않는 사람은 없다. 재난 대응 정신건강의학과 의사는 집단적 외상과 개인적 외상 모두 재난에 대한 반응으로 발생한다는 점을 유념해야 한다. 게다가, 지역사회의 각 구성원이 동일하게 영향을 받는 것은 아니다. 재난 자체의 특성과 재난에 대한 개인의 취약성이 개인의 재난 충격에서 중요한 역할을 한다(Somasundaram과 van de Put 2006). 연령, 성, 문화는 재난 후 스트레스 관련 증상과 임상적 문제의 발달 위험에 영향을 미치고, 재난 후 상황에서 제공되는 심리사회적 지지와 치료의 수용, 활용, 효과에 영향을 미친다. 또한, 재난 정신건강의학과 의사의 다른 문화권의 경험과 고통 표현에 대한 가정이 부정확할 수도 있고 그래서 개인이나 집단에게 해가 될 수도 있다(재난 정신건강의학 아웃리치 2008). 그러므로 특정 집단의 잠재적 요구에 익숙해지는 것은 효과적인 업무를 실행하고 재난 상황에서 해가 될 가능성을 줄이는 데 필수적이다.

이 장에서는 재난 환경에서 특별한 요구가 있을 수 있는 몇 가지 집단, 즉 아동과 청소년, 노인, 여성, 신체장애인에 대해 논의한다. 또한 민족문화적 문제에 대해서도 살펴보고자 한다.

아동과 청소년

심리적 외상을 경험하는 많은 아동들이 재난 후에 흔히 나타나는 외상 후 스트레스 장애(PTSD), 우울증, 불안장애의 특정 진단 기준에 맞게끔 그 증상을 적절히 설명하지 못한다. 따라서, 어떤 아동들은 행동에 초점을 맞추고 있는 반항성 장애, 주의력 결핍 과잉행동 장애(ADHD), 행동장애로 오진 받을 수 있다. 뿐만 아니라, 전에 외상에 노출된 적이 있거나, 기존의 정신질환이 있는 아동은 특별히 재난 환경에서 취약하다. PTSD에 대한 DSM-IV-TR(미국정신의학회 2000)의 진단 범주는 외상 사건에 노출된 아동에게서 발견되는 여러 가지 문제와 표현을 적절하게 설명하지 못한다(Cook 등 2005). 아동이 임상적 개입이 요구되는 상당한 혼란을 경험하고 있으나, 그들 증상이 분명한 PTSD 기준에도 맞지 않을 수 있고, 또는 PTSD와 다른 동반이환 장애의 기준에 동시에 맞을 수도 있다. 국립 아동 외상 스트레스 네트워크(National Child Traumatic Stress Network)는 DSM의 진단 기준에 초점을 두는 것 보다는 재난에 노출된 아동과 청소년에게서 잘 나타나는 다음 7가지 손상 영역, 즉 애착, 생물학, 감정조절, 해리, 행동조절, 인지, 자기-개념을 고려해서 평가와 개입을 하는 종합적 접근을 하도록 권장한다(Cook 등, 2003).

최근까지 재난이 아동에게 미치는 영향에 대한 연구가 충분히 이루어지지 않았지만, 논문을 통해 일부 관찰을 공유할 수 있다. 아동이 재난 후 경험하는 어려움은 재난에 대한 직접적인 노출, 근접 거리, 가족 구성원의 죽음, 심한 손상, 어린 나이, 여성과 관련이 있었다. 게다가, 과거의 정신질환(특히, 불안장애)과 부모의 외상 후 스트레스 증상이 자녀의 외상 후 스트레스와 관련이 있었다(Hoven 등 2003)

2001년 9/11 테러 후, 아동에게서 나타나는 외상 후 스트레스 반응에 관심이 증가했다. 9/11 테러 6 개월 후, 뉴욕시 초등학생을 대상으로 한 집단 연구에서(Hoven 등 2005) PTSD, 광장공포증, 분리불안, 알코올남용(나이 많은 학생에서)을 포함하여 광범위한 정신질환이 증가한 것으로 나타났다. 초등학생의 28% 이상이 6가지 불안장애나 우울장애 중 한 가지 이상의 장애를 갖고 있는 것으로 나타났다. 장애와 가장 강하게 연관된 위험 요소는 여성, 4학년이나 5학년, 직접 노출, 가족 노출, 이전 외상, 높은 매체 노출이었다. 그라운드 제로에 있는 학교에서 출석이 장애와 반대로 관계한다는 점은 흥미로웠는데, 아마도 상당한 사회적 지지와 정신건강 중재가 유용했기 때문이라 생각된다. 마지막으로, 이전 외상에 대한 노출이 재난 후 어려움에 대한 의미 있는 위험 요소였다(Hoven 등 2005). 유용한 정보에 따르면, 아동은 특히 재난의 부정적인 충격에 취약하고, 취약한 아동과 가족은 그들의 취약성과 요구에 맞추어진 심리사회적 중재와 지지를 통해 도움을 받았다.

아동 평가에 있어서, 재난 정신건강의학과 의사는 아동이 기본적으로 필요한 안전, 음식, 물, 의복, 피난처가 반드시 충족되게 함으로써 평가를 시작해야 한다. 아동이 직접적으로 평가를 받지만, 임상가는 부모나 가족 구성원에게 아동을 함께 만나고 관찰 정보를 공유하며 아동이 대답할 수 없는 질문을 대신 대답할 수 있도록 동의를 구해야 한다. 정신건강 전문가는 부모에게 재난 사건에 대한 자녀의 처음 반응, 이전의 정서적 혹은 학습 어려움, 재난으로 인한 가족 구성원의 손상(신체적으로나 심리적으로), 실종, 사망, 이전의 사망이나 상실과 그것에 대한 반응, 외상적 사건이나 죽음에 대한 가족의 신념, 전통, 관행에 대해 질문해야 한다. 부모는 정상적인 사별 반응이나 외상 반응에 대해 아동에게 교육해야 할 필요가 있는데, 재난 후 자녀에게서 보여지는 일부 공통 고통 징후가 질병으로 잘못 이해될 수 있기 때문이다. 외상적 스트레스나 사별에서 경험하는 아동에게 보여지는 고통의 공통 징후는 자신, 부모, 혹은 기타 친근한 가족에 대한 두려움, 불안이나 분리 불안, 분노발작, 수면과 식욕 변화, 사회적 위축, 평소의 틀을 벗어나거나 평상시의 규칙 준수 거부, 신뢰 문제가 포함된다. 급성 사별과 외상적 사건 후에 보여지는 연령 관련 발달과 외상 공통 반응이 표 6-1에 요약되어 있다.

아동의 평가와 초기 개입에 있어서, 심리적 응급처치(PFA)는 도움이 된다. 왜냐 하면, 심리적 응급처치는 아동 및 청소년에게 기본적인 심리적 지지를 제공하기 위해 부모, 교사, 지역사회의 자원을 사용하고, 아동, 부모, 가정에 초점을 맞춘 일련의 전략이 포함되어 있기 때문이다. 학교에서 위기나 재난 시기에 부모가 아동을 돕고, 교사와 관리자가 아동을 지지하는 방법에 초점을 둔 변형된 응급처치도 있다(Schreiber와 Gurwitch 2006a, 2006b). 대부분의 아동들이 공식적인 치료가 필요하지 않으나 도움으로 이득을 얻을 것이기 때문에, 심리적 응급처치를 잘 하는 것이 도움이 될 것이다(심리적 응급처치에 보다 자세한 정보는 17장 "아동 및 청소년 정신건강의학적 개입" 참조).

재난이 발생한 후에, 정통적으로 잘 훈련된 유용한 아동 및 청소년 정신건강의학과 의사는 아주 제한적일 것이다. 그러므로 재난 대응 정신건강의학과 의사는 선별하고, 심리적 응급처리를 제공하며, 아동 청소년 전문가에게 의뢰해야 할 때를 잘 결정해야 한다. 부모와 면담할 때, 외상 사건 후에 자녀가 잘 지낼 것이라는 가장 좋은 예측인자 중 하나가 부모나 가족이 어떻게 행동하는가라는 점을 기억할 필요가 있다. 게다가, 자녀의 병력이나 관찰을 공유하면서 부모의 말을 듣는 중에, 정신건강 제공자는 부모가 자신의 고통을 자녀에게 투사할 수 있음을 인식할 필요가 있다. 이러한 상황에서, 정신건강의학과 의사는 사람들은 많은 지지로부터 도움을 받을 수 있음을 권고하면서 부모가 자녀를 더 효과적으로 도울 수 있도록 부모를 위한 진료 의뢰를 고려해야 한다.

성인들과 작업할 때와 마찬가지로, 정신건강의학과 의사는 아동의 반응이 정상인지 병적인지를 판단하기 어려울 때가 있다. 특히 고통의 징후와 증상이 스트레스 관련 장애와 일직선 상에 있을 때 특히 그러하다. 소아 증상 점검표(Jellineck와 Murphy 2003, 그림6-1)는 1차 진료 제공자를 위해 고안되었지만, 정신건강 제공자도 또한 활용할 수 있다. 이 평가도구는 여러 언어로 번역되었고, 많은 나라에서 그 타당도가 검증되었으며, 절단점수가 확립되어 있다. 어떤 문항은 특정 장애와 관련이 있지만, 그러나 점검표는 일차적으로 특정 진단을 내리기 보다는 보다 심각한 문제를 시사하는 아동의 역할이나 사회적 기능에서의 장애를 찾아내기 위해서 고안되었다. 아동의 놀이와 상호작용을 관찰하는 것은 대단히 중요하다. 소아 정신건강의학과 의사에 의한 다음

표 6-1. 아동 발달 단계, 발달 특징, 외상과 상실에 대한 일반적 반응

발달 시기	연령대(세)	발달 특징	일반적 외상 반응
유아기	0 - 2.5	건강한 애착 형성, 분리된 개인 정체성 발달 운동, 언어, 인지 영역의 급속한 성장	과민성, 과도한 울음, 지나친 분리 불안, 성장 실패, 발달 지연 부모나 기타 자극에 극도로 민감
취학 전 (탐험)	2.5 – 6	자기중심성, 마술적 사고 죽음에서 살아날 수 있다는 지각	퇴행–야뇨, 엄지손가락 빨기, 사람에게 매달림 부적절한 언어 표현과 이해력(미성숙한 인지 기술 때문) 부모로부터 분리 불안, 부모의 반응에 극히 예민함 감정을 알아내기 어려움, 악몽, 수면장애 돌봄 제공자의 "유기"와 관련한 애도
학령기 (숙달)	6 – 12	기술 숙달, 논리적 사고, 타인의 견해 인식, 실제적 위험 인식 증가 죽음의 개념 구체화	신체적 호소, 등교거부, 성적 하락, 퇴행 과민성, 분노 발작, 공격성 수면장애, 악몽, 사회적 위축, 흥미 상실 책임감, 죄의식, 부모의 불안에 대한 세심한 관심 재연 놀이(돌봄제공자가 당황하고, 오해할 수 있다).
청소년기	12–18	추상적 사고, 자율성과 성에 대한 강조 유능함, 독립, 분리된 정체성을 나타내려고 노력 자존심 중심에 육체적 매력 죽음을 최종적, 필연적인 것으로 지각 또래 집단 및 상호작용이 중요함	성인의 반응과 유사(예: 회상, 악몽, 기피, 멍함, 우울, 약물오용, 사회적 위축) 신체적 호소, 자살 생각, 우울, 죄의식, 수면장애 일상 기능을 방해하는 분노와 복수 환상 관계의 급격한 변화 학업 성적 하락 외상에 따른 행동화 사고성 경향

출처: 재난 정신건강의학 아웃리치 2008

의 평가는 아동에게 상당한 행동문제가 있음을 시사한다. 즉 학교에서 다른 아동들과 무리 없이 잘 놀지 못하거나 기타 일상적인 활동을 잘 못 할 경우, 또는 부모가 아동의 행동이나 태도에서 중요한 변화를 보고할 경우, 또는 아동이 상당한 우울이나 불안 징후를 보이거나, 상당한 행동상의 어려움을 가지고 있거나, 자살에 대해 이야기할 경우이다(재난 정신건강의학 아웃리치 2008).

재난 급성기의 정신건강의학과 의사는 학교가 휴교하고 아이들과 가족들을 위한 수많은 활동이 취소되기 쉽거나, 전적으로 가능하다는 점을 유념해야 한다. 아동들이 이용 가능한 시간과 장소에서 선별검사와 개입을 하도록 할 필요가 있다. 가능한 한 빨리 부모와 자녀를 만나게 하고, 선별검사, 지지 또는 치료를 위해 어느 정도의 분리가 필요하다면, 부모와 자녀가 떨어져 있는 시간을 최소화하는 것이 중요하다. 부모의 죽음, 질병, 심한 손상으로 부모와 아동이 분리될 경우, 가까운 다른 가족과의 만남이 필요할 것이다. 융통성이 필요하다.

가능하면, 별도로 아동에게 맞는 놀이 구역이나 "어린이 전용 코너"를 마련(재난 정신건강의학 아웃리치 2008)하는 일은 다음과 같은 경우에 중요하다. 1) 부모 자신의 정신건강 요구에 필요한 시간을 포함하여 재난 사건의 영향을 받은 부모에게 잠깐의 휴식을 제공한다. 2) 아동에게 놀고, 긍정적인 상호작용과 오락 활동을 위해 필요한 장소를 제공한다. 어린이 코너를 마련하려는 목적은 재난 충격을 받은 가족의 아동들이 정상 상태를 회복할 수 있도록 아동들에게 단기 일시적 휴식 안락처를 제공하는 것이다. 필요하다면, 아동을 위한 선별검사, 심리적 응급처치, 진료 의뢰를 제공하기 위해 어린이 코너를 사용할 수 있다. 또한 가족과 아동을 위한 스낵과 음료, 장난감, 미술용품, 교육 자료를 제공할 수 있다. 아동이 자신의 경험에 대한 생각과 감정을 자연스럽게 표현하도록 하는 활동(즉, 놀이)을 위해 그리고 아동을 관찰, 지지, 평가하기 위해 필요한 직원이 있어야 한다. 17장 "소아 및 청소년 정신건강의학적 개입"에서 특히 소아청소년 정신건강의학과 의사, 아동 정신건강 임상가, 1차 소아진료 의사를 위한 더 자세한 정보를 얻을 수 있다.

아동 성명 :	생년월일 : 날짜 :		
기록 번호 :	작성자 :		
귀하의 자녀에 가장 가까운 란에 체크하시오.	전혀 그렇지 않다	가끔 그렇다	자주 그렇다
1. 통증을 호소한다			
2. 보다 많은 시간을 혼자서 지낸다.			
3. 빨리 지치고 기운이 없다.			
4. 가만히 앉아 있지 못한다			
5. 교사와 마찰을 일으킨다			
6. 학교에 별로 관심이 없다			
7. 모터로 움직이는 것처럼 행동한다			
8. 너무 많이 공상에 잠긴다			
9. 쉽게 산만하다			
10. 새로운 상황을 두려워 한다			
11. 슬프고 불행하다 느낀다			
12. 짜증과 화를 낸다			
13. 절망감을 느낀다			
14. 집중하기가 힘들다			
15. 친구들에게 별로 관심이 없다			
16. 다른 아이들과 싸운다			
17. 학교에 결석한다			
18. 학업 성적이 떨어진다			
19. 자기 자신을 싫어한다			
20. 병원에 가면, 의사는 아무 문제도 찾지 못한다			
21. 잠자는데 어려움이 있다			
22. 걱정을 많이 한다			
23. 전에 비해 부모와 같이 있고 싶어 한다			
24. 자기가 나쁜 아이라고 생각한다			
25. 불필요한 위험을 감수한다			
26. 자주 다친다			
27. 덜 재미있게 보내는 것 같다			
28. 또래 아이들에 비해 어리게 행동한다			
29. 규칙을 따르지 않는다			
30. 감정을 드러내지 않는다			
31. 다른 사람의 감정을 이해하지 않는다			
32. 다른 사람들을 놀린다			
33. 자신의 곤경을 남 탓으로 돌린다			
34. 자기 소유가 아닌 물건을 가져 간다			
35. 함께 나누려고 하지 않는다			
기타 행동:			

그림 6-1. 소아 증상 점검표

출처: http://psc.partners.org/psc_english.pdf 에서 추가 사본 이용 가능. 1999, Michael Jellinek 박사, 허락 받고 복사

노인

노인이 재난 후에 외상 후 스트레스, 우울증, 불안장애의 위험이 비교적 높은 지에 대한 연구는 혼합된 결과를 보고했다. 어떤 연구에서는 노인이 다른 연령 집단에 비해 정신건강의학적 어려움이 비교적 낮은 것으로 나타났지만, 또 어떤 연구에서는 노인의 위험이 증가하거나 또는 모든 연령에 걸쳐 그 위험이 비슷한 것으로 나타났다(Galea 등, 2008). 재난 후 정신건강 후유증 위험은 문화적 배경에 따라 다를 수 있다. 예를 들어, 동 유럽의 노인은 위험이 증가하고 멕시코의 노인은 위험이 감소한 것으로 보고되었다(재난 정신건강의학 아웃리치 2008). 여러 연구에서 중년 성인의 위험이 증가하고 노인, 젊은 성인, 아동은 위험이 낮은 것으로 나타났다(Norris 등 2002a). 허리케인 카트리나가 지나간 후, PTSD 발병률이 55세 이상의 성인(15%)은 35세~54세 성인(23.4%)과 18세~34세 성인(30%)에 비해 낮았다(Galea 등 2008). 9/11 테러 후 뉴욕시 거주자들 중에서, 55세 이상 성인이 18세~54세 성인에 비해 PTSD와 우울증의 유병율이 낮았다(Tracy와 Galea 2006). 유용한 많은 연구들이 노인을 "55세 이상"으로 범주화했음을 고려해야 하고, "65세(혹은 70세) 이상"으로 범주화하면 그 결과가 다를 수 있음을 고려해야 한다. 게다가, 가장 취약한 성인은 그 연령대 노인들이 양로원 같은 기관 환경에 있기 때문에 실제 수보다 적게 나타날 수 있다.

일부 노인에게는 인생 경험이 어느 정도의 스트레스 예방접종을 제공하여 보호 효과가 있을 수 있다(Sakauye 등 2009). 이전에 역경을 이겨 낸 경험이 다른 연령 집단에서도 보호물과 같은 역할을 할 수 있다. 단기 기억 장애가 외상적 스트레스에 보호적일 수 있다는 것이 너무 직감적인 것 같지만, 재난 자체는 노인의 기억 장애를 유발하거나 악화시켜서(Sakauye 등, 2009), 노인 자신을 보살피거나 재난 후의 자원과 지지에 접근하는 능력에 반대로 영향을 줄 수 있다. 게다가, 인지장애가 있는 노인들은 재난 상태에서 돌봄 제공자가 평소와 같은 지원을 제공하지 못하고, 새로운 상황과 과자극의 어려움 때문에 혼돈과 기억문제가 증가할 위험이 있다. 더군다나, 치매 노인에게 외상적 사건에 대한 "섬광기억"은 외상적 기억을 보유하게 할 것이다(Sakauye 등 2009).

재난 후 노인에게 존재하는 핵심 위험 요인은 나이 그 자체가 아니라 나이 때문에 흔히 발생하는 합병증 문제이다. 최근의 전문가 합의 지침은 재난 후 다음과 같은 위험 요소가 노인으로 하여금 부정적인 결과를 경험하게 한다고 시사했다. 즉, 고령 혹은 노쇠함, 인지장애, 심하고 지속적인 정신질환 또는 정신질환에 의한 만성적인 무능력, 나쁜 신체 건강, 복잡한 내과 질환, 움직임 문제, 감각장애, 가까운 가족 돌봄 제공자나 사회적 지지 부재이다(Sakauye 등 2009).

65세 이상 성인의 거의 80%가 만성질환을 한 가지 이상 앓고 있고, 거의 50%가 두 가지 만성 질환(예: 고혈압, 관상동맥 질환, 당뇨병, 관절염, 암, 뇌혈관 질환)을 동시에 앓고 있다(Aldrich와 Benson 2008). 뉴올리언즈 인구 중 65세 이상 노인은 15%밖에 되지 않는 데도, 허리케인 카트리나가 지나간 후, 사망자 중 74%가 65세 이상이었고 약 50%가 70세 이상이었다. 지원과 보급물자가 제한된 상태에서, 아스트로돔(현대식 돔형 경기장) 안에서 오도가도 못하게 된 사람들 대부분이 노인이었다. 인근 주의 응급실은 후송된 노인으로 넘쳐났는데, 그들은 이전 처방대로 다시 약을 공급받는 데 상당한 어려움이 있었다(Sakauye 등 2009). 신체적 여력이나 회복력이 낮은 노인은 대다수가 저체온증, 이상 고열, 탈수증, 전해질 문제, 영양실조에 걸릴 위험이 높아진다. 또한, 재난 후의 환경에서 제한되고 고정된 수입의 노인은 장기간 혹은 단기간 필요한 요구를 충족시킬 경제적 자원이 없을 수 있다.

수많은 노인이 고립되거나 이동하는데 어려움을 겪기 때문에 현장 봉사활동이 매우 중요하다. 정신건강의학적 평가에는 신체질환 선별, 최근 약물치료, 감각 및 운동 부족, 가족 및 다른 사회적 지지의 유용도, 재난 지역사회 자원에 대한 접근성이 포함되어야 한다. 임상가는 노인 집단의 자살률이 다른 연령대에 비해 가장 높고, 여성에 비해 남성의 자살 위험률이 훨씬 높으며, 이 집단에서 총기 자살이 가장 흔하다는 점을 염두에 두어야 한다(Conwell 2009). 나이가 들어감에 따라 인지장애가 증가하고 그러한 인지 장애가 재난 후 회복에 크게 영향을 미칠 수 있으므로, 몬트리올 인지 평가(Montreal Cognitive Assessment) 같은 간략한 인지 선별검사를 고려해야 한다(Nasreddine 등 2005). 이 평가는 다양한 언어로 시행할 수 있고, www.mocatest.org/defaul.asp에서 다운로드 할 수 있다. 다른 연령 집단을 위해서는, 정신질환의 위험이 증가할 수 있는 다양한 위험요인이나 취약성을 염두에 두고 일시적인 스트레스 반응과 임상적 장애 모두를 평가하는 것이 중요하다. 재난 후 정신건강 문제의 위험에 대해서는 논란이 많지만, 노인은 PTSD, 우울증, 불안증, 물질사용장애에 대한 평가를 해야 한다. 비교적 나이 많은 노인들은 심리적으로 생각하거나 자기 성찰을 덜 하기 때문에, 그들은 증상을 적게 보고하고, 증상의 심각성을 실제보다 축소해서 말하며, 신체화 증상을 더 많이 갖고 있다(Sakauye 등 2009). 보다 자세한 정보는 18장 "노인 정신건강의학 중재"에서 얻을 수 있다.

여성

일반적으로 남자와 여자가 평생 동안 외상적 사건에 대한 노출은 거의 비슷하지만, 유용한 자료를 보면, 여성이 재난 후 정신건강의학적 어려움을 겪을 위험이 더 높았다(Norris 등 2002a). 이 위험은 모든 연령대와 문화권에서 거의 동일하지만 어느 정도 차이는 있다. 다른 어떤 국가나 문화권의 여성보다 멕시코 여성과 비 영어권 여성에서 위험이 가장 높고, 아프리카계 미국 여성에서 가장 낮다(Norris 등 2002a).

재난 후 여성에서 정신건강의학적 어려움을 겪을 위험이 증가하는 이유에는 몇 가지 요인이 있다. 전체 인구에서 여성이 우울증, 불안장애, PTSD, 기존의 장애가 더 높다는 것은 재난 후 어려움에 대한 중대한 위험 요소이다. 외상에 노출되는 비율은 남성과 여성이 비슷하지만, 외상의 유형과 정신건강의학적 장애를 초래하는 위험은 다양하다. 남성은 자동차 사고를 경험할 가능성이 더 높지만, 정신건강 문제의 위험은 비교적 낮다. 여성은 성폭력을 경험하는 비율이 상대적으로 매우 높고, 이로 인해 정신건강 문제를 초래할 위험이 가장 높다(Frans 등 2005). 9/11 테러 후 6개월~9개월 조사에서 뉴욕시의 예상된 PTSD 평생 유병률은 남성(12.1%)보다 여성(17.2%)이 높았다. 기존의 정신건강의학적 어려움, 이전 성폭력 경험, 혼인 상태, 재난 사건을 둘러싼 공황 상태는 여성이 PTSD에 더 걸리기 쉽게 만드는 중대한 요인이라고 생각된다(Stuber 등 2006).

또한, 여성은 재난 후에 필요한 구호 서비스와 진료 접근이 비교적 어려울 수 있다. 게다가, 여성은 재난 후 회복 기간 동안 더 어려운 경제적. 사회적 결과를 경험할 수 있다(Somasundaram과 van de Put 2006). 여성은 전통적으로 정신건강의학적 어려움으로 고통 받을 수 있는 다치거나, 아프거나, 늙거나, 어린 모든 사람들을 돌볼 것으로 기대되기 때문에, 여성은 남성에 비해 보다 높은 정서적 부담을 안고 있고, 이는 중대한 스트레스 요인이 될 수 있을 뿐만 아니라 개인의 욕구를 다룰 수 있는 그들의 능력을 제한할 수 있다. 남자가 다치거나 죽거나 구조 및 복구 작업에 참여하면, 여성은 1차 돌봄 제공자이자 가장인 동시에 수입의 주 원천으로서 2중 역할을 맡아야 한다. 그뿐만 아니라 여성에게 더 큰 부담이 되는 점은 어떤 문화에서 그러한 2중 역할이 생소하거나 심지어 사회적으로 용납되지 않는다는 것이다(Somasundaram과 van de Put 2006).

마지막으로, 재난 후에 가끔 여성들이 성폭력과 강간과 같은 폭력의 피해자가 되는 경우가 늘어나고 있다. 전쟁이나 전투에 시달리는 지역에서 재난이 발생할 경우 특히 그러하다. 강간 피해자에게 오명을 씌우는 경우가 너무 많다. 따라서 여성은 강간에 대한 사회적 낙인이나 성폭력을 당했다는 사실을 숨겨야 하는 필요성으로 인해 추가로 고통을 받을 수 있다. 그리고 그러한 점들 때문에 여성이 치료 서비스를 받을 수 있는 데도 치료에 접근하지 못할 수 있다(재난 정신건강의학 아웃리치 2008, Lorch와 Mendenhall 2000). 피해자 대부분이 치료 시 이러한 문제를 보고하지도 않고 알리지도 않으며 과거의 성폭력 때문에 재난 후 장애를 입을 위험이 증가하므로, 과거의 성폭력이나 강간에 대한 선별검사의 중요성은 강조되어야 한다.

정신건강의학과 의사는 피험자와 신뢰감을 형성한 후에 과거 성폭력에 대해 알아보아 한다. 강간 같은 부담을 주는 단어는 사용하지 않는 것이 좋다. 미국 보훈부는 건강검진이나 정신건강 검진을 받는 모든 여성에게 다음 두 가지 일반적인 질문을 하도록 권장한다. 단, 이 질문을 할 때는 판단적이지 않는 말을 사용하려고 해야 한다. "귀하는 원하지 않는 성적 관심, 예를 들어 말로 하거나, 만지거나, 성적 호의에 대한 압력을 경험한 적이 있습니까? 누군가 귀하의 의지에 반하여 성관계를 강요하거나 협박하거나 폭력을 사용한 적이 있습니까?"(Street와 Stafford 2004, pp.68-69). 그러한 질문을 하면서 임상가는 재난 환경에서 침해될 수 있는 프라이버시를 보장해야 한다. 이 두 가지 질문에 대해 피험자가 "예"라고 대답하면, 임상가는 성적 외상에 대한 폭로로 인정하고 공감과 돌봄으로 다루어야 한다. 특히, 재난 스트레스에 더하여 성폭력을 다루기 위한 진료 의뢰를 신중하게 고려해야 한다.

지체장애인

정신건강의학과 의사와 기타 정신건강 전문가는 지체장애인들을 재난 중이나 후에 불평등하게 고통을 받을 수 있는 위험 집단으로 간주해야 한다. 이 집단에서 발생하는 재난 후 스트레스 관련 증상이나 정신질환 위험율에 대한 자료는 충분하지 않지만, 신체적 및 정신적 장애 모두의 위험률이 높을 것으로 예상할 수 있다. 그러나 아동이나 노인과 같은 다른 취약집단과 마찬가지로, 이와 같은 취약집단의 요구에 맞는 계획을 수립하면 그 위험을 줄일 수 있다.

현재까지, 취약 집단에 대한 비상대책과 연구는 연령, 성별, 민족문화적 특징, 만성적 정신장애 같은 측면에만 집중해 왔고, 특별한 건강관리가 필요한 지체장애인은 간과되어 왔다. 그러나 2천 3백만 명 이상(16세~64세 인구의 약 12%)의 미국인이 장애로 인해서 특별한 건강관리를 받을 필요가 있다(미국 인구조사 2006).

허리케인 카트리나와 리타를 뒤따라, 특별한 건강관리가 필요했던 취약집단은 1) 사람들을 피난시키는 팀이 그들이 있는 곳에 도달할 수 없었고, 그들이 어디에 있는지도 몰랐으며 차량으로 그들의 대피를 도와야 한다는 것도 몰랐기 (혹은 대피 차량에 특정 문제를 다루기 위해 필요한 장비, 예를 들어 엔진이 달린 휠체어, 산소, 통풍기가 없었다) 때문에 오도가도 못하게 되었다. 2) 피난처의 근무자들이 그들에게 필요한 특정 의료서비스에 대해 잘 몰랐고 그런 서비스에 대한 준비를 갖추지 않았으며 그 서비스 제공을 위해 필요한 사항에 접근할 수 없었기 때문에 피난처에서 거절당했다. 3) 기존의 건강 문제로 인한 응급치료 서비스에 접근할 수 없었다(국가 장애위원회 2006, Nick 등 2009). 시각장애인이나 청각장애인은 커뮤니케이션 시스템이 이 집단에게 필요한 사항을 알리지 않았기 때문에 중요한 정보를 얻을 수 없었다. 국가장애위원회(2006)는 장애인들에게 필요한 점들이 너무나 자주 간과되거나 완전히 무시되기 때문에 장애인들이 불평등하게 영향을 받는다고 결론을 내렸다. 국가장애위원회는 전국적으로 알려진 자선기관에서 특정 지체장애인(예: 하반신 마비, 사지마비)을 돕지 않거나 도울 수 없다고 공식적으로 발표한 예를 인용했다. 특별한 의료, 간호 서비스를 받아야 하는 환자들을 돕기 위한 피난처도 만들어졌지만, 이용 가능한 피난처의 수가 통탄할 정도로 부족했고, 도움이 필요한 장애인 대다수가 도달하기 어려운 곳에 있었다.

보스턴 지역의 특정 건강관리가 필요한 사람들을 위해서 재난 대비 부족을 해결하기 위한 노력으로, 긴급사태 관리, 공공 안전, 공중 보건, 건강관리 조직 및 학계에서 800개 이상의 지역사회-기반 조직과 긴급 사태 관리 지도자가 심포지엄에 참여했다(Nick 등, 2009). 그들은 표 6-2에 제시된 바와 같이 재난과 관련된 세 가지 주제를 찾아냈다. 또한 종합적인 욕구 평가를 수행하기 위해 지역사회-기반 조직, 긴급사태 관리 조직, 공중보건 기관들 사이의 협력 확대, 탁상 위 모의훈련과 엄격한 반복 연습을 포함한 교육과 훈련 개발 및 시행, 긴급 상황에서 뿐만 아니라 평상시에도 협동적인 작업 관계 촉진하고, 긴급 상황 발생 전에 직원들을 준비시키는 연속적인 계획을 개발하도록 권장했다(Nick 등, 2009).

민족문화적 문제

재난 대응자들은 재난이 지역사회에 통합되거나 분리되거나 또는 분리와 통합이 모두 이루어질 수 있는 사건임을 잊지 말아야 한다. 정신건강의학과 의사가 재난 피해자들을 효과적으로 돕고자 한다면, 직접적으로 재난 받은 사람들이 재난 그 자체, 고통의 의미와 도움을 요청하거나 받아들이는 것의 의미, 재난의 결과에 따른 필요사항, 재난 대응자와 돕는자를 어떻게 인지하고 지각하는지에 대해 어느 정도 이해하고 평가해야 한다. 마르셀라와 크리스토퍼(2004)는 문화 문제에 대해 종합적이고 개괄적으로 설명하고 논의하면서, 문화를 "적응, 조정, 발달을 활성화시키거나 지속시키는 것을 목적으로 공유되고 알려지는 행동이자 의미이며 이는 흔히 세대를 가로질러 사회적으로 전파된다"하고 정의했다(p.529). 그들은 문화가 인공물, 역할, 기관과 같은 외적 표상과 가치관, 태도, 신념, 의식 패턴과 같은 내적 표상을 포함한다고 지적했다. 또한, 그들은 문화가 어떻게 서로 다른 집단 사이에 존재하는 현실을 드러내는 템플릿이 되거나 또는 재난과 재난 후 사건 및 상호작용들을 보고 경험하는 것을 통해서 "이중 초점 렌즈"가 되는가를 설명했다.

재난의 한 측면은 각 재난 사건이 피해자, 지역사회, 외부 대응자를 포함하여 복잡하게 혼합된 문화를 만들어 내고 그래서 점진적으로 변하는 일시적 재난 문화가 형성되는 것이다. 다양한 문화가 모일 때, 이 재난 문화는 지지의 원천이 될 수도 있고, 재

표 6-2. 특별한 건강관리가 필요한 재난 생존자에게 중요한 영역

위험 커뮤니케이션 – 배려해야 할 집단의 필요 사항과 특정 장애에 맞춘 다양하고 광범위한 커뮤니케이션 양식 필요(예: 청각 장애인을 위한 시각적 커뮤니케이션)

대피 결정과 절차 – 특별한 건강관리가 필요한 환자와 가족 및 돌봄 제공자에게 지워지는 부담, 프라이버시 규제 및 위기 중에 특정인만 접근할 수 있는 건강정보 공유에 대한 혼란, 특별한 의료 서비스가 필요한 사람에게 다양한 길을 찾을 수 있는 교통 수송 서비스와 대피 경로 필요

지속적인 서비스 – 비상 시 필수품 지급(예: 식량, 물, 약물), 지역사회-기반 조직이 특정 개인 정보(예: 건강 상태, 알레르기, 투여 약물, 긴급 연락처) 도구를 개발해서 개인적인 대비를 잘 하도록 자원봉사자를 훈련시키도록 권장.

출처: Nick 등, 2009 에서 개작

난 대응자의 선한 의도가 아무 쓸모 없게 되는 스트레스의 원천이 될 수도 있다. 문화 차이를 인식하는 것은 이러한 스트레스를 줄이고 재난 대응자의 효율성을 높아지게 할 수 있다(Marsella와 Christopher 2004).

문화적 차이를 조사할 때, 양적 차이와 질적 차이를 고찰해야 한다(재난 정신건강의학 아웃리치 2008). *양적 차이*는 다른 소수 민족이나 문화적 집단에서 재난 후의 나쁜 결과에 대한 위험이 다양하다는 것과 관련이 있고, *질적 차이*는 소수 민족이나 문화적 집단이 재난에 다르게 대응할 수 있다는 것과 관련이 있다. 서로 다른 집단들은 재난 자체에 대해 다른 이해나 의미를 적용하고, 다른 스트레스 징후나 증상을 경험하며, 도와주는 사람, 특히 사건에 대응하는 외부인에게 다르게 반응할 수 있다. 게다가, 문화적응 스트레스(한 문화권에 속하는 사람이 다른 문화권을 접할 때 발달하는 불편감)가 재난 후의 결과에 중대한 영향을 줄 수 있다(재난 정신건강의학 아웃리치 2008, Marsella와 Christopher 2004).

다음은 재난 후 PTSD와 기타 부정적 결과의 양적 차이에 대한 중요한 관찰 기록이다.

- 여러 연구에서, 히스패닉 집단은 아프리카계 미국인보다 더 나빠지고, 아프리카계 미국인은 백인 보다 나빠진다는 것을 발견했다(Neria 등 2008). 이와 같은 차이는 다른 노출량과 다른 취약성 둘 다의 차이 때문이다.

- 동질적인 것으로 잘 못 오인될 수 있는 한 문화권이나 집단 내에 차이가 흔히 존재한다. 그뿐만 아니라, 다양한 증상 패턴이 관찰될 수 있다. 예를 들어, 허리케인 앤드루가 지나간 후 영어를 선호하는 라틴계는 스페인어를 선호하는 라틴계보다 외상 후 스트레스 장애 발병률이 낮았다. 또한, 보다 침습적인 증상이 스페인어를 선호하는 집단에서 비교적 많이 나타났다(Perilla 등 2002).
- 우울증, PTSD, 불안장애는 재난 후 어떠한 문화나 민족을 막론하고 흔히 발병한다. 그러나 증상에 현저한 차이가 존재하고 고통이나 장애 확인 방법도 상당히 다르다. 예를 들어, 흔히 소수 민족은 신체적 호소가 보다 많고 망상으로 오인할 수 있는 가족적 또는 문화적 신념을 가지고 있다(Marsella와 Christopher 2004).

질적 차이가 재난 후 문화적 변이에 기여하는 여러 가지 방법이 있다. 일부 소수민족 집단은 소수민족이 아닌 집단과 달리 한 사건에 다른 의미를 부여한다. 예를 들어, 북미에서 문화동화 정도가 비교적 적은 라틴계 집단을 포함한 라틴계 문화는 고도의 숙명론(외부 통제 속에 있다는 신념)을 가지고 사건을 바라보는 경향이 있다. 반면에 비-히스패닉 문화는 도구주의, 다시 말해 중대한 사건 발생과 그 사건의 회복에 대해 개인에게 책임이 있다는 신념 체계를 믿는 경향이 있다(재난 정신건강의학 아웃리치 2008, Marsella와 Christopher 2004).

재난 반응에서, 국내 소수민족과 외국 문화권 간에 중요한 차이가 존재한다. 국내 소수 민족의 경우, 문화적응 정도가 결과에 비교적 많은 영향을 줄 수 있다(문화적응 정도가 비교적 적은 개인은 더 많은 어려움이 있다). 반면에 외국 문화권에서는 사회정치적 요소, 정부와 의료구조, 치료에 대한 접근과 치료의 질이 더 중요하다. 재난, 특히, 자연재해가 사람을 차별하는 것은 아니지만, 빈곤국에 사는 사람은 재난 후 심한 고통을 받을 위험이 더 높다. 아이티에서 발생한 최근 지진 후 나타난 참상이 이러한 점을 강조한다(재난 정신건강의학 아웃리치 2008, Marsella와 Christopher 2004).

비교적 사회경제적 지위가 낮다는 것 자체가 재난 후 사망이나 기타 부정적인 결과를 낳을 중대한 위험 요소이다. 맥마흔(2007)은 빈곤과 재난에 대한 글에서 이와 관련된 여러 가지 요소에 대해 설명했다.

- 지리와 환경 – 경제적으로 불리한 조건을 가진 사람들은 비교적 취약한 지역, 쓰나미와 홍수의 영향을 받을 수 있는 저지대에서 불평등하게 생활한다.
- 제한된 인적 자원–경제적 불리한 조건을 가진 사람들은 긴급 보급품, 대피 수단이나 교통수단, 보험, 예금, 수리 혹은 재건할 기타 수단이 없다.
- 사회 기반 시설 – 값싼 구조물은 손상이나 파괴에 더 취약한 경향이 있다. 흔히 재난 전에 부적절했던 도로, 다리, 공익 설비, 전기 통신, 기타 공공 서비스, 시설은 손상과 파괴에 비교적 취약하고 대개 수리를 위한 자원이 부족하다. 보건 자원과 정신건강 자원은 이용이 불가능하거나 부족할 수 있다.
- 정치적 불안정 – 대다수 빈곤국이 정치적으로 불안정하다. 전쟁이나 전쟁의 위험에 처하면 거의 노동력과 자원이 부족한 난민 수용소나 지역공동체로 이동하게 된다. 그렇게 되면, 수많은 사람이 피해를 입기 쉽게 되고 메마른 땅을 떠날 길이 없어진다.

재난에 대응하는 정신건강의학과 의사는 우선 재난 사건 현장에서 발견한 문화에 대해 배워야 한다. 예를 들어, 각 문화권 내에서 생활하는 사람들이 재난이나 심리적 외상을 초래할 정도로 충격적인 사건을 바라보는 방법, 의사의 문화와 피해자의 문화 간에 역사적으로 오래된 적대감이 있을 가능성, 증상과 고통의 의미에 대한 사람들의 인식, 도움을 요청하거나 지원을 받아들이는 것에 대해 생각을 알아야 한다. 도움을 요청하는 행동, 굴욕과 재정난의 문제, 체면이 손상되었다는 생각의 편차를 이해하는 것은 대단히 중요하다. 이해가 부족하면 피해자가 더 해를 입고 재난 대응 직원이 좌절감을 갖게 되거나 사기가 저하될 수 있다. 문화에 익숙한 지역민이나 기타 그 문화를 잘 아는 사람(즉, "문화 브로커" 혹은 "문화 대사" 또는 토착 치유자)과 협력하고, 가능할 경우 지역의 치유 의식, 종교적 의식이나 관습 및 지역사회 전통을 통합시키는 일이 성공의 기회를 증대시킬 수 있다(재난 정신건강의학 아웃리치 2008, Marsella와 Christopher 2004). 심리적 응급처치(PFA)의 목적은 각 개인을 활용하여 그 개인의 자연적인 강점을 만들고 사용해서 피해자를 돕는 것이다. 지역사회를 도울 때 동일한 목표가 필요하다.

문화관련증후군에 대한 인식은 재난 대응 정신건강 전문가에게 도움이 될 수 있다. 문화관련증후군은 DSM-IV-TR에 "특별한 DSM-IV 진단 범주에 관련될 수도 있고 관련되지 않을 수도 있는, 지역 특유의 재발성 일탈 행동이고 문제가 되는 경험"이라고 정의되어 있다(미국정신의학회 2000, p.898). 이런 증후군 대부분은 그 지역의 이름을 가지고 있으며, 지역 주민은 이 증후군을 의학적 질병으로 보기도 하고 또는 병이 아닌 것으로 보기도 한다. 문화관련증후군이 특정 지역과 문화에서 비롯하지만, 이 증후군은 서양이나 산업화한 지역 내에 재배치된 집단이나 문화권에서도 발견할 수 있다. 예를 들면, 라틴 문화에서 가족 구성원에게 큰 비극적인 사건이 발생한 후 흔히 발병하는 ataque de nervios(통제할 수 없는 고함, 울기, 떨림, 해리성 에피소드, 졸도, 공격, 자살 시도 같은 고통스런 증상을 나타나는 용어)와 영혼이 육체를 떠나게 되는 무서운 사건 때문에 발병하는 susto("놀람" 또는 "영혼 상실"을 의미하는 말)가 있다. 그래서 슬픔, 악몽, 동기가 없음과 전반적인 신체 증상을 호소하고, 또한, 때로 이로 인해 죽음에 이른다고 믿는다. 전세계에서 추출한 여러 가지 다른 예가 DSM-IV-TR의 부록 I ("문화관련증후군의 문화적 표현과 용어 해설의 개요")에 제시되어 있다.

재난에 대응할 때 정신건강의학과 의사가 접하게 될 모든 문화와 민족문화적 문제를 예측하기는 불가능하다. 그러나 재난 대응자는 생존자가 장기 혹은 단기 재난 사건에 대응하는데 크게 영향을 줄 수 있는 민족문화적 차이를 특별히 고려하여 재난 피해자의 욕구에 대해 항상 민감한 접근법이나 사고방식을 가지고 있어야 한다. 진저와 대비드히자(1999)의 횡문화적 평가와 중재 모델은 건강관리에서 문화적 문제를 다루기 위해 일반적으로 흔히 예시되는 틀로, 재난 상담에 맞게 변경되어 적용되어 왔다(미후생성 2003). 이 모델은 원래 횡문화적 간호서비스를 제공하기 위해 개발되었고, 현재 여러 다른 보건 후생 전문직에서 사용되고 있다. 이 모델은 서비스 제공자와 수혜자의 상호작용에 영향을 줄 수 있는 다섯 주제를 제시한다. 재난 위기상담에 적용하기 위해 표 6-3에 인용한 이러한 주제들은 문화 인식과 다양성 존중의 중요성을 보여주고 있다 이 모델에 대한 완전한 설명은 *횡문화적 간호: 평가와 개입*(Ginger와 Davidhizar 1999)에서 볼 수 있다.

표 6-3. 다른 문화권의 사람들과 상호작용할 때 중요시 해야 할 사항

커뮤니케이션	생존자와 직원이 각각 다른 문화권에 속해 경우 언어적 비언어적 커뮤니케이션 모두는 효과적인 재난 위기상담을 제공하는 데 장벽이 될 수 있다. 문화는 주어진 상황에서 감정을 표현하는 법과 표현할 때 어떤 감정이 적절한지에 대한 인식에 영향을 미친다. 커뮤니케이션이 잘 되지 않으면 양측은 소원해지고 무력해질 수 있다.
개인 공간	"개인 공간"이란 공간 안에 있는 물체를 포함하여 한 개인을 직접 둘러싼 영역을 말한다. 공간에 대한 요구사항은 개인마다 차이가 날 수 있지만, 주어진 문화집단에 속한 사람들 사이에서는 비슷한 경향이 있다(Watson 1980). 한 세부 문화 집단에 소속된 사람이 우호적인 제스처로 다른 사람에게 다가가거나 접촉할 수 있지만, 다른 문화권에 소속된 어떤 사람은 그러한 행동을 침해 행위라고도 생각할 수 있다. 재난 위기 상담자는 공간에 대한 생존자의 욕구를 충족시킬 단서를 찾아야 한다. 예를 들면, 그러한 단서에는 의자를 뒤로 빼거나 또는 한 걸음 다가서는 일이 포함된다.
사회 조직	믿음, 가치, 태도는 가족, 친족, 종족, 정치, 경제, 종교 집단 같은 사회조직을 통해 학습되고 강화된다. 이런 영향을 이해함으로써 재난 위기 상담자는 더 정확하게 생존자의 재난 반응을 평가할 수 있다. 취미와 사회 활동에 대한 사소할 것 같은 질문에 대한 답이 재난 전 생존자의 생활을 이해하게 해줄 수 있다.
시간	다른 문화권에 소속된 사람들이 시간을 보는 방식을 이해하는 것은 오해와 잘못된 소통을 피하는 데 도움이 될 수 있다. 시간의 전반적인 개념에 대한 서로 다른 해석에 추가해서, 다른 문화권에 소속된 사람은 "시계 시간", 즉 시간 간격과 특정 기간"을 다르게 바라본다. 사회적 시간을 "식사 시간", "예배 시간", "수확 시간"으로 측정될 수 있다. 시간 지각이 재난 중에 변경될 수 있다. 긴박감을 갖고 있는 위기 상담자들은 생존자에게는 의미도 없고 현실에 맞지도 않는 시간 체계를 설정하고 싶어질 수 있다. 그 결과는 결국 양측 모두에게 좌절감을 안겨줄 것이다.
환경 통제	어떤 외부 요인, 즉 행운, 기회, 운명, 신의 뜻, 기타 요인의 지배 때문에 사건이 발생한다는 믿음은 생존자가 재난에 대응하는 방식과 필요한 도움 유형에 영향을 줄 수 있다. 그 사건과 회복이 자기가 통제할 수 없는 일이라고 느끼는 생존자는 상담 노력에 대해서도 비관적일 것이다. 이에 반해, 자신의 행동이 재난에 영향을 미칠 수 있다고 지각하는 사람은 비교적 열의를 갖고 행동할 것이다(Rotter 1966). 재난 위기 상담자는 환경 통제와 관련된 믿음을 이해해야 하는데, 그러한 믿음이 생존자의 행동에 영향을 미칠 것이기 때문이다.

출처: 미국 보건후생부 2003.

결론

어떤 집단이나 혹은 특정 주민은 재난 후의 어려움에 특히 더 취약하다. 재난 후 효과적인 지원과 치료는 이런 다양한 집단의 욕구를 고려해야 한다. 대부분의 아동이 회복되겠지만, 임상가는 아동 친화적, 가족 친화적인 방식으로 아동과 가족을 지원하기 위해 심리적 응급처치, 선별검사, 개입을 조정하고, 아동의 부모나 가족체계의 상태가 나빠지는 만큼 혹은 좋아지는 만큼 아동의 상태도 그러하다는 점을 잊지 말아야 한다. 여러 가지 이유로, 여성은 남성에 비해 PTSD, 우울증 발병률의 증가와 피해 위험의 증가를 포함한 재난 후 어려움에 더 취약하다. 재난 후 노인의 위험이 증가하는지 감소하는지에 대한 논란이 있지만, 동반 질환, 가족이나 사회적 지지로부터 분리, 인지력 감퇴 가능성, 이동의 어려움 같은 여러 요소들을 고려해야 하는데, 노인들이 이와 같은 위험요인을 대부분 안고 있기 때문이다. 비슷하게, 장애인은 재난 후 새로운 소통 정보를 얻는데 어려움, 이동의 어려움, 피난하기 어려움, 재난 후 상황에서 무너질 수 있는 지속적인 중요한 의료서비스의 필요성에 직면할 수 있다. 마지막으로, 다양한 문화집단이나 서로 다른 민족적 배경을 가진 사람들은 서로 다른 증상 패턴을 나타내고, 재난 자체에 대해 다른 관점을 갖고 있을 수 있으며, 그들이 경험하고 있을지도 모르는 고통 증상이나 징후에 대해서 혹은 그들을 도운 재난 대응자들에 대해 다른 관점을 가질 수 있다. 따라서 정신건강의학과 의사는 특정 집단의 욕구를 항상 마음에 간직하고, 도움이 필요한 사람들에게 아주 많은 돌봄과 유연성을 갖고 접근해야 한다.

■ 교육 핵심

- 재난 후 급성기 아동에게 흔히 나타나는 문제는 퇴행, 분리 불안, 부모, 형제, 자신의 안전에 대한 두려움, 충동성, 가끔 공격성이 포함된다. 정신건강의학과 의사는 이 시기의 아동 행동장애를 진단할 때 조심할 것을 권유한다.
- 재난 급성기에 노인은 기억 문제의 위험이 증가한다. 그러나 이 문제는 회복할 수 있고, 치매 징후는 아니다.
- 재난 후 시기에 노인의 위험을 증가시키는 요소는 기존의 정신질환과 신체질

환, 이동의 어려움, 가족 및 자연 지지자에서 분리 혹은 멀어짐, 인지장애나 감각장애를 포함한다.

- 정신건강의학과 의사는 재난 후 여성이 성폭력을 포함하여 피해 위험이 증가한다는 사실을 잊지 않아야 한다.
- 신체적 장애로 특별한 건강관리가 필요한 사람은 긴급 소통을 하는데, 대피 및 기존 질환에 대한 치료를 포함하여 재난 후 지지 및 치료 서비스 접근에 어려움을 겪을 수 있다.
- 민족적이나 문화적 배경이 다른 사람들을 도우려면, 정신건강의학과 의사는 그들이 재난 사건 자체를 바라보는 방식, 그들이 고통을 바라보거나 표현하는 방식, 그들이 지원자나 대응자를 특히 그들이 다른 나라나 타 문화권에서 왔을 때 그들을 인식하는 방식을 이해해야 한다.
- 정신건강의학과 의사들은 동일한 문화나 민족집단 내에서조차 외상과 상실에 대한 취약성이 다르다는 것을 잊어서는 안 된다. 또한 이미 재난의 영향을 받은 사람에게 더 이상 해가 될 수 있는 가정을 내리거나 그 가정에 따라 행동하지 않도록 조심해야 한다.
- 취약 집단에 속하는 사람이 사건을 바라보는 방식을 이해하기 위한 가장 좋은 방법은 그 사람에게 질문하고 그들의 반응을 듣는 것이다.

복습 문제

6.1 재난 발생 후 아동과 청소년 사이에서 일어나는 문제에 대한 다음 설명 중 옳은 것은?

A. 아동은 일반적으로 재난 후 부모보다 더 나빠진다.

B. 청소년들 사이에 불법 약물 사용이 흔하지 않다.

C. 학령기 아동들에게서 많이 관찰되는 문제에 신체적 증상 호소, 퇴행, 등교거부가 포함된다.

D. 아동을 평가할 때, 정신건강의학과 의사는 부모의 허락이나 관찰이 필요하지 않다.

E. 아동은 재난 후 부모나 형제에 대해 거의 걱정하지 않는다.

6.2 재난 후 아동들에게서 나타나는 더 나쁜 결과와 관련된 변수에 해당하지 않는 것은?

A. 가족 구성원의 죽음

B. 중상

C. 재난 사건에 직접 노출

D. 남성

E. 보다 어린 나이

6.3 다음 중 재난 후 여성의 취약성이 더 쉽게 증가하게 할 수 있는 요인이 아닌 것은?

A. 재난 전 우울과 불안의 비율이 비교적 높다.

B. 돌봄 제공자의 역할에 대한 전통적인 기대와 연관된 부담 증가

C. 재난 후 지지와 의료서비스에 접근하기 어려움

D. 재난 후 기간에 성폭력이나 폭력성의 위험이 낮음

E. 재난 후 경제적으로 더 어려워짐

6.4 재난 반응에서 문화적 차이에 관련된 다음 말 중 옳은 것은?

A. 재난 후 아프리카계 미국인이 히스패닉계 미국인보다 더 나빠진다.

B. 재난 반응은 특정 문화 집단 안에서 아주 동일하다.

C. 문화적응 정도가 적은 소수민족은 일반적으로 재난 후 어려움을 덜 경험한다.

D. 지역사회의 "문화 브로커"와 협력 및 지역 치유의식 포함하는 재난 후 지원은 결과를 개선하기 보다는 결과를 악화시키기 쉽다.

E. PTSD, 우울증, 불안장애는 재난 후 어떠한 문화나 민족을 막론하고 흔히 발생한다.

6.5 재난 후 노인에 대한 정신건강의학적 평가는 다음 중 무엇을 선별 검사해야 하

는가?

A. 의학적 질병

B. 감각 및 운동 결함

C. 가족 또는 다른 사회적 지지자의 유용성

D. 약물치료

E. A, B, C, D 모두

7

중증 정신질환

Anand Pandya 의학박사(M.D.)

허리케인 카트리나가 발생하기 전에 뉴올리언즈에 살았던 Mr. B(35세)는 조현병 환자였다. 다행히 지지적인 가족이 있어서 진료 예약을 잡아주고, 약을 타다 주며 노숙자가 되지 않도록 작은 아파트의 임대료를 지불해 주고 있었다. 그러나 허리케인이 곧 다가오므로 대피하라는 경고를 받았을 때 이러한 지지체계는 충분하지 않았다. 비록 Mr. B가 허리케인이 오고 있다는 사실을 이해하거나 믿을 수 있는 능력이 방해 받을 만한 심각한 와해나 피해 망상을 경험하고 있지는 않았지만 전화를 받거나 문밖에 나가서 대화하기를 주저하는 정도의 음성증상은 가지고 있었다. 부모님이 주말에 충분한 음식이나 약이 있는지 확인하는 데에는 별다른 어려움이 없었지만, 가끔씩 또한 Mr. B의 집안으로 들어갈 수 있는 충분한 신뢰를 얻기까지 문 밖에서 상당시간 동안 대화를 나누어야 했다. 허리케인에 대한 대피를 준비하는 동안 가족은 Mr. B의 아파트에 가서 그의 대피를 도울만한 시간이 거의 없었다. Mr. B는 경직된 사고와 만성적 양가감정 때문에 남아있는 대부분의 시간을 소모했다. 가족은 그가 아파트를 떠날 수 있도록 하기 위해 지역 정신건강 시스템을 가동시킬 필요성을 깨달았다. 불행히도 그들은 Mr. B를 담당하는 사례 관리자의 응답을 얻을 수 없었고 필요 시에 Mr. B를 병원으로 데려갔던 응급관리 서비스는 다른 환자가 이용 중이었다. 응급관리 서비스 이용이 가능했더라도, 앰뷸런스 서비스는 응급의료 기관과 가장 가까운 거리에 있는 환자를 이송하고자 했으며 그들의 의사에 반해서 다른 지역으로 이송하지는 않았을 것이다. 결국 그의 가족은 Mr. B를 남겨둔 채 떠나야 했다.

비록 Mr. B는 홍수 속에서 살아남았지만, 음식을 구할 방법이 없었다. 마침내 가족이 구조 대원으로 하여금 그의 안부를 확인해주도록 요청했을 때도 음식을 전해줄 수는 있었지만 약을 구할 수 있는 약

국을 찾지는 못했다. 증폭되는 스트레스로 인해 Mr. B는 집요하게 반복하는 보속증 증상과 초조가 점점 심해졌다. 자원봉사자들은 그가 원치 않더라도 치료를 받아야 한다는 것을 알았다. 하지만 동네 의원이 문을 닫고 병원은 신체질환이 심한 환자들에게 집중해 있는 상황에서 그를 어디로 데려갈 수 있겠는가?

이 예시에서 나타난 바와 같이, 중증 정신질환(Serious Mental Illness; SMI)을 가진 환자는 위험을 줄일 수 있는 재난 전 공중보건 중재에 적절하게 반응하기 어렵기 때문에, 재난이 일어날 때 외상에 노출될 확률이 높다. 이러한 반응 감소는 직접적인 증상의 결과일 수도 있고, 심각한 곤란이나 사회적 고립을 초래할 수 있는 낙인의 간접적 결과일 수도 있다.

많은 정신건강의학과 의사들은, 재난 정신건강의학을 생각할 때, 오직 생존자나 처음 대응자의 외상 후 스트레스장애와 사별에 대한 치료를 마음속에 떠올릴 것이지만, 조현병이나 양극성장애 같은 심각한 정신질환의 치료 또한 필요하다. 재난은 다른 불안장애나 우울장애뿐만 아니라 외상 후 스트레스장애의 시작과도 관련되어 있다(Pandya 2009). 이러한 질환을 갖고 있는 환자의 평가와 치료는 이 책의 5장 "정신건강의학과적 평가"와 3부 "개입"에 있는 정신약물학과 정신치료를 포함하여, 여러 부분에 나와 있다. 이러한 질환들에 대한 고려가 중요하기 때문에, 재난 정신건강 문헌에서 흔히 불안 및 우울장애가 중증 정신질환으로 언급됨(Kessler 등 2008, Staugh 2009)에도 불구하고, 나는 (외상 후 스트레스장애를 포함한) 불안장애와 주요 우울장애 이외의 중증 정신질환을 언급하기 위해 이 장에서 "중증 정신질환(SMI)"이라고 간주한다.

넓은 의미에서, 재난 전에 중증 정신질환을 가진 환자의 재난 후 치료는 재난 전 중증 정신질환 치료와 재난으로 인해 발생한 새로운 질환의 치료로 나눌 수 있다. 앞서 소개한 Mr. B의 사례에서, 정신건강의학과 다른 정신건강 전문가들은 허리케인이 지나간 뒤의 혼란 속에서 Mr. B의 조현병을 어떻게 치료하며, 허리케인의 결과로 발생할 수 있는 외상 후 스트레스장애, 우울증, 불안장애를 어떻게 선별할 것인가를 고민할 것이다. 대부분의 정신건강의학과 의사나 다른 정신건강 전문가들이 중증 정신질환의 일반적인 치료에 익숙해 있지만, 재난 정신건강의학과 의사는 재난이 중증 정신질환의 경과에 미치는 영향과 중증 정신질환의 치료를 복잡하게 할 수 있는 체계상의 문제를 인식해야 한다.

중증 정신질환의 재난 후 보상기능 상실 경로

재난이 주요 우울장애, 외상 후 스트레스장애, 일부 다른 불안장애가 아닌 새롭게 발병하는 중증 정신질환의 원인이 될 수 있다는 연구는 부족하지만, 몇몇의 연구에서 기존의 중증 정신질환에 대한 재난의 영향력이 확인되었다. 연구 결과는 다양하지만, 적어도 일부 중증 정신질환을 갖고 있는 환자에서 그들의 증상이 악화될 위험이 있는 것으로 제안되었다(Staugh 2009, Tseng 등 2010).

재난이 발생하면 중증 정신질환을 갖고 있는 환자들은 보상기능 상실 위험이 높아지는 것과 관련된 다양한 붕괴의 위험에 놓인다. 이 위험에는 투약의 편의성 감소, 정신건강의학과적 치료 중단, 재난 후 이별한 가족이나 친구 같은 일반적인 지지체계뿐만 아니라 전국 정신질환자 협회의 지부, 사례관리 서비스, 지지집단, 클럽하우스 등의 목적지향적인 심리사회적 지지 체계의 상실도 올 수 있다. 또한 특히 양극성장애 환자들은 아프게 할 수 있는 수면주기의 변화에 취약하다. 이러한 변화는 대피소에 있는 중증 정신질환 환자에 대한 영향력을 넘어서 확대되거나 재난 반응으로 포함될 수 있다. 일반인과 같이, 중증 정신질환자가 재난 대응을 돕고자 하는 것은 정상적인 것이다. 재난 정신건강 현장 서비스의 정신건강의학과 의사들은 일차 대응자 중에서 중증 정신질환을 가진 많은 환자들을 만나며 이러한 대응자들의 치료요구도 받게 된다. 일차 대응자의 문화는 중증 정신질환자에게 다양한 도전이 될 수 있다. 그들은 자기를 보호할 수 없는 환경에서 장시간 스트레스 작업에 참여하도록 강요될 수 있다. 일차 대응자는 또한 일과 후에 술을 마시는 동안 다른 대응자들과 관계를 맺는 과정에서 중증 정신질환 환자에게 특별히 문제가 될 수 있는 대처전략에 참여할 가능성이 있다. 9/11 테러 후 Bellevue 병원에 입원한 정신건강의학과 환자에 대한 연구에서 조현병 스펙트럼 환자가 재난 발생 후에 정동장애 스펙트럼 환자보다 상태가 나빴다고 제안한 점에 주목할 필요가 있다(DeLisi 등 2004).

재난 이후의 새로운 진단

스리마일 섬 원자력발전 사고(Three Mile Island accident) 후에 실시한 연구에서, Bromet 등(1982)은 정신질환자가 일반 주민보다 재난으로 인해 고통을 더 많이 받지 않는다고 보고했지만, 최근 연구에서는 중증 정신질환자가 재난 후에 상당한 취약성을 나타내는 것으로 제안되었다. 5장 "정신건강의학과적 평가"에서 언급한 바와 같이, 외상 후 스트레스장애와 주요 우울장애는 재난 후에 새롭게 발생할 수 있는 가장 흔한 두 가지 질환이다. 이 장에서는 우울증이 가장 흔하게 치료되는 정신질환 중 하나이며 다른 중증 정신질환과 동반될 경우 통상적인 방법으로 치료한다는 것에 초점을 맞추지 않는다.

그러나 중증 정신질환 환자에게서 외상 후 스트레스장애가 과소진단 되고 있다(Mueser 등 1998). 외상 후 스트레스장애의 발병률이 상대적으로 높은 것 외에도, 중증 정신질환 환자는 재난 후에 과거의 높은 희생률(Teplin 등 2005), 약물-관련 진단(Jane-Llopis와 Matytsina 2006)과 일생 동안의 외상(Mueser 등 1998)의 높은 비율을 포함하여 외상 후 스트레스장애로 발달할 수 있는 위험요인도 많이 갖고 있다.

이 환자 집단에서 외상 후 스트레스장애에 대한 인식이 부족하고 치료를 제대로 받지 않게 되는 여러 가지 신념이 확인되었다. 예를 들면, 외상 치료를 우선적으로 치료해야 하는 다른 질환 치료보다 먼저 해야 한다는 믿음이다(Cusack 등 2007). 그러나 치료를 제대로 받지 않는 원인의 일부는 외상 후 스트레스 장애의 증상과 중증 정신질환의 증상이 유사한 결과일 수도 있다(Pandya와 Weiden 2001). 예를 들면, 흥미로운 활동에 대한 관심이나 다양한 활동에 대한 참여가 감소하는 무감각이나 회피 증상, 제한된 정동의 경우 우울증이나 조현병의 음성증상으로 오인될 수 있다. 또한 화를 잘 내거나 쉽게 흥분하는 등 과각성 증상들은 임상가에게 질환의 경과 중에 나타나는 조증의 징후로 잘 못 해석될 수 있다. 그리고 과각성과 재경험 같은 증상은 단순히 정신병이라고 진단할 수 있다. 표 7-1는 외상 후 스트레스장애, 조현병, 우울증의 유사한 증상들에 대한 비교를 보여주고 있다.

시스템 중재

재난 정신건강의학과 의사는 앞으로 재난이 발생할 경우 최선의 방법으로 중증 정신질환 환자에게 효과적으로 위험을 알릴 수 있는 전략을 마련해야 한다. 생각해 보아야 할 문제들에는 빈곤(예: 주민들이 텔레비전, 라디오, 컴퓨터에 접근할 수 없는 상황에서, 정보를 전달할 수 있는 효과적인 매체는 무엇인가?), 중증 정신질환과 관련한 사회적 고립(예: 이웃이나 인근 기관과 연락이 잘 닿지 않는 주민과 접촉하기 위해 어디로 갈 것인가?), 활동성 그리고 중증 정신질환과 관련한 동반 질환(예: 중증 정신질환자가 대피하려고 해도 집에서 나가는 데 시간이 너무 오래 걸릴 수 있는 신진 대사장애, 당뇨, 지연성 운동장애, 심장병을 앓고 있는 경우, 재난 대응 정신건강의학과 의사는 보급품을 구하거나 피난하는데 필요한 사항에 대해서 어떻게 적절한 통보를 할 것인가?) 등이 있다. 효과적인 대응을 위해, 이와 같은 재난 사전 계획에 이런 목표 집단에 속하는 환자가 포함되어야 한다(국가장애위원회 2006). 일부 정신건강의학과 의사에게 이 계획이 비현실적으로 보일지 모르나, 다양한 주에서 성인 중증 정신질환자를 위한 많은 서비스 계획과 평가에 의료 소비자로 포함되어 왔다(Aron 등 2009). 현재 중증 정신질환자는 사회인구학적 변수와 건강 상태를 통제하더라도 일반인에 비해 재난에 대한 대비가 부족한 상황이다(Eisenman 등 2009).

또한, 재난 정신건강의학과 의사는 중증 정신질환자를 대상으로 정신건강의학적 및 비정신건강의학적 서비스를 포함한 모든 영역의 서비스를 포함하는 계획을 수립해야 한다. 그 계획은 가족 및 지역사회의 지원 중단, 맞춤형 심리사회서비스의 상실, 피난처와 대피 같은 기본적 문제를 고려해야 한다(국가장애위원회 2006).

정신건강의학과 의사는 기본적으로 약물치료를 포함한 정신건강의학적 치료가 지속되도록 해야 한다. 비교적 단순한 방법은 재난 생존자가 접근하기 쉬운 곳에 정신건강의학적 진료소를 세우는 것이다. 더 포괄적인 방법은 환자의 지속적인 치료를 보장하기 위해, 재난 전의 치료제공자가 체계적인 추적 진료를 계속할 수 있도록 돕는 것이다. 중증 정신질환자의 피난처 확보는 너무나 기본적인 문제이기 때문에 정신건강의학과 의사는 적십자 같은 기관에서 의례 그 문제를 해결할 것이라고 생각하지만, 안타깝게도 허리케인 카트리나 후 일부 피난처에서 중증 정신질환 환자들를 배제한 것은 사실이다(국가장애위원회 2006).

표 7-1. 외상 후 스트레스장애, 조현병, 우울증에서 흔히 나타나는 증상 비교

증상 유형	PTSD	조현병	우울증
재경험	침습적인 기억 꿈과 분명하게 재현된 과거사로 인해 괴로워 함 외상을 상징화하고 닮은 단서에 대한 심한 고통	보속증 환각, 착각 관계성, 편집증	반추증 SSRI 유발 생생한 꿈 우울한 기분
무감각과 회피	사고, 느낌, 활동, 장소, 사람 회피 외상의 중요한 장면을 떠올리지 못함 활동에서 흥미 감소, 무심함과 소원감 제한된 정동 단축된 미래 감각	무언어증, 편집증, 혼란스런 언어, 무질서한 행동 혼란스런 언어 무욕증, 피해망상적 회피 음성증상(무감정), 항정신병약물 유발 파킨슨병	말수 적음, 집중력 감소, 무쾌감증, 공존 불안 가성치매 무쾌감증 위축된 정동 절망, 자살경향
과각성	잠들기 어렵거나 잠을 유지하기 어려움 자극감수성 집중하기 어려움 과잉경계와 과장된 놀람반응	편집증, 항정신병-유발 정좌불능 부적절한 정동, 편집증 인지장애, 양성증상에서 오는 산만함 편집증	불면증, 보통 이른 새벽에 깨어 있음 불쾌감, 초조성 우울 손상된 집중력

주: PTSD=외상 후 스트레스장애, SSRI=세로토닌 재흡수 억제제.
출처: Pandya A, Weiden PJ: "정신의학적으로 취약한 집단에서의 재난과 외상." Journal of Psychiatric Practice 7: 426-431, 2001. 판권소유, Wolters Kluwer Health, 허가 후 사용.

개인적인 평가 및 치료

급성기에 중증 정신질환 환자에 대한 평가는 일반인에 대한 평가와 다르지 않는데, 5장 "정신건강의학과적 평가"에서 다루고 있다. 이 과정은 심리적 외상 중에 경험한 자세한 병력을 얻는 것이다. 임상가는 환자가 이 문제에 대해 이야기하고 싶어하지 않는 신호를 잘 알아차려야 하지만, 외상에 대한 질문이 궁극적으로 분명한 중증 정신질환을 더 나빠지게 할 것이라고 추정하는 것은 옳지 않다(Cusack 등 2007). 재난 생존자가 대피한 상황에서 환자가 약을 계속 복용하고 있는지 질문해야 한다(국가장애위원회 2006). 중증 정신질환 환자 대다수가 주 기반 프로그램인 의료급여(Medicaid)에 가입되어 있기 때문에, 주 경계를 넘어서 다른 주에서 이재민 생활을 하는 환자는 처방을 받아 약을 구하기가 어려울 수 있다.

14장, "정신치료"에서 언급한 바와 같이, 인지행동치료는 외상 후 스트레스장애 치료에서 광범위하게 연구되었다. 그러나 중증 정신질환자를 대상으로 한 인지행동치료의 활용에 대해서는 연구가 적다. 한 가지 무작위 대조군 연구(Mueser 등 2008)를 포함한 예비 연구(Frueh 등 2009, Mueser 등 2007, Rosenberg 등 2001)에서 중증 정신질환자의 외상 후 스트레스장애 치료를 위해 다양한 인지행동 기법을 적용할 수 있음이 제안되었다. 이 기법은 개인과 집단 모두에 적용되었으며, 모두 12주 이상의 개입이 이루어졌다. 모든 집단에서 외상 후 스트레스 장애에 대한 교육이 이루어졌고, 대부분의 회기에 숙제가 주어졌다. 숙제의 완성도로 피험자의 반응을 예측할 수 있었다(Mueser 등 2008). 다른 인지행동치료 전략에는 호흡 기법, 인지 재구성(Mueser 등 2007), 노출 치료(Frueh 등 2009)이 포함되었다. 이런 집단에서의 인지행동치료를 경험한 임상가는 치료 전의 신뢰와 환자-의사 관계 형성, 노출 요소에 대한 안전 계획, 치료 효과를 제한할 수 있는 인지 결핍에 대한 인식이 요구된다고 했다(Frueh 등 2006).

결론

경험적 연구가 제한적이지만, 중증 정신질환자에게 재난 전의 질환이 악화될 위험성뿐만 아니라 재난 후에 외상 후 스트레스장애의 발생 위험도 높아진다고 믿을 수 있는 강력한 이론적 기초가 있다. 환자들은 재난에 대한 대비가 부족하고, 재난 이전에 외상과 외상 후 스트레스장애 발생율이 높았으며, 허리케인 카트리나에서 재난 대응 본부는 중증 정신질환자를 위한 피난처 같은 문제를 적절히 고려하지 않았다. 중증 정신질환자의 외상 후 스트레스장애 치료에 대한 몇 연구는 적절한 치료동맹 가운데 노출치료와 호흡 기법과 같은 인지행동치료를 적용할 수 있다고 주장한다. 다른 집단과 마찬가지로, 인지행동치료 효과에 대한 기대는 인지 결함이 존재하는 경우 조정되어야 한다. 이러한 주의사항에도 불구하고 이 환자 집단에서의 외상 후 스트레스장애가 간과되고 치료가 제대로 이루어지지 않는다면, 재난 정신건강의학과 의사의 영향은 더욱 크다고 할 수 있다.

■ 교육 핵심

- 중증 정신질환자는 재난에 매우 취약하다. 재난 이전에 수립되는 많은 계획들이 중증 정신질환자에 대한 특수사항을 고려하지 않기 때문이다. 재난 정신건강의학과 의사는 이런 환자 집단을 위한 피난처 같은 기본적 필요 사항을 주장할 필요가 있다.
- 재난 정신건강의학과 의사는 중증 정신질환자의 약물치료와 심리사회적 체계와 지원에 대한 접근을 보장함으로써 중증 정신질환자가 지속적인 치료를 받을 수 있도록 해야 한다.
- 재난 정신건강의학과 의사는 재난 생존자와 대응자 모두에서 중증 정신질환자를 만날 수 있다.
- 중증 정신질환자는 재난과 관계없이 외상과 외상 후 스트레스장애를 경험하는 비율이 높다. 기존 정신건강 시스템은 외상과 외상 후 스트레스장애의 높은 비율을 간과하는 경우가 많다.
- 신뢰성, 안전, 인지 결핍 문제를 조금이라도 보충한다면, 이런 집단의 외상 후 스트레스장애 치료에 노출 치료가 효과적일 것이다.

복습 문제

7.1 외상 후 스트레스장애 증상은 다음 중 어떤 증상으로 오인할 수 있는가?

A. 조증

B. 우울증

C. 조현병의 음성증상

D. 조현병의 양성증상

E. A, B, C, D 모두

7.2 재난 후 중증 정신질환 환자와 작업할 때 다음 중 어떤 개입이 가장 도움이 되지 않는가?

A. 피난처 제공과 대피를 위해 이 집단의 요구 사항을 특히 귀담아 듣도록 한다.

B. 본인의 외상 문제를 제기하도록 기다림으로써 재외상화의 위험을 줄인다.

C. 수면 주기 변화를 최소화한다.

D. 이전에 투약을 중단했는지 여부 평가

E. 심리사회적 지지를 재형성한다.

7.3 중증 정신질환 환자의 외상 후 스트레스장애 치료를 위해 다음 중 어떤 개입에 대한 연구가 가장 잘 이루어졌는가?

A. 인지행동치료

B. 안구운동 민감 소실 및 재처리(EMDR)

C. 심리적 경험보고(디브리핑)

D. 항정신병약물

E. 항우울제

7.4 일반인과 비교할 때, 중증 정신질환 환자는?

A. 외상 및 외상 후 스트레스장애의 비율이 모두 비교적 낮다.

B. 외상 및 외상 후 스트레스장애의 비율이 모두 비교적 높다.
C. 외상의 비율은 비교적 낮고, 외상 후 스트레스장애의 비율은 높다.
D. 외상과 외상 후 스트레스장애의 비율이 거의 동일하다.
E. 외상의 비율이 비교적 높고, 외상 후 스트레스장애의 비율은 낮다.

7.5 중증 정신질환 환자에 대한 다음 설명 중 옳은 것은?
A. 재난 후 일반 대중보다 상태가 좋아지는 것으로 나타났다.
B. 재난 후 사회적 고립으로 인해 피해를 입을 위험이 더 적어진다.
C. 일반 대중에 비해 재난 대비가 잘 되어 있지 않다.
D. 가장 좋은 방법은 단계적 치료이지만, 보통 동시에 외상 후 스트레스장애와 동반 질환에 대한 치료가 이루어진다.
E. 보기 중 답이 없다.

8

물질 남용

David J. Mysels 의학 박사, 경영학 석사(M.B.A.)
Maria A. Sullivan 의학 박사, 철학박사(Ph.D.)
Frank G. Dowling 의학 박사

재난은 근본적으로 아주 스트레스가 많고 비참한 사건이다. 재난이 발생하면 재난을 당한 사람들 중에서 물질사용장애를 포함한 정신병리의 악화가 일어날 수 있다. 최근까지 알려진 재난 상황에서 물질사용 패턴을 조사한 연구는 소수인데, 그 결과 재난 사건이 물질남용에 미치는 영향 또한 엇갈리는 보고였다. 몇몇의 연구에서 재난 후에 물질남용이 증가하는 현상을 주목하고 있으나, 또 다른 연구에서는 이러한 효과를 입증하지 못하고 심지어 일반 집단에서는 재난과 관련하여 보호효과가 있는 것으로 나타나기도 했다. 그러나, 이전의 물질사용장애 병력, 외상 후 스트레스장애, 주요 우울장애, 공황발작과 같은 특정 동반 정신질환의 기왕력을 포함한 일부 요인은 재난의 피해자 가운데 물질사용 가능성을 증가시킨다. 또 다른 위험 요인으로는 재난 현장에 근접한 정도, 어린 나이, 자원의 손실이 있다. 이 장에서는, 우리들은 최근에 발생한 다수의 재난 피해자들에게서 나타나는 위험한 물질사용 패턴에 대한 최근의 연구를 검토한다.

추가하여, 지역사회 재난에 대한 정신건강 대응 장면에서 DSM-IV-TR(미국정신의학회 2000) 진단과 일치한 알코올 및 물질사용장애에 대한 효과적이고 효율적인 선별검사 지침을 제공하고자 한다. 또한 그리고 재난 충격을 받은 사람들과 직접 접촉하게 되는 정신건강 전문가, 지역사회 작업가 및 기타 사람들이 적절한 시기에 개입할 수 있는 치료 전략을 알아본다.

재난 후 물질사용에 대한 역학적 연구 결과

재난 후 생존 환경에서, 물질사용장애가 사고나 전염병의 확산을 포함한 심각한 위험성을 내포하게 된다. 재난이 발생하면 대개 응급서비스와 보건서비스는 흔히 타협하게 되는데, 물질사용으로 파생된 문제는 걷잡을 수 없이 커진다. 따라서 재난 후 물질사용에 대한 연구는 공중 보건에 이득이 되며 따라서 더 많은 연구가 요구된다. 재난 후의 정신병리에 관한 52개의 메타분석 연구에서 6개의 알코올 남용과 3개의 약물남용을 다루는 연구가 포함되었다. 연구 결과, 재난 피해자 중 알코올 사용에 대한 조사 대상자는 712명 이었고, 이 중 253명(35.5%)는 재난 이후 음주량이 증가한 것으로 나타났다. 약물 사용을 조사한 세 개의 연구(630명)에서, 144명(22.9%)의 재난 피해자가 약물사용이 증가했다(Rubonis와 Bickman 1991). 이 결과는 재난이 알코올과 물질사용의 위험성을 내포하고 있음을 시사한다.

1972년 펜실베니아 주의 와이오밍 밸리에 허리케인 아그네스가 들이닥쳐서 홍수로 인한 인명과 막대한 재산의 손실이 발생했다. 폭풍 후 3개월이 지났을 때, 생존자 중 음주량이 증가한 것으로 나타났다(Okura 1975). 또한 재난 후 알코올 사용의 결과도 장시간 지속되었다. 허리케인 아그네스가 지나간 5년 후에 실시한 연구에서 생존자의 50% 이상이 알코올이 스트레스를 대처하는데 도움이 된다고 응답한 반면, 홍수의 영향을 받지 않았던 지역에서는 응답자 중 16%만이 홍수 생존자와 동일하게 응답했다(P=0.001)(Logue 등 1979). 유사하게, 1995년 오클라호마 시 폭탄테러 사건이 발생한 지 1년 후에 메트로폴리탄 지역에 거주하는 성인의 음주와 흡연이 2배 이상 증가한 것으로 나타났다(Smith 등 1999). 그러므로, 위험한 음주 성향은 지속될 수 있으며 촉발 사건이 발생하고 일정한 시간이 나고 나서야 명백히 밝혀질 수 있다.

엄청난 사고가 발생한 뒤에 소비가 증가하는 약물은 알코올 만이 아니다. 1987년 영국 해협에서 헤럴드 오브 프리 엔터프라이즈(MS Herald of Free Enterprise) 페리호가 뒤집혀 193명이 목숨을 잃었다. 생존자 연구에서 사건이 발생 후 6~30개월 후 알코올, 담배, 수면제, 정온제 소비가 증가한 것으로 나타났다(Joseph 등 1993). 1980년 워싱턴 주에 있는 세인트헬렌 산(St. Helen)에서 대폭발이 일어난 후에는 더 복잡한 상황이 전개되었다. 경찰의 음주 측정, 음주 운전으로 인한 체포와 법정 소송은 감소했지만 다른 알코올 관련 법정 소송, 알코올 센터로의 이송, 주류법 위반으로 인한 체포는 모두 크게 증가했다(Adams & Adams 1984). 결국 알코올과 관련한 범죄는 전체적으로 증가하였다. 연구자들은 화산 폭발로 인한 화산재가 운전을 방해해서 자동차 관련 체포와 소송 사건이 줄어들었다고 추측했다. 하지만 이 연구는 알코올이나 물질사용 이력, 동반된 정신병리, 혹은 인구통계학적 정보와 같은 약물남용 위험과 관련된 기준으로 계층화되지 않았다는 한계가 있다.

여러 연구에서 재난 생존자와 알코올 및 물질 소비 증가 간의 직접적인 관련성이 입증되었지만, 그렇지 못한 경우도 있었다. 1972년 버팔로 크리크(Creek)댐 붕괴 후 생존자들을 2년 후와 14년 후에 분석한 결과 알코올 사용 증가와의 연관성이 발견되지 않았다(Green 등, 1990). 1985년에는 거대한 폭풍이 푸에르토리코를 강타했다. 이로 인해 큰 홍수뿐만 아니라 막대한 토사 유출이 발생했다. 수십 명이 사망했고 수천 명이 집을 잃은 후 몇 달 간 대피소에서 생활해야 했다. 1987년에 시행한 연구에서 재난에 노출되지 않은 사람들에 비해 "재난에 심하게 노출"(자신이나 가족의 삶에 위협 혹은 많은 재산 상실이 있는 경우로 정의)된 생존자에게서 알코올 소비와 관련이 있었다. 반면에 더 많은 분석 결과는 재난에 "심각하게" 노출된 생존자들은 재난 전에 이미 보다 많은 알코올 사용 병리가 있었던 것으로 나타났다. 결국, 연구자들은 재난에 대한 노출과 음주가 서로 명백히 결합되어 있는지 여부를 알 수 없었다(Bravo 등 1990). 1987년에 인디애나 주 인디애나폴리스에서 비행기가 한 호텔과 충돌했다. 재난에서 살아남은 호텔 직원 중, 알코올 사용장애가 재난 전에 비해 50% 이상 감소했다(Smith 등 1990). 텍사스 주 킬린(Killeen)에 있는 한 카페테리아에서 1991년에 발생한 총기 사건으로 23명이 사망했다. 생존자들의 약물사용과 알코올 사용이 감소했지만, 그들 중 15%는 재난 후 스트레스에 대처하기 위해 알코올을 사용하는 것으로 나타났다. 반대로 훨씬 더 높은 비율의 응답자가 친구나 가족(88%), 상담자와 의사(50%), 약물치료(27%)를 사용하여 대처할 것이라고 응답했다(North 등 1994).

재난에 노출되는 것이 알코올 사용이나 약물사용 증가에 대한 독립적 예측변수라고 주장하기 위한 결정적인 증거는 없다. 그러나 이전 연구에서 재난에 대한 노출과 또 다른 독립 변수가 결합될 경우 알코올 및 약물사용이 증가할 수 있다는 사실이 입증되었다(Vlahov 등 2002, 2004). 이 요소 중에는 재난 전 알코올 및 약물사용 병력, 재난 후의 정신병리, 재난 현장과의 근접도, 자원 손실, 어린 나이, 독신 상태(표 8-1)가 있다. 이러한 요소들의 존재는 새로 발병하는 알코올 또는 약물사용장애의 위험에 대해 특별한 주의를 경고한다. 재난이 발생했을 때, 고 위험군의 선별은 간단한 선별검사 척도로 매우 좋은 효과를 얻을 수 있다(“이 장의 뒷부분에 나오는 “선별검사와 평가 도구” 참조).

표 8-1. 재난 후 알코올과 약물사용장애 발생에 영향을 주는 요소

재난 당시에 주요 우울장애 혹은 공황발작 증상 존재
이전에 알코올이나 물질사용 장애
어린 나이, 특히, 지지 체계가 파괴된 경우
지각된 상당한 자원 손실

재난 이전의 알코올이나 약물사용 이력은 재난 후 그 사용이 증가할 수 있는 위험 요소에 해당한다. 앞서 언급한 1987년의 인디애나폴리스 비행기 충돌 사고에서 알코올 사용에 문제가 있는 호텔 직원 중 50%가 재난 이전에 이와 같은 정신병리가 있었다(Smith 등 1990). 게다가, 1985년 푸에르토리코에서 발생한 홍수와 토사 유출의 피해자 대부분에서 음주량이 증가했다. 하지만 그들은 재난 전에도 지나치게 술을 마시고 있었다(Bravo 등 1990). 1995년에 오클라호마 시 폭탄테러 사건 이후 약물의 사용이 감소했을 뿐만 아니라 생존자 182명에 대한 조사에서 새로운 발생도 없었다(North 등 1999). 그러므로 알코올이나 약물사용장애의 병력을 파악하는 것은 재발 위험이 있는 재난 피해자를 발견하기 위한 중요한 전략이다.

외상 후 스트레스장애와 다른 위험 요소들

외상 후 스트레스장애는 보통 후급성기로 접어들 때까지는 나타나지 않지만, 이전에 외상 후 스트레스장애를 경험한 경우 재난 발생 즉시 재발할 수 있다. 역학 연구에서 외상 후 스트레스장애와 약물사용장애의 높은 유병률이 일관되게 나타난다(Shore 등 1989, Stewart 1996). 외상에 노출된 사람은 외상 후 스트레스장애와 중독성 장애에 대한 취약성에 차이가 있다. 정신적으로 탄력적인 재난 피해자는 외상 후 스트레스장애나 경도 혹은 중등도의 심리적 외상을 입은 환자보다 담배나 마리화나의 사용이 훨씬 적다(Bonanno 등 2007). 미시건 건강증진 기구의 약 900명 회원을 대상으로 연구한 결과, 외상 후 스트레스장애는 약물과 담배 사용 증가와 관련되며 외상 후 스트레스장애가 아닌 외상의 과거력만 있는 경우에는 약물사용 및 알코올 사용 증가와 관련이 없는 것으로 나타났다(Breslau 등 2003). 일반적으로 외상 후 스트레스장애는 알코올 남용에 선행하는 경향이 있다(Stewart 1996). 외상 후 스트레스장애, 알코올 또는 물질사용은 자가-약물 복용과 관련이 있을 수 있고, 반면 벤조디아제핀 같은 진정제는 견딜 수 없는 불안 증상에 사용되곤 한다(Jacobsen 등 2001). 더욱이 진정제나 알코올 사용을 중지하면 불안 증상이 악화될 수 있으며, 이는 이러한 물질의 사용을 증가하게 한다(Jacobsen 등 2001).

재난에 대한 노출과 관련하여, 1995년 오클라호마 시 폭탄테러 생존자 중 외상 후 스트레스장애나 정동장애가 동반된 32%의 생존자가 스트레스에 대처하기 위해 술을 마시는 것으로 나타났으나, 이들 질환이 동반되지 않은 경우 5.6%에서 같은 결과가 나타났다(North 등 1999). 2004년 인도양 쓰나미 발생 후, 약 2000명의 스위스인 생존자 중에서 외상 후 스트레스장애 증상의 심각성은 약물사용 증가와 독립적으로 관련이 있었다(Vetter 등 2008). 오클라호마 시 폭탄테러 생존자 연구에서 현재의 애도와 외상 후 스트레스장애의 증상은 실제적인 손상 보다 음주량 증가를 예측하는 데 훨씬 더 도움이 된다는 사실이 입증되었다(Pfefferbaum과 Doughty 2001).

2001년 뉴욕 시에서 발생한 9/11 테러 후, 재난 현장에 노출된 집단은 알코올, 담배, 마리화나 소비가 크게 증가했다. 9/11 테러 전에 해당 약물들을 사용하고 있던 환자들, 특히 9/11 테러 사건 후에 외상 후 스트레스장애나 주요 우울장애 진단을 받은 환자들 사이에서 주로 이러한 소비 증가 현상이 두드러졌다(Marshall과 Galea 2001, Vlahov 등 2002, 2004). 하지만 9/11 테러 후에 나타난 알코올과 약물사용의 증가 현상은 다른 위험 요소들과도 결합되어 있었다. 다음은 9/11 테러가 발생한지 5~8주 뒤에 실시한 전화 설문조사에서 맨하튼 110번가에 살던 주민 988명에 대한 연구 결과이다. 알코올, 담배, 대마초 사용 증가와 관련하여 다변량 분석 결과 테러 장소에의 근접성(담배), 테러 전 12개월 동안의 생활 스트레스(담배), 부수적인 공황발작(담배, 마리화나), 언론매체에의 노출 증가(알코올)를 포함한 다양한 특정 위험이 나타났다. 상대적으로 소량의 마리화나 사용과 관련된 보호 요인으로는 고령, 기혼, 가계 소득이 2만불 보다 적거나 10만불 이상이었다(Vlahov 등 2002). 가계 소득을 바탕으로 재난에서 발생한 잠재적인 자원 손실을 어림잡을 경우, 뉴욕 데이터는 2005년 뉴올리언즈를 완전히 파괴한 허리케인 카트리나와 비슷했다. 추가해서, 루이지애나 주립대학교 학생, 교수, 직원들을 조사한 외상 후 스트레스장애 증상과 약물과 알코올 사용 사이의 관련은 자원의 손실이 알코올 의존과 특별히 연관되어 있음을 나타냈다(Kishore 등 2008).

약물사용장애의 위험성에 연령이 미치는 효과와 관련하여, 9/11 테러 연구 결과 높은 연령이 재난 후 약물사용 증가 위험에 대해 보호역할을 하는 것으로 나타났다. 젊은이들은 대처 기술이 발달되지 않았을 뿐만 아니라 차후에 보호자나 지원자를 상실할 가능성이 높기 때문에 재난 이후 알코올 사용 및 약물사용에 특히나 취약할 수 있다(Rowe와 Liddle, 2008). 노숙자가 되거나 응급 대피소에서 생활하는 것은 청소년(Thompson 2004)과 10대의 부모들(Parker 등, 1991)의 약물사용과 상당한 관련이 있었다. 외상 후 스트레스장애는 일반인보다 약물을 남용하는 청소년들에서 발생하기 쉬운 것으로 알려 있다(Deykin과 Buka 1997, Giaconia 등 2000).

외상 후 스트레스장애와 물질사용 장애가 동반된 청소년 중 절반에서 물질사용장애가 외상이나 외상 후 스트레스장애에 선행한다(Giaconia 등 2000). 그러므로 물질사용 병력을 확보하게 되면 재난의 피해자인 청소년에서 외상 후 스트레스장애의 발생을 더 쉽게 예측할 수 있다. 이런 결과의 다른 중요한 함축은 외상 후 스트레스장애 증상을 보이는 청소년 피해자에게 물질사용의 병리가 나타나는지를 주의 깊게 관찰해야 한다는 것이다. 중독장애 발생을 미리 선별하기 위해 청소년과 십대, 그들의 부모에 대한 관심을 특히 가져야 한다.

구조 대원은 재난 노출과 관련된 지나친 음주에 특별히 취약한 집단이다. 오클라호마 시 폭탄 테러에 파견됐던 소방관들은 알코올 사용장애의 평생 유병률이 47%였으며 이는 폭격 후 일반인 피해자 보다 두 배 이상 높은 비율이었다(North 등 2002b). 재난 이후 알코올 사용장애를 경험하는 소방관들은 직업에 대한 만족도가 비교적 낮고 그렇지 않은 경우보다 외상 후 스트레스장애 증상으로 인해 기능적인 손상 비율이 높은 것으로 나타났다(North 등 2002a). 이와 유사하게, 1977년 켄터키 주 사우스게이트(Southgate)에서 비버리힐스 서퍼 클럽 화재 사건이 발생했을 때, 시신 수습 작업에 참여한 구조 대원들은

2년 뒤에 발생한 약물남용과 밀접한 관련이 있었다(Green 등 1985). 이 연구 결과들은 재난 복구에 참여한 구조대원들에게 중독 위험의 평가를 포함한 지속적인 정신건강 돌봄이 필요함을 강조한다.

결론적으로, 외상 후 스트레스장애와 알코올이나 약물사용장애는 재난 현장에서 외상을 입은 후에 흔히 동반되는 질환이다. 비교적 높은 연령과 기혼 등 특정한 인구통계학적 요소가 중독을 어느 정도 막아주는 역할을 한다고 생각된다. 반면에 청소년, 미혼, 심각한 자원 손실을 입은 사람들은 심각한 중독장애가 발달할 위험에 놓인 것으로 보인다. PTSD 병리 출현에 초점을 맞춘 초기 재난 후 노력은 알코올이나 약물사용장애가 발생할 위험을 줄이기 위한 효과적인 전략에 해당한다. 따라서 재난 후 피해자를 위한 치료 프로그램은 외상 후 스트레스장애와 중독장애를 동시에 다루는 것이 기본적이다.

다음 사례는 재난 후 알코올 사용장애의 취약성을 높이는 위험 요소를 포함한 지금까지 살펴본 다수의 원칙들을 보여주고 있다.

Mr. N은 25세 미혼 소방관으로 불면증 치료를 위해 의뢰되었다. 그는 2달 전에 불법 노동 공장에서 발생한 화재로 갇혀버린 수십 명의 사람들을 구조하는 현장에 파견되었다. 열악한 작업 환경과 갖가지 소방법규 위반 때문에 사망자가 많이 발생했다. 구조 도중에 Mr. N은 숨이 가쁘고 심장이 요동치며 불행히도 자신이 죽을 것이라고 믿게 되었다. 구조 작업 이후로 Mr. N은 지옥 같은 곳에 갇혀서 일그러진 시신을 보면서 구조되지 못한 사람들의 외침을 듣는 악몽을 계속 꾸었다.

최근에는 이 환영이 플래시백의 형태로 낮 시간의 활동에 나타나기 시작했다. 지난 달에 Mr. N은 여러 날 동안 병가를 받았다. 너무나 피곤하고 일하고 싶은 의욕이 생기지 않아서 출근할 수가 없었기 때문이다. 사이렌 소리가 자기를 불안하게 한다고 했다. 거리에 나가면 마음이 더 불안했다. 더 깊이 질문하자, Mr. N은 밤에 몇 시간이라도 잠을 잘 수 있는 유일한 방법은 자기 전에 위스키 두 잔을 마시고 마리화나를 피우는 것이라고 했다. 그는 여러 해 동안 불면증에 시달릴 때 마다 마리화나나 술을 사용했지만 규칙적인 것은 아니었다. Mr. N은 지난 며칠 동안 안정을 취하고 출근하기 위해 아침에 맨 먼저 위스키 한 잔을 마셔야 했다. 그의 동료들은 그의 지저분한 모습과 숨쉴 때마다 풍기는 위스키 냄새에 대해 지적하기 시작했다. Mr. N은 어제 자기를 "술주정뱅이 부랑자"라고 놀리는 동료의 코를 주먹으로 쳤다. 실제로 Mr. N은 면담에 참여 하기 위해 술집에 가서 맥주를 몇 잔 마셔야 했다고 고백했다.

앞서 제시한 사례에서 Mr. N은 재난 현장에서 살아남은 후 약물사용장애가 발달할 수 있는 심각한 위험 요인을 확실히 보여준다. 그는 구조대원으로 최선을 다해서 구조활동에 참여하다가 재난의 공포와 마주했다. 그는 고 위험 군에 속한다. 미혼이며 상대적으로 나이도 어리고 이전에 약물 사용 병력이 있기 때문이다. 또한 악몽, 병적으로 민감한 과각성, 회피와 같은 외상 후 스트레스장애 증상들이 나타나고 있다. 그는 CAGE 설문조사(표 8-2)에서 두 가지 항목이 양성으로 평가될 것이다. 즉, 자신의 음주를 비난하는 타인에게 화를 내고 아침에 일어나자마자 술을 마신다.

위험한 음주

일반적인 성인 집단과 마찬가지로, 위험한 음주의 유병률은 알코올 남용이나 의존의 유병률보다 높은데, 재난 후의 많은 사람들이 알코올 사용장애 진단기준에 해당하기 보다는 문제가 있는 음주에 해당될 것으로 예상된다. 현재 미국에서 위험한 음주로 규정한 기준은 남성의 경우 하루에 4잔 혹은 1주일에 14잔 이상이고, 여성의 경우 하루에 3잔 혹은 1주에 7잔 이상이다(Dawson 등 2005). 지나친 음주는 우울과 불안의 위험을 증가 시킬 수 있다. 게다가, 과음하는 사람은 여러 가지 의학적 문제, 예를 들면 고혈압, 뇌출혈, 위장 내 출혈, 간경변, 간암, 유방암, 구강 인두암, 식도암, 수면장애가 발생할 위험이 높다(Rehm 등 2003). 따라서, 위험한 음주로 나타나는 전체적인 질병 부담은 매우 크다. 위험한 음주는 일반의사나 정신건강의학과 의사에게 과소 진단되는 경우가 많다. 위험한 음주 패턴을 가진 환자를 발견하기 위해 특정 면담 항목이나 체계적인 평가가 적용되지 않는다면, 재난에 대응하는 수 많은 임상가가 이 문제를 간과할 것으로 생각된다. 그러나 그 때가 바로 위험한 음주가 알코올 남용이나 의존으로 발전하거나 진행하는 순간이다.

미국 국립 음주문제연구원(National Institute on Alcohol Abuse and Alcoholism; NIAAA)이 발행한 지침에 따르면, 위험한 음주에 대한 적절한 임상적 대응 방법은, 다음 두 부분으로 구성된 간단한 개입을 하는 것이다. 즉, 1) 조언(결론과 권장 사항을 분명히 말한다) 2) 지원(환자가 음주 습관을 바꾸려는 준비가 되어 있는지 판단한다). 예를 들면, 의사나 다른 도움자는 이렇게 말할 수 있다. "당신은 의학적으로 안전한 수준을 넘어서 지나치게 술을 마십니다. 음주량을 줄이거나 술을 끊어버리도록 강력히 권유합니다. 그렇다면 제가 도와 드리겠습니다." 권장한 후에는 이러한 직접적인 질문을 통해서

표 8-2. CAGE 설문지

두 가지 항목이상에서 "예"라고 답한 경우 더 자세한 평가가 요구된다.

1. 당신은 주량을 줄여야 한다고 생각한 적이 있는가?
2. 사람들이 당신의 음주에 대해 비난함으로써 짜증이 나게 한 적이 있는가?
3. 음주에 대해서 죄의식을 느낀 적이 있는가?
4. 안정시키거나 숙취를 없애기 위해 일어나자마자 술을 마셔야 한다고 생각한 적이 있는가?

출처: Ewing 1984.

주: CAGE=Cut, Annoyed, Guilty, Eye-opener; 줄여야, 짜증이 나게, 죄의식, 일어나자마자

음주 습관을 변화시키려는 준비가 되어 있는지 판단한다. "당신은 음주 습관을 바꾸는 것을 고려해 보시겠습니까?"(미국 보건후생부 2005). 환자에 대한 지속적인 지지를 위해 후속 치료 약속을 정해야 한다.

후속 치료는 환자가 음주 습관을 바꾸는지 여부에 상관없이 필수적이다. 변화를 가져오지 못한 환자에게 임상가는 금주가 목표임을 분명히 밝히면서 주량을 줄이기 위한 노력을 지원할 수 있다. 이외에도, 음주 문제를 현재의 의학적, 심리적, 혹은 사회적 문제와 연관시키고 종합적으로 접근하는 것이 중요하다. 동기 강화를 위한 다른 전략에는 타인들과 관계를 맺게 하거나 12단계 혹은 다른 서로-돕는 집단을 추천하는 일이 포함된다. 금주 목표를 달성할 수 있었던 환자에게는, 환자가 동의하는 경우 중독 전문가와 함께 치료를 조정하며 지속적으로 밀착된 관계를 강화하고 지원하는 것도 중요하다. 이 모든 경우에 임상가는 공존하는 의학적 질환과 정신질환을 치료하기 위해 필요한 사항이 무엇인지 확인하기 위하여 잠시도 방심해서는 안 된다.

선별검사 및 평가 도구

재난 대응의 관점에서 보면, 환자가 적절한 때에 적절한 치료를 받아서 불행한 결과를 맞이하지 않도록 가능한 한 빨리 조치를 취해야 하는 몇 가지 중독-관련 진단이 있다. 무엇보다 가장 우선적인 문제는 알코올 금단과 아편 금단이다. 파괴적인 규모로 발생하는 지진은 의료서비스(예: 병원, 진료소, 개인 진료실, 약국)와 알코올 및 물질 유통(예: 주류

판매 면허점, 약거래 조직)을 위한 물류 조직을 붕괴시킬 수 있다. 급성 또는 증상이 나타나기 시작한 알코올 혹은 진정제(벤조디아제핀, 바비튜레이트) 금단 환자는 불안해하고 심하게 땀을 흘릴 것이며, 또한 증상이 악화되면 심장 박동수와 혈압이 상승한다. 이 증상들 중 대부분이 아편 금단 환자에게서도 나타나는데, 눈물흘림, 땀흘림, 혹은 열감/오한, 경련성 복통, 근육통 등이 나타날 수 있다.

재난 상황에서 부상자 분류 능력이 한계에 도달하거나 한계를 넘어섰을 때, 알코올과 물질사용에 대한 질문은 병력 청취 시 간과되거나 제외될 수 있는데, 환자는 직접적으로 질문을 받지 않으면 주로 그러한 정보를 자발적으로 말하지 않는다. 그러므로 부상자 분류 상황에서 일반적인 선별 방법으로 구조화되고 타당한 도구 사용을 권장한다. 표 8-2에서 8-4에 걸쳐 흔히 사용되는 선별검사 및 평가 도구가 나와있다.

평가도구는 알코올 사용 장애의 심각도를 판단하는데 유용해서, 생리적으로 알코올에 의존하는 환자를 식별하는 데도 도움이 된다. 알코올 금단 증후군은 마지막으로 술을 마신 후 6~12 시간이 지난 후에 시작된다. 경련발작(두부손상 가능성), 섬망, 사망과 같은 병적 위험상태를 피하기 위해 빨리 금단 증상을 진단하고 치료하는 일이 매우 중요하다. 재난의 여파로 알코올에 대한 접근이 갑자기 중단될 수 있어서, 알코올 의존 환자는 중등도 또는 심한 알코올 금단 증상(예: 고혈압, 심계항진, 발한, 메스꺼움, 구토, 불면증, 초조함, 체온 상승)을 경험하게 될 가능성이 있다. 치료하지 않는 경우, 이러한 증상들은 12~24 시간 내에 시각적, 청각적, 촉각적 환각을 포함한 알코올성 환각증으로 나아갈 수 있다. 대개 전신성 긴장성-간대성 대발작인 금단 발작(경련)의 위험은 금단 후 24~72시간부터 가장 높고, 지남력 상실, 초조, 심계항진, 고혈압, 발한, 주로 환시로 구성되는 의 알코올 금단 섬망의 위험은 48~72시간에 최고조에 달한다.

재난 상황에서는 메타돈(methadone) 진료소에서 메타돈 공급이 중단되므로, 대다수의 메타돈 의존 환자는 응급실 의사에게서 아편제를 구하게 된다. 이 환자들은 그러한 메타돈 프로그램에 등록되어 있음을 입증하기 위한 신원 확인이 가능해야 한다. 불법 아편제 사용자들이 아편 공급이 중단되면, 여러 가지 통증을 호소하면서 맥박 증가, 발한, 안절부절함, 동공 수축, 뼈나 관절 통증, 콧물 또는 눈물, 위장장애, 떨림, 하품, 불안, 자극과민성, 소름, 열감/오한과 같은 금단 증상을 피하기 위해 아편제 처방을 원할 것이다.

표 8-3. 물질사용장애에 대한 선별검사 및 평가 도구

척도	평가된 물질	문항의 유형과 특성	확인
AUDIT	알코올	넓은 연령대에 걸쳐 실행 가능: 10문항	Bohn등 1995, Donovan 등 2006, Saunders 등 1993
CAGE	알코올	4문항: 주량 감소, 술 비판에 대한 짜증, 죄의식, 일어나자마자 술 (표 8-2 참조).	Ewing 1984, Liskow 등 1995
CIWA-Ar	알코올	알코올 금단에 대해 가장 넓게 사용	Sullivan 등 1989
COWS	아편제 금단	11가지 가장 흔한 징후 및 증상 (예: 심계항진, 발한, 동공 수축, 위장장애, 근육통, 통증, 떨림, 불안)	Wesson과 Ling 2003
CRAFFT	알코올, 약물	청소년과 10대에서 사용 평가: 6문항	Cook 등 2005, Knight 등 2002
RAPS	알코올	지나친 음주에 대한 높은 민감도	Cherpitel 1995
RDPS	약물	여성에 대한 비교적 낮은 민감도	Cherpitel과 Borges 2004

주: AUDIT=Alcohol Use Disorder Identification Test(표 8-4 참조); CIWA-Ar=Alcohol Institute Withdrawal Assessment for Alcohol, Revised; COWS=Clinical Opiates Withdrawal Scale; CRAFFT= 사용 패턴과 관련된 말들의 두문자어: Car(운전자 혹은 승객), Relax, Alone, Forget(일시적 의식상실), Friends(주량 감소 권장), Trouble; RAPS=Rapid Alcohol Problem Screen; RDPS=Rapid Drug Problem Screen.

조기 개입으로 향후 발생할 금단 증상을 예방할 수 있다는 점에서 알코올 의존 및 아편제 의존의 진단이 유용하다. 물질이나 알코올 남용에 관한 DSM-IV-TR의 진단기준은 최소 12개월의 기간을 요구한다. 그 기간 동안에 물질사용이 직장, 학교, 가정에서의 부정적인 사회적, 법률적, 신체적 결과와 관련되고, 이러한 결과를 인식함에도 불구하고도 지속적으로 물질을 사용한다. 이와 대조적으로, 알코올이나 물질 의존을 진단하려면 환자가 만성적인 사용으로 인한 생리적 변화들을 나타내고, 환자가 사용하는 물질을 줄일 수 없거나 계획한 기간보다 오래 사용하며, 알코올이나 물질의 지속적인 사용으로 중요한 개인적, 사회적, 직업적 자원이 손상되는 것으로 표현되는 물질사용에 대한 통제력 상실을 경험해야 한다(표 8-5). 알코올 의존 증례에서 술 마신 다음

날 나타난 떨림 증상은 중등도의 금단 증상이고, 알코올 금단에 동반된 발작은 분명한 생리적 의존을 말해 준다. 헤로인이나 처방된 아편제에 중독된 환자들은, 다음 복용이 지연될 경우, 의존으로 인해 근육통과 복부 경련을 포함한 중등도의 금단 증상을 겪게 된다.

더 어려운 문제는 이러한 증상에 대한 과거 병력이 알려지지 않았거나, 특정 위험군에 속하지 않는 잠재적인 알코올이나 물질사용 장애 환자를 선별하는 것이다. 임상가를 비롯한 치료자들은 중독장애에 대해 환자에게 편안하게 질문하고 해당 진단을 내리는데 익숙해야 한다. 환자들은 가끔 면담 시작 전에 이러한 면을 솔직하게 드러내거나, 또는 중독된 것을 관찰할 수도 있다. 환자는 악화되는 기분, 불안, 자극과민성에 대한 염려를 표현할 수 있고, 불면증, 기진맥진, 불안정감 같은 신체적 문제에 집착할 수 있으며, 집중력 혹은 기억력 장애 같은 인지적 문제가 나타날 수도 있다. 임상가는 이런 증상들이 재난 생존자에게 흔히 일어나는 증상이고, 사람들은 종종 알코올이나 약물을 이용하여 이러한 증상을 스스로 치료한다고 말하면서 약물 사용에 대한 평가를 시작한다. 어떤 환자들은 알코올이나 벤조디아제핀 같은 진정제로 불안, 자극과민성, 불면증을 치료하며, 코카인이나 암페타민 같은 흥분제로 피로감을 조절하려고 시도한다. 불행히도, 환자가 물질남용으로 치료하고자 하는 바로 그 증상이 해당 물질을 금단했을 때 흔히 보다 갑작스럽게 심하게 돌아온다. 불안과 불면증은 진정제나 알코올 사용을 중단할 때 생기는 흔한 금단 증상인 반면에, 피로는 코카인과 암페타민 같은 자극제에서 “추락할(crashing)” 때 자연스럽게 일어난다.

표 8-4. 알코올 사용장애에 대한 선별검사(AUDIT) 및 평가 도구

질문	0점	1점	2점	3점	4점
1. 술을 얼마나 자주 마십니까? [0(전혀 안 마신다)이면 질문 9번과 10번으로 간다]	전혀 마시지 않는다	월 1회 미만	월 2–4회	주 2–3회	주 4회 이상
2. 평소 술을 마시는 날은 몇 잔 정도나 마십니까?	1–2잔	3–4잔	5–6잔	7–9잔	10잔 이상
3. 한 번 술을 마실 때 6잔 이상 마시는 경우는 얼마나 자주 있습니까? [질문 2와 질문 3의 총점이 0이면 질문 9번과 10번으로 간다]	전혀 없다	월 1회 미만	월 1회	주 1회	매일 또는 거의 매일
4. 지난 1년간 한 번 술을 마시기 시작하면 멈출 수 없었던 때가 얼마나 자주 있었습니까?	전혀 없다	월 1회 미만	월 1회	주 1회	매일 또는 거의 매일
5. 지난 1년간 평소 같으면 할 수 있었던 일을 음주 때문에 실패한 적이 얼마나 자주 있었습니까?	전혀 없다	월 1회 미만	월 1회	주 1회	매일 또는 거의 매일
6. 지난 1년간 술을 많이 마신 다음 날, 일 나가기 위해서 해장술이 필요했던 적은 얼마나 자주 있었습니까?	전혀 없다	월 1회 미만	월 1회	주 1회	매일 또는 거의 매일
7. 지난 1년간 음주 후에 죄책감이 들거나 후회를 한 적이 있습니까?	전혀 없다	월 1회 미만	월 1회	주 1회	매일 또는 거의 매일
8. 지난 1년간 음주 때문에 전날 밤에 있었던 일이 기억나지 않았던 적이 얼마나 자주 있습니까?	전혀 없다	월 1회 미만	월 1회	주 1회	매일 또는 거의 매일
9. 음주로 인해 자신이나 다른 사람이 다친 적이 있습니까?	없었다		있지만, 지난 1년간은 없었다		예, 지난 1년간 있었다
10. 친척이나 친구, 의사가 당신이 술 마시는 것을 걱정하거나 술 끊기를 권유한 적이 있습니까?	없었다		있지만, 지난 1년간은 없었다		예, 지난 1년간 있었다

주: 설문지의 질문을 읽고 신중하게 답하십시오. "이제 당신에게 작년 술 사용에 대한 질문을 하고자 합니다."는 말로 AUDIT을 시작하십시오. 맥주, 포도주, 보드카 등의 통상적인 예를 사용하여 "술"이 무엇을 의미하는지 설명하십시오. "표준 주류"의 측면에서 답을 표시하십시오. 최소 점수(비음주자)는 0, 최대 점수는 40점입니다. 8점은 위험하고 해로운 알코올 사용을 시사하고 알코올 의존 가능성이 있습니다. 8점–15점은 중간 수준임을 의미하고, 16점 이상은 알코올 문제 수준이 높음을 나타냅니다.

출처: Babor TF, Biddle–Higgins JC, Saunders JB 등: 알코올 사용 장애 선별 검사: 일차 진료에서 사용하기 위한 지침(WHO/MSD/MSB/01.6a). 제네바, 스위스, 세계보건기구 정신건강 및 물질의존과, 2001에서 허락 받고 개작. 판권 2001, 세계보건기구

표 8-5. DSM-IV-TR 물질남용 및 의존 기준

DSM-IV-TR 물질남용 기준

A. 임상적으로 심각한 장해나 고통을 일으키는 부적응적인 물질사용 양상이 다음에 열거한 항목 가운데 1개(또는 그 이상) 항목으로 지난 12개월 동안에 나타난다.

(1) 반복적인 물질사용으로 직장, 학교, 가정에서의 중요한 임무를 수행하지 못한다(예: 물질사용과 관련되어 결석하거나, 정학, 퇴학을 당한다. 중독으로 인해 자녀를 돌보지 않고, 집안 일을 등한히 한다).

(2) 신체적으로 해를 주는 상황에서 반복적으로 물질을 사용한다(예: 물질사용으로 인해 장해가 초래된 상황에서 차를 운전하거나 기계를 조작한다).

(3) 반복적으로 물질사용과 관련된 법적 문제를 일으킨다(예: 물질사용과 관련된 탈선 행동으로 체포된 경험이 있다).

(4) 물질의 효과로 인해 사회적 문제나 대인관계 문제가 지속적으로 또는 반복적으로 야기되거나 악화됨에도 불구하고 계속 물질을 사용한다(예: 중독의 결과로 배우자와 언쟁하거나 몸싸움을 한다).

B. 증상이 동일 물질군의 의존의 진단 기준을 충족시킨 적이 없었다.

DSM-IV-TR 물질 의존 기준

A. 임상적으로 심각한 장해나 고통을 일으키는, 부적응적인 물질사용 양상이 다음에 열거한 진단 항목 가운데 3개(또는 그 이상) 항목으로 지난 12개월 사이에 어느 때라도 나타난다.

(1) 내성, 다음 중 하나로 정의된다.

(a) 중독이나 원하는 효과를 얻기 위해 매우 많은 양의 물질이 요구된다.

(b) 동일 용량의 물질을 계속 사용할 경우 그 효과가 현저히 감소한다.

(2) 금단, 다음 중 하나로 나타난다.

(a) 물질에 특징적인 금단 증후군

(b) 금단 증상을 완화하거나 피하기 위해 동일(또는 유사) 물질을 사용한다.

(3) 원래 의도했던 것보다 훨씬 많은 양이나 훨씬 오랫동안 물질을 사용한다.

(4) 물질사용을 중단하거나 조절하려고 계속 노력하지만 뜻대로 안 된다.

(5) 물질을 구하거나(예: 여러 의사를 방문하여 물질을 구하거나 먼 곳까지 물질을 구하러 다닌다), 물질을 사용하거나(예: 줄담배), 또는 물질의 효과에서 벗어나기 위해 많은 시간을 보낸다.

(6) 물질사용으로 인해 중요한 사회적, 직업적 활동 및 여가 활동을 포기하거나 줄인다.

(7) 물질에 의해 일어나거나 악화될 것 같은 신체적, 정신적 문제가 물질사용으로 인해 지속적으로 반복적으로 생긴다는 것을 알면서도 계속 물질을 사용한다.

출처: 정신장애의 진단 및 통계 편람4판, 본문 개정(DSM-IV-TR). 워싱턴 DC, 미국정신의학회, 2000, pp. 197, 199에서 전재.

약물학적 개입과 치료 개입

알코올 금단증상의 위험이 높은 환자에 대한 첫 평가는 충분한 병력 청취와 신체 검사이다. 혈액검사도 종종 필요하다. 포도당 용액을 주입하기 전에, 티아민 100mg을 근육 내 또는 정맥 내로 주입한다. 다음에 고려할 사항은 알코올 중독 치료를 위한 치료 환경을 설정하는 것이다. 금단 증상이 경증이거나 중등도인 환자는 통원치료 방식으로도 알코올 의존을 치료할 수 있지만, 중증의 금단증상이 있었거나, 금단 발작, 진전 섬망, 알코올 중독 치료의 기왕력이 있는 환자, 기타 여러 정신질환이나 신체적 질환을 수반하는 환자, 최근에 음주량이 많았던 환자, 임산부, 신뢰할 만한 지지체계가 없는 환자에게는 입원치료를 제안한다(Myrick과 Anton 1998).

알코올 금단에 대한 약물치료에는 알코올과 교차 내성을 갖는 약물을 사용한다. 알코올 금단이나 진정제 금단에 대한 표준 치료는 벤조디아제핀을 투여하는 것이다. 일반적으로 지속성 벤조디아제핀류인 디아제팜과 클로르디아제폭사이드가 치료에 사용된다. 표준 치료는 정해진 치료에 필요시 추가적인 용량을 사용한다(Saitz 1995). 일반적인 치료 절차는 다음과 같다. 24시간 동안 6시간마다 클로르디아제폭사이드 50mg을 투여한 후에 48시간 동안 6시간 마다 25mg을 투여한다. 추가적인 약물의 사용은 알코올 금단증상 평가 척도(CIWA-Ar; Sullivan 등, 1989)를 이용하여 매 시간 평가를 통해 결정한다. 알코올 금단증상 평가 척도의 점수가 8~10점일 경우 디아제팜 10~20mg을 투여한다. 이 약은 반감기가 길어서 알코올 중독 환자의 해독을 더 순조롭게 할 수 있다.

금단증상이 경증이거나 중등도인 환자에게는 벤조디아제핀 대신 카바마제핀이 효과적이다(Stuppaeck 등, 1990). 카바마제핀의 장점은 진정 작용이 없고 남용 가능성이 거의 없다는 점이다. 카바마제핀은 유럽에서 광범위하게 사용되지만, 미국에서는 발작과 섬망을 예방하지 못한다는 이유로 사용이 제한적이다(Bayard 등, 2004). 일부에서 바비튜레이트, ß-blocker, 항정신병 약물을 사용할 수 있지만, 보통 일차치료에서는 권장하지 않는다. 환자에게 다른 지지적 치료로 도움이 되지 않을 때, 심각한 알코올 금단 증후군을 조절하기 위해 벤조디아제핀이 유용할 수 있다. 시골 지역에서는 앞서 언급한 표준 투약 계획을 금단증상 치료에 사용하기 힘들 수도 있다. 에탄올은 복용이나 정맥 주사 형태로 알코올 금단증상 치료에 사용되어 왔다(Funderburk 등 1978, Hodges와 Mazur 2004, Mayo-Smith 1997). 바비튜레이트 의존 환자는 벤조디아제핀을 이용한 치료에 반응이 적기 때문에 금단증상을 치료하기 위해서는 바비튜레이트의 투여가 요구된다.

아편제 금단을 호소하는 환자들에게는 아편제를 지속적으로 사용하는 것이 현실적인 대안이다. 따라서 이전의 아편 효능제(즉, 메타돈이나 부프레노르핀)의 일일 투여량으로 다시 시작해야 한다. 메타돈 용량을 확인할 수 없다면, 저용량(20~30mg)으로 치료받게 하고 호흡 기능 저하가 나타나지 않도록 진정 효과를 자세히 관찰해야 한다. 아편제 금단이 나타날 경우, 메타돈을 소량 추가(5~10mg)하고 환자를 4~6시간 동안 관찰한다. 메타돈은 반감기가 최대 190시간으로 매우 길다. 따라서 처음부터 적절한 주의를 기울이지 않으면 용량이 누적되어 결국 의도하지 않게 과잉 투여하는 결과가 발생할 수 있다.

반면에, 환자가 불법 아편제로 해독을 하거나 이전에 처방 받은 아편제를 구할 수 없는 경우, 수 일에 걸쳐 아편제 해독 과정을 시행할 수 있다. 병원 약국이나 진료소에서 아편제 공급이 부족하면 통증 관리를 위해 심지어 메타돈을 사용할 수도 있다. 현재 미국에서 아편제 중독 치료를 위한 임상 표준 지침은 메타돈처럼 장시간 작용하는 아편제를 사용하여 7일간 치료하는 것이다. 날트렉손 같은 오피오이드 길항제는 선택사항이며, 이 약물을 환자에게 투여했다면 의사와 간호사가 환자를 면밀하게 관찰해야 한다. 알코올 중독 환자는 자율신경계가 과활성된 상태이다. 따라서 근육통이나 불안을 조절하기 위해 클로나제팜 등의 벤조디아제핀과 함께 클로니딘 같은 α_2-아드레날린 효현제를 사용하는 것이 좋다. 설사는 로페라마이드로 치료할 수 있다. 수면장애는 알코올 중독 치료의 성공에 큰 걸림돌이 될 수 있기 때문에 불면증도 즉각적인 약물치료가 요구된다. 오피오이드 해독작용 중에 탈수가 발생할 우려가 있기 때문에 수액 투여가 권장된다. 알코올 금단, 진정제 금단, 아편제 금단 치료에 사용할 수 있는 약물이 WHO(2010)의 "세계보건기구 필수 약물 목록, 16판(최신)"에 나와 있고, 전세계의 의료 환경에서 이 약물들을 이용할 수 있어야 한다(표8-6).

알코올 금단이나 아편제 금단이 치료된 뒤에는 근본적인 약물 의존에 접근하기 위한 치료가 요구된다. 알코올 중독 치료를 마친 환자들은 외래 치료를 받아야 한다. 외

표 8-6. WHO의 필수 약물 목록: 알코올/진정제 및 아편제 금단 치료에 유용한 약물

알코올/진정제 금단: 디아제팜, 로라제팜, 페노바비탈, 카바마제핀, 발프로산, 에탄올(살균성)
아편제 금단: 메타돈, 몰핀
기타 치료: 니코틴 대체 패치, 수액 치료, 제토제, 지사제(코데인)

출처: 세계보건기구 2010.

래에서는 재발 방지를 위해 동기강화 치료나 재발방지 상담과 함께 약물치료가 지속되어야 한다. 환자에게 아편제 해독 치료를 받는 과정에서 약물에 대한 내성이 줄어든다고 경고하는 것이 또한 중요하다. 그래서 해독 후에 돌발적인 과다 복용할 위험이 높아서, 임상가는 환자에게 이 위험을 잘 설명해야 한다.

중독전문가가 부족하거나 없을 수 있으므로, 후급성기에 재난 복구에 참여하는 정신건강의학과 의사는 알코올 의존에 대한 약물 처방을 잘 고려해야 한다. 국립 음주문제연구원(NIAAA) (2008)에서 이 약물들에 대한 더 자세한 정보와 권장 사항을 확인할 수 있으며 아래에 간략하게 요약되어 있다. 이 약물들은 금주 지속 기간을 증가시키고 알코올 사용량을 감소시키며 이를 통해 외상 후 스트레스 어려움에 접근할 수 있는 기회가 더 많아진다고 보고 되었다. 다행히도, 구할 수 있는 약물은 건강한 성인의 경우 일반적으로 잘 견디고, 신체적 혹은 정신적인 질환에 이환된 경우 알코올 자체보다 위험성이 훨씬 낮다.

복용이 가능한 지속성 약물 형태인 날트렉손은 알코올 보상 효과와 관련된 오피오이드 수용체를 차단하고 갈망을 줄일 수 있다. 아캄프로세이트 사용을 고려할 수 있는데, 아캄프로세이트는 감마(γ)-아미노부틸 산(GABA)과 글루타메이트 시스템에 작용하여 지속적인 금단 증상(예: 불면증, 안절부절, 불쾌감, 불안)을 줄인다고 생각된다. 마지막으로, 대조 연구에서 토피라메이트가 효과적으로 사용될 수 있는데, 토피라메이트는 억제성 GABA 수용체를 증가시키고 흥분성 글루타메이트 수용체 활성을 감소시키는 것으로 보인다. 디설피람은 알코올의 대사를 방해하고, 아세트알데히드를 증가시켜 발한, 오심, 홍조, 심계항진을 포함한 독작용을 유발한다. 그래서 디설피람은 나쁜 순응도 때문에 흔히 효과적이지 않고, 간독성을 초래할 위험도 높다. 특히 중증 간질환이 있는 경우 더욱 주의 해야 한다. 따라서 앞서 언급한 다른 약물보다 디설피람의 사

표 8-7. 알코올 의존 치료 약물

	날트렉손(복용)	날트렉손 주사 (서방형)	아캄프로세이트	디설피람	토피라메이트
용량	50mg qd	한 달에 한 번 380mg im	666mg tid	250mg qd	25mg qhs 천천히 적정하여 200mg qhs
금기증	최근 아편제를 사용했으면, 7~10일간 중단	구강 투여 날트렉손과 동일, 주사 부위의 발진 또는 감염, 깊은 주사를 위한 근육량 결여	심한 신장장애	메트로니다졸, 알코올이나 알코올이 함유된 약, 관상동맥 또는 중증 심근질환, 고무 성분에 대한 과민증	토피라메이트에 대한 과민증 병력
흔히 나타나는 부작용	식욕부진증, 오심, 구토, 피로, 두통, 현기증, 불안	구강 투여 날트렉손과 동일, 관절통, 근육통, 경련, 주사 부위의 이상 반응	설사, 졸림	금속성 뒷맛, 피부염, 보통 일시적인 약간의 졸음	지각 이상증, 입맛의 변화, 식욕부진증, 졸림, 인지 부작용

주: Im:근육 내, qd=매일, qhs=매일 밤, tid=하루에 세 번
출처: 국립음주문제연구원 2008 에서 개작

용은 적다.

표 8-7에 이러한 약물들에 대한 투여 용량, 금기증, 부작용이 열거되어 있다. 이들 약물 처방에 경험이 없는 임상가는 자료를 더 읽고 중독전문가와 상의해야 한다. 국립음주문제연구원(2008)에서 추가적인 정보를 얻을 수 있다.

치료에서 동반이환 문제

주요 우울장애나 외상 후 스트레스장애를 갖고 있는 환자의 알코올 또는 물질사용의 병리에 대한 특별한 관심이 요구된다. 앞서 언급한 바와 같이, 주요 우울장애나 외상 후 스트레스장애의 존재는 재난 생존자의 음주량 증가 혹은 약물의 소비 증가와 밀접한 관련이 있다. 재난 생존자의 알코올 남용이나 물질남용에 대한 치료 효과를 기술한 문헌을 찾지 못했지만, 물질장애와 기분장애 혹은 불안장애가 동반된 일반 외상 생존

자를 대상으로 한 연구에서 자료를 수집했다.

전반적으로 그 결과는 혼재되어 있었고, 우울증과 알코올 사용 모두에 명백한 이득이 되는 치료 결과는 없었다(Tiet와 Mausbauch 2007). 외상 후 스트레스장애 치료에서 인지행동치료 모델은 알코올 사용이나 물질사용이 공존하는 환자에서 노출 치료의 선호도가 높았다(Foa 등 1999). 안전 추구는 외상 후 스트레스장애와 물질사용 장애 증상이 공존해 있는 외상 환자 치료에 적용되는 표준 인지행동치료 형식이다. 이 치료는 개인적 행복과 자기-존중감에 대한 통찰과 안전을 우선적으로 고려하는 것을 목적으로 하는 동시에 인지적, 지지적, 대인관계적 스타일을 포함한다. 치료 후에 즉각적으로 기분의 개선과 약물 사용 증상의 개선이 나타났으며, 3개월 후에도 효과가 지속되었다(Najavitz 등 1998). 그러나 물질사용 병리를 다루기 위한 재발방지 치료는 9개월 간의 추적 진료에서 안전 추구보다 효과가 좋았다(Hien 등 2004). 이러한 연구 결과는 9/11 테러 후 6개월 동안 외상 후 스트레스장애와 주요 우울장애의 증상 감소에 대한 연구 결과와 일치하나, 9/11 테러 직후에 비해 알코올과 약물 사용 수준은 증가하였고, 안정되었다(Vlahov 등 2004). 위약 대조 연구에서 PTSD와 알코올 의존 환자에게 SSRI 항우울제인 설트랄린으로 치료받거나 매주 인지행동치료 만으로 치료받는 경우 증상 개선 면에서는 의미 있는 차이가 없었다(Labbate 등 2004). 요약하자면, 외상 후 스트레스장애 치료는 물질남용에 대한 직접적인 치료의 필요성을 대체할 수 없고, 정신치료와 항우울제나 항불안제를 병합하는 것이 물질사용 증상 영역에 도움이 된다는 증거 또한 없다.

결론

재난이 일어나면 일반적인 정신건강 자원은 제한되며 물질남용의 문제에 주력할 수 있는 전문가도 매우 부족하다. 따라서 재난 직후에 물질남용 문제에만 주력하는 것은 문제가 있다. 임상적 견지에서 볼 때, 가장 긴급히 필요한 약물치료는 알코올과 진정제의 금단 치료이다. 치료받지 못한 알코올 의존 환자는 지남력 상실이나 발작의 위험이 높다. 알코올 금단은 생명을 위협하며 여러 가지 의학적 합병증과 관련된다. 아편제 금단은 신체적인 불편감을 줄 수 있지만 생명에 위협이 되지는 않는다. 그러므로 재난 피해자의 물질남용 문제 중 하나만을 평가해야 한다면, 알코올 의존이 심하거나 심각한 금단현상을 겪을 위험이 있는 환자를 식별하는 일이며 재난 현장에서 구조 작업을 진행하는 사람들에게 매우 중요한 역할이다. 알코올 사용 장애 선별 검사(Saunders등 1993) 혹은 알코올 금단 증상 평가척도(CIWA-Ar)(Sullivan 등 1989) 같은 간단한 검사 도구를 이용하면 의학적인 관심이 요구되는 많은 환자들의 금단 위험성을 신속하게 평가할 수 있다.

재난에 노출될 경우, 알코올이나 물질사용 장애로 발달할 위험성이 매우 높으나, 단순한 노출 만으로 이들 질환의 발달을 예상하기는 어렵다. 현재까지 비교적 몇 연구에서 재난 후에 알코올이나 물질사용 장애가 새롭게 시작하거나 재발할 가능성을 높이는 기본적 요인 및 환경적 요인을 포함한 특정 위험 요인을 체계적으로 조사하기 위해 노력해왔다. 재난 후 외상 후 스트레스장애 발병은 알코올이나 물질사용 장애의 발생 가능성을 크게 증가시켰음을 확인할 수 있다. 알코올이나 물질사용 장애 발달을 촉진할 수 있는 또 다른 요인들이 앞서 제시한 표 8-1에 있다.

재난 후 생존과 물질사용 장애의 연관성에 대하여 여러 가지 의문점이 여전히 남아있다. 재난 후 의료 및 정신건강서비스 전달 체계가 붕괴된 시점에서, 재난의 영향을 받은 집단에서 재발과 임상적 금단 증상의 발병이 크게 증가하는가? 재발과 새로운 병리의 발달은 사고, 범죄 및 구조활동으로부터 자원을 딴 데로 돌릴 가능성을 증가시키고 중독장애를 야기시킴으로써 재난 후 사회적 결과를 악화시킬 수 있다. 예를 들면, 2001년 초 호주에서는 강력한 법 시행으로 극심한 헤로인 부족 현상이 발생했다. “헤로인 가뭄”은 현저한 절도 및 가택 침입의 증가와 통계적으로 유의한 관련이 있었다(Weatherburn 등 2003).

재난의 영향을 받은 집단에서 재난 후 부상으로 인한 통증 치료에 아편제 의존이 크게 증가하는가? 갑자기 나타난 불안장애, 특히 외상 후 스트레스장애의 치료에 벤조디아제핀을 사용함으로써 진정제 의존이 크게 증가하는가? 코카인과 흥분제 사용이 제한된 자원 속에서 끝없이 고생하는 구조대원 가운데서 증가하는가? 재난 환경에서 알코올과 물질사용 장애의 발생 패턴은 앞으로 더 많은 연구가 필요한 영역이다.

이 장에서는, 지역사회 재난 대응 상황에서 알코올과 물질사용 장애에 대해 DSM-IV-TR 진단기준과 일치한 효과적이고 효율적인 검사를 시행하기 위한 지침을 제공하고자 노력했다. 적절한 시기에 개입할 수 있는 치료 전략에 대해 설명했고, 그러한 치료를 최우선 순위에 두어야 할 필요성에 대해 언급했으며, 동시에 알코올 금단과 같이 잠재적으로 생명을 위협할 수 있는 알코올과 물질 문제에 대한 접근을 가장 먼저 고려했다. 이후에 나타나는 물질사용 장애와 외상 후 스트레스장애나 주요 우울장애 증상에 대한 예후적 중요성 또한 살펴보았다. 마지막으로 알코올 과 아편제 금단 증후군 치료에 적용 가능한 약물치료 전략을 제안하였다.

■ 교육 핵심

- 재난 노출은 그 자체가 물질 및 알코올 사용과 직접적으로 연관되지 않는다.
- 알코올이나 물질사용 병력이 있는 환자의 재난 노출은 재난 이후 알코올 및 물질사용의 증가와 관련이 있다.
- 외상 후 스트레스장애와 주요 우울장애를 유발하는 재난 노출은 재난 후 알코올 및 물질사용 증가와 관련이 있다.
- 재난 노출 전에 물질사용 장애를 앓았던 환자 외에, 취약한 집단으로 청년(특히 대피소의 청년)과 구조대원이 포함된다.
- 알코올 또는 물질의 의존이나 금단증상을 평가하기 위한 여러 가지 표준화된 선별검사 및 평가도구를 사용하여 도움이 되는 의학적 및 정신건강의학적 병력 정보를 추가할 수 있다.
- 치료되지 않은 알코올, 진정제, 아편제 금단 증상으로 인해 심각한 병적 상태에 도달할 수 있다(그리고 알코올이나 진정제 금단 증상으로 사망할 수도 있다).
- 금단 증상은 확인 될 경우, 약물치료로 치료될 수 있다.
- 일단 환자가 의학적으로 안정이 되면, 물질이나 알코올 사용 장애 치료를 위해 전문가에게 의뢰하여 정신치료와 약물치료를 사용할 수 있다.

복습 문제

8.1 다음 중 재난 후 물질이나 알코올 사용 증가와 관련이 없는 것은?

A. 과거의 약물 사용 병력

B. 최근의 결혼

C. 외상 후 스트레스장애가 있음

D. 공황발작 병력이 있음

E. 재난 현장에서 구조 작업에 참여한 대원

8.2 9/11 테러 후 마리화나 남용을 예방한 요소는 다음 중 어느 것인가?

A. 미혼

B. 고령

C. 10만불이상의 연간 수입

D. 재난 사건을 둘러싼 공황 발작

E. 재난 전 마리화나의 남용

8.3 다음 중 WHO의 필수약물 품목 모델에서 알코올 금단 치료에 사용할 수 있는 약물이 아닌 것은?

A. 디아제팜

B. 몰핀

C. 카바마제핀

D. 에탄올

E. 로라제팜

8.4 CRAFFT는 다음 중 어느 것을 평가하는가?

A. 알코올 중독 심각도

B. 아편제 금단 증상

C. 알코올 금단
D. 청소년의 약물과 알코올 문제
E. 외상 후 스트레스장애 심각도

8.5 알코올 금단성 발작의 위험은 마지막 알코올 섭취 후 어느 시기에 최고조에 도달하는가?
A. 6시간
B. 12시간
C. 24시간
D. 48시간
E. 1주

9

성격 문제

스리니바산 필레이 Srinivasan S. Pillay 의학박사(M.D.)

성격 특징은 규범적이다. 사회는 사람들이 어떻게 행동해야 하는지에 대해 어떤 기대치를 갖고 있지만, 그러나 사회는 사람들의 행동에 차이가 존재한다는 사실도 인정한다. 사람들이 재난의 중압감을 경험할 때, 일상적인 성격 특징이 과장될 수 있다. 특히, 이러한 특성이 재난 상황에서 위험과 상실에 대한 일상적인 대응 한도를 넘을 경우, 그 특징이 치료적 노력과 회복을 심히 약화시킬 수 있다. 예를 들어, 사회적 맥락에서 부적절한 정서적으로 과도한 표현적 행동은 모든 재난 후 돌봄자 환경을 방해할 수 있다. 이러한 행동 자체는 자신이 마치 충분한 돌봄을 받지 못하는 느낌이 들 때, 돌봄 제공자의 환경을 방해할 필요성을 둘러싸고 일어나는 뒤에 숨은 성격 문제의 표현이 될 수 있다. 이 장에서 *성격 문제*라는 말은 재난에 의해 나타나지만, 성격장애로 진단을 내리기에는 충분하지 않은 성격 특성을 의미한다(Tyrer 2010).

미국에서 성격장애의 유병률은 9.1%이다(Lenzenweger 등 2007). 그러나 기능장해는 병발하는 DSM-IV-TR 축 1(임상적 증후군)과 밀접하게 연관되어 있고, 성격장애가 있는 환자들은 주요 정신장애를 앓고 있을 가능성이 많다(Lenzenweger 등 2007). 예를 들어, 한 연구에서, 경계선 성격장애(BPD) 환자의 30.2%가 PTSD로 진단을 받았고, 반면 PTSD환자의 24.2%가 경계선 성격장애로 진단을 받았다(Pagura 등 2010). 이와 같은 병발 질환이 있을 때, 환자의 삶의 질은 더 나빠지고, 생애 자살시도율도 증가하게 된다.

DSM-IV-TR의 축2체계에서 성격장애는 세 가지 넓은 범주, 즉 이상함/기이한, 극적임/감정적임, 불안함/두려움 중 하나에 속한다(미국정신의학회, 2000). 재난환경에서, 이러한 다른 특징들은 사람들이 파괴적이거나 부적응적일 때 특별히 중요하게 된다. 예를 들어, 유기에 지나치게 민감한 사람은 돌봄 제공자의 자원을 다른 생존자가 이용하지 못하게 하거나, 히스테리 경향이 있는 생존자는 자기의 필요를 위해 직원을 조종할 수 있다. 일단 성격문제가 의심되면, 가능한 한 치료결과를 극대화하기 위해서는 그들에게 적절한 관심을 가져야 한다. 정신건강 전문가가 재난 후 성격문제가 있는 환자의 욕구를 돕기 위해, 이 장에서 다음 주제에 대해 살펴보고자 한다.

1. 성격장애가 존재하는지 여부를 평가하는 방법
2. 재난 상황에서 성격문제가 특히 관련될 때
3. 재난 환경에서 성격 문제를 관리하는 방법

평가

다른 진단 평가에서처럼, 임상가는 "당신은 항상 이런 유형의 사람이었습니까?" 하는 질문과 함께, 전반적인 증상 검토를 통하여 성격 특징과 성격장애를 진단한다. 이 질문에 대한 반응은 스트레스 반응 때문에 오는 급성 증상과 깊이 뿌리내리며 지속되는 만성적 성격 특성을 구별하는 데 도움이 될 수 있다. 평가 맥락에 따라, 급성기 재난 상황에서의 처음 질문은 각 성격장애나 성격특성에서 가장 중요한 문제적 특징을 강조하고, 나중에 후급성기 상황에서, 지금 현재의 특정 성격 문제를 더 밝히기 위해 보다 상세한 부분에 집중할 수 있다. 사실, 성격 문제를 완전히 평가할 충분한 여유가 없어, 부적응적 특성에 대한 탐지만으로도 충분할 것이다. 후에 실시할 추적 진료에서, 성격문제나 성격장애를 더 자세히 평가할 수 있다. 표 9-1에 성격장애의 세가지 일반적인 범주, 각 범주를 이루고 있는 특정 성격장애, DSM-IV-TR의 각 인격장애의 기준 A의 특징, 그리고 각 성격장애가 재난 후 돌봄 제공자 환경에 어떤 영향을 줄지에 대하여 예시되어 있다. 항상 이 특징들이 특정한 증상 질문이나 환자의 자기보고를 통해 발견되지 않고, 다른 사람에 의해 더 잘 관찰되거나 보고된다는 것을 주목해야 한다. 성격 문제와 성격장애는 보통 자아동조적이기 때문에, 자기에게 성격 문제나 성격장애가 있다는 사실에 대해 푸념하는 사람은 거의 없다. 그러나 철저한 병력 조사와 정신상태 검사는 충동적 행동, 기이한 생각, 편집증과 같은 특정 성격 문제를 찾을 수 있다.

표 9-1. 성격장애 진단을 위한 빠른 참조표

클러스터	성격장애	특징 증상	예
A (이상하거나 기이한)	편집성	만연한 불신과 타인에 대한 의심	지나친 질문으로
	분열성	전반적인 사회적 관계에서 분리, 제한된 범위의 감정표현	극도로 위축된 정서 범위 때문에 표현하는 생존자들 간에 자의식이 형성된다.
	분열형	인지적 및 지각적 왜곡과 기이한 행동과 함께 친밀한 인간관계를 맺는 능력 감소	"이해하기 힘든" 그럴듯한 재난의 원인을 소개하여 고통을 증가시킨다.
B (극적인, 감정적, 변덕스러운)	반사회성	타인의 권리 무시 및 침해	피상적인 매력으로 돌봄 제공자를 조종한다.
	경계성	대인관계, 정체성 및 정서적 불안정, 충동성	자주 짜증을 부려 평온을 무너뜨린다.
	히스테리성	지나친 감정성과 관심 추구 행위	돌봄 제공자를 유혹하고 재난 대응자의 시간을 지배한다.
	자기애성	과대성, 경탄받고 싶은 욕구, 공감 부족	다른 생존자를 비난하거나 비하할 가능성이 있다.
C (불안하거나 두려운)	회피성	사회적 억제, 부적절함, 부정적 평가에 대해 지나치게 민감	급성 회복기 집단 과정에서 자신을 배제할 가능성이 있다.
	의존성	순종적이고 메달리는 행동으로 과도하게 돌봄 받으려는 욕구	혼자 있게 될 거라는 위협을 받으면 히스테리 상태가 될 수 있다.
	강박성	질서정연, 완벽주의, 정신 및 대인관계 조종에 사로 잡힘	규칙을 준수한다는 점에서 융통성(예: 재배치) 필요에 반대할 수 있다.

성격 유형은 치료의 질뿐만 아니라 결과에 대한 기대치에도 영향을 미친다. 예를 들어, 데이빗 샤피로(1999)는 네 가지 기본 신경증적 유형, 즉 강박형, 편집형, 히스테리형, 충동형에 대해 설명했다. 재난 상황에서 사람의 욕구를 평가할 때 이러한 유형을 마음에 두는 것이 도움이 될 수 있다. 극심한 경우에, 인격장애는 치료에 저항하여

장기간 개입이 필요할 수 있다. 환자의 하위 유형이나 신경증적 유형을 알아내는 것은 돌봄 제공자에게 더 깊은 곳에 뿌리내린 특징에 접근하지 않고 지금 필요한 관련 증상 치료에 주력하도록 하게 할 것이다. 재난 상황에서, 성격문제는 그 문제가 파괴적임에도 불구하고 성격 문제를 명백한 "장애"로 간주할 수 없는 경우가 있다. 다음 두 비네트에서 볼 수 있는 바와 같이, 성격 문제에 대한 세밀한 평가는 축1 진단을 넘어, 성격 장애에 대한 적절한 치료, 예후 평가에 아주 중요하다.

9월 11일 테러범들이 세계무역센터를 공격한 후 35세 남자 생존자가 발견되었다. 그는 처음 평가에서 최근 사건으로 인해 큰 충격을 받은 것으로 나타났고, 그 당시 그렇게 엄청난 일이 발생했던 환경에서 볼 때 이러한 반응은 이해할 수 있는 것이었다. 그는 눈에 띄게 충격을 받은 것 같았고 "의사소통적" 모드로 들어 갔다 나왔다 하는 것 같았다. 그가 말을 멈추자, 평가 의사는 그를 잠시 혼자 있게 했다. 의사가 여전히 멀리 떨어지지 않은 곳에 있었기 때문에, 의사는 그 환자를 혼자 남겨 둘 때, 그가 내면적인 자극에 반응하고 있음을 분명하게 알 수 있었다. 의사가 이상이 없는지 확인하러 다시 왔을 때 그는 이상한 일이 일어나고 있다는 사실을 부정했다. 그러나 의사가 다시 떠나자 이 행동이 다시 시작되었다. 이 행동이 계속되어 의사는 어떻게 조치를 취해야 할지 판단하기가 더 어렵게 되었다. 이를 환자의 정신병적 증상으로 처리해야 하는가? 혹은 이를 관심을 요구하는 과장된 성격 특징으로 여겨야 하는가? 이 두 상황 사이에는 아주 서로 다른 치료가 필요할 것이다.

들뜬 기분과 우울 경향이 있는 젊은 화가가 9/11 테러 후 세계무역센터 현장에서 극적인 구조활동에 빠져들었다. 그 후 화가는 2 주 동안 현장을 떠날 수 없었다. 그런데 버려진 호텔에서 잠을 자다가 하마터면 성폭행을 당할 뻔했다. 화가는 경계성적 성격 특성과 PTSD로 WTC 정신건강 프로그램에 참여했다. 현장에서 경조증 상태가 되었는지 여부는 불확실했다. 사고 현장에서 가졌던 영웅적 행위가 발단이 되어 새로워진 인생사를 갖게 되었고 피해자와 구조자 양자에 대한 환상이 활성화되었다. 그 화가의 세계무역센터 재난현장 참여는 자해와 식사 장애를 포함한 평생 지속되는 문제를 치료하기 위한 촉매제가 되었다.

재난 상황과 관련된 성격 문제

사람들은 가끔 급성 재난에서 퇴행성 반응을 보일 수 있는데, 이러한 반응은 급성 외상적 반응의 한 부분이며 시간이 지남에 따라 점점 줄어든다(Eski와 Braun 2009). 이와 같은 반응은 비교적 오랫동안 지속되는 환자의 성격 문제와 구별되어야 한다. 의사는 급성 재난 상황에서 환자가 자신이나 타인에게 위험이 되지 않는지 의심해보아야 한다.

가끔, 성격 장애(특히 반사회적 및 경계성)의 특정 범주에 속하는 사람들을 "증오에 찬 환자"라고 표현할 수 있다(Strous 등 2006). 이와 같은 문제 행동은 성격문제를 조사하기 위한 단서 역할을 한다. 증오에 찬 환자들은 다음 네 가지 범주, 즉 의존하며 매달리는 자, 특권을 주장하는 요구자, 조정적인 도움을 청하고 거부하는 자, 자기-파괴적 부정자 중 하나에 속한다(Groves 1978). 재난 상황에서, 이러한 각 성격 유형은 돌봄 제공자에게 어려운 문제를 제기할 가능성이 있다. 예를 들면, 조정적인 도움을 청하고 거부하는 자와의 만남은 재난이 덮친 지역사회를 돌보기 위해 고향을 떠난 돌봄 제공자에게 화나고 불만스럽고 그 환경에서 계속 일할 의욕을 줄어들게 만들 수 있다. 그러나 재난 현장의 돌봄 제공자가 이와 같은 성격 문제를 치료에 저항하고 있는 문제로 이해하고, 대신에 치료가 가능한 문제에 주력한다면, 환자와 돌봄 제공자는 이러한 인식으로부터 도움을 받을 수 있다.

표 9-1에 제시한 성격장애 중 어느 하나에 해당하는 성격장애가 있는 생존자는 자신의 반응을 설명할 타당한 이유를 갖고 있는데, 예를 들면, 폭격을 맞은 후 온통 편집증에 스며들거나, 사랑하는 사람과 결별 후 지나치게 의존하거나, 대처하기 위한 노력의 일부로 엄격하고 강박적이 되는 것을 말한다. 또한 어떤 피해자는 자기가 큰 재난의 피해자이기 때문에 돌봄을 받을 권리가 있다고 생각한다.

재난 상황에서, 임상가가 재난에 대한 처음의 과장 반응과 포착하기 어려운 부적응적 성격 특징을 구별하는 일이 가능하다고 생각하는 것은 비현실적이다. 그러한 이유 때문에, 임상가는 급성 또는 급성후 재난 상황에서 어떤 행동이 희생자 또는 치료 목표에 지장을 주는지 판단해서 시행하는 적절한 개입에서 이득을 얻을 수 있다.

재난 환경에서 성격 문제 관리

재난 환경에서 성격문제가 발생할 경우, 임상가는 다음과 같은 몇 가지 일반 치료원칙을 잊지 말아야 한다. 즉, 현실적이어야 하고, 가능할 때 진단하고 적절한 돌봄 제공자에게 분류하며, 할 수 없는 일이 있을 수 있다는 것을 인정하고, 위기 상황에서의 급성 고통과 팀 노력에 지장이 되는 것을 경감시키는 데 집중함으로써 해결 가능한 것을 치료해야 한다. 심리사회적 지지의 필요성이 널리 인식되어 왔지만(Rao 2006), 최근의 연구는 치료 목표를 부정하는 정신치료적 기법을 사용하여 어떻게 돌봄 제공자가 부주의로 해를 입힐 수 있는지를 강조하고 있다(Wessells 2009). 일부 피해야 할 기법적 과실은 작업하고 있는 환경의 문화에 대한 무감각, 희생되는 것에 대한 지나친 집중, 의존을 조장하는 개입 방법이다. 임상가는 가능한 한 가장 효과적인 치료를 제공하기 위해 엄격한 자기-반성을 통해 이 함정을 피할 수 있다. 아래에 생물학적 치료와 심리적 치료의 원칙을 간략하게 제시한다.

생물학적 관리

임상가는 생존자의 성격 문제와 성격장애 때문에 조기 약물치료로 도움이 될 수 있는 축1 상태를 찾는 일을 등한시해서는 안 된다(15장 "정신약물학: 급성기", 16장 "정신약물학: 후급성기", 17장 "아동과 청소년 정신건강의학 중재" 참조). 대부분의 축 1 장애에 "기간"을 구체적으로 명시하고 있기 때문에 급성기에 새로 발생한 증상을 정확하게 진단하기는 거의 불가능하지만, 후급성기에는 가능하다. 그러므로 사실상 급성기 치료는 대개 증상을 기반으로 시행한다. 성격 문제의 어떤 표적 증상은 약에 잘 반응할 수 있다. 예를 들면, 불안하기 쉬운 인지 유형의 환자에게 나타난 공황발작은 알프라졸람에 잘 반응할 수 있다(Uhlenhuth 등 2008).

심리학적 관리: 역전이

와스카(2008) 논문에 언급된 바와 같이, 샌들러는 환자의 급성 불안에서 그리고 환자에게 가능한 한 편안한 환경을 제공하고자 함에서 일어나는 의사의 역전이를 알아보는 것의 중요성을 언급했다. 이러한 노력은 재난의 급성기 상황에서는 불가능하지만, 이런 노력은 어떤 형태의 지지치료에서도 그 치료법의 근간을 형성한다.

증오에 찬 환자는 상당한 역전이를 일으키게 한다. 문제가 되는 긍정적 역전이는 돌봄 제공자가 다른 사람에게 피해를 주는 히스테리 생존자의 무력함과 관계할 때 일어날 수 있고, 부정적 역전이는 돌봄 제공자가 바로 "효율적으로 함께 행동할 수" 없는 생존자에게 화가 날 때 일어날 수 있다.

임상가의 내면에서 일어나는 분노나 적의가 항상 문제가 되는 것이 아니고, 이러한 감정이 치료적으로 도움이 될 수도 있다. 자기 감정이나 행동이 제한 설정과 같은 치료적 중재를 해야 하는 사람들을 발견하는데 있어서 그런 분노나 적의가 유용한 단서가 될 수 있다. 예를 들면, 관심을 얻기 위해 자기-파괴적 행동을 반복해서 하는 사람들은 자신의 행동이 타인에게 미치는 영향과 자신에게 미치는 잠재적인 부정적 결과에 대한 복합적인 이해와 명백한 제한 설정을 통해 도움이 될 수 있다. 조종하는 행동은 재난 후에 흔히 나타나는 퇴행성 경향에 의해 두드러지고, 심지어 새로 유발될 수도 있다. 비슷하게, 위협으로 인해 타인을 화나게 하거나 두려움을 느끼게 하는 사람은 그러한 행동을 줄이기 위해, 관리할 수 있는 제한 설정을 포함하여 자신의 성격문제에 대한 이해와 중재를 통해 이득을 얻을 수 있다(Yudofsky 2005). 성격문제가 있는 생존자가 안에서뿐만 아니라 밖에서도 경계적인 문제에 부딪힐 때, 혼란스러운 재난 환경에서의 제한 설정은 더욱더 필요해질 수 있다.

또한 성격장애는 환자의 내면에 숨어 있는 감정을 감출 수 있다. 예를 들면, 분열성 환자는 외적으로는 거리를 두고 있지만, 내적으로는 친밀에 대해 고조된 민감성과 갈망감을 가지고 있다(Thylstrup과 Hesse 2009). 정신건강의학과 의사는 도움을 요청하는데, 심지어 재난 상황에서도 도움을 요청하는데, 엄청난 수치심과 양가감정을 가지고 있는 그러한 환자를 도와주어야 한다.

정신치료적 중재

다음 하위 항목에서 논하는 바와 같이, 다양한 형태의 정신치료가 재난 상황에 도움이 된다.

지지치료

재난 환경에서 환자의 건강하고 적응적인 생각과 행동을 강화시키는 지지치료는 매우 적절하다. 치료 목표는 재난 피해자의 회복력을 높이는 것이다. 회복력 증대는 재난의 부정적인 충격을 줄이기보다 긍정적인 대처 메커니즘을 증가시키는 쪽으로 향하게 하여 이루어진다(Connor와 Zhang 2006). 지지치료를 재난 피해자에게 재난 당시 무슨 일이 일어났는지 상세히 설명하도록 요청하는, 흔히 재난 당시 현장 가까이에 있었던 집단에서 이루어지는, 심리적 경험보고* 와 구별하는 것은 중요하다. 심리적 경험보고는 재난 상황에서 도움이 되기 보다 해가 되는 것으로 밝혀졌다(Stoddard 등 2010). (심리적 경험보고는 13장 "집단과 가족 중재"에서 더 자세히 살펴본다) 재난 상황에서 인간의 존엄성 보호가 지극히 중대하다(Petrini 2010).

인지행동적 중재

특정 유형의 증상(예: 편집증 문제나 경계성 문제가 있는 환자의 지나친 반응)은 인지적 재구성(cognitive reframing)을 통해 이득을 얻을 수 있다. 감정 신념 척도(Beliefs About Emotions Scale) 같은 척도들은 부정적 감정을 경험하거나 표현하는 것이 자신의 정서적 불안정성을 악화시킬 것임을 받아들이지 않는 경계성 성격장애 생존자를 위한 인지적 재구성 개발에 도움이 될 수 있다(Rimes와 Chalder 2010). 이런 유형의 평가는 급성 재난 환경에서는 불가능하지만, 그러한 척도는 후급성 환경(재난 후 몇 주에서 몇 달)에서 정신치료의 초점이 되는 회복력을 발견하는데 도움이 될 수 있다(14장 "정신치료" 참조).

조기 변증법적 행동 및 수용 기반 중재

변증법적 행동치료가 응급 환경에서 사용되지 않지만, 마음챙김(mindfulness)과 수용 같은 특정 원칙이 성격 문제 치료에 도움이 될 수 있다. 이 원칙은 특히 회복력 훈련과 지지치료에서 유용하다. 조기 개입은 5일 이상만 해도 장기 지속되는 영향을 줄 수 있다(Yen 등 2009). 또한, 수용기반 개입도 감정조절에 도움이 될 수 있다(Gratz 2007).

---

* 경험보고, 디브리핑 debriefing: 주로 사고 직후에 자신이 겪은 사고의 내용 및 당시의 심리 상황에 대해 자세히 이야기하는 것으로, 사람은 부정적 경험을 되짚어봄으로써 감정적 충격을 순화하고, 스스로의 오류를 발견하며, 장차 도움이 될 만한 가르침을 얻을 수 있다는 이론; 원래 해당 임무를 마친 공작원, 비행조종사 등에서 임무수행 후 보고를 받는 것에서 시작했다.

결론

재난 상황에서 성격문제의 범위는 일시적인 성격 특성에서부터 보다 오래 지속되는 성격장애 문제까지이다. 급성 상황에서, 성격문제를 조기 발견하고 이어서 심리적 경험보고보다는 회복력 증진에 초점을 맞춘 지지적 중재가 재난 환경에서 환자를 포용하는데 도움이 될 것이다.

교육 핵심

- 성격 문제는 재난 피해자와 재난 대응자 모두에서 발생할 수 있다.
- "증오에 찬 환자"의 네 가지 유형, 즉 의존하며 메달리는 자, 특권 주장 요구자, 조종적인 도움-거부자, 자기-파괴적 부정자에 대한 인식은 유용하다.
- 성격장애를 치료하기 위해 정신약물과 단기 치료를 적절히 사용하는 것은 필수적이다.
- 돌봄 제공자는 문화 차이를 잘 헤아려야 하고, 의존을 유발하는 개입 사용을 피해야 한다.
- 역전이에 대한 자기-성찰은 지지적 중재를 위한 단계 설정에 도움이 될 수 있다.

복습 문제

9.1 다음 중 성격장애의 전형적인 특징에 해당하지 않는 것은?

A. 오래 지속됨

B. 부적응성

C. 자아-이질적(ego-dystonic)

D. 깊이 뿌리내림

E. 이른 발병 연령

9.2 다음 중 그로브즈(1978)가 표현한 "증오에 찬 환자" 범주에 속하지 않은 것은?

A. 자살광

B. 의존하며 메달리는 자

C. 특권을 주장하는 요구자

D. 조종적인 도움 요청 후 거부자

E. 자기-파괴적 부정자

9.3 재난 상황에서 성격장애가 있는 환자와 상호작용할 때 중요한 점은 무엇인가?

A. 피해를 많이 강조하는 것이 중요하다.

B. 환자들을 실제 도와주려고 손을 뻗어 당신에게 의지하도록 허용하는 것이 중요하다.

C. 치료기법이 지속될 수 없더라도 가능한 모든 치료기법을 사용하는 것이 중요하다.

D. 자신의 역전이 조사에 엄격한 자기-성찰을 도입하는 것은 중요하다.

E. A, B, C, D 모두 아니다.

9.4 다음 치료요법 중 재난 상황에서 상대적으로 사용이 금지된 것은?

A. 지지치료

B. 심리적 경험보고

C. 역전이 조사

D. 회복력-초점 중재

E. A, B, C, D 모두 아니다.

9.5 재난 상황에서 특권을 요구하는 환자와 상호작용할 때, 치료 요구에 대한 가장 적절한 반응은 다음 중 어느 것인가?

A. "당신이 원하는 모든 것을 드리고 싶지만, 여기서 치료받아야 하는 사람이 당신만 있는 게 아닙니다."

B. "당신은 권리를 좀 더 줄어야 될 거라 생각합니다."

C. "물론입니다. 우리들은 당신이 원하는 것을 뭐든지 할 수 있습니다

D. "당신이 시스템에 부담을 주고 있다는 것을 알아야 한다고 생각합니다."

E. "당신이 가장 좋은 것을 누릴 만한 자격이 있다고 동의합니다. 가능한 것은 이것입니다."

10

손상과 의학적 증상 분류

크리스티나 존스 Kristina Jones, 의학박사(M.D.)

*신체와 정신의 연관성*이 지난 몇 년 동안 일반 신문과 정신건강의학 문헌에서 점점 주목을 받아왔다. 재난 정신건강의학에서 이와 같은 연관성은 실제적인 문제가 된다. 예를 들면, 신체적인 질병을 갖고 있지 않지만, 재난 중에 독소에 노출된 것을 두려워하는 환자는 숨이 차거나 가슴이 두근거림을 포함한 등 심인성 증상이 나타날 수 있다. 또한, 객관적인 신체 손상을 입은 환자는 외상 후 스트레스장애(PTSD)의 발달 위험이 증가한다.

이 장에서는 신체적 증상과 정신건강의학적 증상 모두를 나타내는 환자 분류에서 두 가지 핵심 영역을 소개하고자 한다. 핵무기, 화학 무기, 생물 무기 노출과 관련한 재난 중에, 때로는 테러 사건 후에 환자는 심인성 증상을 나타낸다. 이를 의학적으로 설명되지 않는 신체 증상(medically unexplained physical symptoms; MUPS)이라고 한다. 이 장의 첫 부분은 의학적으로 설명되지 않는 신체 증상을 나타낸 재난 생존자의 급성기 정신건강의학적 관리에 관한 것이다. 여기서는 전형적 증상, 그러한 행동의 인지 모델, 이와 같은 유형의 증상을 평가하고 관리해야 하는 재난 팀의 요원들을 교육하고 도와야 하는 재난 정신건강의학과 의사를 위한 지침에 대해 논의할 것이다.

이 장의 나머지 부분은 재난 현장, 응급 장면, 일반 병원의 손상 환자들을 포함하여 급성 손상 환자에 대한 정신건강의학적 자문을 다룬다. 의사의 위험 요인과 조기 개입에 대한 인식은 아픈 환자에게서 나타나는 정신건강의학과적 증상을 예방하거나 줄일 수 있다. 일반 정신건강의학과 의사는 화상과 외상 환자, 조절되지 않는 동통 환자와 같은 고위험 환자를 포함한 환자들에게 중요한 정신건강의학과적 개입, 교육, 관리를 제공할 수 있다.

생물학적 또는 테러 사건 후의 의학적으로 설명되지 않는 신체증상

생물무기를 이용한 테러 또는 우연히 생물학적 무기에 노출된 후에 수많은 사람들이 평가 또는 안심 받기 위해 응급실을 찾는다. 예를 들면, 1995년 옴진리교가 도쿄 지하철 역에서 독성이 강한 사린 가스를 살포했다. 사린 가스는 무색 무취이고 이 가스를 흡입한 사람은 비특이적 증상을 나타낸다. 12명이 사망했고, 가스에 노출되었다고 하면서 5,510 명이 응급실에 왔다(DiGiovanni 1999).

2001년 미국 우정공사는 무기-등급 *탄저균* 포자를 포함하고 있는 편지를 퍼뜨리기 위해 이용된 매체였다. 플로리다, 컬럼비아 특별구, 뉴저지, 뉴욕, 메릴랜드, 펜실베이니아, 버지니아에서 흡입 탄저병에 노출되는 사건들이 발생했다. 결국 22명이 감염되었다. 그 중 11명이 흡입탄저병, 7명이 피부탄저병, 4명은 피부 탄저병으로 의심되는 증세를 보였다. 흡입 탄저병에 감염된 환자들 중 5명은 죽었다. 대량 사상자가 발생하지는 않았지만, 탄저병 사건은 미국 전체에 공포를 유발하고 이 사건으로 인해 엄청난 비용과 혼란이 발생했다. 언론매체들은 탄저병의 징후와 증상이 독감의 첫 번째 징후 혹은 상기도 감염과 유사하다고 널리 보도했다 또한, 보도에 따르면, 탄저병 치료에 가장 효과적인 시프로플록사신 보급이 보건기관과 일반 사람들이 공급품을 사재기하는 바람에 점점 감소했다. 10,000 명으로 추산되는 사람들이 탄저병에 노출되었을 가능성이 있었기 때문에 치료를 받았다. 이 경우에, 사망자 대 의료기관의 도움을 요청한 사람의 비율은 약 11:10,000 또는 1:1,000(Rodriguez 등 2005)이었다.

방사능 노출 혹은 생물학적 작용물질의 독성 노출을 포함한 재난 발생 후에는 대규모 혼란이 뒤따를 수 있다. 대개 가스가 누출되었다는 유언비어를 듣거나 어떤 특이한 냄새를 맡은 후에 응급실에 간 수많은 환자가 격리되는 경우는 아주 드물지만, 급성 재난 사건에 대한 대중의 반응에서 다행히도 대규모 공황은 흔한 부분도 아니고 예상된 부분도 아니다. 현재, 집단 히스테리(mass hysteria)라는 말은 경멸적인 함축 의미를 가지고 있는데, 정신장애 진단분류 DSM-IV-TR(미국정신의학회 2000)의 신체형장애나 전환장애 같은 개념적 틀에서 더 잘 설명될 수 있다. 일반적으로 집단 공황 mass panic은 "응집력이 강한 집단의 구성원에게 영향을 주는 질병 징후와 증상이 빠르게 확산하는 것이라고 정의하는데, 이는 흥분, 기능의 변화 또는 상실과 밀접하게 연관된 신경계통의 장해로 기원하나 무의식적으로 표현되는 신체적 호소는 그에 상응하는 기질적 원인이 없다."(Bartholomew와 Wessely 2002). 일반적으로, 자연 재해와 인재는 지역사회가 동원되는 경향이 있고, 흔히 협동하고 상부상조하는 감동적인 모습도 드러난다. 재난 후의 상부상조라는 표현은 흔하고 두드러지는 경우가 많다고 문헌들은 시사한다(Mawson 2008).

용어 *서지 능력 surge capacity*은 대량 사상자로 휩싸인 강한 감정을 처리할 수 있는 응급 서비스 능력을 의미하는데, 여기에 정신신체 증상이 포함된다. 재난 정신건강의학과 의사는 도움을 요청하는 행동과 단기 불안을 포함한 재난 후 발생하는 정상 범주의 행동에 대한 정보를 제공하고, 숨가쁨, 두통, 두근거림, 허약감, 감정적 "쇽크"와 같은 신체 증상으로 응급실에 오는 심인성 불편 환자의 분류와 평가를 도움으로써 응급 재난대응에 기여할 수 있다.

의료 장면에서 일하는 재난 정신건강의학과 의사는 의료 및 비의료 직원들에게 즉흥적인 교육자로서 그리고 선두 지도자로서의 역할을 해야 한다. 복잡한 의학용어를 단순화하고 환자가 이해할 수 있는 수준으로 기초 정보를 제공하는 일은 정신건강 개입의 일부이다. 재난에 대한 정상 반응 정보를 제공하는 것은 환자와 직원을 정상으로 돌릴 수 있다. 정신건강의학과 의사는 추정되는 노출 물질에 대한 가장 최근 의료정보에 대해 많이 알아야 한다. 케이맨과 넬슨(2008)은 의학적 증상과 정신의학적 증상을 포함한 모든 생물 테러 물질에 관한 정보를 잘 검토해주었다. 정신건강의학적 증상 표현의 한 예로, 청산가리 노출은 자극과민, 현기증, 두통, 피로, 메스꺼움 같은 가벼운 증상으로부터 호흡곤란, 정신상태 변화(섬망 포함), 심장 허혈, 졸도, 혼수, 발작과 같은 비교적 중간 정도 혹은 중증 증상을 초래할 수 있다(Madsen 2005). 미국 보훈처 국립 외상 후 스트레스장애 센터는 건강 전문가를 위해 웹사이트(www.ptsd.va.gov/PTSD/professional/)를 운영하고 있다. 이 웹사이트에는 위험도가 낮은 사람들을 비롯하여 아동 및 가족을 상담하는 훈련 자료를 제공하고 있고, 또한, 주요 화학물질 노출로 인한 전형적인 증상 등 임상적 진주를 제공하고 있다.

중증 급성 호흡증후군(SARS), 탄저병, 폐 페스트를 포함한 노출에서 얻은 교훈을 논의하면서, 루빈과 딕만(2010)은 응급실에 너무 많은 환자로 기존의 의료 자원을 압도해버릴 가능성이 있는 저 위험 환자 수를 줄일 수 있는 도입 가능한 전략을 제안했다. 이러한 전략에는 병원에 가야 하는 사람과 가서는 안 되는 사람에 대한 명백한 정보 제공, 초기 선별검사와 보다 상세한 정보를 제공하기 위한 매체와 병원전화 서비스 이용, 가능하다면, 노출 이력과 병의 객관적 징후에 따라 병원 입구에서 시행하는 빠른 환자 분류, 위험도가 낮다고 판정 받았던 사람들을 전화로 추적하는 일을 포함한다. 탄저병이 발생했을 때, 세 가지 주요 증상인 고열, 기침, 중요한 호흡기 증상에 대한 정보는 강조하고, 두통, 현기증, 피로 같은 비 특이성 증상에 대한 두려움은 최소화하는 전략은 상당히 효과적이었다.

테러 사건 후 혹은 생물무기 테러 중과 후에, 그 공격과 관련된다고 생각하는 자각 증상을 위해 진료소나 응급실에 오는 환자들은 많은 증상을 호소할 것이다. 적절한 임상병리 검사나 영상 검사를 했으나 그에 대한 객관적 결과가 없는 경우, 재난 정신건강의학과 의사는 환자의 현 상태가 도움을 청하고 있지만 의학적으로 적절하게 잘 설명되지 않는 신체 증상(MUPS)의 가능성에 직면한다(Stoddard 2010).

정신건강의학과 의사는 MUPS를 미분화된 신체형 장애, 전환 장애, 신체화 불안과 같은 개념적 틀 안에서 일어난다고 이해할 수 있다. 리처드슨과 엥겔(2004)은 임상 실제에서 일어나고 있는 MUPS에 대해 세세한 검토를 했다. 그들은 섬유근육통, 만성 피로증후군, 다중 화학물질 과민증(걸프전 증후군)의 예들을 사용하여 MUPS의 핵심 양상을 공식화하고, 환자-의사 대면을 위한 정신건강의학적 중재 전략을 제시했다(표 10-1).

이런 어려운 상황에서 의사를 위한 소통 전략은 MUPS 환자를 관리하는 데 도움이 된다. 표 10-2에 제시한 틀은 임상 동료들이 그 검사 결과를 소외되지 않고 무시하지 않는 방법으로 환자와 소통하는 길잡이 역할을 할 수 있다.

재난 정신건강의학과 의사는 MUPS 환자와 대면할 때 동료 의사가 경험하는 상당한 좌절감과 부정적 역전이를 관리할 수 있도록 도울 수 있다. 예를 들면, 의사가 환자에게 "아무런 이상이 없습니다."라는 말을 하지 않도록 충고해야 한다. 그 보다는 차라리, 환자의 몸 기능과 몸에 대해 환자가 갖고 있을 수 있는 오해를 바로 잡음으로써 환

표 10-1. 환자 의사 관계에서 의학적으로 설명되지 않는 신체증상(MUPS)의 핵심 양상

환자와 의사 양자 관계에서의 갈등
증상이 불길하다는 환자의 생각과 증상이 질병 근거가 없다는 의사 생각의 불일치
환자는 심리적 고통을 최소화한다.
환자가 응급실에 여러 번 가거나 다른 곳에서 여러 의사를 만난다.
환자가 의사의 역량을 의심한다.
환자는 병력에 그런 증상이 있다는 사실을 인정하기 싫어하지만, 우울과 불안은 일관되게 MUPS와 연관되어 있다.
환자는 피로 같은 생장증상, 증상 예민도 증가, 수면 패턴 변화, 떨림이나 심계항진 같은 생리심리적 증상을 유발하는 자율신경계 기능 변화를 경험할 수 있다.
MUPS는 소통의 어려움이 있다.
환자의 잘못된 설명적 믿음은 불안, 생리적 각성, 신체증상을 악순환하게 한다.

출처: Richardson과 Engel 2004에서 개작

표 10-2. MUPS 환자를 위한 의사의 소통기법

MUPS 원인과 관련된 불확실성을 인정한다(예: "의사는 자주 당신과 같은 증상을 가진 환자를 보지만, 저희들도 정확한 원인을 모릅니다").
임상 경험을 전달한다(예: "당신의 증상과 비슷한 설명되지 않는 증상을 가진 많은 환자를 보았습니다").
희망을 준다(예: "과학은 당신이 더 잘 느끼고 더 잘 기능할 수 있도록 우리들이 함께 작업할 수 있는 것들이 있다는 것을 시사합니다").
행동을 약속한다(예: "우리가 무엇을 하기로 결정하든 간에, 치료가 효과적이었다고 동의할 때까지 스케줄에 따라 계속 만납시다").
무분별한 의학적 치료나 침습성 검사와 관련된 잠재적 부작용을 피한다.

출처: Richardson과 Engel 2004에서 개작

자를 교육할 수 있고, 현재 심한 병이나 손상이 없다는 것에 대한 환자의 반응을 이끌어 낼 수 있다. 의사가 공감하면서 전문적 태도로 정보를 전달한다면, 환자는 빠른 심박동이 심근경색이 아니라 아드레날린이나 두려움 때문이라는 것을 받아들이게 될 것이다(재난 정신건강의학 아웃리치 2008).

정신건강의학과 의사와 1차 진료 의사는 서로 협력해야 하고, MUPS 환자들이 느끼는 고통을 편견이 없는 상태에서 치료 받을 수 있도록 도와야 한다. 예를 들면, 스트레스 관리 기법, 이완 훈련, 심지어 다른 정신건강 전문가에게 의뢰를 시사하면서, 1차 진료 의사는 이렇게 말할 수 있다. "테러나 이러한 유형의 사건은 많은 스트레스를 받게 하여 당신의 심박동수, 호흡, 소화, 수면, 기타 계통에 충격을 줄 수 있습니다." 환자가 여러 명의 의사보다 한 명의 1차 진료의사에게 진료받도록 권하는 것이 MUPS와 관련된 불안을 처리하고 도움을 요청하는 행동에 흔히 도움이 된다.

수면진정제나 벤조디아제핀이 유용할 수 있지만, 항불안제는 진정시키거나 무감정 혹은 피로하게 하여 사회적 지지를 구하는 노력을 줄이게 함으로써 MUPS 환자의 대처에 해가 된다. 환자가 갖고 있는 설명적 질병 모델을 알아보고 현재 심리사회적 스트레스를 평가하는 것은 중요하다(Richardson과 Engel 2004). 예를 들면, 이 평가에서 환자가 운명론적이거나 염세주의적인 질병 모델을 갖고 있는지, 또는 시간이 지나면서 신체 증상이 개선되고 자기가 대처할 능력이 있다고 믿도록 격려 받을 수 있는지를 알아보는 것이 필요하다.

MUPS는 정신건강의학적으로 복잡하다. 환자들 대부분이 검사에서 객관적 소견이 없는 증상을 나타낸 걸프 전쟁에 참여했던 환자 연구로부터 헌트 등(2002)은 생물심리사회적 모델을 사용하여 MUPS를 개념화했다. 그들은 질병을 일으키기 쉬운 소인적 요인, 촉발시키는 요인, 영구화하는 요인이 있다는 것을 알았다. 소인적 요인은 유전, 생물학적 소질, 어린 시절의 역경, 만성 질환, 만성적 고통, 정신질환이 있다. 즉각적인 촉발 요인에는 노출이나 추정된 노출 같은 생물학적 스트레스 요인, 급성 신체질환, 심리사회적 스트레스, 급성 정신질환, 역학적 건강 문제가 있다. 마지막으로 영구화하는 요인에는 해로운 질병 신념, 낙인효과, 잘못된 정보, 직장 및 보상 요인이 있다, 이외에 또 다른 영구화 요인에는 낮은 사회적 지지, 부정적 건강 습관, 만성 질환, 탈 조건화, 치료 시스템으로 잘 통합되지 못함이 있다(Hunt 등, 2002). 다음 비네트는 MUPS 환자가 보여주는 복잡성을 예시한다.

M씨는 뉴욕에 거주하는 49세 여자 폴란드인 석면 작업자이다. 9/11 테러 후 자원봉사자로 청소 활동에 나섰다가 세계무역센터의 먼지에 노출되었다. 그리고 그곳에서 절단된 손가락과 두피를 포함하여

여러 가지 신체 부분을 발견했다. 2년 후에, 숨이 차고 메스꺼운 증상과 더불어 체중이 25파운드 줄어, 무료 진료소에 갔다. M씨는 세계무역센터 현장에서 청소 작업을 도운 후 암으로 사망한 폴란드 출신 "영웅들"에 대한 폴란드 신문 기사가 뇌리를 사로잡았다. 체중 감소는 자기가 암에 걸려 죽을 것임을 의미한다고 생각했다. 수동적인 자살 제스처로 M씨는 복용하던 무료 천식 약을 끊고 음식물 섭취를 중지하였으며 직장도 그만 두었다. M씨는 공황장애와 주요 우울증의 진단기준을 만족했다. 정밀검사에서 경증 폐질환으로 밝혀졌지만 악성 암의 근거는 없었다. 상부 위장관 내시경에서 현저한 위식도 역류가 발견되었지만, 약물치료를 할 여유가 없었다. M씨가 세계 무역센터의 먼지 독이라고 생각했던 발진은 옴으로 밝혀졌다. 주택 시설 때문에 생긴 옴이었다. M씨는 9/11 테러 사건 2년 전 암으로 남편이 죽은 후 우울증을 앓게 된 사실과 산후 우울증 병력이 있음을 마지못해 시인했다. M씨는 어린 시절 극도로 가난한 생활을 했다. 우울증 촉발 요인은 아들이 M씨를 뉴욕에 남겨둔 채 폴란드로 돌아간 것이었다. 그녀는 의료서비스에 잘 통합되지 못했고, 보험에 들지도 못했고, 이주증명서도 없었다. 게다가 영어를 잘 하지 못했다. 졸로프트와 넥시움을 처방 받았다. 그리고 3개월 만에 몸무게가 20파운드 늘었다. 그녀는 교회를 통해 사회 복지서비스에 연결되었고 상당히 회복되었다.

이 사례는 재난 후에 MUPS가 오래 지속될 수 있음을 강조하고 있다. 비슷하게, 폭죽 공장에서 폭발 사건 발생 4년 후와 그 사건 발생 1년 전에 조사한 네덜란드 거주자 1,547명에 대한 연구에서, 밴 든 버그 등(2009)은 재난 발생 18개월 후에 대조군 20.6%에 비해 생존자 33%가 10가지 이상의 증상을 보고했다고 했다. 대조군 피험자들은 그 지역에 거주했지만 부상을 당하지 않았고 폭발 때문에 집에서 나오라는 강제 대피명령을 받지 않았다. 그 당시 폭발 사고로 23명이 사망하고 900명이 부상을 당했으며 1,200명이 대피명령을 받았다. 가장 많이 나타난 증상은 요통, 기침, 피로, 목 이상, 어깨 증상이었는데, 일반의에게 진료를 받으러 온 전체 MUPS 환자들 중 요통 10.3%, 기침 5.0%, 피로 5.0%, 목 이상 4.6%, 어깨 증상 4.2%가 이러한 증상을 나타냈다. 취약한 소인적 요인은 여성, 낮은 교육 수준, 무직, 아동기 신체질환, 학대를 포함한 환자의 특징이었다. 촉발 요인은 증상을 나타나게 했던 스트레스가 많은 생활사건, 심리적 문제와 같은 자신의 삶에서 있었던 사건들이었다. 마지막으로, 영구화 요인은 증상을 유지시키고 과장한 요인들이었다(예: 재정적 문제, 사회적 지지 부족).

한 가지 중요한 점은 테러 공격을 받고 그 사건에 노출된 환자의 정신건강에 미치는 장기적 영향이다. 사린 가스나 탄저병에 노출된 사람의 정신건강 추적연구에서 흥미로운 결과가 나왔다. 지하철 사린 가스 노출로 도쿄 병원에 입원한 환자 111명 중에서 3분의 1이 불안, 공포, 악몽, 불면증, 자극과민 증상을 보고했다. 사건 발생 1달 후, 그 병원에서 치료받은 환자의 32%가 지하철에 대한 두려움 증상을 보고했고, 29%는 계속되는 수면장애를, 16%는 플래시백과 우울 증상을 보고했다. 이런 증상들은 3개월과 6개월 후의 방문에서도 지속되었다(Ohbu 등, 1997). 터커 등(2007)은 오클라호마시 폭탄테러 발생 7년 후 생존자 60명에 대한 연구에서 생존자 66%는 완전히 회복되었고, 9%가 계속 증상을 보였는데, 그들은 PTSD 모든 진단 기준에 맞았다. 반면 대조군(연령과 지역을 맞춘 오클라호마 시민)은 1%가 증상을 보였다

의학적 질병: 의학적 질병이 있는 생존자의 평가와 분류

대형 사건이 발생하면, 병원 장면에 있는 재난 정신건강의학과 의사는 응급실뿐만 아니라, 내과병동, 외과병동에서도 긴급히 환자를 평가하고 분류하는 일에 참여한다. 대량 사상자가 발생했을 때, 일부 외상 환자는 정신건강의학과 의사의 도움이 필요할 것이다. 재난 정신건강의학과 의사는 급성 섬망과 초조를 치료하기 위해 그리고 정신적 외상의 초기 증상을 인지하기 위해 부름을 받을 것이다. 이 항목에서는 기존하는 문헌을 검토하고, 가장 큰 위험에 처한 환자를 살펴보며, 중증환자를 위한 평가 기법을 제공할 것이다. 또한, 심한 신체질환자에서 흔히 내려지는 진단과 준임상적 증상이지만 정신건강의학적으로 중요한 환자들에 대해서 논의하고자 한다.

군진의학 및 외상 잡지를 포함한 유용한 제한된 문헌 검토를 보면, 대개의 가장 심한 손상을 입은 환자는 급성 스트레스 장애(Acute Stress Disorder; ASD)와 같은 정신질환을 앓게 될 위험이 비교적 높다는 점을 강조하고 있다. 급성 스트레스 장애는 불면증, 불안, 자극과민, 지나친 경계 증상을 나타내고, 극단적인 경우에 해리 현상을 나타내기도 한다. 정의에 의하면, 급성 스트레스 장애는 4주동안만 진단하고, 그 후에는 외상 후 스트레스 장애 진단을 받는다. 신체적 외상 환자 2,931명에 대한 12개월 후 대규모 외상 후 스트레스장애 설문지 조사에서 약 23%가 PTSD증상을 가지고 있었다. 부상 후 조기 불안, 정서적 스트레스, 신체적 동통 수준이 비교적 높은 환자는 외

상 후 스트레스 장애의 위험이 확실하게 높았다(Zatzick 등, 2007). 일반적으로, 완전히 일치하지는 않지만, 부상이 심할수록 위험도가 높아진다는 견해를 지지한다. 사지가 절단되거나 신체 기능의 일부 또는 전체를 상실한 환자는 상당한 위험을 안고 있고, 화상을 입은 환자는 특별히 ASD와 PTSD를 앓게 될 위험이 높은데, 1년 추적 화상환자 연구에서 15%가 PTSD였다(van Loey와 Van Son 2003, van Loey 등, 2003). 화상, 외상성 손상과 기타 위독한 병으로 중환자실에 입원했던 생존자 1,104명을 대상으로 한 다비도프 등(2009)의 PTSD연구에서 19%가 PTSD를 나타냈는데, 중환자실 입원후 일관성 있는 PTSD 예측 변수로는 이전의 정신병리, 중환자실에서 보다 많은 벤조디아제핀 사용, 중환자실과 관련된 무서운 경험 기억 또는 정신병적 증상 이었다. 여성과 보다 젊은 연령은 비교적 일관성이 덜한 예측변수이고, 병의 심한 정도는 일관성 있는 예측변수가 아니었다. 억제되지 않는 통증, 화상, 얼굴에 흠이 있는 환자도 또한 위험도가 높았다. 성인과 아동의 통증 관리와 정신건강의학과적 약물 개입은 15장과 16장 급성과 급성 후 정신약물학에서 그리고 17장 "아동 및 청소년 정신건강의학과적 중재"에서 논의한다.

재난 환경에서 내과 또는 외과 환자를 위한 정신건강의학과 자문 요청은 외상 치료자를 포함한 일반 내과 외과 병동 임상가가 요청할 때의 자문 원칙을 대부분 따른다. 정신건강의학과 자문을 요청하는 공통된 이유가 표 10-3에 나와 있다(Stoddard 등 2000).

표 10-3. 내과 또는 외과 환자의 정신건강의학과 자문 요청 이유

환자가 급성 정신건강의학적 증상(예: 섬망, 초조, 자살 위험, 불안, 정신증, 우울증)을 경험하고 있거나, 외과 또는 내과 시술을 거부하거나, 동의할 수 있는 환자의 능력 평가를 원하거나, 혹은 의학적 충고에 반해 사인하고 퇴원하고자 한다.
가족이나 간호사들이 환자의 정신적 고통이나 의학적 돌봄에 반한 환자의 비순응을 조정하고자 도움을 요청한다.
증상이 기능적이거나 기질적이거나 상관없이, 환자가 진단적 딜레마를 나타낸다. 예를 들면, 환자가 활동이나 물리치료에 참여하고 싶어 하지 않거나, 약물을 남용하거나, 팀이 과도하거나 부적절한 통증 조절로 간주된다고 한다.

출처: Stoddard 등 2000에서 개작

일부 병원에서 내과 외과 환자에 대한 정신건강의학적 자문이나 선별검사가 기본적으로 일어난다. 재난 상황에서는 정신건강의학적 선별검사를 위해 자원을 적절하게 이용할 수 있을 것이라고 생각되지 않는다. 정신건강의학과 의사는 정신건강의학과 의사가 제한된 곳에서 필요한 자문을 결정하고 관련된 질문에 집중하기 위해 어떻게 환자를 분류하는지 보여주고 교육할 수 있다. 예를 들면, 의식이 혼미하고 초조한 환자는 단순히 울먹이거나 고통 받는 환자보다 우선시되어야 한다. 단, 자살 위험이 있거나, 의학적으로나 정신건강의학적으로 평가하기 전에 도망 갈 위험이 있는 환자의 경우는 제외한다. 흔히 한담을 나누거나 비공식적 대화로 이루어지는 비공식 자문을 통해 일부 직원들은 재난이나 그 충격(예: 절단, 대수술, 심폐소생술 실패로 인한 극심한 경험)으로부터 오는 고통스러운 감정과 "스트레스를 발산시키고" 처리할 수 있다. 자문은 또한 제 21장 "재난 및 공중 보건 응급사태에서의 원격 정신건강의학"에서 설명하는 바와 같이, 원격 정신건강의학으로 이루어질 수 있다.

손상 유형

손상의 성질과 정도는 사건에 따라 다르다. 자연 재해나 테러 사건 피해자는 무딘 외상, 깨진 유리나 파편에 의한 여러 상처, 화상, 연기흡입으로 고통 받을 수 있다. 생화학테러물 노출자는 의식혼돈, 어지러움, 기억상실, 때로 정신증을 포함한 정신 건강의학과적 손상 증상이 나타날 수 있다(Peer 등 2007).

생존 환자는 손상, 수술 혹은 다른 처치로 악화되는 급성 또는 만성 통증, 스트레스성 위궤양, 진통제가 듣지 않음, 욕창이나 구축을 피하기 위한 물리치료의 필요성을 포함한 넓은 범위의 스트레스를 갖게 된다. 환자가 상대적 감각 고립 상태일 때, 환자의 두려움은 확대될 수 있다. 또한, 환자는 감염 위험이 지나갈 때까지 격리가 필요하거나, 또는 필요한 기관절개술이 커뮤니케이션을 방해할 수 있다(Wain 등 2006). 환자가 갑자기 시력 상실을 경험할 때 섬망, 정신증, 해리의 위험이 높다(Wain 등 2006).

의학적 질병이 있는 생존자들의 정신 증상 범위

일반적으로 재난 정신건강의학과 자문 정신건강의학의 핵심적인 차이는, 의사가 재난 후 초기에, 진단 가능한 DSM-IV-TR(정신장애 진단 통계 편람) 장애가 나타나기에 앞서 증상에 초점을 맞추고, 이 증상들을 개별적으로 치료하는 쪽을 선택할 수 있다는 점이다. 재난 상황에서의 질병을 포함해서, 의학적 질병은 정신건강의학과 의사는 잘 알아야 하는 수많은 심리적 문제가 내포되어 있다. 환자의 병원 경험은 통제력 상실감, 프라이버시 상실감, 그리고 음식섭취, 용변보기, 보행과 같은 가장 기본적인 일을 하기 위해 타인에게 의존하는 의존감을 불러 일으킬 수 있다. 이런 의존감은 생활 능력이 있는 성인이 극복하기 어려운 문제가 되며, 특히 어린 시절에 무시당하거나 학대 받았던 생존자가 극복하기 어려운 문제이다. 질병의 의미는 환자의 성격 유형과 특성에 따라 달라지는데, 질병의 의미를 확인하는 것은 중요한 일이다. 의존하는 환자는 버림받는 것을 두려워해서 안심시키는 일이 필요한 반면, 강박적 환자는 통제력 상실을 두려워해서 가능한 한 세세한 의료적 돌봄과 반복적인 일상을 필요로 한다(Geringer와 Stern 1986).

중요한 증상

시간이 허락하면, 우울증, 불안, 공황, 정신증, 조울병, 급성 스트레스장애와 외상 후 스트레스장애 증상을 위한 정신건강의학적 표준 선별 평가를 실시해야 한다. 의료 환경에서는, 섬망은 통증 관리를 위해 사용되는 마약성 진통제로 흔히 발생하는 합병증인데, 섬망을 평가하기 위해 의식 수준과 지남력을 포함한 간단한 인지기능 검사를 해야 한다. 다루어야 할 또 다른 중요한 증상은 조절되지 않는 통증, 불면증, 초조, 자살 생각이다. 정신건강의학적 증상이 나타나지 않았다고 해서, 그것이 환자가 치료하지 않은 우울증, 또는 보고하지 않은 알코올이나 다른 물질 남용 장애와 같은 완전히 발달한 기존하는 정신장애가 없음을 의미하지 않는다.

불안은 내과나 외과 장면 모두에서 흔히 나타나는 증상이다. 그래서 임상가는 환자의 맥박 상승, 호흡률과 급성 스트레스, 범불안 및 공황장애의 다른 증상을 관찰해야 한다. 신체질환은 심계항진과 숨가쁨을 나타낼 수 있는데, 이들 모두는 불안 증상이며, 벤조디아제핀, 선택적 세로토닌 재흡수 억제제(SSRI), 혹은 섬망과 초조를 동반한 경우 심지어 소량의 항정신병약물을 투여함으로써 간단한 개입을 해야 한다. 불안이 신체질환의 원인과 직접 관련이 있을 수 있다는 사실 때문에, 환자가 크게 고통을 받는 경우 정신건강의학적 개입의 필요성을 부정할 수 없다. 급성 스트레스장애는 또한 현저한 둔한 감각 또는 무관심을 나타날 수 있고, 그리고 어떤 환자는, 특히 남성 환자 또는 유니폼 서비스에 있는 환자는 매우 잘 대처하고 있는 것처럼 여겨지기도 한다. 그러한 환자의 경우, 체계적이고 상세하게 관찰해 보면 엄청난 불안으로 고통 받고 있음을 알 수 있는데, 필요한 만큼의 수면을 위해 벤조디아제핀이나 진정수면제로 치료하면 불안증상을 개선할 수 있다. 비슷하게 남성 환자는 비교적 감정을 적게 표현해야 한다는 문화적 기대치가 있는데, 재난 정신건강의학과 의사는 적절한 감정표현으로 오명을 줄일 수 있다고 하면서 재난 후 즉시 나타난 과잉경계, 불안, 불면증의 생물학적 원인에 대해 환자를 교육할 수 있다(Roberts 등, 2010). 환자는 자기 몸이 아직 "높은 경계 수준"을 유지하고 있고, 정신이 정상 수준으로 내려가려면 며칠이나 몇 주가 걸릴 거라는 점을 이해할 수 있다.

보통 급성 스트레스장애는 상당한 불안을 나타내는데, 진단적 선별검사에는 해리증상 평가를 포함한 불안에 대한 임상적 검토가 포함되어야 한다. 의료 장면에서, 심리적 해리증상은 진정된 상태나 감소된 신경학적 반응성과 쉽게 혼동된다. 유명한 자문조정 정신건강의학과 의사인 런델(2000)은 급성 의료 장면에서 해리증상 평가를 위한 임상기법을 다음과 같이 제공하고 있다.

> *환자의 어깨를 부드럽게 만지면서 필요한 점이 있는지, 지금 환자가 있는 곳이 어디인지, 오늘이 무슨 날인지 물어 본다. 해리된 사람이 말을 하지 않고 있지만 적절한 반응을 한다는 것은 환자의 의식과 지남력 수준이 전반적으로 손상되지 않은 상태임을 나타낸다. 이외에 전반적으로 의식 수준이 손상되지 않은 단순히 해리상태에 있는 손상되지 않은 다른 재난 희생자를 밝혀내는 것은 다른 응급 환자를 위해 필요한 부족한 평가와 치료 자원을 해소할 수 있다. 해리증상이 자주 나타나고 계속 진행되며 환자를 무능하게 하는 경우에는 정신건강의학적 관찰과 진단적 명료화를 위해 입원시켜야 한다. 환자에 대한 계속되는 여러 번의 검사가 적응적인 해리와 해리장애를 구별하는데 도움이 될 수 있다. 정상적으로, 초기의 해리증상은 위협이 제거되면 여러 시간에 걸쳐 점점 약해지다가 사라지는데, 사람들은 다른 대처 기제와 심리적 적응을 이용하도록 해야 한다(p.250).*

내과나 외과 집중치료실(ICU)에서의 불면증은 병적인 비현실감과 해리증상을 불러일으키며 생존자가 회복을 위한 노력을 못하게 방해할 수 있다. 야간 간호 기록 차트를 검토하고 밤근무 간호사에게 환자의 수면 패턴을 물어보는 것이 도움이 될 수 있다. 급성기 치료실 환경에서 자살 생각은 흔하지 않지만 간과되어서는 안 된다. 테러 사건 후, 임상의는 가끔 테러 사건의 가해자나 테러를 저지른 국가의 국적을 갖고 있거나 테러를 저지른 종교집단에 속한 사람의 편에 있는 사람을 포함하여, 살인 감정을 품고 있는 환자를 평가해야 한다.

부상당한 생존자의 부가적 평가 기법

혼란스런 재난 환경에서는 심한 손상 환자에게 집중적인 정신상태검사를 실시할 조용한 개인 전용실을 이용할 수 없으므로, 재난 정신건강의학과 의사는 높은 수준의 관찰과 질문에 집중해야 한다. 우선, 환자의 의식 수준에 주목해야 한다. 다음은 커뮤니케이션 방법을 정해야 한다. 말로 소통을 할 수 없는 환자는 가능하다면, 화이트보드나 종이에 답을 쓰게 해서 질문할 수 있다. 글을 써서 의사를 표현하면, 공간 지남력 상실, 철자 오기, 부적절한 글자 반복(언어반복증), 언어적 오류가 드러날 수 있다. 환자가 말 할 수도 없고 글을 쓸 수도 없을 경우, 환자에게 눈을 깜빡여서 소통하는 방법을 사용(눈을 한번 깜빡이는 것은 "예", 두 번 깜빡이는 것은 "아니오")하거나, 임상가의 손가락을 손으로 꽉 쥐는 방법(한 번 쥐는 것은 "예", 두 번 쥐는 것은 "아니오")을 사용하라고 지시할 수 있다. 질문은 예 혹은 아니오로 대답할 수 있는 문장으로 구성할 수 있다(예, "두려움을 느끼십니까?")(Rundell 2000). 해리 증상을 인지하고 치료할 필요성은 경찰관과 다른 처음 대응자 715명에 대한 연구를 포함하여, PTSD를 예측하는 연구자들이 외상 기간 중에 해리 증상이 있었음을 증명했다는 사실에 의해 강조된다(Marmer 등, 2006).

외상 환자의 통증 관리와 외상 후 스트레스장애(PTSD)

최근의 대조 연구에서 홀브룩 등(2010)은 전투에서 부상 당한 후 모르핀 사용이 PTSD의 2차적 예방 효과가 있다는 것을 발견했다. 해군-해병대 전투 외상 레지스트리 파견 의료 데이터베이스에 기반한 환자 696명 조사에서, 초기 소생술 및 외상 치료 중에 모르핀 사용은 부상 당한 후 PTSD발생 위험 감소와 연관이 있었다. PTSD가 발달하지 않은 환자는 76%가 모르핀을 투여 받은 반면에, PTSD가 발달한 환자는 61%만

모르핀을 투여 받았는데, 이 조사에서 산출된 승산 비는 0.47(P<0.001)이었다. 이 연구의 연구자들은 통증 조절이 외상 후 기억 공고화를 줄이거나 방해하고 두려움과 연관된 조건화 반응의 정상화를 방해한다고 생각한다. 또한, 통증 조절은 아동의 치료에서도 중요한 관련이 있다(Stoddard 등, 2002). 입원한 중화상 아동 70명 연구에서 모르핀은 큰 외상 후 몇 개월에 PTSD증상, 특히 각성 증상을 줄이는 것으로 밝혀졌다(Stoddard 등, 2009).

노르만 등(2008)은 중화상을 입은 후 첫 48시간 이내의 자기보고 통증 수준이 나중에 PTSD발생 위험과 아주 강력하게 연관되고, 그 위험인자는 외상 후 4개월에 5, 외상 후 8개월에 7로 증가한다는 것을 발견했다. 미국 급성 환자 치료병원에 입원한 중상 환자 2,931 명 대규모 연구에서, 잿직과 갈리아(2007)는 손상 후 통증이 입원 후 1년에 PTSD 위험 증가와 상당한 관련이 있음을 발견했다.

조절되지 않는 통증은 PTSD 같은 정서적 외상을 초래하는 파멸을 불러올 정도의 스트레스 요인이다. 어떤 환자는 심한 중상으로 인한 통증으로 불안, 우울증, 외로움, 적개심, 불면증을 나타냈다. 통증이 심한 환자는 전통적인 정신치료에 반응할 수 없다. 왜냐하면, 진정제 치료가 집중력과 주의력을 제한하거나, 통증에 집중하여 매달려있거나 통증으로 인해 집중과 반향이 불가능하기 때문이다. 흔히 통증은 병원 직원과 환자가 중독을 두려워해서 충분히 치료되지 못하는데, 이 두려움은 과장되는 경우가 많다(Breitbart 등 1999). 이 문제는 반드시 적절한 통증 치료를 위해 심한 재난의 여파 속에서도 단연코 역점을 두고 다루어야 한다. 정신건강의학과 의사는 통증과 중독의 두려움에 대해 환자와 직원을 교육해야 한다. 의사는 통증 조절을 위해 선택적인 세로토닌 재흡수 억제제(SSRI), 세로토닌 노르아드레날린 재흡수 억제제(SNRI)와 같은 부가적인 약을 제공하고 수면제, 벤조디아제핀, 항경련제를 신중하게 사용할 수 있다. 통증이 PTSD 발병의 핵심 위험인자라는 것과 통증의 부가적 약 관리를 위한 정신건강의학과 의사의 역할을 인지하는 것은 처음 손상 당시나 병원치료 중에 PTSD의 발달을 예방할 것이다.

화상 환자와 외상 환자에 대한 특별한 고려

재난으로 발생한 화상과 기타 외상적 손상은 환자와 가족 및 재난 대응자에게 주어진 충격과 이런 환자의 치료에서 정신건강의학적 자문의 이득, 그리고 상당한 신체적 및 정신적 이환율과 사망률 때문에 중요하다(Brennan 등 2010; Stoddard와 Saxe 2001; Stoddard 등 2006). 상당한(늘 심한 것은 아니지만) 화상과 외상 환자는 주요 도시병원에 있는 1도 화상센터와 외상센터로 이송한다. 앞서 언급한 바와 같이, 화상 환자는 심지어 화상을 입은 후 1년에도 PTSD 발병률이 지속적으로 높다(van Loey와 Van Son 2003; van Loey 등, 2003). 급성 화상관리는 화상팀이 수행하는 복잡한 절차이다. 재난 정신건강의학과 의사는 다량의 수액 이동과 화상 통증 조절에 필요한 마약진통제 사용으로 인한 섬망을 치료할 수 있다. 섬망은 심리적 외상의 근원으로 인식되어 왔다. 환자는 섬망 중에 경험한 흔히 환시 같은 정신병적 증상과 괴사 조직 제거와 붕대교환 중에 일어나는 극도의 고통을 회상할 수 있다(DiMartini 등 2007).

정신건강의학과 의사는 통증 조절로 다른 건강한 환자에게 중독을 초래할 것이라는 우려(보통 비현실적 우려)를 다루어서 외상 환자나 화상 환자를 옹호하는 데 도움이 될 수 있다(Powers와 Santana 2005). 통증을 충분히 치료하지 않으면 섬망, 불안, 다른 관리 문제가 악화될 수 있다. 흔히 저지르는 잘못은 비경구 마취제가 몸에 적절히 퍼지게 하기 위한 10~15 분을 기다리지 않고 마구 괴사조직을 제거하기 시작하는 것이다. 흔히 저지르는 또 다른 실수는 통증 조절을 위해 벤조디아제핀에 의존하는 것이다. 통증은 적절히 관리되었지만 환자가 예기불안을 갖고 있는 경우, 경구 벤조디아제핀이나 정맥 내 벤조디아제핀 투여가 매우 유용할 수 있다(Powers와 Santana 2005).

외상이나 질병으로 인해 생긴 눈에 보이는 흉터, 특히 얼굴과 손에 난 흉터가 다른 신체부위에 생긴 흉터보다 정신적으로 환자를 힘들게 하고 나중에 사회적 오명을 일으키는 원인이 될 수 있다. 의사는 예후에 대해 솔직하게 설명해야 하고, 환자가 준비될 때까지 환자에게 상처를 보라고 권해서는 안 된다. 며칠 혹은 심지어 몇 주 기다렸다가 거울을 보는 쪽을 택할 수 있다. 인지행동치료의 변형인 사회적 기술 상호작용 훈련은 영구적으로 외모가 손상되고 신체 이미지가 변형된 중상 환자의 적응을 돕기 위해 가끔 필요하다(Landsdown 등 1997). 안면 화상과 중상은 심리적 후유증을 겪을 위험성이 높은데, 한 화상환자 연구에서 2개월째 35.3%, 6개월째 40%, 12개월째 45.2%가 PTSD 기준을 충족시켰다(Perry 등 1992).

병원에서 정신건강의학과 의사의 역할

재난 생존자가 치료받았던 일부 병원에서, 정신건강의학적 자문은 다음과 같이 이루어졌다. 1) 초기 치료 목표를 정하기 위해 특별한 자문 요청 없이 모든 환자에게 기본적으로 자문을 권장한다. 2) 필요할 때 조기 개입 제공에 협력한다. 조기 개입에서는 치료 동맹 개념 같은 다양한 주제를 가지고 하는 이야기하기, 공감적 이해 보여주기, 성격 유형과 방어 알아내기, 전이와 역전이 문제가 어떻게 치료와 관련되는지를 논의한다. 직원을 위한 추가적인 주제로는 환자의 강한 감정 표현을 정상화하도록 돕는 법과 인지적 재구성, 불안 관리 정신교육, 이완과 자기최면과 같은 특정한 단기 심리상담이 포함된다. 논의가 장점인 치료에는 불면증과 적응을 위한 단기 의학적 정신치료와 인지치료가 있다, 이러한 치료들은 중환자실의 지루함과 고립이나 장기입원을 견뎌야 하는 내과 환자에게 상당히 도움이 된다. 약물학은 정신건강의학의 무기고에서 사용 가능한 수많은 것들 중 단지 하나이다. 그러나 현재의 정신건강의학적 및 일반 임상에서 이 사실을 망각하는 경우가 많다. 팀의 일원으로서 정신건강의학과 의사의 참여는 정신건강에 이상이 없는지 확인하기 위해 환자를 모두 방문하되 자문에서 환자의 병리를 강조하지 않는다. 내과. 외과 동료들과 함께 회진하는 일은 팀에 정신건강의학적 개념을 심어주는 아주 중요한 부분으로, 이는 병의 이환을 줄이고 퇴원을 준비하게 하며 외상을 입은 후의 생활에 적응하는 것을 도와줄 수 있다. 정신건강의학과 의사의 참여로 얻는 또 다른 이득은 수술 후 입원기간 감소와 수술 후 향상된 퇴원 계획이다.

결론과 유의사항

기본적인 정신건강의학적 평가 기술, 현명한 정신약물 사용, 자유로운 정신교육 활용은 재난 후 의학적 손상과 심리적 정신건강의학적 후유증 관리에 극도로 효과적이다. 재난으로 영향 받고 스스로 신체적 증상을 호소하나 객관적인 신체적 검사 결과가 없는 불안한 환자를 위해, 정신건강의학과 의사는 새로 발병하거나 활성화된 정신병리를 진단하는데 도움을 주고 그리고 정신신체 증상으로 표현되는 심리적 외상을 관리하는 내과 동료의사를 도움으로써 중요한 역할을 한다. "의학적으로 설명되지 않는다"는 말이 "생물학적으로 설명되지 않는다"를 의미하지 않음을 이해함으로써, 정신건강의학과 의사는 환자와 직원이 신체와 정신 사이에 벌어진 공간에 다리를 놓도록 돕고, 이렇게 함으로써 재난에 효과적인 방법으로 개입한다. 입원한 신체질환 환자를 위해서 정신건강의학과 의사는 섬망, 불면증, 불안, 기타 증상에 대해 정신약리학적 개입을 할 수 있다. 또한 대개 개입이 필요하다는 것을 알지만 환자를 돕기 위해 필요한 정신건강학적 진단 기술과 진보된 평가 기술이 부족한 내과 팀이 향정신성 약물을 합리적으로 사용하도록 도울 수 있다. 이러한 방법으로, 정신건강의학과 의사는 재난 후에 발생하는 PTSD 및 다른 정신질환의 예방에 한 몫을 할 수 있다.

교육 핵심

- 환자들은 객관적인 신체적 소견 없이 다양한 신체적 증상을 호소하면서 응급실에 온다.
- MUPS는 불안의 신체적 표현으로 이해할 수 있다.
- MUPS 관리는 환자의 불안에 대한 정신건강의학적 관리와 동료 의사들에게 환자의 고통 현실을 인식하고 무시하지 않으며 갈등이 적은 상태로 이해하면서 소통할 수 있도록 돕는 것을 포함한다.
- 재난 후에 의학적으로 심한 손상을 입은 환자는 PTSD, 우울증, 다른 정신건강의학적 합병증의 위험이 있다. 중환자실, 외상 및 화상 환자에 대한 대부분의 연구에서 PTSD 발병률은 15%~20%이고 병발하는 우울증 발병률도 높았다.
- 불안장애를 위한 벤조디아제핀과 섬망을 위한 항정신병약은 급성기 상황에서 중요한 개입 수단이다.
- 급성기 상황에서 손상으로 인한 동통 치료에 아편제 치료는 PTSD 증상 발생을 예방할 수 있다.
- 환자와 직원을 위한 재난의 정신건강의학적 영향에 대한 정신교육은 MUPS 환자와 신체적 손상을 입은 환자에 대한 팀의 대응에서 매우 유용한 자원이 된다.

복습 문제

10.1 다음 중 "집단 히스테리"를 정확하게 설명한 말은?

A. 생물학 무기를 이용한 테러 후에 있음직한 결과이다.

B. 신체질환자의 심리적 증상

C. 신체형 장애나 전환장애와 관련된다.

D. 테러 사건 후 흔하게 나타난다.

E. 재난 사건에 대한 집단 반응을 부정확하게 표현한 구식 용어이다.

10.2 생물학 무기를 이용한 테러 후에 "저 위험" 환자가 응급실과 병원에 가득 차지 않게 막는 것을 돕는 전략에 해당하는 것은 다음 중 어느 것인가?

A. 응급실에 가야 할 사람과 가지 않아야 할 사람에 대한 명확한 정보를 제공한다.

B. 매체와 전화 서비스를 이용하여 자세한 정보와 처음 선별검사를 제공한다.

C. 질병의 객관적인 징후와 노출 가능성을 기반으로 병원입구에서 빠른 환자 분류법을 사용한다.

D. 적절한 안심시키기 기법에 대해 1차 진료 직원을 교육한다.

E. A, B, C, D 모두

10.3 다음 중 MUPS에 대한 의사와 환자의 커뮤니케이션을 위한 효과적인 전략에 해당하지 않는 것은?

A. 불확실성을 인정한다.

B. 환자들에게 환자들이 과장해서 행동한다고 말하기

C. 희망 제공

D. 또 다른 침습적 검사 피함

E. 조치를 취할 것을 약속

10.4 안면 화상과 흉이 있는 손상 환자가 12개월후 PTSD를 앓는 비율은 어느 정도인가?

A. 10%

B. 25%

C. 30%

D. 45%

E. 60%

10.5 다음 중 재난 후 급성기 평가에서 자주 간과되는 증상은?

A. 통증

B. 과잉경계

C. 해리

D. 지독한 공포

E. 무력함

11

애도와 회복력

차드 르메르 Chad. M. Lemaire, 의학박사, 간호학 학사(M.D., R.N., B.S.N.)

9/11 테러의 여파 속에서 "사람들이 제 형의 반쪽 몸을 발견했어요"라고 하는 주 호소와 우울 증상을 나타내는 한 환자가 있었다. 어느 반쪽이냐고 물었을 때, 그 환자는 눈물이 어린 채 형의 하반신이 라고 말했다. 다음에 어느 부분이 가장 중요하냐고 묻자, 그는 "물론, 심장이죠."하고 대답했다. 환자의 관점에서 보면, 형이 아직 땅 속에 파묻혀 있고 시체를 찾아 낸 것이 아니라는 점에서 심장의 상징적 가치가 있었다. 이것이 그의 애도를 방해했고, 그는 직장에 출근할 수 없었다. 복잡한 가족역동 속에서, 그는 지정된 상주였다. 모두가 제 직분으로 돌아갔으나, 이 환자는 상실 후 긴 애도 때문에 무기력한 상태로 지냈다(Jones 등 2004).

재난 후 환경에서 해결하기 가장 어려운 문제 중 하나는 생존자들 가운데 만연하는 애도에 대응하는 것이다. 누구나 자기 삶의 다양한 시점에서 상실로 고통 받거나, 잠재적으로 외상적 사건을 경험하게 될 것이나, 외상과 상실은 재난이 발생한 시점 어디에나 존재한다. 애도는 재난 후에 오는 흔하고 이해할 수 있는 반응이다. 그럼에도 불구하고, 연구를 보면 생각했던 것보다 회복력도 흔히 있었고 그 회복력이 외상이나 상실 후에 과소평가되는 경우가 많은 것으로 나타났다(Bonanno 2004). 실제로 애도와 회복력은 상호 배타적이 아니라, 상호 보완적인 경험이라 할 수 있다. 애도와 회복력이 아무리 멀어지더라도, 애도와 회복력은 모든 재난 생존자의 경험을 형성하는 보편적인 요소이다. 애도와 회복력을 이 장에서 함께 생각하는 것은 바로 이러한 이유 때문이다. 재난 생존자와 작업할 때, 애도의 결과로 회복력이 더 잘 생기게 하는 요소들을 평가하고 심지어 장려하는 것은 정신건강 제공자에게 도움이 될 것이다. 이 장에서는 애도의 일반적인 경과와 평가를 다룬다. 또한 우울증과 사별의 구별, 복잡하거나 오래 지속되는 애도의 개념, 실존적 문제, 역전이 문제, 문화적 문제를 포함한 사별자와 작업하는 지침, 회복력과 연관된 생물심리사회적 요소를 다룬다.

상실과 애도

재난 후에 경험하는 상실의 규모와 유형은 다양하다. 이러한 상실에는 가족이나 친구의 죽음, 상당한 개인적 손상, 재산과 소유물 상실, 개인적 정체성 상실, 사회질서 상실, 자신의 안전감 상실이 있다. 예를 들면, 2005년 허리케인 카트리나 후 집이 유실되거나 가족이나 연인이 사망한 것 외에, 생존자들은 카트리나 전의 도시에 대한 사회문화적 정체성 상실을 계속해서 애도했다. 생존자의 가족이 오랫동안 대를 이어가며 살 수 있었을지도 모르는 도시 뉴올리언즈의 풍경은 완전히 바뀌었다. 그리고 많은 주민이 다른 도시로 영구히 이전했거나, 도시를 재건하려고 몸부림쳤다. 개인 정체성 상실은 가족 역할(즉, 부모, 형제, 배우자 등)의 상실을 포함할 수 있다. 예를 들면, 1907년 웨스트 버지니아 머농거 광산 재해로 수백 명의 성인 남자와 소년들이 죽었고 그래서 수백 명의 과부와 1,000 명이 넘는 아이들이 남게 되었다(McAteer 2007). 2004년 아시아 쓰나미와 2010년 아이티 지진과 같은 보다 최근에 발생한 재난에서 다수의 사람이 죽거나 중상을 입었고, 수많은 가족 구성원들(다수의 고아 포함)이 엄청난 상실을 경험한 후 살아남게 되었다.

사별은 보통 중요한 사람의 죽음이나 상실이라고 정의된다. 애도는 사랑하는 사람의 죽음에 국한되지 않는, 중요한 상실에 대한 심리적, 정서적, 인지적 반응을 의미한다. 외상은 통상적으로 관리 가능한 범위를 넘어서는 스트레스가 많고 생명을 위협하는 상황을 의미하며, 신체적 손상과 정신적 손상을 모두들 포함한다. 애도와 외상은 다른 현상이지만, 결과 궤적은 유사한 양식을 나타낸다(Bonanno 2004). 외상적 애도는 갑자기 예기치 않은 사망이나 또는 외상적 사망에 대한 심한 애도 반응을 묘사하기 위해 기존에 사용하던 용어이다. 그러나 2001년 9/11 테러 후, 외상적 애도를 연구하던 집단이 PTSD 같은 다른 장애로부터 오는 애도반응을 구별하기 위해 용어 복잡성 애도 complicated grief로 바꾸었다(Zhang 등 2006). 복잡성 애도는 상당한 기능 장애를 초래하는 해결되지 않은, 오랜 기간, 심한 애도를 의미한다(Zisook과 Shear 2009).

이와 같이 애도반응을 묘사하기 위해 사용되는 용어에 관계없이, 재난과 관계된 상실은 충격, 절망, 분노, 죄의식, 부정, 우울증, 무망감과 같은 극심한 반응을 일으킬 수 있다. 또한, 재난 후의 애도반응은 통상적인 애도반응(예: 오래 계속되는 병을 앓고 난 후의 반응)과 다르는데, 재난 후 애도반응의 앞에는 보통 예견된 사별 기간이 없기 때문이다. 대부분의 사람이 상실 후 애도를 경험하겠지만, 소수(어디에서나5~20%)만이 오래 지속되는 합병증을 나타낸다(Love 2007; Zhang 등 2006, Zisook과 Shear 2009). 그러나 어떤 생존자에서 이러한 합병증이 발달할 지를 예측하는 일은 여전히 쉽지 않다.

애도의 "정상"과 "비정상"을 특히 처음에는 구별하기 어렵지만, 언제 개입하고 언제 개입하지 않을 지를 안내하는 일반적인 원칙이 있다. 뒤에 "애도를 평가하고 반응하는데 있어서 문화적 문제" 부분에서 논의하는 것처럼, 이러한 판별은 자기자신 밖의 문화와 작업할 때 특히 어려운데, 상실에 대한 "정상" 반응으로 간주되는 것에 사회문화적 요인이 영향을 주기 때문이다. 대부분의 사람들은 의미 있는 중요한 상실을 자신의 삶에 포함시키고 의미 있는 방법으로 나아가는 방법을 발견한다. 많은 사별자들이 일시적인 고통을 경험할 것이고 합리적인 수준에서 기능을 할 것이다(Bonanno 2004, 2006).

흔히 처음의 심하고 고통스러운 증상은 특히 그런 증상을 경험해 보지 않은 사람들을 놀라게 할 것이다. 처음의 충격, 불신, 부정, 강한 불쾌감은 동경, 갈망, 탐색 행위로 바뀔 수 있다(Raphael 등 2006). 또한, 다루기 어려운 문제는 달리 행동할 수 있었거나 달리 행동했었어야 한다는 생존자의 죄의식이나 반추를 포함하는 분노, 양가감정, 죄의식 반응과 관계된 것이다. 때때로 환각을 포함하여 사망자의 이미지에 사로잡혀 있을 수도 있다. 애도는 가다가 말다가 앞으로 나아가는데, 애도에 사로잡히는 것과 기능적인 방법으로 인생에 참여하는 것 사이에서의 동요가 흔히 일어난다(Walsh 2007, Zisook과 Shear 2009). 사람에 따라 다르지만, 애도의 통상적 과정은 갑자기

격렬하게 일어나는 갈망과 불쾌감을 포함하는데 이는 시간이 흐름에 따라 그 횟수와 강도가 감소한다(Shear 등 2006). 이러한 물결은 대개 의미 있는 기념일을 포함하여, 상실에 대한 회고와 흔히 연관된다(Zisook과 Shear 2009). 상반된 과거 주장에도 불구하고, 애도 반응이 없다고 이를 병리적으로 규정하지 않는 것이 중요 하는데, '이런 애도 결여가 지연된 애도 혹은 더 많은 합병증 발생 위험 인자'라는 정당성을 입증하는 증거가 부족하기 때문이다. 사실상, 그 와 상반된 상당한 증거가 있다(Bonanno 2006, Zisook과 Shear 2009).

사별과 관련된 우울증

애도의 징후와 증상은 다양한 기타 정신장애와 상당히 중복되어 있어서, 이러한 경험이 정상 범위 안에 있을 때와 추가적인 개입이 필요할 때를 결정하는 것이 중요하다. DSM-IV-TR(미국 정신의학학회 2000)에서 사별은 "임상적 관심의 초점이 될 수 있는 기타 상태"라는 제목 아래에 V 코드로 되어 있다. 또한, '정상적' 사별의 기간과 표현은 다양한 문화 집단 별로 상당히 다르다(pp.740~741)라고 되어 있다. 주요 우울증 삽화 증상과 중복됨을 고려해야 한다. DSM-IV-TR은 주요 우울 삽화로부터 사별을 구별하는 데 도움이 될 수 있는 증상들을 나열하고 있다. 표 11-1은 DSM-IV-TR의 사별에 대한 설명이다.

DSM-IV-TR의 주요 우울 삽화 기준에서, 사별 후 2개월이 지날 때까지 혹은 증상이 "현저한 기능 장해, 무가치함에 병적 몰두, 자살 사고, 정신병적 증상, 정신운동 지연"이 특징적이지 않으면 사별의 맥락에서 주요 우울장애로 진단하지 않도록 했다(미국 정신의학학회 2000, p.356). 지숙과 쉐아르(2009)는 앞서 언급한 바와 같이, 부정적인 감정과 함께 긍정적 감정이 밀려오는 증상의 파도와 함께 대개 상기시켜주는 것 혹은 기념일은 애도를 더 많이 나타내고, 반면에 전혀 긍정적인 감정을 느낄 수 없는 만연된 슬픈 기분은 주요 우울증을 더 많이 나타낸다고 시사한다. 또한, 그들은 사별자의 소수만이 DSM-IV-TR 주요 우울 삽화 기준에 완전히 맞고, 사별-관련 주요 우울증은 치료에 대한 반응을 포함하여 사별과 관련 없는 주요 우울증과 유사하다고 특별히 언급했다. 최소 여섯 개 연구에서 사별 관련 주요 우울증 치료에 다양한 항우울제의 효과를 보고했는데, 흥미롭게도 애도 개선 정도보다는 우울 증상 개선 정도가 더 양호했

표 11-1. DSM-IV-TR의 사별 묘사(V62.82)

이 진단 범주는 임상적인 관심의 초점이 사랑하는 사람의 죽음에 대한 반응에 모아질 때 사용된다. 상실에 대한 반응 일부로서, 일부 애도하는 사람들은 주요 우울증 삽화의 특징적 증상(예: 슬픈 감정과 불면증, 식용저하, 체중 감소와 같은 관련 증상)을 나타낸다. 사별한 사람은 불면증이나 신경성 식욕부진과 같은 부수적 증상을 치료하기 위해 전문가를 찾아오지만 자신의 전형적인 우울한 기분을 "정상"으로 간주하는 것이 보통이다. "정상" 사별반응의 지속 기간과 표현은 문화에 따라 매우 다양하다. 상실이 있은 후2개월이 되어서도 여전히 증상이 계속 되지 않는 한 주요 우울장애의 진단을 내리지 않는다. 그러나 "정상" 애도반응의 특징이 아닌 어떤 증상이 있다는 것은 사별과 주요 우울 삽화를 구별하는 데 도움이 된다. 이러한 증상은 다음과 같다. 1) 사랑하는 사람의 죽음의 시기에 생존자가 취했던 행동과는 관계없는 죄책감, 2) 자신이 죽는 것이 오히려 나았다든가 죽은 사람과 함께 세상을 떠났더라면 좋았을 것이라는 심한 죽음에 대한 생각, 3) 무가치감에 병적으로 집착함, 4) 현저한 정신운동성 지체, 5) 장기화되는 심한 기능장해, 6)죽은 이의 음성을 듣거나 모습을 일시적으로 본다는 생각을 넘어서는 환각 경험

출처: DSM-IV-TR에서 복사. 워싱턴 DC, 미국정신의학회, 2000, pp. 740-741. 저작권 미국정신의학회. 허락 받고 사용.

다. 사별-관련 우울증의 정신치료 효과에 대한 연구가 없지만, 사별과 관련이 없는 우울증의 정신치료보다 그 효과가 덜하다는 연구도 없다(Zisook과 Shear 2009). 재난 발생 몇 개월 후에는 주요 우울증의 발생 가능성을 검토해야 하고, 그러한 가능성이 있으면, 애도과정을 더 쉽게 하기 위해 흔히 우울증 치료가 필요하다(Love 2007).

복잡성 애도 또는 연장된 애도

대개 애도과정이 전적으로 완성되지는 않지만, 심지어 여러 해가 지난 후에 보다 더 병적인 애도반응을 시사하는 몇 가지 징후가 있다. 과거에, 이러한 유형의 애도반응을 설명하기 위해 수많은 시도가 있었다. 병적, 비정상적, 비정형, 외상적 사별 또는 애도라는 용어들이 사용되어 왔지만, 이 용어들은 중복되는 점이 많다. 최근에, 복잡성 애도장애(complicated grief disorder; CGD)나 연장된 애도장애(prolonged grief disorder; PGD)가 상당한 주목을 받고 있다. 과거에 몇 집단에서 CGD에 대한 기준을 제안했지만, 보다 최근에는 PGD에 대한 기준이 심리측정적으로 타당성이 입증되고, DSM-5에 포함시킬 수 있는지에 대해 검토되고 있다(Prigerson 등 2009). 표 11-2에 제안된 기준이 나와 있다. PGD기준이 기존의 CGD 기준과 중복되는 점이 많이 있지만, 증상 특성이 만성임을 강조하고 이런 타당성 있는 새로운 기준을 구별하기 위해 이

름을 "연장된"으로 바꾸었다(HG Prigerson, 개인 커뮤니케이션, 2010년 1월). DSM-5에 포함될 경우, 어떤 명칭이 사용될지 불확실하기 때문에, 이 장에서는 인용된 논문에서 그 명칭이 어떻게 사용되었는지에 따라 그 용어들을 사용했다.

어떤 용어를 사용하든 간에, 애도 증상의 심각성과 연장되는 성질은 임상에서 주의를 기울여야 한다. PGD 증상은 자살 사고와 시도 증가, 다양한 내과적 상태(암, 면역기능장애, 고혈압, 심장질환), 기능 손상, 삶의 질 저하와 관련이 있고, 심지어 우울과 불안을 조절한 후에도 관련이 있었다(Prigerson 등 2009). CGD는 주요 우울증이나 PTSD가 흔히 동반 이환 되는 경우가 많지만, 연구에서는 사별-관련 우울 및 불안과 구별된 복잡성 애도의 증상군이 있음을 보여주었다(Zhang 등 2006). CGD에서는 슬픔과 무쾌감증이 사망자를 생각하면서 초점이 되지만, 주요 우울장애에서는 이러한 증상이 만연하여 넓게 일어난다(Shear 등 2006). CGD의 촉발인자는 PTSD에서 흔히 나타나는 그 사람의 안전에 대한 위협이라기 보다 긍정적인 관계의 상실에 있다. 또한, CGD는 슬픔이 현저하지만, PTSD는 두려움이 흔한 증상이다(Shear 등 2006). PTSD는 회피 반응이 나타나지만 CGD는 사망자를 상기하게 되고(Zhang 등, 2006), 또한 사망자 상기에 대한 회피가 CGD에서 일어날 수 있지만 이는 복잡하고 다양한 방법으로 일어난다(Shear 등 2006). 마지막으로, 수많은 재난의 외상적 측면(예: 외상성 사망) 때문에, CGD와 PTSD는 동반 이환될 수 있다(Zhang 등 2006).

CGD나 PGD가 최근 공식적인 DSM진단은 아니지만, 정신건강의학과 의사는 재난 후 몇 달 지나서 상태가 의심될 때는 개입해야 한다. CGD또는 PGD와 사별-관련 주요 우울증 같은 다른 장애와의 구별은 치료에 대한 반응이 다르기 때문에 필요한 것이다. 예를 들면, 한 무작위 위약 대조군 임상시험에서, 노르트립틸린 치료와 노르트립틸린과 대인관계 정신치료를 병용한 치료에서 사별-관련 주요 우울증은 호전되었지만, CGD 증상은 호전되지 않았다(Zhang 등 2006). 애도 증상 감소를 나타내는 무작위 대조군 약물치료 시험은 없었지만, CGD 증상의 감소 가능성을 어느 정도 보여준 일부 항우울제 개방 임상시험은 있었다(Zhang 등 2006). 쉐아르와 동료들은 대인관계 정신치료, 인지행동치료, 동기부여 면담과 노출기법을 통합하는 특정 복잡성 애도치료(complicated grief treatment; CGT)를 타당화했다. 복잡성 애도치료는 CGD 반응률과 반응을 보인 시간을 측정한 무작위 대조군 시험에서 대인관계 정신치료보다 우수

표 11-2. DSM-5와 ICD-11를 위해 제안된 연장된 애도장애 기준

A. 사건: 사별(중요한 사람 상실)

B. 이별 고통: 사별자는 매일 혹은 장애를 입을 수 있을 정도로 그리움을 경험한다(예; 사망자에 대한 갈망, 몹시 슬퍼함, 그리워함, 사망자와 재회를 원하지만 이루어지지 않음으로 인한 신체적 또는 정서적 고통).

C. 인지적, 정서적, 행동적 증상: 사별자는 매일 혹은 장애를 입을 수 있을 정도로 다음 증상 중 5가지 이상을 나타내야 한다.

1. 생활에서 자신의 역할에 대한 혼란 혹은 자기감의 감소(즉, 자기의 일부가 죽었다는 느낌)
2. 상실을 받아들이기 어려움
3. 상실된 현실에서 상기되는 것 회피
4. 상실한 이래 타인을 믿지 못함
5. 상실과 관련된 분노나 쓰라림
6. 생활에서 나아가기 어려움(예: 새 친구 사귀기, 흥미 추구)
7. 상실한 이래 무감각(정서의 결여)
8. 상실한 이래 삶이 채워지지 않고, 공허하며 의미 없다고 느낌
9. 상실로 인해 망연자실하고 멍하며 충격 받음

D. 시간: 사망 후에 최소 6개월이 경과할 때까지는 진단을 내려서는 안 된다.

E. 장애: 장애는 사회적, 직업적, 기타 중요한 기능 영역(예: 집안에서의 책임)에서 임상적으로 심각한 장해를 일으킨다.

F. 다른 정신장애와의 관련: 장애는 주요 우울장애, 범불안장애 또는 외상 후 스트레스 장애에 의해 더 잘 설명되지 않는다.

출처: Prigerson HG, Horowitz MJ, Jacobs SC 등. "연장된 애도장애: DSM-V와 ICD-11를 위해 제안된 기준의 심리측정적 타당성". Public Library of Science Medicine 6:e1000121, 2009. 표3에서 복사. Holly Prigerson의 허락 받고 사용.

한 것으로 나타났다(Shear 등 2006, Zhang 등 2006, Zisook과 Shear 2009). CGT 시험에서 자연적 약물치료 연구를 보면, 항우울제를 투여하지 않은 환자에 비해 항우울제를 투여한 환자가 CGT를 완성하는 비율이 높았고(91% 대 58%), CGT에서 추가적인 이득을 얻었다(Simon 등 2008, Zisook과 Shear 2009). 파이퍼의 해석적 및 지지적 치료와 호로비츠의 통합 인지-역동적 치료는 CGD치료 가능성을 보여주었지만, 무작위 대조군 임상시험을 통한 결론적 데이터가 필요하다(Zhang 등 2006).

사별자에게 듣기와 말하기

재난 정신건강의학과 의사가 사별자를 돕기 위해 할 수 있는 일은 아주 많다. 그러나

재난 후 애도의 조기 개입 효과에 대한 자료가 부족하다는 것도 알아야 한다. 따라서 개입은 비공식적이고 임상적 경험에 기반을 두고 있다. 심지어, 어떤 결과는 공식적인 애도 상담, 특히 초기 상담이 일부 사별자에게 도움이 되지 않고 오히려 해가 될 수 있음을 시사한다(Bonanno 2004). 최근의 메타분석에서, 특정 사별 개입은 치료 후 효과가 적었고 오래 지속되지 않았음을 보여주었다. 그러나 연구자들은 상실을 적응하는데 현저한 어려움이 있는 사람들이 더 좋은 결과를 얻었고, 장기 대조군 연구에서 이별이 없었던 일부 사람은 개입에 상관없이 시간이 지남에 따라 호전되는 경향이 있다는 점에 주목했다(Currier 등 2008). 애도-특정 치료가 평균적으로 비효율적이거나 다른 치료 형태보다 비교적 효과가 적은 것으로 다른 메타 분석에서 보여주었다(Bonanno 2004). 그러나, 대개의 사별 개입이 메타 분석에서 전반적인 효과 크기가 작음에도 불구하고, CGD 증상이 있는 사람 같은 위험에 처한 사람들에서 흔히 이득이 있었다(Zhang 등 2006).

공식적인 애도 개입에 대한 이런 애매한 증거에도 불구하고, 재난 정신건강의학과 의사는 재난 후 사별자와 듣고 말하는 일부 지침에서 이득을 얻는다. 많은 경우 흔히 가장 유용한 개입은 공감적 경청이다. 재난 후 생존자의 상실이나 감정에 대한 재난 정신건강의학과 의사의 "증언" 가치는 아무리 높이 평가해도 지나치지 않는다. 신체적 욕구(즉, 의료, 음식, 피난처)와 안전 욕구를 평가한 후 심리적 응급처치(12장에서 다룸)와 함께, 사별자와 효과적인 커뮤니케이션은 필수적이다. 말할 준비가 되어 있지 않는 사람에게 자신의 상실이나 감정을 자세히 이야기하도록 강요하지 않아야 한다. 재난 피해자는 일어난 사건을 다루는 수준이 아주 다양하기 때문에 사별자가 나눌 준비가 되어 있는지를 알아보는 태도는 아주 중요하다(Raphael 등 2006). 애도의 감정적 요소와 인지적 요소, 애도의 정상 과정과 증상을 검토하는 것은 사별자의 경험을 정상화하고 불안을 줄이는 데 도움이 될 수 있다. 더불어, 외상적 상실 후의 애도와 비외상적 사별 사이의 차이에 대해 논의하는 것도 도움이 될 것이다. 잘난 체 할 수 있는 설명(예: "그건 신의 뜻입니다." "모든 일이 곧 나아질 것입니다", 어떤 기분이 드는지 알고 있습니다")을 하지 않고, 사별자의 상실과 감정적 반응을 인지하는 것은 사별자의 감정을 정당화하고 소통 라인을 열어가는데 의미 있는 단계가 될 수 있다. 비판단적 거리를 유지하고, 의사 자신의 불편함 때문에 조급하게 감정의 흐름을 차단하지 않는 것이 지극히 중요하다. 직접적으로 동정을 표하고, 사망자의 이름을 사용하여 사별자가 어떻게 대처하고 있는지에 대해 묻는 것은 합리적인 제안일 것이다(Shear 2008). 애도에 대해 멋대로 시간 제한을 정하거나 또는 다음 단계로 넘어가야 한다는 메시지를 사별자에게 전달하는 행동은 대개 도움이 되지 않고 정당화되지 않는다(Love 2007). 그리고 이전에 상실이나 외상을 어떻게 성공적으로 대처했는지 알게 하고 지원시스템을 동원하거나 이용하는 방법을 발견할 수 있도록 도와야 한다.

게다가, 정신건강의학과 의사가 앉아서 직접 눈을 맞추고, 휴대폰을 꺼두며 시계를 보지 않는 태도 같은 간단한 일들도 보다 잘 말을 경청하고 있고 돌보고 있다는 느낌을 갖게 할 수 있다. 터치하는 것(예: 어깨를 가볍게 만지는)은 다른 많은 임상장면에서 보다 재난 현장에서 간단한 애도 상담을 할 때 받아들여지기 쉬울 것이다. 재난 후에 제공하는 비공식적 애도 개입은 대개 단기임을 고려해야 한다. 그래서 필요하다면, 계속 치료를 제공할 수 있는 지역 자원으로 초기에 환자를 의뢰하는 것을 고려해야 한다. 재난-기반 전문가적 관계는 전통적으로 다른 정신치료적 관계에서보다 빨리 "끝나므로", 이 이별은 애도에 부담을 더하는 결과를 낳을 수 있기 때문에 신중해야 한다.

절망, 실존적 문제, 의미 만들기와 역전이 관리

재난의 여파 속에서, 사망과 파괴에 직면하여 압도하는 절망감을 관리하는 일은 쉽지 않을 수 있다. 재난 후 삶의 의미에 대해 실존적 문제가 떠오른다. 생존자들은 자신의 죽음에 대한 두려움을 받아들이려고 애쓰기 때문에 상당한 죽음 불안에 직면할 수 있다. 생존자의 세계관은 그가 특히 세상을 안전하고 좋은 곳이라고 생각했다면 산산조각이 날 수 있다. 종교적 관점이나 정신적 견해에 대해서도 마찬가지이다. 생존자는 자기가 자비롭다고 생각한 고차원적인 능력자가 어떻게 이런 재난과 같은 비극이 일어나게 놔둘 수 있는지 커다란 인지적 충돌을 할 수 있다. 예를 들면, 2004년 쓰나미의 한 스리랑카인 생존자는 이런 말을 재난 정신건강의학과 의사팀에게 했다. "저는 제 딸, 아내, 배를 잃었습니다. 심지어 제가 입고 있던 셔츠까지 사라진 상태입니다. 이런 일의 의미가 어디에 있는 걸까요? 이제 제가 할 일이 뭔가요? 여러분은 제게 무엇을 해 주실 수 있습니까?"(CL Katz, 개인 커뮤니케이션, 2010). 또한, 절망감을 갖게 하는 계속적인 위협에 대한 추가적인 두려움이 있다(Raphael 등 2006). 예를 들면, 테러 사건의 피해자는 계속되는 테러 공격을 두려워한다. 아이티의 2010년 지진 피해자는 첫 지진 발생 후 며칠 간 계속되는 여진의 공포를 갖고 있어야 했다. 또한, 현대 기술은 생존자의 정서적 반응을 격렬하게 하는 실제 죽음과 고통에 더 가까이 다가가게 한다(예: 9/11 테러에서 사망자로부터 온 사망 전 핸드폰 메시지, 끊임없이 계속되는 언론 매체의 보도, 인터넷을 통한 즉각적인 정보 접근)(Lindy와 Lindy 2004). 실존적 절망을 포함한, 생존자의 이런 모든 감정을 처리하도록 돕는 일은 재난 구호활동에서 어려운 일이다. 모든 실존적 질문에 대한 대답은 불가능하겠지만, 자기-비난, 죄의식, 수치심을 포함하여 이 고통스러운 곤경을 어느 정도 극복할 수 있도록 도울 수 있다(Walsh 2007). 생존자의 슬픔, 분노(예: 허리케인 카트리나 후의 정부에게, 인간이 만든 재난의 가해자에게), 자포자기, 혼란스러운 감정을 소통하도록 돕는 것은 이득이 될 수 있다(Raphael 등 2006), 또한, 생존자의 무망감과 절망감을 비극에 대한 이해 가능하고 일반적인 반응으로 정상화 하도록 도움을 줄 수 있다(Walsh 2007).

광범위하게 연구 보고된 하나의 기법은 "의미 구성" 기법이다. 애도 연구는 외상이나 상실에서 치유되는 핵심과정이 의미 재구성이라고 시사한다(Armour 2006, Walsh 2007). 그러나 의미 구성은 생존자의 마음 속에서만 오로지 일어날 수 있다. 그러나 생존자가 직면한 비극과 몇몇 원인적 연결과 같은 자신의 행동을 통해서도 의미 발견이 일어날 수 있다. 대부분의 경우, 사별의 급성기가 지난 후에 어떤 의미를 통찰하려고 하지만, 또 어떤 사람은 상실 후 조기에 이런 노력을 하려고 하기도 한다.

비극에 대한 의미 구성은 생존자가 삶의 의미와 목적에 대해 내적 혼란을 경험하고 있는 시점에서 어떤 응집감을 다시 얻도록 도울 수 있다(Armour 2006). 2004년 아시아 쓰나미로 모든 것이 황폐화한 후에도 수많은 생존자가 자신의 세계관을 긍정적으로 변하게 하여 의미를 재구성했다. 특히, 수많은 사람들이 전세계 곳곳에서 도와주려고 했기 때문에, 많은 사람들이 세상을 더 좋은 곳으로 본다고 했다(Rajkumar 등 2008). 빅터 프랑클이 언급한 바와 같이, 타인을 위한 의미 구성은 어려운 것이지만, 스스로 자신을 위한 의미 구성을 하도록 돕는 것은 가능한 것이다(Walsh 2007). 상실에 대한 의미 구성은 사별에 대한 강건한 적응 예측 변수로 나타나지만, 반면에 상실에 대해 의미를 구성할 수 없는 것은 복잡한 애도와 관련된다(Holland 등 2006). 그러므로 생존자가 의미를 구성하도록 돕는 것은 그들의 삶에 질서와 목적을 회복하도록 돕는 과업이 될 수 있다.

역전이 문제도 재난 생존자와 작업할 때 관련된다. 재난 정신건강의학과 의사가 특히 해당 지역 사회의 구성원이거나, 또는 상실과 외상의 이미지가 끊임없이 빗발치고 있을 때 재난 피해자와 건강한 거리를 유지하는 것은 흔히 힘들다. 예를 들면, 9/11 테러 후 정신건강 전문가가 최적의 공감 거리를 두는 것은 거의 불가능했다. "우리가 이 안에 함께 있다"는 느낌은 중립적인 자세를 유지하는 것이 거의 잔인하게 느껴지게 했다(Lindy와 Lindy 2004). 가바드(2002)는 9/11 테러 사건으로 치료 받는 환자와의 상호작용에 대한 글에서, 그 날의 비극적 사건에 대한 반응에서 상호간의 자기-노출이 환자에게 얼마나 영향을 주었는지를 되돌아보면서, 진정성, 진실성, 인간성이 그 상황에서 요청되는 일이라고 결론지었다. 재난 작업자의 흔한 역동적 역전이 주제는 힘과 파괴, 죽음과의 대면, 무력함, 분노, 상실, 애착, 들뜸, 죄의식, 관음증이 포함된다(Raphael과 Wilson 1994). 재난 정신건강의학과 의사는 역전이, 대리 외상* 과 재난 현장의 근무 특성으로 인해 발생하는 잠재적인 직접적 외상에 직면하는 문제를 처리해야 한다(Katz와 Nathaniel 2002). 대단히 심각한 상황에서 다른 사람을 도우면서 무력감에 압도당하는 느낌이 들 수 있는데, 그런 경우, 상담을 요청함으로써 이득을 얻을 수 있다. 보다 자세한 정보는 3장, "자신을 구하기"에 제공된다.

정신건강의학과 의사는 또는 회피 또는 과동일시에 해당하는 역전이 반응을 보일 가능성이 있다(Lindy와 Lindy 2004). 회피는 압도당하는 것으로부터 자신을 보호하기 위해 거리를 두는 행동을 포함하는데, 이는 생존자가 자신의 경험을 잘 이야기하지 않으려고 함으로써 악화될 수 있다. 그러나, 회피는 재난 정신건강의학과 의사에게 적합하지 않는 무심함과 무감각 수준에 이르게 할 수 있다(재난 정신건강의학 아웃리치 2008). 과동일시는 생존자에게 전능하고 위안이 되는 자가 되려고 노력하는, 지나치게 참여하고 이상을 추구하는 영웅 타입의 사람이 되고자 하는 데서 가끔 표현된다. 심지어 어떤 구호 대원은 그렇게 많은 고통 가운데서 긍정적인 충족감을 갖는 데 대해 죄책감을 느끼기도 한다(Lindy와 Lindy 2004). 재난 구호 대원의 잠재적으로 문제가 되는 또 다른 반응은 분노, 온정주의, 무감각, 과잉헌신, 탈진을 포함한다(재난 정신건강의

* 주: 대리 외상(vicarious traumatization): 사건 사고의 실제 당사자가 아님에도 간접 경험으로 인해 입는 외상

학 아웃리치 2008). 이와 같은 잠재적 역전이 반응에 대한 이해는 재난 생존자의 크나큰 고통에 대한 자신의 반응을 처리하는 데 도움이 될 수 있다.

애도를 평가하고 대응하는데 있어서 문화적 문제

미국에 있거나 해외에 있거나, 재난 정신건강의학과 의사는 다양한 문화권에서 온 환자를 만나게 될 것이다. 재난 후 자신을 지역사회와 심지어 자기가 소속되지 않은 나라로 참여를 확장할 때 이방인으로 보여질 수 있는데, 대개 애도과정을 용이하게 하기 위해 가능한 한 자기 지역사회에서 참여하는 것이 필요하다. 애도를 평가할 때, 중요한 문화적 함축을 고려해야 한다. 서양 문화권에서는 애도의 개인적 경험에 초점을 맞추지만, 대다수 동양 문화권에서는 상실에 대한 개인적 반응을 통합하려는 집산주의적 생각을 한다(Bonanno 2006). 이러한 차이는 2004년 12월 26일 쓰나미가 지나간 작은 인도 지역사회에 대한 보고서에 설명되어 있다. 즉 "이 강건한 지역사회의 사람들은 체념적인 태도와 개인적 슬픔을 집산주의화하는 경향을 가지고 있었다. 그들은 자신을 외롭게 고통을 당하는 자가 아니라 외상을 입은 비교적 큰 사회의 통합체로 보는 경향이 있었다. 그들은 자신의 생존을 신이 내린 선물로 간직하고 외부의 위로를 받아야 하는 피해자로 생각하고 싶어하지 않았다"(Rajkumar 등 2008, p.848).

다양한 문화권에서 애도의 방법과 정도는 다르게 관찰된다(아마도 성에 있어서도 차이가 있을 것이다). 어떤 문화에서는, 땅에 엎드려 울부짖는 모습을 포함하여 감정을 드러내어 우는 모습이 일반적이거나 심지어 기대되기까지 한다. 어떤 문화에서는 조용히 있는 모습이 일반적이다. 히스패닉 문화권의 아타크ataque de nervios와 수많은 문화권에서 흔히 일어나는 사망자 환각과 같은 흔히 일어나는 상실 스트레스에 대한 반응을 인식하는 것이 도움이 된다(Ng 2005). 게다가, 일부 동아시아와 라틴계 미국인들은 애도에 직면하여 신체 증상을 나타낸다(Bonanno 2006). 애도 의식도 또한 문화마다 많이 다르다.

어떤 문화의 사람들은 사망자의 유해를 찾을 수 없거나 확인할 수 없어서 매장이나 화장이 불가능할 경우 더 많은 고통을 경험한다(Ng 2005). 또 어떤 문화에서는 그들의 애도에 대해 이야기하는 사람을 받아들이고 심지어 이야기하려고 하는 반면에,

또 다른 문화에서는 애도에 대해 묻는 것을 프라이버시 침해나 모욕으로 간주하여 이상한 사람으로 생각한다. 정신건강의학과 의사가 지역의 문화적 함축을 보다 많이 알고 있는 지역의 영적 또는 다른 지역사회 조언자와 함께 참여하거나 협동하는 것은 현명하다고 할 수 있다. 일부 문화 특유 증후군을 포함하여, 보다 자세한 재난 대응의 문화적 측면은 6장, "특정 집단"에서 제공한다.

회복력

최근 몇 년간 회복력은 많은 주목을 받아왔다. 회복력에 대한 수많은 정의 중에서 많은 정의는 특정 진단(예: 우울증이나 PTSD)이나 병리가 없음을 말하고, 일부는 재난 상황과 관계 있는 것이다. 이러한 것들은 "예상되는 나쁜 결과가 없음"(Shalev와 Errera 2008, p.149), 상당한 역경에 직면하여 "비교적 안정되고 건강한 수준의 심리적 신체적 기능을 유지하는 능력"(Bonanno 2004, p.20)과 "역경에 직면하여 심리적 행복을 유지하고 스트레스에 성공적으로 적응하는 능력"(Haglund 등, 2007, p.889)이 포함된다. 그러나 복잡한 회복력 개념은 단지 특정 장애, 증상, 변수가 없는 경우로만 이해할 수 없다는 논란이 많이 있다. 어떤 저자들은 상실이나 잠재적인 외상적 사건에 노출된 대부분의 사람들이 회복력을 갖고 있기 때문에 회복력은 기본 조건이라고 생각한다(Bonanno 2004).

외상적 사건에 노출된 대부분의 사람들은 어느 정도의 정신적 고통을 경험하지만, 보통 소수만이 만성적 정신장애로 나아간다(Friedman 등 2006). 실제로, 어떤 저자는 이른바 외상 후 성장이라는 말을 표현했다(Kilmer와 Gil-Rivas 2010). 재난 정신건강의학과 의사는 일반적인 반응을 병리화해서는 안 되지만, 병에 누가 더 취약하고 또는 회복력이 있는지 아는 것은 중요하다. 심리적 디브리핑과 같은 어떤 개입은 아주 취약한 생존자를 더 악화시킬 수 있는 것으로 나타났다. 그리고 회복력이 좋은 생존자는 자연적으로 회복될 수 있어서 공식적인 개입 없이도 스스로 이득을 얻을 수 있다(Friedman 등 2006). 그러나 재난 정신건강의학과 의사에게 길잡이 역할을 할 회복력에 대해 일관성 있고 적용 가능한 예측 변수가 없는 상황에서 재난과 같은 외상적 사건 후에 누가 보다 많은 회복력이 있는 지를 정확하게 예측하기는 어렵다(Friedman

등 2006). 다양한 상황에서 많은 위험 요인과 회복 요인에 대해 연구해 왔지만, 수많은 요인들 사이의 상호작용이 복잡하고, 다른 설명되지 않은 결과 변수에 비해 이러한 요인이 얼마나 영향을 주었는지 확인하기는 어렵다(Shalev와 Errera 2008)

회복력과 관련된 생물심리사회적 요소

최근에, 재난을 포함하여 상실과 외상에 노출된 사람들의 취약성과 회복력에 대한 생물심리사회적 연구가 계속되어 왔다. 회복력에 대한 다양한 정의에도 불구하고, 여러 연구자들은 수많은 생물심리사회적 요소가 회복력에 영향을 주거나 부정적인 결과에 취약하도록 한다고 결론을 내렸다. 생물학적 요소에는 수많은 호르몬과 신경전달물질이 관련되어 있다. 여기에는 코티솔, 부신피질자극유리호르몬(corticotrophin releasing hormone; CRH), 부신 생성 생식 호르몬(dehydroepiandrosterone; DHEA), 도파민, 노르에피네프린, 세로토닌, 뉴로펩티드 Y, 갈라닌, 테스토스테론, 에스트로겐을 포함한다(Charney 2004). 이러한 생물학적 요소에 대한 자세한 검토 문헌들을 이용할 수 있다(Charney 2004, Haglund 등 2007). 또 회복력과 연관된 것으로 스트레스 예방접종 이론이 있는데, 이전에 관리할 수 있었던 스트레스 노출은 회복력을 촉진하는 신경생물학적 프로필을 창출하는 데 도움이 된다(Haglund 등, 2007). 이전의 스트레스 요인이 현재의 스트레스 요인과 관련이 없더라도, 이러한 경험은 어느 정도 수준의 보호력을 제공하는 것 같다. 그러나 이전의 스트레스 요인이 적절히 관리되지 않았을 경우, 그 스트레스 요인이 미래에 발생했을 때 부가적인 취약성을 유발할 수 있다. 스트레스 예방접종 이론에 얼마나 많은 생물학적 기전과 심리학적 기전이 관여하는 것인지 단정하기는 어렵지만, 아마도 두 기전 모두가 함께 작용하고 있을 것이다.

회복력을 연구할 때, 종종 '닭이 먼저냐 계란이 먼저냐?'하는 식의 논쟁이 존재한다. 회복력이 선천적이어서 외상이나 상실 후에 부정적인 결과를 낮아지게 하는 것인지 혹은 회복력이 하나의 과정이나 결과 자체인지를 단정하기 어렵기 때문이다. 다수의 심리사회적 요소가 회복력과 연관되어 있었다. 이 장의 범위 내에서 그러한 점들을 완전히 살펴볼 수는 없지만, 일반적인 연구 결과를 간단히 언급할 필요가 있다. 연구들 사이에서 주목할 만한 회복력 요소는 사회적 지지, 인지적 융통성, 도덕적인 잣대를 가짐, 적극적 대처, 긍정적인 전망, 신체적 운동을 포함하고 있다(재난 정신건강의학 아웃리치 2008). 9/11 테러 후 회복력에 대한 연구(PTSD 없음, 낮은 수준의 우울증상과 물질사용에 초점을 맞춤)에서 가장 확고한 예측인자는 부가적인 생활 스트레스 요인이 없는 것이었다. 같은 연구에서, 사회적 지지 증가, 수입 손실, 만성질환, 테러의 직접적 영향, 과거 그리고 다음의 추가적인 외상적 사건이 비교적 적은 경우 회복력이 좋았다(Bonanno 등 2007).

보나노(2004)는 이전에 강인함, 자기-고양, 억압적 대처, 긍정적 감정을 포함한 회복력과 관련된 여러 가지 요소들을 검토했다. 강인함은 "인생에서 의미 있는 목적을 발견하고, 사람이 자신의 환경과 사건 결과에 영향을 줄 수 있다는 신념과 인생의 긍정적인 경험과 부정적인 경험으로부터 배우고 성장할 수 있다는 신념"을 뜻한다(p.25). 자기-고양은 높은 자존심뿐만 아니라 자기애와도 관련된 특성으로, 재난 후 보호적일 수 있다. 억압적 대처란 어느 정도의 정서적 해리나 무심함을 포함하는데, 많은 정상 상황에서는 비적응적이 되지만, 외상이나 상실의 극심한 스트레스에서는 보호적이고 적응적인 것으로 나타났다. 마지막으로 보나노는 역경에 직면해서의 긍정적 감정과 웃음이 이전에는 일종의 건강하지 않은 부정이라고 생각했지만, 최근 연구에서는 부정적인 감정을 줄이고 사회적 지지와 접촉을 증가시킨다고 했다.

회복력의 정신생물학적 기전에 대한 최근의 검토는 낙천주의와 유머 감각이 회복력과 관련이 있음을 동의한다(Haglund 등 2007, Southwick 등 2005). 회복력에 대한 또 다른 주목할만한 요소에는 적극적 대처(즉, 체념이나 기피와 같은 수동적 대처가 아닌 문제 해결 대처), 인지적 융통성(긍정적인 측면에서 부정적인 사건을 재평가하고 설명하며 심지어 그 사건 안에 있는 의미와 가치를 발견할 수 있는 능력, 바뀔 수 없는 것은 받아들이지만 변화 가능성이 있을 경우 적극적인 대처 유형으로 돌아가는 것), 도덕적 잣대를 가지고 살아감(종교, 영성, 이타주의를 포함하지만 이에 국한되지 않고 의미 있는 원칙으로 자신의 인생을 살아감), 신체적 운동, 긍정적 역할 모델과 지도자를 갖는 것을 포함한 사회적 지지(Haglund 등, 2007, Southwick 등, 2005)가 있다.

사회적 지지는 많이 연구되었는데, 재난과 관련된 외상과 상실 같은 다양한 부정적 사건에서 좋은 결과를 보여주는 매우 일관된 예측 변수이다(Southwick 등 2005). 재난 후 자신의 사회적 네트워크들이 대개 파괴되지만, 그래도 아직 남아있는 사회적 지지를 장려하고 기존하는 사회나 문화 안에서 새로운 사회적 지지를 창출하도록 도와야 한다. 다음 사례 비네트에 나타난 바와 같이, 정신건강의학과 의사는 가끔 예기치 않은 일을 해야 한다.

9/11 테러 이틀 후, 자원봉사 정신건강의학과 의사는 생존자, 피해자 가족, 지역사회 구성원을 돕기 위해 세운 가족 지원 센터에 직원으로 일하게 되었다. 단기 투약을 포함하여 애도와 외상의 급성 증상을 평가하고 치료하기 위해 준비가 되어 있었다. 그러나 전통적인 진료는 가족 구성원을 찾고자 하는 사람들의 열망에 적절하지 않다는 것이 곧바로 명백히 드러났다. 그래서 정신건강의학과 의사들은 지역병원에 입원한 환자들의 목록을 검토해서 가족들을 찾는 테이블의 직원으로서 일하기 시작했다. 이 서비스는 그 당시 사람들의 근본적인 욕구를 다루고 있을 뿐만 아니라 애도 상담을 제공하고 사랑하는 사람을 잃은 압도적인 대다수의 사람들을 지지하는 기회를 만들었다.

취약성과 회복력 요소에 대한 인식은 재난 발생 시점에서부터 실제적으로 치료에 영향을 미친다. 취약성과 위험 요소에 대한 논의는 5장, “정신건강의학적 평가”에 있다. 취약성 요소는 가능하면 줄여야 하는데, 그것이 고정된 요소라면, 전체적인 평가에서 그 요소를 고려해야 한다. 과거의 연구는 준비와 위험 노출 감소가 아주 중요하다(Watson 등, 2006)고 지적하고 있지만, 수많은 재난 정신건강의학과 의사들은 재난 발생 후에 생존자와 작업을 한다. 재난 후 회복력 육성에 대해 현재 이용 가능한 실증적 자료는 없지만, 어느 정도 일반적인 지침은 만들 수 있다. 개인의 타고난 대처 유형을 비롯하여 이전에 스트레스 발생 후에 그 환자에게 무엇이 작용했고 무엇이 작용하지 않았는지를 고려하여 회복력과 관련된 요소들을 적극적으로 장려할 수 있다. 또한 과거에 제시했던 회복력 요소를 생존자에게 교육함으로써, 일부 이러한 요소들을 개발하거나 습득하도록 도울 수 있다(재난 정신건강의학 아웃리치 2008). 부정적인 것이나 병리에 집중하지 않고, 그보다는 예를 들면, 새로운 목표 개발이나 단기간의 성공을 이루는 것과 같은 생존자가 할 수 있는 것이나 변화시킬 수 있는 것에 집중하도록 하여 삶이 재난 전의 모습과는 다를지라도 어느 정도 삶의 만족을 얻게 할 수 있을 것이다(Shalev와 Errera 2008). 재난 생존자가 성취할 수 있는 목표를 설정하도록 도움으로써, 그 생존자가 반복해서 성공을 경험하고 결과에 대한 통제감을 어느 정도 재형성하도록 도울 수 있다(Watson 등 2006). 이 모두는 재난 생존자로 하여금 극도로 힘든 시기를 극복하도록 돕도록 하는 제안들이다. 미국정신의학회(www.psych.org/Resources/DisasterPsychiatry.aspx)와 미국심리학회(www.apa.org/helpcenter/road-resilience.aspx)는 재난 정신건강의학에 이용 가능한 다양한 자원을 갖고 있다. 또한, 미국심리학회는 회복력을 상세히 다룬 온라인 브로슈어(예: 허리케인이 지나간 후, 전쟁 중)와 회복력 구축에 초점을 맞춘 모듈을 보유하고 있다.

결론

정신건강의학과 의사의 재난 구호 업무는 생존자로 하여금 애도를 포함하여 심한 감정적 반응을 처리하도록 돕는 것이다. 주로 사별은 중요한 사람의 상실이나 죽음이라고 정의한다. 애도는 사랑하는 사람의 죽음에만 국한되지 않지만, 중요한 상실에 대한 심리적, 정서적, 인지적 반응을 의미한다. 재난 후에, 다양한 형태의 상실, 즉 가족이나 친구의 죽음, 중요한 개인적 손상, 재산과 소유물 상실, 개인 정체성 상실, 사회적 질서 상실, 자신의 안전감 상실을 경험한다. 갑작스럽고 외상적 성질의 재난은 재난 정신건강의학과 의사에게 융통성과 균형감뿐만 아니라 관계된 개입과 많은 종류의 애도 표현에 관한 실질적인 지식을 요구하는 생존자들 사이에 반응을 일어나게 한다.

애도의 징후와 증상은 다양한 정신장애에서 상당히 중복된다. 정상 범위에 있는 증상과 더 많은 개입이 필요한 증상을 구별하는 것은 중요하다. 애도 증상은 주요 우울 증상과 중복되는데, 그 증상이 매우 심하지 않거나, 혹은 2개월이 경과할 때까지는 주요 우울증으로 진단해서는 안 된다. 복잡성 애도는 상당한 기능장해를 동반한 오래 지속되거나, 해결되지 않은, 심한 애도를 말한다. 여러 다른 문화와 성에 따라 방법과 정도에서 다양하게 애도의 차이가 관찰된다. 어떤 문화에서는 땅에 엎드려 울부짖는 모습을 포함하여 감정을 드러내는 울음이 정상적이거나 심지어 기대되기까지도 한다. 또 다른 문화에서는 아주 조용히 있는 모습이 일반적일 수 있다. "정상적" 사별의 기간과 표현은 각 문화에 따라 상당히 다양하다.

동시에, 최근 연구에서 회복력은 흔히 있는 일지만 흔히 낮게 평가되고 있다고 나타났다. 회복력과 관련된 생물심리사회적 요소, 즉 사회적 지지, 인지적 융통성, 적극적 대처, 긍정적 전망, 유머, 신체적 운동을 평가하고 촉진하는 것은 회복력에 도움이 될 것이다. 또 다른 요소로는 강인함, 자기-고양, 억압적 대처, 도덕의 잣대를 가짐(종교, 영성, 이타주의를 포함하지만 이에 국한되지 않음), 긍정적 역할 모델과 좋은 조언자가 있다.

재난 정신건강의학과 의사가 사별자를 돕기 위해 할 수 있는 일은 많다. 그러나 재난 후 애도의 조기 개입 효과에 대한 자료가 부족하다는 것도 알아야 한다. 애도의 정서적 요소와 인지적 요소를 공유하는 것은 실제로 그들 자신의 애도에 대해 이야기하고 싶어하는 많은 생존자에게 이득이 될 수 있다. 생존자의 증상과 정상적 애도 과정을 검토하는 일도 재난 경험을 정상화하고 사별자의 불안을 줄이는 데 모두 도움이 될 수 있다. 또한 회복력에 함축된 요소들을 인지하는 것은 정신건강의학과 의사에게 희망을 키우고 치유를 증진시키데 도움이 될 수 있다. 초기의 공식적인 애도 상담은 일부 사별자에게 도움이 되기 보다 오히려 해가 될 수 있으며, 특정 개입의 이득도 오래 지속되지 않을 수 있다.

많은 경우 재난 사별 생존자를 위한 가장 유용한 개입은 공감적 경청이다. 연구들은 외상이나 상실의 핵심 치유 과정이 의미 재구성으로, 재난 정신건강의학과 의사가 조성할 수 있는 과정이라고 시사한다. 비극에 대해 의미를 부여하는 것은 삶의 목적과 의미로 내면의 혼란을 경험하는 시기에 다시 일관성을 얻게 하는 데 도움이 될 것이다.

보다 자세한 정보를 위해서, 미국정신의학회와 미국심리학회의 웹싸이트는 재난 정신건강의학에 이용 가능한 다양한 자원을 갖고 있다. 또한, 미국심리학회는 회복력을 상세히 다룬 온라인 브로슈어(예: 허리케인이 지나간 후, 전쟁 중)와 회복력 구축에 초점을 맞춘 모듈을 보유하고 있다.

■ 교육 핵심

- 재난 생존자들 사이에 만연한 애도에 대한 대응은 재난 업무 중에서 가장 해결하기 어려운 문제 중 하나이다.
- 사별을 우울증, 복잡성 또는 오래 연장된 애도, 증상이 중복되는 다른 장애와 구

별하는 것은 치료에 아주 중요한 영향을 줄 수 있다.

- 사별자들의 말을 경청하고 대화하며, 절망과 실존적 문제(의미 구성 포함)를 관리하고 역전이를 점검하는 일은 사별자와 재난 업무를 하는데 있어서 아주 중요한 기술이다.
- 자기가 속한 문화권 밖에 있는 재난 생존자와 작업하는 것은 필요에 따라 지역 공동체나 영적 충고자의 도움 요청을 포함한 문화적 역량을 요구한다.
- 회복력 요소에 대한 지식은 재난 후 정신건강의학과 의사의 개입에 도움을 줄 수 있다.

복습 문제

11.1 DSM-IV-TR에 따르면, 다음 중 사별 후 주요 우울장애의 진단을 시사하는데, 해당하지 않는 것은?

A. 사망 당시에 생존자가 취하거나 혹은 취하지 않은 조치 외의 다른 것들에 대한 죄의식

B. 자기가 죽어버리는 것이 더 나을 거라고 생각하거나 사망자와 함께 죽었어야 한다고 하는 생존자의 감정과 다른 죽음에 대한 생각

C. 무가치감에 대한 병적 집착

D. 증상이 해결되지 않은 채 사별한지 1달이 경과함

E. 연장되고 현저한 기능장해

11.2 사별자와 대화할 때, 다음 중 어떤 말을 하는 것이 가장 적절한가?

A. "그건 신의 뜻입니다."

B. "모든 일이 곧 나아질 것입니다."

C. "어떤 기분이 드는지 알고 있습니다."

D. "삼가 조의를 표합니다."

E. "사랑하는 사람은 더 좋은 곳에 계십니다."

11.3 주요 우울증과 관련된 사별에 대한 다음 말 중 옳은 것은?

A. 사별-관련 주요 우울증은 사별과 관련되지 않은 주요 우울증의 치료에 효과적인 그 치료에 반응하는 것 같다.

B. 사별-관련 주요 우울증에 대한 항우울제 연구에서, 우울 증상 개선보다 애도 증상 개선이 더 양호한 것으로 나타난다.

C. 사별자 거의 모두가 주요 우울삽화의 기준에 맞을 것이다.

D. 사별-관련 주요 우울증은 사별에 따른 기대되어진 부분이기 때문에 치료할 필요가 없다.

E. 사별-관련 주요 우울증은 복잡성 애도나 연장된 애도와 치료 반응이 동일하기 때문에 구별할 필요가 없다.

11.4 연구에서 회복력과 관련된 것으로 밝혀진 요소가 아닌 것은?

A. 적절한 사회적 지지

B. 인지적 융통성

C. 긍정적인 전망

D. 기존 정신질환

E. 신체적 운동

11.5 재난 후 사람들에게 회복력 조성의 잠재적 방법이 아닌 것은?

A. 재난 후 환경에 남아 있는 사회적 지지를 증진하고 강화하는 것

B. 기존 사회나 문화 안에서 새로운 사회적 지지를 창출하도록 도움

C. 달성 가능한 단기 목표 개발을 도움

D. 이전 스트레스 중에 유용했던 대처 메커니즘 사용을 격려하는 강점-기반 접근법 사용

E. 생존자들의 정신병리에 초점을 맞춤

제 3 부

개입

3부 편집인

크레이그 카츠 *Craig L. Katz,* 의학박사(M.D)

12

심리적 응급처치

에드워드 칸토르 Edward M. Kantor, 의학박사
데이빗 배케르트 David R. Beckert, 의학박사

사우스 캐롤라이나 주 찰스턴에서 개업하고 있는 정신건강의학과 의사 하디씨는 2010년 1월의 어느 날 저녁 뉴스에서 아이티 지진에 대한 보도를 들었다. 의과대학에 들어가기 전 자원봉사 응급구조원으로서 일한 경험이 있는 그는 과거의 응급 상황 경험을 되돌아 보며, 구호활동에서 자신이 어느 정도 도움이 될 수 있을 것이라고 판단했다. 처음 인터넷을 검색하던 중에, 그는 지진과 허리케인과 같은 큰 재난 후에 요구되는 정신건강서비스에 대한 기사를 우연히 발견했다. 어디서부터 시작해야 할지도, 크리올어도 못하고 아이티 문화에 대해서도 몰랐지만, 그는 열성적이고 건강한 의사였다. 그래서 어떻게 하면 재난 구호에 가장 잘 참여할 수 있는지에 대해 알아보려고 노력하였다. 인터넷을 이용한 광범위한 조사를 통해, 그는 미국과 국제 대응기관 대부분이 제시하는 심리적 응급처치와 같은 재난 정신건강 개입에서 특별한 훈련이나 경험이 부족하다는 것을 알게 되었다.

주요 대응 기관과 훈련 집단은 재난과 주요 외상적 사건으로 충격 받은 사람들의 정서적 요구에 조기 대응하기 위해서 심리적 응급처치(Psychological First Aid; PFA)를 권장했다(Hobfoll 등 2009, 미국정신건강연구원2002, Ng와 Kantor 2010). PFA의 핵심 요소는 접촉과 관계 맺기, 안전과 위안, 안정화, 정보수집, 실질적 도움, 사회적 지지와 연계, 대처 정보, 협력 서비스와 연결하는 것이다. PFA가 정신건강 전문가와 최초 재난 대응자들을 위한 표준 도구로 발전함에 따라, 조기 개입에서의 격차를 줄일

수 있다는 장점과 가능성을 가지고 있다.

이 장에서는 PFA의 역사와 발달을 대략적으로 설명하고, 실행을 위한 목표와 기본적 요소 및 특정 집단의 개입을 위해 필요한 핵심 요소와 자원에 대해 살펴본다.

역사와 발달

9/11 테러 후, 재난 생존자를 위한 조기 정신건강 개입은 점점 주목을 받게 되었다. 연방정부의 재난 대응계획 지원은 각 주가 재난 대응 예산을 책정받기 위해 정신건강 문제를 포함하도록 요구했다. 다양한 출처가 보고되었지만, 기본 개념으로서 심리적 응급처치는 심리학적 문헌에서 이미 새로운 것이 아니다. 군대와 시민 대응 지역사회에서, 다양한 형태의 위기상황 스트레스 경험보고(Incident Stress Debriefing; CISD)가 2005년 말까지도 경찰, 소방관, 응급 의료서비스 직원들을 위한 1차 개입으로서 실행되었다(McEvoy 2005). 그밖에, 연계되지 않은 정신건강 대응자들이 재난 피해자들에게 개인 혹은 집단 조기 중재 방법으로 자신들의 다양한 방법을 사용해왔다. 여러 전문가협의회와 문헌을 검토한 결과(국립정신건강연구원 2002), CISD 같은 심리적 경험보고의 구성요소는 어떤 사람에게는 스트레스 증상을 악화시킬 수 있고, 외상 후에 심리적 영향을 예방하지 못한다는 것이 분명해졌다. 심리적 경험보고는 업무적 경험보고와 분명한 차이가 있는데, 후자는 조직적인 효율성을 평가하여 무엇이 효과가 있었고 무엇이 개선되었는지 알기 위해 사용된다.

그 근거는 지금도 계속 발달하고 있지만, 피해자를 가족, 사회적 지지 및 알려진 자원과 재연결 해주는 조기 개입이 회복을 촉진하는데 있어 가장 효과적인 것으로 나타나고 있다(Hobfoll 등 2009, Orner 등 2006). 본질적으로, 심리적 응급처치는 개입 시점에서 개인의 특정한 인간적 욕구와 정서적 유형 및 표현된 자신의 욕구에 맞추려는 시도이며, 또한 비판단적 대응과 결부된 공감적 경청뿐만 아니라 그 개인의 대처양식을 지지하고 도움이 되는 사회적 지지에 연결해주는 것을 강조한다.

PFA의 뿌리는 위기 개입과 외상적 스트레스에 대한 문헌에서 찾을 수 있다. 1950년대로 거슬러 올라가, 미국정신의학회 민방위위원회(미국정신의학회 재난위원회 전신)가 집필한 미국의학회지 특집 "지역사회 재난에서 심리적 응급처치"(Drayer 등 1954)

표 12-1. 심리적 응급처치의 기본 목적

다정하고 거슬리지 않는 방식으로 인간적 연계를 형성한다.
즉각적이고 지속적인 안전을 촉진하고, 신체적 정서적 지지를 제공한다.
정서적으로 압도되고 제정신이 아닌 생존자를 안정시키고 적응하도록 한다.
즉각적인 욕구와 염려를 분명히 표현하도록 돕고, 적절한 정보를 수집한다.
욕구를 다루기 위한 실제적인 도움과 정보를 제공한다.
생존자를 적절한 지지 네트워크, 가족, 친구, 도움이 되는 자원과 연결한다.
긍정적 대처를 지지하고, 생존자가 회복에서 적극적인 역할을 하도록 권한을 부여한다.
재난의 심리적 충격에 대처하도록 돕기 위한 정보를 제공한다.
이동할 때, 다른 지지 자원과의 연결을 공고히 하고 지속성을 유지하게 한다.

출처: Brymer 등 2006.

에 보다 공식적인 PFA 훈련에 관한 여러 가지 기본 전제가 요약되어 있다. 20년 후, 비벌리 라파엘(1977)이 심리적 응급처치라는 말을 사용했고, 사별 후의 개입에 관한 몇 가지 기본적인 접근방법을 추가했다. 표 12-1에 요약된 것처럼, 최근의 많은 재난 연구는, 안전을 증대시키고 통제감을 회복하는 데 도움을 주며, 개인을 지역사회의 관련 지지자에게 연결시키거나 생존자에게 특별히 의미있는 사람이나 기관에 연결시키는 개입과 목적을 지속적으로 지지하고 있다(Orner 등 2006).

표준 개발하기

미국에서, "심리적 응급처치"는 흔히 재난 생존자에게 대응할 때 사용하는 정신건강 전문가의 매우 구체적이고 조직화된 접근법을 의미하며, 국립 아동 외상 스트레스 네트워크(National Child Traumatic Stress Network; NCTSN)와 국립 외상 후 스트레스장애 센터(National Center for PTSD; NCPTSD)를 통해 발전해왔다. 이러한 기본적인 개입을 위한 포괄적인 용어로서, 기본적인 업무는 잘 훈련되었지만, 위기 혹은 재난 업무에서는 충분히 훈련되지 않은 정신건강서비스 제공자를 위한 반구조화된 현장 지침이 발달해 왔다. 심리적 응급처치 지침은 심리적 경험보고가 증상을 악화시키고 PTSD 발달 위험을 증가시킬 잠재적 가능성이 높기 때문에, 심리적 경험보고의 사용이 적절하지 않다는 것을 입증하는 과정에서 등장했다(13장. "집단과 가족 개입", 14장. "정신치료" 참조). 이러한 모든 결과들과 함께 안전한 대안적 치료법이 없다는 점이 PFA의 개념을 견고하게 하였고, 일반적으로 사용되게 만들었다. NCCTS와 NCPTSD는 허리케인 카트리나가 지나간 후 즉시 PFA 현장 운영 지침 초판을 발행했다(Brymer 등 2005). 이 지침은 새로운 자료와 정보를 수용하기 위해 개정되었고, 2006년 제 2판이 나왔다(Brymer 등 2006). 더 최근의 현장 지침은 의료상비팀(Medical Reserve Corps; MRC)을 위한 심리적 응급처치로, 시민자원 의료상비팀(MRC)의 국립정신건강작업집단과 NCTSN이 협력하여 만들어졌다(Brymer 등 2008). PFA 현장 운영 지침의 광범위한 보급은 미국 적십자사가 이와 같이 증보된 정신건강 교육 과정을 궁극적으로 채택하고, 공중 보건기관, 군대, 주 및 지방정부가 PFA를 받아들임으로써 가능했다(국립 아동 외상 스트레스 네트워크 2009).

심리적 응급처치 현장 운영 지침은 피해를 주지 않기 위해 이용 가능한 문헌을 활용하고 있다. 지침의 머리말에 PFA는 증거에 기반을 둔 전략이 아니라 '증거를 정보로 하는' 전략이다라고 적혀 있다. 이는 자료의 대부분이 위기, 외상, 사별에 관한 문헌으로부터 도출되었고, 모든 권장사항들이 아직 과학적으로 입증되지 않았기 때문이다(Brymer 등 2006, Ruzek 등 2007). 신속한 대응, 내재하는 혼란과 위험, 제한된 자원으로 인해 현재까지의 즉각적인 재난 대응 상황에서 다양한 개입의 효과를 연구하기가 어려웠다. 이러한 점을 고려하여 PFA 현장 운영 지침 저자들은 문헌에서의 염려와 충고에 주의를 기울이고 있으며, 점차 정신건강 전문가들 사이에도 PFA 대한 지지적 합의가 이루어져가고 있다.

심리적 응급처치의 기본

심리적 응급처치의 목표와 요소에 대한 자세한 이해는 이를 정확하게 이행하도록 정보를 줄 수 있다. 표 12-2에 기본 요소가 설명되어 있다.

PFA 현장 운영 지침의 핵심 자원 중에는 일련의 특정 기법과 생존자와 작업하는 대응자를 위한 표본 대본도 포함되어 있다. PFA 학습을 위한 권장사항에는 독서, 교실 또는 온라인 자료를 통한 초기 교훈적 이해 뿐만 아니라 지도감독을 통한 임상 실무도 포함하고 있다.

특정 집단

PFA 현장 운영 지침에는 아동, 노인, 사별자 또는 다른 특수 집단과 작업하기 위한 특정 자원을 포함하고 있다. 몇 차례 변경되고 번역된 지침이 원본으로부터 개정되어 왔다. 특히, 지역사회-기반 종교적 전문가와 학교-기반 대응자를 위한 변경된 PFA 현장 운영 지침이 제작되었다(각색 및 변경된 지침은 NCTSN 웹 사이트[www.nctsn.org/trauma-types/natural-disasters/psychologicalfirst-aid]에서 이용 가능하다). 이것은 지금까지 스페인어, 일본어, 독일어, 스웨덴어, 이탈리아어로 번역되었다. 2008년 5월 중국에서 지진이 발생한 후, 이 지침은 표준 중국어와 간체 중국어로 번역되었다.

문화적 영향

다른 문화와 배경을 가진 재난자의 욕구와 이에 대한 대응은 PFA를 포함한 조기 재난 대응 계획에서 중요한 역할을 한다. 점점 더 많은 정보가 나타나고 있으나, 특정 집단

표 12-2. 심리적 응급처치의 기본 목적

1. **접촉과 관계 맺기** : 생존자가 나타내는 반응에 대응하거나, 거슬리지 않고 다정하게 도움이 되는 방식으로 접촉하기 위해
2. **안전과 위안** : 즉각적이고 지속적인 안전을 촉진시키고, 신체적 정서적 위안을 제공하기 위해
3. **안정화**: 정서적으로 압도되고 제정신이 아닌 생존자들을 안정시키고 적응하게 하기 위해
4. **정보 수집 – 최근 욕구와 염려**: 즉각적인 욕구와 염려를 알아내고, 추가적인 정보를 수집 하며 심리적 응급처치 개입을 알맞게 하기 위해
5. **실제적 도움**: 즉각적인 욕구와 염려를 다루는데 있어서 생존자에게 실질적인 도움을 제공 하기 위해
6. **사회적 지지와 연계**: 가족 구성원, 친구, 자원을 돕는 지역사회를 포함하여, 1차 지지자 및 다른 근원의 지지자들과 단기간이거나 지속적인 연락을 취하도록 돕기 위해
7. **대처에 대한 정보**: 스트레스 반응에 대한 정보를 제공하고 고통을 줄이기 위해 대처하며 적응 능력을 향상시키기 위해
8. **협력 서비스와 연계**: 재난 당시 또는 장차 필요한 유용한 서비스를 생존자에게 연계하기 위해

출처: Brymer 등 2006에서 개작

을 위한 포괄적인 정신건강 개입이 어떻게 정의되고 수정되어야 하는지 확실히 알려진 바는 별로 없다. 세계보건기구는 정신건강 전문가들이 언어나 문화에 익숙하지 않은 재난지역에 파견되지 않도록 대응 기구에 요청했다(기구간상임위원회2007). PFA 현장 운영 지침이 여러 언어로 번역되었지만, 관련성과 효율성 연구는 아직 완료되지 않았다. 국립 아동 외상 스트레스 네트워크 통계에 따르면, 이 번역된 지침의 사본 10,000부 이상이 NCTSN 웹 사이트에서 다운로드 되었다. 간체 중국어 버전은 중국에서 발행되었고, 사본 10,000부 이상이 지진 지역에서 배포되었다(NCTSN 2009). 이러한 배포 노력에 대해 논란이 없었던 것은 아니다. PFA 현장 운영 지침을 단순히 번역해서 전달하는 것이 위기와 애도 반응의 "서구화"를 초래하게 할 수 있고, 다른 문화권과는 연관성이 없을 수 있다고 제안했다(Watters 2010). 효과적인 개입을 위한 새로운 전략은 해당 지역의 문화와 사회 시스템을 잘 알고 있는 해당 지역 정신건강 전문가들을 국제적 대응자와 짝을 지어 주거나, 종교, 지역사회 서비스, 교육전문가와 같은 향토의 사회적 지원자들을 국제적 대응자와 짝을 지어 주는 것이다. 그렇다고 하더라도 비서구 문화권에 속한 사람에게 미국에서 개발된 자료를 적용하는 타당성과 유용성에 대해 회의감은 지속되었다. 이러한 염려를 다루기 위한 노력으로, PFA 현장 운영 지침에는 다른 문화와 관련하여 발생할 수 있는 이해와 개입이라는 측면에서 제공자를 경각시키기 위해 곳곳에 비특정 "문화경보"가 포함되어 있다.

이런 문화경보는 처음에 생존자와 어떻게 접근하고 상호작용하는지 그 단서를 찾는데는 유용하지만, 그 문화경보가 특정 문화규범에 대해 상세히 언급하지는 않는다. 다른 나라에서 대응하는 정신건강 전문가를 위한 지침에서 세계보건기구의 기구간상임위원회(2007)가 지적한 바와 같이, 지역 문화와 언어에 대한 확실한 이해, 이전의 재난 경험, 재난 현장의 법률적 환경에 대한 지식을 갖는 것만큼 중요한 일은 없다. 한 가지 예로, 앞서 언급한 기구간상임위원회 지침을 바탕으로 2010년 아이티 지진 구조 활동에 참여하는 정신건강 전문가를 위해 미국심리학회가 개정판을 발행한 적이 있다. 해당 학회는 연계되어 있지 않은 자원봉사자가 특정 문화에 기반한 기준에 맞추지도 않고 기존의 구호 기구의 후원을 받지도 않으면서 재난 지역으로 갈 수는 없도록 하였다(기구간상임위원회 2010). 재난 대응을 둘러싼 문화적 문제는 6장, "특정 집단"에서 더 자세히 살펴 보았다.

아동과 청소년

PFA 현장 운영 지침은 아동 및 그들 부모와의 작업을 용이하게 하기 위해 고안된 전략들을 모두 통합한다(17장. "아동과 청소년 정신건강의학적 개입"). 또한 이 지침은 부모와 다른 돌봄 제공자에게 어떻게 아동과 작업해야 하는지 아동-특정 예상 조언표를 제공한다. 변경된 지침은 부모들이 자신의 자녀를 돕는 방법과 학교 위기나 재난의 시기에 학교 직원이 어떻게 그 기법들을 사용할 수 있는 지에 관해 다루고 있다.

결론

이 장에서는 심리적 응급처치의 모든 내용을 전달하고자 하지는 않았지만, 그 목표와 기본 요소들은 제시했다. 일부 구성요소는 지식에 기반을 두어서, 짧은 온라인 교육과정이나 책을 통해 얻을 수 있다. 보다 중요한 것은 이러한 개념과 개입을 실무로 적용하는 기술과 태도를 개발할 필요성에 있다. 이는 노련한 교육자가 지도하는 실제적인 기술 세션과 살아있는 시나리오를 통해 가장 잘 이루어진다. 미국적십자사, 의료상비팀, 미국정신의학회, 다른 재난 대응 기구를 포함한 많은 기관과 과정에서 PFA 개념을 활용한다. PFA를 더욱 자세하게 평가하기 위한 활동이 진행 중이다. 적절한 시기에 윤리적으로 재난 결과를 연구하는 일은 어렵지만, 널리 채택된 PFA는 개입 도구로서 그 효과에 대한 보다 많은 특정 자료를 얻게 하고, 조기 개입으로서 그 활용에 대한 보다 많은 정보를 제공할 것이라 생각된다. 의사로서, 정신건강의학과 의사는 자신의 술기뿐만 아니라 PFA의 기본 요소를 뛰어넘는 잠재적인 모든 영역의 내과적 혹은 정신건강의학적 주제를 인식한 뒤에 재난 환경에 접근해야 한다. PFA가 처음에는 식량, 피난처, 안전, 의뢰와 같은 기본적 욕구를 처리하지만, 심각한 재난 환경에서 정신건강의학과 의사에 의한 PFA 활용은 재난 시기가 전개되고 정신질환이 나타남에 따라 궁극적으로 보다 특정한 평가, 진단, 치료 개입을 가능하게 할 수 있다.

■ 교육 핵심

• 재난 대응 정신건강 전문가는 다음과 같은 것들을 위해 노력해야 한다.
- 재난 대응에서 심리적 응급처치의 기원과 발달을 이해한다.
- 증거-정보적 접근방법으로서 PFA의 장점과 한계를 인식한다.
- PFA의 기본 목표와 원칙에 익숙해진다.
- PFA를 포함한 어떤 정신건강 개입에도 문화적 영향이 미칠 수 있음을 인식한다.
- 주요 PFA 훈련 자원에 대한 정보를 확보한다.

복습 문제

12.1 심리적 응급처리를 재난 정신건강 커리큘럼의 주요 요소로 채택한 미국의 조직은 다음 중 어디인가?

A. 아동 외상 스트레스 네트워크(NCTSN)

B. 의료상비팀(MRC)

C. 미국 적십자사

D. A, B, C 모두

E. A, B, C, D 모두 아니다.

12.2 심리적 응급처리의 머리말에서, 다음의 어느 전략을 활용하여 PFA 현장 운영 지침을 스스로 표방하고 있는가?

A. 증거-기반적

B. 증거-정보적

C. 사례-통제적

D. 전문가-정보적

E. 전문가-통제적

12.3 다음 중 PFA의 기본적 목표에 포함되지 않는 것은?

A. 신경을 거슬리지 않고 다정한 방식으로 인간적 연계를 한다.

B. 긍정적 대처 기술을 지지하고 생존자가 회복에서 적극적인 역할을 하도록 권한을 부여한다.

C. 신체적 정서적 지지를 제공하여 개인의 즉각적이고 지속적인 안전도를 높인다.

D. 실제적 도움을 제공하고 생존자를 적절한 네트워크와 연결한다.

E. 위기상황 스트레스 관리(CISM) 기법을 사용하여 생존자의 심리적 경험보고를 통한 감정 처리가 용이하게 한다.

12.4 다음 내용이 맞으면 O, 틀리면 X라고 표시하시오.

PFA 현장 운영 지침은 아동과 그들 부모와 작업하는 전략을 통합하고, 또한 부모와 다른 돌봄 제공자에게 아동과 작업하기 위한 아동-특정 조언 예상표를 제공하고 있다.

12.5 PFA의 비교 문화적 관련성에 대한 다음 설명 중 틀린 것은?

A. PFA 현장 운영 지침은 많은 언어로 번역되어 있다.

B. 효과적인 개입을 위한 새로운 전략은 외국 정신건강 대응자를 해당 문화와 사회 규범에 친근한 종교적, 지역사회 서비스, 교육 전문가와 같은 지역 정신건강 전문가 또는 다른 향토 서비스 제공자와 짝을 지어 주는 것이다.

C. PFA는 모든 문화에 보편적으로 적용 가능하고, 미국에서 개발된 자료의 적절성과 유용성이 서양 문화권 밖에서 잘 구축되어 있다.

D. PFA 현장 운영 지침에는 다른 문화와 관련되어 일어나는 이해와 개입이라는 예민한 영역에 대해 제공자를 경각시키기 위해 곳곳에 비특정 "문화경보"가 포함되어 있다.

E. 지역 문화와 언어에 대한 확실한 이해, 이전의 재난 경험, 재난 현장의 법률 문화에 대한 지식을 갖는 것만큼 중요한 일은 없다.

13

집단과 가족 개입

아난드 판디아 Anand Pandya, 의학박사

허리케인 카트리나가 지나간 후, 뉴올리언즈 주민 대다수가 휴스턴과 배턴루지로 이사갔고 소수 주민은 미국 전역에 흩어졌다. 이 사람들은 이웃, 교회신자들, 동료들과 떨어져 지내야 했다. 그렇게 넓게 흩어졌지만, 멀리 뉴욕 같은 도시에는 카트리나로 인한 상당수의 피난자들이 모여 있어서 그 피난자들을 위한 전문 서비스를 전개할 수 있었다. 지역과 무관하게 활동하는 정신건강의학과 의사들은 이런 말을 자주 들었을 것이다. "당신이 그 사고 현장에 있지 않았기 때문에 이해할 수 없다." 민간인이 참전용사를 치료할 때 많은 참전용사가 그렇게 말했던 것처럼, 경험 있는 재난 정신건강의학과 의사는 외상을 경험했던 수많은 환자들이 이러한 우려를 표명한다는 것을 알 것이다. 그러나, 이와 같은 주장은 정신건강 치료를 받으라는 제안을 거절하는 손쉬운 방법이라고 생각되지만, 동시에 이러한 정신건강 치료로 인해 환자는 상당한 사회적 낙인을 흔히 겪을 수 있기 때문이다.

정신건강의학과 의사가 이 피난민들을 치료할 때, 집단 정신치료는 다양한 문제를 해결해 줄 수 있다. 다른 피난민들도 집단에 참여하고 있다는 사실을 생존자들이 알게 된다면 도움의 필요성을 일반화하여 낙인을 줄일 가능성이 있다. 카트리나-후 집단에서, 생존자는 자신이 잃어버린 물건이나 지역을 거론할 때 혹은 뉴올리언즈에 대한 복합된 감정에 대해 이야기할 때마다 이해 받는다는 느낌을 더욱 확실하게 느낄 수 있다. 보다 중요한 것은, "제대로 이해하려면 당신도 거기에 있어야 했다"고 느끼는 집단 구성원들이 다른 집단 구성원들도 심지어 집단 인솔자가 없는 상태에서 홍수와 대피를 경험했다는 것을 알게 되면서 재난 외상에 대한 특정 경험들을 마음 열고 터놓을 수 있었다는 것이다. 허리케인이 지나간 지 몇 달 후, 많은 피난민들이 비상 대피소를 떠났고, 이제는 카트리나에 관심이 줄어든 지역사회 안으로 흩어졌다. 이러한 상황에서, 집단은 피난민에게 대리 공동체를 제공할 수 있었고, 그들의 고립감도 감소시켰다. 게다가, 집단은 비용 효율적인 개입이 될 수 있는데, 어떠한 재난 정신건강 대응 시스템도 모든 사람들에게 개인 정신치료를 제공해 줄 만한 충분한 자원이 없기 때문이다.

중요한 것은 어떤 유형의 집단 개입이 도움이 될 것인가의 문제이다. 이 장의 첫 부분에서는, 재난 후 집단 개입을 위한 권장사항을 제공한다. 그 다음에 생물심리사회적 스펙트럼의 "사회적" 측면에서 보완적인 역할을 할 수 있는 가족 개입에 대해 살펴보고자 한다.

집단 개입

동료-지도 지지집단과 전문가-지도 치료집단은 재난 후 장면에서 가장 일반적인 개입이다. 이 장에서는 집단 개입을 두 가지 큰 범주로 접근한다. 즉 1) 급성 고통을 다루거나 또는 완전한 정신질환으로 발전할 위험을 줄이기 위한 단일-회기 중재와 2) PTSD를 예방하고 치료하거나 또는 애도를 다루기 위한 다중-회기 개입으로 나눈다.

단일-회기 급성 집단 개입: 경험보고

단일-회기 급성 집단 개입만큼이나 논란이 되었던 재난 정신건강의학의 주제는 거의 없었다. 보통 그러한 개입을 "심리적 경험보고(디브리핑)"이라고 하는데, 경험보고는 치료효과 보다는 일차적으로 정보 수집 목적의 개입을 포함한 다양한 과정을 기술하기 위해 사용되었다. 용어 경험보고(debriefing)는 집단 개입과 개인 개입은 물론 다양한 시간 체계에서 수행된 개입을 기술하기 위해 사용되어 왔다. 이 장에서, 나는 경험보고를 치료적 의도를 가지고 외상적인 사건 후 처음 며칠 동안에 수행되는 1회기의 집단 개입으로 간주하고자 한다.

다양한 형태의 심리적 경험보고가 형식적으로는 다를 수 있지만, 대부분의 경험보고 모델은 외상에 노출된 사람이 자신의 경험을 설명하는 경험보고적인 부분과 집단의 리더가 집단 구성원들에게 스트레스에 대한 정상적인 반응과 대처 전략을 교육하는 정보제공적인 부분으로 구성되어 있다. 어떤 경험보고 모델에서는 집단의 각 개인이 사건의 모든 정보를 공유할 기회가 주어지고 그 경험에 대한 자신의 반응을 개별적으로 토론하게 된다. 경험보고는 잘 개발된 훈련과 교육 자료가 있는 가장 일반적인 두 가지 경험보고 모델, 즉 위기상황 스트레스 경험보고(Critical Incident Stress Debriefing; CISD)와 지역사회 위기 대응팀(Community Crisis Response Team; CCRT) 모델이 있는데, 그 개입을 정신건강 전문가가 한다고 가정하지는 않는다.

CISD는 가장 잘 연구된 경험보고 모델(Flannery와 Everly 2004)로 이는 긴장 해소, 사건 당일의 비공식적인 개입, 경험보고 후 후속조치의 이용 가능성을 포함하는 포괄적인 위기상황 스트레스 관리(Critical Incident Stress Management; CISM)의 일부이다.

지역사회 위기 대응팀(CCRT)은 흔히 사용되는 두 번째 디브리핑 모델로, 국립 피해자 지원 협회에 의해 전파되었다.

경험보고(재난과 관련이 없는 외상을 포함하여 외상의 발생 후에 시행된)는 15개의 무작위 대조군 실험에 대한 코크란 리뷰에서 주관적 고통이 감소하지 않았고, PTSD의 위험도 단기간(3~5개월)에 감소하지 않았다(Rose 등 2002). 하지만 보다 중요한 것은 한 개의 실험에서는 외상 후 1년 동안 PTSD 증가가 보고되었다. 현재로서는 코크란 리뷰가 현재까지 경험보고에 대한 가장 신뢰할 만한 분석이지만 이 검토에도 한계는 있다. 이 검토는 경험보고를 비교적 긴 시간 동안인 사건 후 1개월까지 1회 개입하는 경우로 정의했다. CISD 지지하는 일부 사람들은 CISD가 외상을 직접 경험한 “1차 피해자”에게 효과적이지 않더라도, 응급서비스 요원으로 구성된 소집단에서는 효과적일 수 있다고 주장했다(Jacobs 등 2004). CISM이 일부 최초 대응자 집단에게 문화적인 충격을 주었다는 사실에도 불구하고, 실제로 경험보고의 효과에 대한 가장 강력한 증거는 팀으로 작업하는 집단에서 나타났다((Raphael과 Wooding, 2004). 경험보고를 권장할 만한 유용한 자료는 아직 없다. 이후에, 경험보고가 도움이 될 수 있는 특정 상황을 찾아낼 수는 있겠지만 아직까지 많은 전문가 집단에서의 공통적인 의견이다(재난 정신건강의학 아웃리치 2008, 의료상비팀 등 2006, 국립 PTSD 센터 2010).

증거 기반 여부를 떠나, 재난 후 심리적 경험보고가 여전히 요구되고 있는 상황에서 정신건강의학과 의사들이 이를 배제할 수는 없다. 의사들은 일부 집단의 경우 어떠한 대안적인 심리학적 개입도 수용하지 않는다는 것을 발견할 수 있다. 이러한 경우에, 정신건강의학과 의사는 경험보고를 모든 참여자에게 강요해서는 안되고, 재난의 영향을 받은 사람들이 잠재적으로 보고하고, 지지 및 정신교육을 받는 기회로 융통성 있게 보장될 수 있도록 노력해야 한다. 또한 치료적 경험보고는 지지되지 않지만, "사실과 양상을 재검토하는 "운영적" 경험보고와 정보적 경험보고는 지지를 얻고 있으며, 재난 후 시기에 따라 정보의 흐름을 조정하고 팀을 조직하는 대응자의 작업에 도움이 되는 것으로 나타났다.

다중–회기 집단 개입

많은 연구자들이 후급성 시기에서 재난 생존자들에게 적용되었던 다중-회기 집단 개입을 조사했다. 이러한 개입은 사별과 애도, PTSD의 위험 감소 및 치료를 포함한 다양한 목표를 가질 수 있다. 동료-검토 문헌에 있는 외상 후 집단에는 정신역동적 집단, 인지행동치료(CBT) 집단, 지지 정신치료 집단이 있다.

외상 후 스트레스장애 집단

이미 외상 후 스트레스장애의 기준을 충족하는 사람의 치료를 위해 가장 많이 연구된 집단모델은 외상-집중 인지행동치료(Trauma-Focused Cognitive Behavior Therapy; TF-CBT)이다. TF-CBT는 노출치료, 인지적 왜곡 다루기, 스트레스 관리 교육과 이완기법을 포함하고 있다. 네 개의 집단 TF-CBT 연구에 대한 코크란 리뷰에서, 이 치료는 대기자-명단 대조군 보다 더 효과적인 것으로 나타났다(Bisson과 Andrew 2007). 특히, 코크란 리뷰는 단지 재난 후 PTSD 환자만이 아니라 모든 PTSD 환자에 초점을 맞추었다. 이 리뷰는 참전용사에 대한 연구를 포함했는데, 참전용사는 외상 경험의 성질과 노출된 집단의 인구학적 특징 모두에서 재난 생존자와 상당한 차이를 나타낼 수 있다. 이 연구들은 TF-CBT와 동시에 개인치료와 약물치료를 허용했다. 그럼에도 불구하고, TF-CBT에 대한 연구 결과는 재난 후 장면에서 이득이 될 수 있다는 것을 시사한다.

TF-CBT에서 외상 초점은 외상에 대한 언급이 배제되는 현재-중심 CBT와는 다르다. 다양한 대처 전략과 증상 감소 전략이 현재-집중 치료에 통합될 수 있다. 한 가지 다른 유형의 현재-중심 CBT에 대한 연구 결과에서 분노 관리에 초점을 두는 것은 공격성을 줄이는 데 효과적이고, 스트레스 관리에 초점을 두는 것은 우울 증상을 감소시키며 전반적인 삶의 질을 증진시키는 것으로 나타났다(Bolton 등 2004). 흥미로운 것은, 베트남 참전 용사에 대한 현재-집중 CBT와 TF-CBT에 대한 무작위 대조연구에서는 의미 있는 차이가 없었다는 점인데(Schnurr 등 2003), 이 집단은 PTSD 증상이 만성화되어 있고 치료받지 않는 대조군이 없었기 때문에 이 연구를 일반화하기에는 제한이 따른다. 따라서 현재-집중 CBT보다 TF-CBT에서 보다 강한 증거 기반이 있지만, TF-CBT가 더 나은 치료인지 여부에 대해 결론을 내릴 만큼 충분한 정보를 제공하지는 않는다고 할 수 있다.

재난 후 장면에서 적용되는 다른 형태의 집단 정신치료에는 정신역동적 집단, 대인관계치료 집단, 과정-지향 집단, 지지집단이 있다(Shea 등 2009). 이들 치료집단 모두는 다양한 수준으로 외상에 초점을 둔다. 이들 다양한 집단에서 치료 횟수는 보통 6회기에서 52 회기이고 평균 12 회기이며, 각 회기 별 시간은 주로 1.5 시간에서 2시간이었다(Shea 등 2009). 이론적 모델이 이질적 특성을 갖지만, 쉐아 등은 새로운 구성원이 어떠한 시점에서 집단 과정을 성숙시키는데 익숙한 집단이 가장 성공적이라고 제안했다. 폐쇄-집단 형식을 사용하는 것에 더하여, 다른 문헌 검토로부터의 권장되는 사항은 2명의 공동 지도자, 동일한 재난에서 살아남은 생존자 포함, 삶의 단계와 노출된 외상 심각도가 비교적 다른 구성원을 선택하는 것이다(Foy 2008).

재난 후 초기 집단은 PTSD 치료 외에 다른 목표를 정할 수 있지만, 외상 후 다중-회기 심리학적개입에 대한 코크란 리뷰에서 집단 혹은 개인에 대한 어떠한 치료에서도 PTSD 위험을 줄이는 데 효과가 있다는 충분한 증거가 발견되지 않았다는 사실을 유념해야 한다(Roberts 등 2009).

사별과 애도 집단

사별과 애도에 대한 개인치료는 따로 다룬다(11장. “애도와 회복력” 참조). 그러한 개인치료에 추가하여, 애도 집단들이 흔히 있다. 라이니어슨 등(2002)은 매뉴얼화된 개입

모델을 사용하여 살인 피해자의 가족 구성원들을 대상으로 한 집단 정신치료에 대해 설명했는데, 이 집단치료는 두 번의 10주 블록으로 실시된다.

첫 블록에서는 가족의 사망 후 형사소송에 대처하는 데 초점을 맞추지만, 두 번째 블록에서는 보다 사별에 대응하는 전형적인 방법을 사용하여 애도에 초점을 맞추고 외상적 사망이 주가 아닌 사망자에 대해 비교적 균형 잡힌 기억으로 이야기를 하게 한다. 예비 연구에서는 이러한 집단 형식을 통해 힘든 환경을 잘 견디고 치료과정을 통해 호전되었음을 시사하지만, 이 개입은 자연적인 회복과의 비교를 위한 대조군을 설정하지 않았다. 이런 집단 형식은 9/11 테러 후 뉴욕 시에서도 사용되었지만, 이 집단의 효과에 대한 자료는 발행되지 않았다. 이 매뉴얼화된 모델에 추가하여, 비교적 덜 구조화된 지지집단이 재난 상황이나 재난과 관련 없는 상황에서의 사망으로 인한 사별 모두에서 흔히 사용된다. 지지집단은 꼭 정신건강 전문가가 이끌지는 않는다는 점에서 기존 집단 정신치료와 다르다. 이런 형식이 집단 개입에서 일반적인 형태이지만 전문가가 이끄는 집단에 비해 얼마나 효과적인지 단정하기는 어렵다.

아동 집단과 청소년 집단

성인을 위한 집단에 더불어, 재난 후 아동과 청소년을 위해 다양한 집단이 활용되어 왔다. 집단 개입을 위한 대조 연구는 상대적으로 부족하다. 그러나 예비 연구는 그 집단들이 재난 생존자(Chemtob 등 2002, Salloum과 Overstreet 2008, Tol 등 2008)와 재난과 관련되지 않은 외상(Stein 등 2003)에 노출된 사람의 PTSD 증상을 줄이는 데 효과적임을 시사한다. 이러한 집단 개입 범위는 4회기에서 15회기까지이고, 발표된 연구들은 6세~15세 아동에게 집단 개입의 적용을 위한 예비적 지지를 제공한다. 아동과 청소년을 위한 개인치료와 집단치료의 결과를 비교한 두 연구에서 의미 있는 차이가 나타나지는 않았지만(Chemtob 등 2002, Salloum과 Overstreet 2008), 이 연구들 중 한 연구에서 집단치료를 받은 아동이 개인치료를 받는 아동보다 중간에 치료를 중단하는 비율이 적었다(Chemtob 등 2002). PTSD 증상 외에도 아동의 애도를 다루기 위한 집단치료가 사용되어 왔다(Cohen 등 2004, Layne 등 2001, Tompsett 2004). 추가적으로, 코헨 등(2007)은 서트랄린만 투약한 경우와 서트랄린과 TF-CBT를 병합한 비교 연구에서 TF-CBT가 외상을 입은 아동에게 효과가 있음을 보고했다.

외상 후 성인 집단 정신치료에서와 같이, 인지행동치료적인 요소들은 아동에게 가장 큰 성공의 증거를 보여주는 집단치료에서 흔히 나타난다(Chemtob 등 2002, Stein 등 2003, Tol 등 2008). 그러나 성인 집단과 달리, 아동을 위한 많은 외상 집단은 표현 방식에 대한 대안으로 창의성과 놀이를 사용하고 있다(Chemtob 등 2002, Tol 등 2008, Tompsett 2004).

부부와 가족 개입

S여사는 로스앤젤레스로 이사를 왔다. 그곳에서 S여사의 새 남편은 나이트클럽의 경비로 일자리를 얻었다. 로스앤젤레스로 온 후 2년 동안 두 명의 아이를 낳았기 때문에 임신과 양육으로 인해 그 지역에서 친구를 사귈 시간이 없었다. 로스앤젤레스에 온 지 6년 후, 남편인 S씨가 일하던 나이트클럽에 총격 사건이 발생했다. 이 총격 사건에 대한 뉴스가 텔레비전으로 방송되는 것을 본 S여사는 남편이 총에 맞았다고 걱정하기 시작했다. S여사는 근무 중인 남편에게 전화를 걸었지만 받지 않았다. 클럽에 가 보고 싶은 마음을 억누른 채 몇 시간 동안 잠들지 못한 체 깨어있었다. 어린 아이들을 두고 가기가 싫었고 그 아이들을 데리고 현장에 가고 싶지도 않았다. 그 날 밤 늦은 시간에 진행된 뉴스 프로그램은 다수의 사망자 중 한 명이 나이트 클럽 직원이었다고 보도했다. S여사는 S씨가 죽었다고 확신하고 친척들에게 이와 같은 사실을 어떻게 전달할 지 생각했다. 남편이 없으면, 자신의 생계를 유지할 수 없고 아이를 돌볼 여유가 없기 때문에 일자리도 구할 수 없다는 사실을 깨달았다. 동이 트기 직전에 S씨는 집으로 돌아 왔다. 그는 동료들 그리고 죽은 동료의 부인과 함께 그날 밤 대부분을 병원에서 보냈다. S씨는 아내가 그 총격 사건에 대해 알고 있고 걱정하고 있으리라고는 전혀 생각하지 못했다.

이후 몇 달 간, 부부는 서로를 원망하며 지냈다. S여사는 총기 난사 사건 당일 날 밤에 자신이 했던 생각들을 떨쳐 버릴 수가 없었다. S씨에게 무슨 일이 생겼을 때 의지할 사람들은 고향에 있는 자신의 가족뿐이라고 생각하면서, 고향에 돌아가 가족들을 만나야 되겠다고 생각했다. 여사는 남편이 함께 가주기를 바랬지만, 그는 총격 사건으로 목숨을 잃은 사람들의 가족들을 돕는데 집중되어 있었다. 그는 이 총격 사건에 엄청난 에너지와 많은 시간들을 쏟아 부었다. 그는 자신의 아내와 달리 죽은 동료의 미망인이 얼마나 의지가 강하고 기품이 있다는 사실을 알게 되었다. S씨는 아내가 지나치게 불안해하고 과도한 요구를 한다고 생각했다. S씨는 겉으로 큰 내색을 보이며 비난하진 않았지만 부인의 히스테리적 반응을 이해하지 못했다. 심지어 그녀는 죽은 사람들 중 아무도 알지 못했다. S여사는 점점 사건

당일 남편의 행동에 대해 화를 냈다. 남편이 무사하다는 전화를 자주 하지 않았다며 불평했다. S씨는 자신의 직업에 대해 아내가 올바르게 이해하지 못한다고 생각했다.

그 때, 큰 아이가 학교에서 문제가 생기기 시작했다. S씨는 정신적 충격에도 불구하고 계속해서 자신의 역할을 다 했지만, 대조적으로 아들은 학교 생활을 잘 하지 못해서 선생님으로부터 정신건강의학적 평가를 받도록 권유받았다. 부모는 아들의 문제가 재난 사건과 연관이 있을 것이라고 생각했다. 정확한 이유는 알 수 없지만, 아이는 그 사건으로 인해 정신치료를 받아야 할 정도로 충격을 받았다. 그러나 외상으로부터 한 발 물러서 있던 환자에게 어떤 치료가 적절한 것인가?

이 증례 비네트는 외상이 가족 구성원 사이에서 "옮겨다닐 수 있고", 개인적으로 생명을 위협하는 사건을 경험하거나 사랑하는 사람을 상실한 적이 없는 사람에게 심각한 기능의 장애와 고통을 가져다 줄 수 있다는 가능성을 보여준다. 이러한 현상에 대해 가장 잘 연구된 예로 홀로코스트(나치 유대인 대학살) 생존자의 자녀들에 대한 연구가 있다. 말 그대로 수백 개의 연구들에서 용어 "세대를 넘어선 외상의 전달" (Kellermann 2001)이 무엇이고, PTSD 자체를 넘어서 취약성까지 포함한 집단 학살의 영향이 세대를 가로질러 어떻게 전달되는가를 조사하고 있다. 이런 심각한 PTSD 취약성과 용어 세대를 넘어선 외상의 전달로 인해 PTSD가 직접적으로 자손에게 전달된다고 오해해서는 안 된다. DSM-IV-TR(미국정신의학회 2000)에 담긴 주장과 같이, 외상을 경험하지 않은 사람이 PTSD로 발전할 수는 없다.

아동의 정신병리 위험에 더하여, 다른 문제들, 캄보디아 집단학살(Hinton 등 2009)의 생존자에서 밝혀진 분노 증가 및 허리케인 생존자와 참전 용사들(Norris와 Uhl 1993, Norris 등, 1999, Price와 Stevens 2010)의 비교적 높은 가정 폭력 비율과 같은, 문제들이 큰 외상 사건의 생존자 가족들에서 보고되었다. 가족에게 미치는 외상의 영향에 대한 가장 극적인 증거 일부는 참전 용사에 대한 연구에서 나온다. PTSD로 발전한 참전용사는 육아 문제, 결혼 문제, 가정 폭력, 성적 문제 등의 발생 비율이 비교적 높았다. PTSD 여부와 상관없이 베트남 참전용사는 이혼율이 높았고, 동남 아시아에서 귀환한 참전용사는 6개월 내에 38%가 결혼에 실패했다(Price와 Stevens 2010). 문헌 검토를 기반으로, 갈로브스키와 라이온스(2004)는 PTSD 증상은 다른 문제를 발생시킬 수 있고, 무감각과 회피 증상(기준 C)으로 사랑하는 사람과

의 소통과 애착에 문제가 생긴다는 가설을 세웠다. 이 모델에서, 폭력, 공격성, 분노는 과각성 증상 및 징후에 해당한다(기준 D). 보다 염려되는 것으로, 최소한 한 연구에서 PTSD를 앓는 참전용사는 배우자에게 보다 폭력적일 뿐만 아니라 그들의 배우자도 타인들에게 남편 보다 폭력적임을 인정한다는 것이다(Jordan 등 1992).

재난 후 장면에서 가족 개입에 대한 자료는 부족하다. 대부분의 문헌은 보다 전반적인 가족 체계보다 부부에 대한 개입에 대하여 설명하고 있다. 부부에 관한 자료들 대부분은 부부치료 형태이고, 또한 배우자 각각을 대상으로 하는 개입도 있다. 가족 및 부부에 대한 개입은 외상을 입은 사람의 증상 개선과 또는 파괴적인 형태의 논쟁을 감소시키고 가족 관계 개선 같은 기능적 결과에 초점을 맞추고 있다. 민간인 재난 생존자를 위한 가장 효과적인 가족 개입은 참전 용사(Galovski와 Lyons 2004, Glynn 등 1999, Monson 등 2004, Rabin과 Nardi 1991) 및 일반 외상 생존자(Williams-Keeler와 Johnson 1998)의 가족 개입에 관한 광범위한 문헌으로부터 추론해야 한다.

PTSD 치료를 위한 임상지침에서, 국제 외상 스트레스 연구 학회는 가장 강력한 증거 기반 임상으로 CBT 방법을 포함한 두 가지 치료, 즉 행동적 가족치료(Behavioral Family Therapy; BFT)와 행동적 부부치료(Behavioral Marital Therapy; BMT)를 제안한다(Riggs 등 2009). 흥미로운 것은, 한 BMT 무작위 대조군 연구는 동료 리뷰 잡지에 게재되지 않았고, 동료 리뷰 잡지에 게제된 외상 집단 치료 중 유일한 BFT 대조군 연구를 보면, PTSD 증상이 노출치료만 하는 것에 비해 노출치료와 가족치료를 같이 하는 경우(6개월에 걸쳐 16회기)에서 추가적인 이득이 나타나지 않았다(Glynn 등 1999). 그럼에도 불구하고, 그 연구에서 BFT는 참전 용사의 문제 해결 기술에 도움이 될 수 있었다. 매주 2시간씩 8회기를 하는 BMT는 다양한 평가 방법으로 관계 기능의 개선과 PTSD 증상의 감소를 보여주었다.

연구결과는 참전 용사와 그들의 아내에 대한 정신교육적 치료 모델이 도움이 됨을 시사한다(Devilly 2002, Rabin과 Nardi 1991, Riggs 등 2009). 데빌리(2002)의 연구는 1주일 간의 치료를 통해 PTSD 증상이 경미한 호전이 있었지만, 반면 라빈과 나르디(1991)의 연구에서는 PTSD 증상 호전이 나타나지 않았지만, 참전 용사를 위한 집단 개입, 배우자를 위한 별도의 정신교육 집단, 배우자 모두가 포함된 집단 회기를 이용하여 직장에서의 사회적 관계, 부부관계, 부모자식 관계, 자기-통제, 문제-해결 능력에서의 호전을 보여주었다. 그러나 이러한 결과는 배우자가 프로그램에 참여하지 않은 7명의 참전 용사와 배우자가 프로그램에 참여한 33명의 참전 용사를 구별하지 않았다. 게다가, 부부 개입에서 외상 받은 참전용사들의 PTSD 증상에 대해 동시에 개인치료를 받도록 허용했다(Galovski와 Lyons 2004)는 연구 결과를 통해, 치료에 따른 정확한 효과를 확인하는게 어렵다는 사실을 알 수 있다. 그리고 부부를 위해 변형된 CBT는 어느 정도 성공을 거두면서 시도되어 왔고, 일부에서는 애착이론에 기반을 두고 정서적 반응 패턴에 초점을 맞춘 정서 초점 부부치료의 활용을 지지한다(Williams-Keeler와 Johnson 1998). 정서 초점 부부치료는 일반적으로 부부 갈등을 다루는데 있어서 경험적 지지를 가지고 있지만, 외상의 경우에는 대부분 이론이나 임상적 평가에 기반을 두고 있다. 재난에 노출된 집단에서 보다 체계적인 자료가 아직도 계속 요구되고 있다.

앞서 언급한 연구 결과를 바탕으로, 재난 후 장면에서 정신건강의학과 의사는 특히 CBT 기법을 통합하는 가족 개입의 개발을 고려해야 한다. 가족 개입의 선택은 부부가 함께 참석할 의사가 있는지 여부와 함께 배우자를 위해 별도의 집단 개입을 시작할 수 있는 충분한 배우자들이 있는지 여부와 같은 다양한 실행적 요소에 의해 좌우될 수 있다. 이뿐만 아니라, 각기 다른 기법이 다른 목표에 효과적일 수 있음을 나타내는 것이다. 따라서 정신건강의학과 의사는 이러한 개입의 목표가 PTSD 증상을 감소시키는 것인지 혹은 가족 기능을 개선시키는 것인지에 대해 곰곰이 생각해야 한다. 가족 개입은 이 장의 앞부분에서 설명된 집단 개입만큼 충분히 연구가 이루어지지 않았기 때문에, 어떠한 가족 개입도 이 시점에서 “절대적 표준” 치료로 간주될 수 없다. 그렇더라도, 가족 구성원이 외상을 경험할 때 심리적 문제와 대인관계 문제가 있다는 상당한 증거가 있다. 그러므로, 어떤 특정 개입보다도 더 우선순위가 되는 것은 정신건강의학과 의사가 가족 전체에게 미치는 재난의 충격을 마음 깊이 염두에 두고 있어야 한다는 것이다.

결론

재난은 직접 간접으로 수많은 사람들에게 영향을 주기 때문에, 명백한 임상적 문제를 다루기 위해 집단 및 가족 개입이 필요하다. PTSD를 위한 집단 개입, 특히 CBT를 사용하는 집단에 효과가 있다는 증거가 많이 있는데, 사별과 애도 또는 PTSD 예방에 대한 증거보다 PTSD 치료에 대한 증거 문헌이 많이 있다는 사실을 유념해야 한다. 가족 개입에 대한 연구는 비교적 적지만, 외상에 노출된 사람의 가족에 기능장애가 있다는 충분한 증거가 있다. 그러한 개입은 외상에 노출된 사람에서 외상-관련 증상을 감소시키거나, 가족 기능장애를 다루거나 혹은 두 가지 모두에 목적을 둘 수 있다. 가장 잘 연구된 가족 개입은 부부에 초점을 두고 있다. 그러나 동시에 시행한 개인치료의 효과를 통제한 보다 자세한 연구가 필요하다.

■ 교육 핵심

- 심리적 경험보고와 같은 단일-회기 집단 개입은 PTSD 위험이나 고통을 줄이지 않았다.
- 다중-회기 집단 개입은 PTSD 치료에 효과적일 수 있지만, PTSD를 예방할 수 있음을 시사하는 증거는 충분하지 않다.
- 외상-초점 인지행동치료(TF-CBT) 집단은 PTSD 치료에 가장 강력한 증거를 갖고 있으며, 노출치료 활용, 인지적 왜곡 다루기, 스트레스 관리 교육과 이완 기법을 포함하고 있다.
- 다른 문제에 초점을 맞춘 CBT 집단도 PTSD 환자의 특정 징후나 증상을 줄이는 데 도움이 된다(예: 분노 관리는 공격성 행동을 줄인다).
- 예술, 놀이, 다른 창의적 양식을 사용하여 집단 CBT를 아동에게 맞도록 개선할 수 있다.
- PTSD는 재난 생존자에서 자녀에게로 직접 전달되지 않지만, 홀로코스트와 같은 지속된 재난의 아동들은 외상에 노출될 경우 비교적 PTSD로 발전하기 쉬울 수 있다.
- 참전 용사에 대한 연구에 따르면, PTSD는 가정폭력, 육아문제, 성적 문제, 이혼의 위험을 증가시킨다.
- 가족 개입(예: 부부치료 또는 배우자를 위한 정신교육)이 PTSD 증상을 줄이

고 부부의 고통을 줄일 수 있음을 시사하는 예비적 증거가 있다. 그러나 이 치료는 개인치료를 대신하는 것이 아니라 개인치료에 추가해서 하는 것이다.

복습 문제

13.1 경험보고(디브리핑)에 대한 다음 설명 중 옳은 것은?

A. 경험보고는 외상 후 1년간의 PTSD의 위험을 감소시킨다는 데 의견이 일치한다.

B. 경험보고는 외상 후 3~5개월간의 PTSD의 위험을 감소시킨다는 데 의견이 일치한다.

C. 경험보고는 고통을 줄인다는 데 의견이 일치한다.

D. 위기상황 스트레스 관리(CISM)와 지역사회 위기대응팀 모델 모두에 경험보고가 사용된다.

E. A, B, C, D 모두

13.2 PTSD 치료에 어떤 집단치료가 가장 많은 증거를 가지고 있는가?

A. 정신역동적 정신치료

B. 대인관계 정신치료

C. 외상-초점 인지행동치료

D. 과정-지향 치료

E. 현재-중심 인지행동치료

13.3 집단 정신치료 모델은 재난 후 아동의 치료에서 효과적인 것으로 나타났는데 다음 중 어떤 것을 포함하고 있는가?

A. 놀이

B. 예술 같은 창의적 표현

C. 인지행동치료

D. A, B, C 모두

E. A, B, C, 모두 아니다

13.4 재난 후 집단 개입에 대한 연구는 다음 중 어느 접근법을 지지하고 있는가?

A. 재난 후 환경의 유동성을 가정하여, 1회 개입에 초점을 맞춘다.

B. 참여자가 회복의 여러 단계에서 다른 환자들과 상호작용하면서 희망과 이타주의의 치료적 힘을 경험하도록 하기 위해 규칙적인 단계로 이루어진 구성원제를 허용한다.

C. 집단 구성원들이 자기 경험에 보다 많은 관점을 개발할 수 있도록, 다른 재난이나 또는 동일한 재난에서 수준이 다르게 노출된 구성원들을 선택한다.

D. 두 명의 공동지도자를 활용하고, 어떤 시점에서 구성원을 보충하지 않고 집단을 폐쇄시킨다.

E. A, B, C, D 모두 아니다.

13.5 외상에 노출된 부부와 가족에 대한 다음 설명 중 틀린 것은?

A. PTSD를 앓는 베트남 참전 용사는 가정 폭력을 유발하는 비율이 높다.

B. 베트남 참전용사는 이혼율이 높다.

C. 부부치료는 PTSD 증상의 감소를 시사하는 예비 증거가 있다.

D. 부부치료는 한 배우자가 외상의 영향을 받을 때, 부부의 고통을 감소시킴을 시사하는 예비 증거가 있다.

E. 부부치료는 PTSD의 개인치료를 대신하는 효과적인 치료임을 시사하는 연구가 있다.

14

정신치료

스리니바산 필레이 Srinivasan S. Pillay, 의학박사(M.D.)

*재난 상황에서 정신치료의 중요성*은 널리 인식되어 왔고(Rao 2006), 지속적인 심리사회적 지지가 포함된 재난 후 정신건강 회복 프로그램은 큰 재난 후 회복에 도움이 된다고 생각된다(Kun 등 2009). 일반적으로 재난 후 치료에는 단기 개입이 선호되지만, 모든 범위의 치료에 대해 그 증거를 검토하는 것은 환자와 대응자의 심리와 정신치료 선택의 범위 모두를 철저히 이해함으로써 정신건강의학과 의사와 다른 정신건강 전문가의 개입 근거를 분명하게 할 수 있다. 일반적으로 약물치료는 재난 후에 나타난 증상들을 신속하게 경감시킬 수 있지만, 정신치료가 흔히 보다 더 효과적이라는 근거가 있다(Stoddard 2010). 이 장에서는 재난 후 도움이 될 수 있는 정신치료에 관해 다루고, 이러한 치료의 임상적 의의를 요약한다.

재난 후 정신치료가 필요한 사람 결정

대부분의 재난 프로그램은 심리적인 경험보고와 지지를 제공한다고 문헌에 나와 있지만, 재난 후 모든 생존자에게 정신치료가 필요한지 여부는 분명하지 않다(13장. "집단 및 가족 개입"). 예를 들면, 한 연구에서 대다수 아동은 쓰나미 후 회복될 가능성이 있고, 기존에 취약했던 아동에게만 특별하고 전문적인 개입이 필요한 것으로 나타났다(Vijayakumar 등 2006, 아동의 정신치료에 대한 추가 정보를 위해서 6장. "특별한 집단", 17장. "아동과 청소년에 대한 정신건강의학적 개입" 참조). 아동보다 성인에 관한 정보가 부족하지만, 성인은 아마도 아주 다양한 회복력을 가지고 있을 것이다.

임상적 의의

1. 정신건강 전문가는 실제로 모든 생존자가 정신치료를 받아야 한다고 생각하지 않는다.
2. 치료를 적용하기에 적합한 사람인지 아닌지 평가하기 위한 충분히 연구된 평가도구는 없지만, 조치를 취하는 과정으로서 요구도에 대한 결정이 먼저 우선적인 결정 사항이 되어야 한다. 지침으로서, 다음 요인들이 정신치료가 비교적 많이 요구되는 경우들이다.
   a. 물리적 근접성 – 재난 현장에 비교적 가까이 있었던 사람들이 재난으로 인해 많은 영향을 받는 것 같고, 정신치료가 보다 많이 필요할 것이다 (Sharot 등 2007).
   b. 개인의 회복력 – 관찰 결과, 재난 후 회복력이 적은 사람은 회복력이 큰 사람보다 정신치료의 필요성이 더 많다.
   c. 가족과 지역사회 지지 – 가족과 지역사회 지지를 적게 받는 사람들은 이러한 지지를 받지 않는 사람들보다 정신치료가 더 많이 필요하다.
   d. 임상적 적응증 – 불안장애, 스트레스 장애, 신체형장애, 기타 심리적 위험이 있는 생존자들에게 정신치료를 제공하는 것은 정당하다.
   e. 개인 선호도 – 치료 권고는 환자가 정신치료를 어느 정도 받아들이는지를 고려해야 한다. 환자가 치료받으려고 하지 않으면 이익을 얻지 못할 가능성이 있기 때문이다.
3. 정신치료가 필요한 생존자 뿐만 아니라 정신건강의학과 의사와 다른 정신건강 전문가 또한 타인이 경험한 심각한 외상을 접하는 동안 이차적 외상에 대처하고, 탈진을 방지하며 그들을 지지하는데 있어서 정신치료를 통한 이득을 얻을 수 있다(Knobler 등 2007, 3장. "자기 구하기" 참조).

심리적 응급처치(Psychological First Aid; PFA)

위기관리는 흔히 재난 후 제일선의 심리사회적 개입이다(Milligan과 McGuinness 2009). 위기 후, 최초 정신건강 대응자는 이 기간에 새로운 학습이 일어나고 기억이 강화되기 때문에 심리적 개입을 할 수 있어야 한다. 그래서 정신치료는 외상적 기억의 형성을 차단할 수 있다(Peres 등 2007).

미국 적십자의 심리사회적 지지 프로그램은 네 가지 특정 구성요소, 즉 참여적 위기 평가, 친근한 환경에서 생존자의 분리 문제를 다루기, 지역사회 동원, 지역사회 발전으로 구성된다. 이 프로그램은 재난 후 생존자가 "장소"의 감각을 잃는다고 미리 추정한다(Diaz 2008). 따라서 이 프로그램은 생존자와 물리적 환경 사이의 연결감을 재형성하는데 초점을 맞춘다. 다른 사람들 역시 물리적 환경의 아주 중요한 부분이다.

충격을 받은 수많은 생존자들을 위해 최초로 지지를 제공하는 심리적 응급처치(PFA)는 그 중에서도 군대와 미국 적십자가 널리 사용하고 있는 위기개입 형태이다. 정신건강 전문가는 심리적 응급처치를 제공하기 위해 초기 대응자를 조직하고 훈련시키는데 도움을 주고, PFA 자체의 구성요소를 제공한다. PFA는 생존자에게 초기 지지와 함께 연결을 제공한다. 정보적 경험보고와 이동되고 분절된 외상을 밝혀낸 후, 정신건강 전문가는 생존자들을 집단으로 연결하기 위한 조직구성에 참여해야 하고, 가능하다면 긍정적인 관점을 가지고 간단한 집단 모임을 통해 지역사회의 힘이 결집되도록 해야 한다. 이러한 노력은 생존자 각 개인에게 연결감과 방향감이 생기게 한다. (PFA의 기본요소는 12장, 아동의 PFA 사용은 17장 "아동과 청소년의 정신건강의학적 개입 참조". 이 책의 PFA 설명을 포함하여, PFA에 대한 설명은 약간 다양하다.) 또한 최근 연구가 지지하는 13장, "집단 및 가족 개입"에 있는 심리적 경험보고에 대한 논의도 참조하기 바란다.

추가해서, 인간 체계 연결 접근(Linking Human System Approach, Landau 등 2008)은 개인과 그들 가족의 내재하는 강점을 활용하는데 초점을 두고, 취약성 보다는 회복력을 강조한다. 이 접근법은 외상 생존자를 자신의 사회적 지지체계와 재 연결한다. 이 접근법의 예로는 생존자에게 이전의 생존자가 어떻게 역경을 관리했는가를 보여주고, 혹은 이후에 자연적적인 변화요소로 작용하는 각 가족 구성원을 모집하고 훈련하는 것이다. 이 기법은 주요 외상이나 재난에서 회복을 촉진하는데 성공적으로 사용되어 왔다(Landau 등 2008). 또한, 조기 개입은 인터넷을 통해서도 가능한 것으로 나타났다(Ruggiero 등 2006). 인터넷을 사용하여 조기에 지지를 제공하기 위한 대화방을 개설하거나, 이메일을 통해 질문에 응답할 수 있다. 뿐만 아니라, 웹사이트는 관련 재난에 관해 자주 요청되는 질문에 대한 답을 만들어 놓을 수 있다.

임상적 의의

심리적 응급처치(PFA)는 재난 후 가장 기본적이고 일반적인 심리사회적 지지 개입으로서 권장된다. 보다 특정한 개입이 가능다면, 위기 개입의 일부로 회복력 훈련이 포함되는데, 이는 생존자의 이야기를 만들어 가는 과정에서 약점보다는 강점에 초점을 두는 긍정심리학 원칙을 활용한다. 예를 들면, 생존자들이 취약성 징후보다는 방어로서 그들의 초기 신체 "충격 반응"을 더 잘 인식하게 할 수 있다. 이와 같은 재구성을 통해 생존자들이 그들의 재난 경험을 반복하기 보다는 회복에 초점을 두게 할 수 있다.

요약하면, 정신건강 전문가에게 단계적으로 위기 개입 계획, 즉 PFA, 평가, 지역공동체 동원(즉, 가족 지지 체계의 한 구성원에게 접근하도록)을 도입하도록 격려해 주어야 한다. 효과적으로, 마지막 단계에는 개인 뿐만 아니라 전체로서의 지지 체계에 이야기하는 것을 포함시킨다. 인터넷 이용이 증가하고 있으며, 수많은 사람들이 접근하는데 도움이 되는 것 같다. 이러한 단계를 거친 후에 정신치료가 필요하고 실행할 수 있는 경우, 정신치료적 개입을 소개하는 것이 적절할 것이다.

단기 정신치료

생존자 대부분이 초기 충격에서 회복되기 때문에, 재난 후 권장되는 대부분의 치료는 단기 치료이다. 가장 활용성의 가치가 입증된 단기 치료의 형태는 인지행동치료(CBT)이다.

재난의 상황에서, CBT는 비적응적 행동과 사고 과정을 수정함으로써 고통을 경감하는 데 초점을 두는 정신치료의 한 형태이다. 재난 상황에 관련된 CBT 기법에는 대처기술 훈련, 문제 해결하기, 불안-유발 자극에 대한 상상적 노출과 현실-세계 노출, 인지적 재구성(고통을 증대시키거나 연장시키는 신념이나 생각을 알아내고 수정하기), 목표 설정, 점진적 근육이완, 행동 활성화, 심상 유도, 호흡조절, 재발방지 전략이 있다(Ruzek 등 2008). CBT의 일부에서 이완 반응의 원리를 활용하는데, 이 반응은 응급상황에서 하는 투쟁-도주 반응과 반대이다(Benson 등 1975). 효과적으로, CBT는 새로운 학습을 포함한다. 예를 들면, 노출 치료에서 생존자의 회복력을 재경험하기 위해서 그들의 외상적 경험과 관련된 자극에 직면시키는 것이다. 이런 "노출"은 재난 상황을 상상하거나 또는 외상 사건과 유사한 실제 상황을 통하여 말로 설명하게 함으로써 이루어진다. 다음 증례 비네트는 노출의 사용을 보여주고 있다.

9/11 테러 후, P양은 맨하튼 중심가에 가는 것이 두려워서 어떻게 해서든지 그곳에 가는 것을 피했다. 정신건강의학과 의사는 노출 치료법을 사용했는데, 그 치료에서 의사는 P양에게 다음 단계를 차례로 상상하도록 요청했다. 즉 1) 높은 건물, 2) 이러한 높은 건물들 주위를 걸어 다니는 사람들, 3) 건물 위를 나는 비행기, 4) 마침내 실제로 중심가 지역에 자신이 가는 것이다. 각 노출 단계에서 P양에게는 자극을 처리하고 처음 충격에 "적응"하기 위한 충분한 시간이 제공되었다. 이것을 "습관화 habituation"라고 한다.

CBT는 아동과 성인의 몇몇 집단에서 재난 후 개입을 위한 효과적인 모델인 것으로 나타났다. 특히 재난의 맥락과 개인의 욕구와 맞을 경우, CBT는 일반적으로 재난 정신건강서비스에서 흔하게 사용된다. CBT는 2004년 쓰나미의 아시아 생존자들에게 효과적인 것으로 밝혀졌다(Udomratn 2008). 아동에서, 두려운 상황에 자기-노출을 주로 격려하는, 조절-중심 행동치료는 지진에 따른 외상에서의 회복을 촉진하는데 매우 효과적이었다(Salcioglu와 Basoglu 2008). 추가적으로, CBT는 2003년 이란 지진을 경험한 청소년에게 매우 효과적이었다(Shooshtary 등 2008). 실제로, 아동을 대상으로

한 단기 CBT 이득은 1999년 아테네 지진이 발생한 지 4년이 지난 후에도 분명하게 나타났다(Giannopoulou 등 2006). 재난 작업자를 대상으로 하는 연구에서는 CBT가 효과적이었지만, 중도 탈락율이 비교적 낮은 임금, 낮은 교육 수준, 높은 음주량과 관련이 있었다(Difede 등 2007). 특히, 가상 현실은 또한 PTSD 치료의 노출치료에 대한 부가 요법으로 효과적이었다(Difede 등 2006). CBT는 또한 재난 후 연장된 고통에도 도움이 되었다(Hamblen 등 2006).

임상적 의의

1. 정신건강 전문가는 문화적으로 민감한 CBT 프로토콜을 사용하거나 교육해야 하고, 재난 상황에 맞게 기존 자료를 적용해야 한다.

2. 처음에, 노출치료와 반응방지(즉, 외상과 관련된 연상을 견뎌내는 학습을 통해 불안 예방)은 매우 효과적이라고 생각된다. 재난 상황의 가상 모의훈련 및 관련 요소에 대한 가상 노출(예: 9/11 테러 후 비행기에 노출)과 같은 가상현실 도구는 노출 기법의 효과를 강화할 수 있다.

필립스(2009)는 9/11 작업 후, 재난 후 치료 구조를 만들기 위해 안전, 기억과 애도, 재연결로 이루어진 단계를 사용했다고 보고했다. 이와 같은 단계 설정은 CBT의 근본적인 측면이다. 재난 노출과 수많은 폭력의 치료와 연구에 관한 전세계 전문가 패널이 재난 후 "즉각적 및 중간"(이 책에서는 급성과 후급성이라 한다) 개입 원칙에 대한 의견일치를 이루기 위해 모였을 때, 그들이 천명한 우선 사항은 1) 안전감 2) 진정 3) 자기 및 지역사회 효능감 4) 연결, 5) 희망을 증진시키는 것이었다(Hobfoll 등 2009).

임상적 의의

CBT 프로토콜을 계획할 때, 정신건강 전문가는 먼저 환자의 안전을 증진해야 하고, 그 다음은 노출의 가능성과 함께, 외상이나 재난에 대한 기억을 회상하고 견디는 일을 함께하며 환자를 생명, 희망, 지역사회 지지와 재연결하도록 한다.

대체요법과 문화적 특정 요법

문화적으로 특정 요법에 대한 지식을 갖고 있는 것은 임상가에게 환자와 작업하는데 있어서 광범위한 치료적 가능성을 제공한다. 남부 인도의 치료 리뷰에서 문화적으로 일치하는 형태의 치료에 대한 유용성이 클 수록 자신에게 효과적인 치료를 찾을 가능성이 높아지는 것으로 나타났다(Halliburton 2004). 예를 들면, 명상과 요가가 자신의 문화와 친근할 경우, 환자는 그 치료에 반응하기 쉬울 것이고, 반면에 문화에 친근하지 않을 경우, 환자는 그 치료에 대해 비교적 마음을 적게 열 것이다.

요가호흡

요가호흡(호흡조절)은 대형 재난 후 스트레스를 줄이고 회복력을 증가시키는 데 효과적인 것으로 나타났다(Brown과 Gerbarg 2009). 이러한 요법이 문화적으로 수용 가능하다면, 재난 피해자에게 지금 순간에 주의를 집중시키고 최근의 외상에서 벗어나도록 하는데 도움이 될 것이다. 또한, 요가는 빈번한 침습과 과각성 같은 PTSD 증상을 줄이는 것으로 나타났다(van der Kolk 2006).

명상

명상은 또한 도움이 되는 것으로 나타났다. 예를 들면, 2004년 스리랑카 쓰나미 후, 한 연구에서 명상과 이완을 통해 아동의 71%가 회복된 것으로 나타났다(Catani 등 2009).

이야기 노출치료

이야기 노출치료(Narrative Exposure Therapy; NET)에서, 생존자는 고통스러운 기억에 익숙해지는 것을 목표로 외상에서 가장 힘든 부분에 대해 이야기한다. 2004년 스리랑카 쓰나미 후, 한 연구에서 NET를 통해 아동의 81%가 회복된 것으로 나타났다(Catani 등 2009). 특히, 목표 증상의 경우에 명상과 NET 사이에 차이가 없었다.

임상적 의의

요가호흡, 명상, NET와 같은, 보완대체적인 문화적 특정 치료는 상당한 문화적 민감성을 갖고 있을 때 사용해야 한다. 정신건강 전문가는 이러한 기법에 관한 자료에 익숙해져야 한다.

가족 지지

재난 후 가족 지지는 매우 중요할 수 있다. 이 문제는 13장 "집단 및 가족개입"에서 논의한다.

장기 정신치료

재난 생존자를 위한 장기 정신치료가 또한 연구되어 왔지만, 외딴 재난 상황에서는 유용하지 않다. 뉴욕 시를 포함한 일부 도시 센터에서는 장기 정신치료가 여전히 광범위하게 시행된다. 세계 무역센터 재난 결과 연구는 9/11 테러 후 국립보건원이 지원한 뉴욕 시 성인 2,368명에 대한 전향적 코호트 연구였다. 이 연구에서 정형화된 정신치료 회기나 향정신성 약물과 같은 재난 후 전통적 개입의 효과는 좋지 않았고, 단기 현장 개입 만이 효과적인 것으로 나타났다(Boscarino와 Adams 2008). 그러나 일부의 경우에서는 정신분석과 같은 집중 치료를 포함한 장기 정신치료가 유용했다(Bohleber

2007, Lewis 2009).

외상 후에 도움이 되는 또 다른 치료형태는 안구운동 민감 소실 및 재처리(Eye Movement Desensitization and Reprocessing; EMDR)이다. EMDR은 정신역동적, 인지행동적, 대인관계적, 경험적, 신체-집중 치료를 포함한 여러 치료법을 구조화된 프로토콜로 통합한 것이다(Bisson과 Andrew 2007). EMDR은 광범위한 병리에 대한 경험적 기여 인자를 처리하기 위해 8단계 접근 방법을 사용하는 정보처리 치료법이다(Shapiro 1999). 양측성 안구운동, 어조, 가볍게 두드리기를 사용하는, 이원적 자극을 포함한 다양한 절차가 사용된다. 재처리 단계에서 재난 피해자는 일련의 외적 자극에 집중하는 동안 과거 기억, 현재 유발 요인, 예견된 미래 경험에 집중한다. 이러는 동안, 피해자는 통찰, 기억 변화, 새로운 연상을 경험할 수 있다. 임상가는 다음의 연속적인 각각의 재처리 장면이 시작되기 전에 피해자가 특정한 재료에 집중하도록 돕는다.

임상적 의의

장기 치료가 재난 생존자 치료에 도움이 되는지 여부는 확실하지 않다. 그러나 이런 맥락에서 장기 치료를 시작할 때, 정신건강 전문가는 단기 치료가 좋다는 증거를 생각하면서, 이 치료를 신중히 시작해야 한다.

치료의 부작용

Wessells(2009)는 재난 시 많은 치료자들이 피해를 강조하고, 의존성을 조장하며 지속되기 어려운 단기 접근법을 사용함으로써 의도했던 것보다 더 많은 피해를 무심코 줄 수 있다고 주장했다. 회복 능력 보다 의존 욕구를 활성화하는 것은 장기적으로 도움이 되지 않을 것이다.

임상적 의의

정신치료가 재난 후에 도움이 되지만, 반면 자율성이 감소하고 의존성과 수치심이 증가하는 것과 같은 부작용이 발생할 가능성이 있다. 따라서, 정신치료의 한 측면에만 전적으로 집중하는 프로그램보다 균형을 잘 맞춘 프로그램이 훨씬 더 효율적일 가능성이 있다. 특히, 회복력과 취약성 모두에 초점을 맞추는 것이 중요하다.

결론

정신치료는 위기 개입의 일부로서 그리고 노출 방지를 포함하는 인지행동 프로토콜 내에서 필요한 경우 사용한다면, 재난 개입의 중요한 부분이다. 또한, 정신건강 전문가는 장기 치료를 알아야 하지만, 충분히 고려한 후에만 이 치료를 권장하거나 사용해야 한다. 재난 상황에서 정신치료자는 피해자라는 정체성에 대한 가정을 조장하지 않고 의존성을 관찰해야 하는데, 이 두 가지 모두는 치료 진행과 회복을 지연시킨다(Wessells 2009). 개인 및 집단 개입을 적절하게 사용하는 것은 재난 후 심리적 회복에 상당히 도움이 될 것이다. 그림 14-1은 정신치료 선택에 관한 주요 고려 사항을 보여주고 있다.

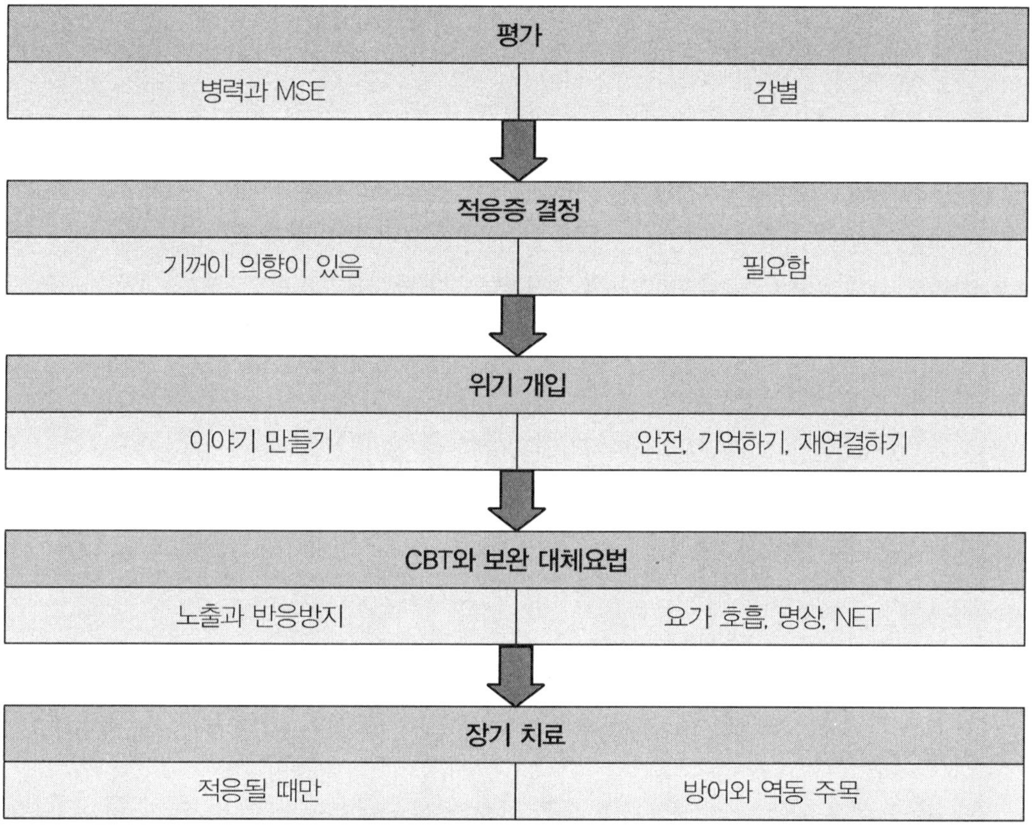

그림 14-1. 정신치료 선택 시 고려사항

CBT=인지행동치료, MSE=정신상태검사, NET=이야기 노출치료

교육 핵심

- 정신건강 전문가는 모든 생존자에게 정신치료가 필요하다고 가정해서는 안 된다. 도움이 필요한 생존자는 먼저 정신치료가 필요한 지를 평가 받아야 한다.
- 위기관리는 재난 후에 처음으로 시행하는 심리사회적 개입이다. 심리적 응급처치는 수많은 생존자에게 즉각적이고 기본적인 심리사회적 지지를 제공하는 효과적인 방법으로서 권장된다.
- 정신치료적 위기개입은 평가, 급성 외상과 이동을 다루기, 사회적 지지를 위한 지역사회 동원을 포함한다.

- 재난 후 정신치료에서 중요한 핵심은 회복력 증진이다.
- 재난 후 단기 치료에서 임상가는 CBT를 고려해야 한다.
- 노출치료와 반응방지(강한 감정에 습관화)는 급성 단계에서 매우 중요하다.
- 가상현실을 이용하여 노출치료와 반응방지를 증진시킬 수 있다.
- 단기 치료에는 세 단계가 있다. 즉, 안전 구축, 재난에 대한 기억을 회상하고 견디기, 생활 및 공동체 지지에 재연결하는 것이다.
- 요가 호흡, 명상과 이완, 이야기 노출 치료는 모두 단기 치료로 사용될 수 있다.
- 가족 지지는 주요 외상이나 재난에서 회복을 촉진시키는데 매우 중요하다.
- 장기 치료는 재난 생존자의 일반적인 치료로 간주해서는 안되지만, 특별히 선택된 경우 유용할 수 있다.

복습 문제

14.1 재난 후 실행하는 정신치료에 대한 다음 설명 중 옳은 것은?

A. 모든 생존자에게 즉시 인지행동치료를 시작해야 한다.
B. 가능하다면, 장기 치료가 항상 선호된다.
C. 요구도 평가는 어떤 임상적 조치보다도 먼저 해야 한다.
D. 치료는 일차적으로 생존자의 취약성에 초점을 맞추어야 한다.
E. A,B,C,D 모두 옳지 않다.

14.2 9/11 테러 발생 때 세계무역센터 근처에 살았던 사람은,

A. 멀리 떨어진 곳에 살았던 사람보다 외상을 많이 받았다.
B. 멀리 떨어진 곳에 살았던 사람보다 외상을 적게 받았다.
C. 경험된 외상은 멀리 떨어진 곳에 살았던 사람과 동일하다.
D. 9/11 테러로 인한 외상을 입지 않았다.
E. A, B, C, D 모두 아니다.

14.3 다음 보완대체 요법 중 재난 후에 유용하지 않은 치료법은?

A. 명상

B. 이완

C. 요가 호흡

D. 이야기 치료법

E. A, B, C, D 모두 아니다.

14.4 재난 후 개입으로서 CBT와 관련된 다음 말 중 옳지 않은 것은?

A. CBT는 조기에 사용하면 도움이 될 수 있다.

B. 노출치료는 재난 후 타당한 행동적 접근이다.

C. 가상 현실은 노출치료 효과를 높일 수 있다.

D. 중도 탈락은 높은 교육 수준과 관련이 있다.

E. 중도 탈락은 음주량과 관련이 있다.

14.5 재난 후 상황에서의 치료와 관련하여, 다음 설명 중 옳은 것은?

A. 심리적 응급 처치는 재난 후 시행하는 일차 심리사회적 개입이다.

B. 정신역동적 치료는 위기관리에 필수적인 부분이다.

C. CBT는 행동이 아니라 생각을 다룬다.

D. 장기 치료의 효과는 명백히 입증되었다.

E. 가족 지지는 비재난 환경 보다 재난 환경에서 덜 중요한 것으로 보인다.

15

정신약물학

급성기

크리스티나 존스 Kristina Jones, 의학박사

갑자기 비명을 지르며 사람들이 나타났다.
나는 사람들이 빌딩에서 뛰쳐나오는 것을 보았다.
그들의 팔이 격렬하게 움직이고 있었다.
나는 사진 찍는 것을 멈추고 울기 시작했다.

Michael Walters, 프리랜서 보도사진가, 맨하튼 2001

약물치료: 급성기 재난 상황에서 치료의 목표와 고려 사항

급성기 재난 상황에서 진료하는 정신건강의학과 의사가 직면할 수 있는 해결하기 어려운 문제 중 하나가 정신약물학적 개입에 대한 증거가 부족하다는 점이다. 급성기 재난 치료는 증후군이나 장애보다는 특정 증상을 목표로 한다. 환자들이 진찰을 받으러 와서 가장 많이 호소하는 증상은 불면증과 불안이고, 그 다음이 공황, 초조, 우울증 재발, 기존에 앓던 정신질환의 악화, 물질 남용과 의존의 재발이다.

개입을 위한 기본 사항

급성기 개입의 핵심 목표는 환자의 안전을 보장하고 증상에 대한 부담을 줄이며 불안과 고통을 경감시키고 기능을 향상시키는 것이다. 급성기 재난 상황에서 실행하는 정신약물학적 개입을 위한 기반이 될 수 있는 증거들이 상당히 부족하기 때문에, 다른 급성 스트레스 환자 집단을 대상으로 한 연구나 이전 재난에서의 임상경험을 바탕으로 목표 증상을 줄이기 위해 대개 단기간 처방한다.

급성 스트레스장애에 대해 미국 식품의약청이 승인한 약이 없기 때문에, 표준 임상 치료에서는 응급 정신건강의학이나 일차 진료 장면에서의 치료와 유사하게, 불안, 불면증, 초조를 치료하기 위해 "허가 외 사용"으로 안정제, 진정제, 항정신병약물을 처방하고 있다(재난 정신건강의학 아웃리치 2008). Shalev(2009)에 따르면, 아주 이른 외상 여파에서 만성 외상 후 스트레스장애가 발달하기 쉬운 환자를 초기에 도울 수 있는 이른바 골든타임이라는 기회가 존재 한다는 증거가 있다. 급성기, 특히 임상가와 재난 피해자가 앞으로 접촉할 가능성이 없는 상황에서 내리는 처방은 재난 중에 잃어버린 약물의 지속적인 투약을 위해서가 아니면, 며칠 분만 처방해야 한다. 임상가는 환자가 의사의 말을 이해할 수 있도록 정신약물학적 개입의 이점과 위험성 그리고 이후의 치료 계획에 대해 설명해야 한다.

개입의 유형

외상적 사건 후 처음 몇 시간 동안, 일차 진료의 목표는 환자의 공포를 줄이고 신경적 각인(neuronal imprinting)을 감소시키는 것이다. 이론상으로 이 시기에는 β-아드레날린 차단제가 유용하다(이 장 뒷부분에 있는 "불안과 외상 후 스트레스장애 예방을 위한 프로프라놀롤" 참조). 환자를 안전한 곳으로 이동시키면 공포나 불안을 줄일 수 있다. 그 다음 며칠 간, β-아드레날린 차단제와 항불안제가 조건화된 공포를 줄이고 충격적인 사건에 대해 기억이 고정되는 것을 최소화하는데 도움이 될 수 있다(Shalev 2009).

정신약물학은 분별없이 적용되거나 다른 개입 없이 사용되어서 안 된다. Marmal 등(2002)은 치료 효과를 최적화하기 위해서는 약물치료와 인지치료를 함께 사용해야 한다고 제안한 바 있다. 정신약물학적 치료는 급성 스트레스장애에 대해 희망적인 결과를 나타내는 노출치료와 같은 심리학적 치료와 효과가 동일하거나 심지어 이보다 효과가 떨어질 수도 있다(Bryant 등 2008).

1980년에서 2000년 사이의 재난에 대한 문헌에서는 급성 외상인 경우 그 사건에 대한 환자의 심리적 과정에 악영향을 미칠 수 있다는 우려 때문에 향정신성약물의 사용을 권하지 않았다. 이러한 견해는 무작위 대조군 시험을 포함한 이후의 연구 결과에 의해 바뀌었다. 정신약물학적 치료가 실제로 해롭다는 연구 결과는 극히 드물다(이 장 후반의 "불안을 위한 벤조디아제핀" 참조). 무작위 대조군 시험이 재난 현장에서는 시행되기가 어렵기 때문에, 약물치료의 효과를 입증하는데 어려움이 있다. 급성 스트레스장애와 외상 후 스트레스장애의 원인으로 추정되는 질병의 메커니즘, 즉 시상하부-뇌하수체-부신 축 조절장애와 노르에피네프린, 글루타메이트, 세로토닌 시스템 조절장애를 목표로 대부분의 정신약물학적 개입이 이루어진다(Ravindran과 Stein 2009).

1966년 이후 재난 후의 양적 정신병리에 대한 통계적 자료는 최적 평균 추정 유병률이 재난 전이나 대조 집단과의 비교에서 평균 17% 증가했다고 추정했다(Katz 등 2002). 급성 스트레스장애(ASD)의 기대율이 자연 재해인지 혹은 인재 이후의 비율인지는 확실하지는 않다. 재난과 관련되지 않은 외상 후 스트레스장애(PTSD)의 평생 유병률이 전체 인구의 6.8%, 12개월 유병률은 3.5%로 추정되었다(Kessler 등 2005). 재난 생존자가 급성 스트레스장애 판단기준(표 15-1)을 완벽히 충족하지 않는다고 해서 PTSD를 경험할 위험성이 없다는 것은 아니다. 어떤 증상이 PTSD를 가장 적절히 예측할 수 있는지는 논란이 있다. 일부 연구에서는 불안과 과각성이 PTSD를 예측할 수 있다고 하고 또 다른 연구에서는 회피, 무감각, 해리가 예측 인자로 제안되었다(Harvey와 Bryant 2000). ASD가 발병한 후에 반드시 PTSD를 경험하는 것은 아니며 PTSD는 갑작스럽게 나타날 수도 있다. 예를 들면, 호주의 외상 치료시설에 입원한 596명 환자에 대한 연구에서, PTSD로 발전했던 환자 대다수는 ASD를 경험하지 않았다. 급성기 평가 시점에서의 PTSD 증상은 ASD 증상이라기 보다는 이후에 PTSD로 발전할 가능성을 예견한다고 할 수 있다(Bryant 등 2008).

정신건강의학과 의사는 재난 후에 환자의 급격한 정신상태의 변화를 관찰해야 한다. 그러므로 정신건강의학과 의사들은 매일, 매주, 매월, 매년 환자의 의식과 지남력을 평가하고, 환자에게 '어디에 있지요' 라고 질문함으로써 해리 증상을 관찰해야 한다.

뿐만 아니라 재난의 유형에 따라 특정 내과적 질환에 대한 선별검사, 뇌손상과 발작의 병력, 신체검사, 약물 알레르기를 포함한 신체적 병력도 살펴보아야 한다(Stevens 등 2010).

급성기 정신약물학적 개입

몇몇의 근로자들이 맨하튼 미드타운의 사무실용 빌딩 근처에 있는 응급실에 진찰을 받으러 간 이후, 그곳의 근로자들이 의도적으로 탄저병에 노출되었음이 보건 담당자들에게 알려졌다. 37세 여성 프리랜서 작가인 A씨는 응급실에 와서 자신도 그 빌딩에서 일한다며 탄저병 치료를 위해 시프로플록사신을 처방해 달라고 했다. 그녀는 주목할 만한 내과 병력은 없었지만 안정을 되찾는 과정에서 중대한 징후가 나타났다. 호흡장애가 없으면서도 초조한 기색을 보였다. 그녀는 휴가를 마치고 뉴욕에 돌아왔다고 말했다. 활력징후가 좋아서 의사는 지켜보자고 했다. 한 시간도 채 지나지 않아, A씨는 호흡 곤란과 가슴통증을 호소하면서 간호사에게 달려 갔다. 그녀는 매우 불안해 보이고 안색이 창백하며 땀에 젖어 있었다. 호흡은 분당 20회이고 활력 징후는 안정적이었다. 그녀는 경비원을 밀치고 지나가면서 이렇게 소리 질렀다. "내가 지금 도움을 받지 못한다면, 병원에서 나간 후 이 일을 이 도시 전체에 소문 낼 것이다." 간호사가 그녀를 안심시키려고 했지만 이러한 노력에 더 초조해하였다. 그녀는 아급성 치료실로 안내되었다.

진료 과정에서 A씨가 휴가에서 돌아온 후 탄저병이 발견된 빌딩으로 돌아가지 않았다는 사실이 명백히 드러났다. 누군가 그녀를 안심시키려고 했을 때, 그녀는 더 고통스럽게 화를 내며 자신은 시프로플록사신을 처방 받고 싶을 뿐이고 그 약을 구하면 병원에서 나갈 것이라고 말했다.

A씨는 남편과 헤어지고 난 뒤 두 달 간 공황발작을 경험한 병력이 있었다. 집필 작업을 위해 그녀를 방문하기로 했던 사람은 탄저병에 대한 공포로 인해 뉴욕으로 오는 것을 취소했다. 그녀는 기사를 마무리하지 못하게 될 것이라는 점 때문에 불안했다. 그리고 이 일로 인해 경제적인 어려움이 생길 것을 걱정하게 되었다. 현재 Ms. A는 자녀를 혼자서 양육하고 있었다. 응급실 의사가 사회적 지지, 과거 정신질환의 병력, 알코올 사용에 대해 질문한 후, 로라제팜 0.5mg을 처방했다. 심전도 검사 후, A씨와 응급실 의사는 안심했다. 심장질환이나 발작도 없었다. 그녀는 위기상담 전화로 의뢰되었고, 추가적인 지지를 위해 친구들에게 연락했으며, 주의 재난 자원 구조전화를 통해 정신건강의학 서비스를 제공받고 있다.

표 15-1. 308.3 급성 스트레스장애[a]에 대한 DSM-IV-TR 진단 기준

A. 다음에 열거되는 두 가지 조건이 모두 충족되는 외상적 사건에 노출된다.
  (1) 자신이나 타인의 실제적이거나 위협적인 죽음이나 심각한 손상, 또는 신체적 안녕에 위협을 가져다 주는 사건(들)을 경험하거나, 목격하거나 직면하였다.
  (2) 개인의 반응은 극심한 두려움, 무력감, 공포를 포함한다.

B. 고통스러운 사건을 경험하는 동안이나 그 이후에 다음 중 세 가지(또는 그 이상) 해리성 증상을 보인다.
  (1) 주관적 무감각, 무심함, 정서적 반응 결여
  (2) 주변에 대한 인식 감소(예: "멍한 상태")
  (3) 비현실감
  (4) 이인증
  (5) 해리성 기억상실(외상의 중요한 부분을 회상하지 못함)

C. 외상적인 사건이 다음 중 적어도 한 가지 방식으로 지속적으로 재경험된다 : 반복되는 영상, 생각, 꿈, 착각, 회상 삽화, 또는 경험이 되살아나는 느낌, 또는 외상적 사건을 생각나게 하는 사람에게 노출되면 고통이 유발됨.

D. 외상을 회상시키는 자극을 과도하게 회피함(예: 생각, 감정, 대화, 활동, 장소, 사람)

E. 현저한 불안이나 증가된 각성 증상(예: 수면의 어려움, 자극 과민한 상태, 집중의 어려움, 지나친 경계, 증가된 놀람 반응, 안절부절 못함)

F. 장애가 사회적, 직업적, 또는 다른 중요한 기능 영역에서 임상적으로 심각한 고통이나 장애를 일으키거나, 또는 가족들에게 외상적 경험을 이야기 함으로써 필요한 도움을 얻거나 개인적 자원을 동원하는 것과 같은 필요한 작업 수행 능력을 손상시킨다.

G. 장애는 최소 2일에서 최장 4주간 지속되며, 사건이 일어나고 4주 이내에 시작된다.

H. 장애는 물질(예: 약물남용, 투약)의 직접적인 생리적 영향이나 또는 일반적 의학적 상태에 의한 것은 아니고, 단기 정신병적 장애로 잘 설명되지 않으며, 단순히 기존의 축1 또는 축2 장애가 악화된 상태가 아니다.

[a] 급성 스트레스장애에 대한 DSM-5의 제안은 이 장의 끝에 나와있는 부록 15A-1 참조
출처: DSM-IV-TR, 워싱턴 DC, 미국정신의학회, 2000, pp. 471 – 472, Copyright©2000, 미국정신의학회, 허락 받고 사용.

불안을 위한 벤조디아제핀

재난 후에 A씨처럼 공황 증상을 나타내는 환자는 벤조디아제핀 치료가 도움이 될 수 있다(표 15-2 참조). 벤조디아제핀은 γ- 아미노부티르산의 작용을 항진시키고 편도체의 억제 기능에 영향을 준다. 편도체는 공포 반응과 관련되어 있다. 외상 후 스트레스장애는 벤조디아제핀이 효과를 나타내는 다른 불안 장애 들과 증상이 비슷하기 때문에, 급성 스트레스장애나 외상 후 스트레스장애로 발전하는지 여부와 상관 없이 이런 종류의 약물을 재난 후에 발생하는 급성기 불안, 흥분, 불면증 치료에 사용할 수 있다

(Bandelow 등 2008).

외상에 노출된 후 즉시 시행한 예비조사에서, 4명 환자에게 테마제팜 30mg을 5일간 자기 전에 투약한 후, 다음 이틀 간 15mg을 투약했다(Mellman 등 1998). 투약을 중단한지 1 주일 후에 시행한 평가에서 수면 개선과 외상 후 압박 증상이 감소한 것으로 나타났다. 연구자들은 질병 진행을 막기 위해 외상 후 스트레스장애가 고정되기 전에 정상적인 수면 패턴을 되찾아서 과각성을 조절하도록 해주는 일이 중요하다고 주장했다.

미다졸람은 불안 완화, 기억 상실, 진정작용의 특성을 가지고 있어서 외과적 시술에 사용되는 단기 작용 벤조디아제핀으로, 외상의 처리과정과 기억 공고화를 차단하여 외상 사건에 대한 기억을 강화시킬 수 있다고 생각했다. 연구자들은 이라크 전쟁에서 화상으로 입원한 군인들을 대상으로 이 가설을 실험했다(McGhee 등 2009). PTSD 발병률이 미다졸람을 투여 받은 군인 142명과 미다졸람을 투여 받지 않은 군인 69명 사이에 유의한 차이가 나지 않았다. 이것은 미다졸람의 투약이 외상의 기억을 강화하거나 PTSD의 발생에 위험이 되지 않는다는 것을 의미한다.

벤조디아제핀 투여는 재난 후 즉각적인 상황에서 외상 후 스트레스장애로 발전할 가장 큰 위험 요소가 되는 극도의 각성, 불면, 조절할 수 없는 불안을 포함하는 급성 증상 치료에 안전하고 효과적으로 사용할 수 있다(Simon과 Gorman 2004). 벤조디아제핀과 잠재적인 약물 상호작용 위험성을 갖는 잠재적인 약물에는 안정제, 기분조절제, 항경련제, 알코올처럼 중추신경계의 진정의 위험을 증가시키는 약이나 물질을 포함한다.

임상가는 벤조디아제핀을 처방하기 전에 임상적 병력을 충분히 확보하고 약물의 금기 여부를 확인해야 한다. 재난 후에 단기간 동안만 약물을 투약하며, 술이나 기타 약물을 남용하는 환자에게 이 약을 제공해서는 안 된다. 탈억제성 행동과 관련 있고 섬망의 증가나 발작의 위험을 초래하는 외상성 뇌손상 환자에게는 벤조디아제핀 사용이 금지된다. 임상가는 환자에게 벤조디아제핀의 위험성과 이득, 부작용, 약물의 내성, 의존, 중독 가능성에 대해서 알려야 한다.

표 15-2. 불안을 위한 정신약물학적 개입

벤조디아제핀(Benzodiazepine)

공황 증상을 포함한 불안은 벤조디아제핀 소량 투여로 효과적으로 줄일 수 있다.
불안을 위한 개입은 내성과 의존을 피하기 위해 1주일 이하 분량으로 처방해야 한다.
예: Lorazepam 0.5mg, 벤조디아제핀 복용 경험이 없는 환자는 bid or tid, 최대 4mg/일 복용할 수 있다.
Clonazepam 0.5 mg po qhs, 혹은 7~14일 간만 하루에 두 번, 최대 4mg/일 bid or tid 복용할 수 있다.

벤조디아제핀 대체약

Diphenhydramine: 25~50 mg qhs or bid
Hydroxyzine 10~50 mg qhs or bid

처방전 없이 살 수 있는 대체약

아주 가벼운 불안에 허용되는 디펜히드라민이 포함된 아세트아미노펜

위험, 부작용, 약물 상호 작용

벤조디아제핀을 복용할 때 가장 흔히 나타나는 부작용은 진정과 현기증이다. 일부에서 탈억제성 행동이 나타날 수 있다. 노인 환자(신진대사가 느리고, 중추신경계 영향과 약물 상호작용이 증가할 수 있다. 18장, "노인 정신건강의학적 개입" 참조), 물질남용 환자, 치매나 섬망의 병력이 있는 환자들은 주의해서 사용해야 한다. 조심해야 할 벤조디아제핀과 상호작용 약물은 안정제, 기분조절제, 항경련제와 같은 중추신경계에 진정 작용을 하는 모든 약물이다.

벤조디아제핀 의존

연구에 따르면, 21일 후에 환자는 벤조디아제핀에 의존하게 될 수 있고, 반동적으로 불면이나 불안과 함께 금단 증상이 나타날 수 있다. 환자는 첫 며칠 밤만 약물을 사용하고, 불안이 개선되면 점점 용량을 줄이며, 필요 시에만 사용해야 한다.

주: po=경구 투여, qhs=밤에 자기 전, bid=하루에 두 번, tid=하루에 세 번

수면을 위한 비벤조디아제핀계 약물

수면의 불균형으로 인해 재난 후 외상과 관련된 후유증이나 알코올 남용의 위험에 처할 수 있다. 불면증 치료를 위해 안전하게 사용할 수 있는 약품이 표 15-3에 있다. 음주는 외상을 초래할 정도로 충격적인 사건에 대한 기억의 부호화를 독립적으로 방해한다. 벤조디아제핀(benzodiazepine)과 비교해서, 벤조디아제핀 수용체와 결합하는 비벤조디아제핀 화합물(예: 졸피뎀, 잘레플론, 에스조피클론)이 아침 졸리움이나 인지장애의 경우에 부작용이 적을 수 있다(Lavie 2001). 디펜히드라민(diphenhydramine)과 다른 진정작용을 나타내는 항히스타민제의 효과에 대한 증거는 아동을 제외하고 증거가 부족하다(Lavie 2001). 재난 정신건강의학과 의사는 환자의 심박동수와 혈압 변화

에 주의를 기울여야 한다. 일부 연구에서 맥박 상승(최고 한도 95를 초과하는 경우)은 스트레스에 대한 높은 반응성을 나타내고 PTSD의 발병 예측인자로 나타났기 때문이다(Zatrick 등 2005). 신체검사를 내과 전문 인력이 수행할 수 없을 경우, 정신건강의학과 의사가 그 일을 수행할 수 있어야 한다. 맥박, 혈압, 호흡에 대한 평가는 필수적이고, 두부 외상이나 섬망이 정신건강의학적으로 표현될 때는 집중적인 신경학적 검사를 시행해야 한다.

불안과 급성 외상 스트레스를 위한 항우울제

외상 후 스트레스장애(PTSD) 치료에 세로토닌 재흡수 억제제(SSRI) 사용이 추천되지만, 비교적 많은 연구에서 만성 PTSD에서 SSRI 사용을 지지한다. 급성 스트레스장애(ASD)에 대한 SSRI의 효과는 아직 연구가 제대로 이루어지지 않았다. ASD에서 PTSD로 발전하지 않도록 SSRI를 신속하게 투여하면 PTSD 억제 효과가 있는지에 대해서는 아직 연구된 바가 전혀 없다. ASD에서 에스시탈로프람(escitalopram) 투여에 대한 무작위 대조군 실험에서 위약 집단과 대조군을 비교한 결과, 에스시탈로프람의 긍정적인 효과가 나타나지 않았다. 그러나 소규모 표본(각 집단 및 대조군 환자 22명)을 연구한 만큼 이후에 광범위한 연구가 요구된다(Shalev 등 2007, Ursano 등 2004). ASD 환자에게 약물학적 개입이 우수하다는 연구 결과는 거의 없다. SSRI를 비롯한 기타 항우울제는 ASD 환자에 대한 소수의 연구 결과와 PTSD 환자가 얻는 치료적 이득을 볼 때 합리적인 임상적 개입이라고 할 수 있다. 각 환자에서 나타나는 특정 증상들에 SSRI가 도움이 될 것이다(Ursano 등 2004, 16장, "정신약물학: 후급성 단계" 참조).

소규모 임상 실험에서 급성기에 SSRI 사용이 효과적이고 안전한 것으로 나타났다. 한 연구에서, 중증 성인 화상 피해자 15명이 6개월 간 매일 시탈로프람을 투약 받았다. 모든 환자에서 상처의 치유가 향상되었고 PTSD 증상도 나타나지 않았지만, 치료받지 않은 대조군 피험자의 50%에서는 PTSD 증상이 나타났다(Blaha 등 1999). 급성 화상을 입은 아동을 대상으로 한 연구에서, 삼환계 항우울제인 이미프라민과 SSRI인 플루옥세틴을 비교했다. 그 결과, 위약 55%, 이미프라민 60%, 플루옥세틴 72%의 긍정적인 반응을 보였다. 연구 범위 내에서, ASD의 치료에 있어 위약은 통계적으로 약

표 15-3. 불면증의 정신약물학적 개입

약물이 불면증의 단기 치료에 대한 부가물로 광범위하게 사용되지만(FDA 승인), ASD 혹은 PTSD 환자에서 수면장애가 있는 경우, 환자가 복용한 약물에 대한 대규모 연구는 보고되지 않았다.
14일 간의 처방이 적절하다. 그 이후에는 정신건강의학과 의사에게 공식적인 자문을 요청해야 한다.

불면증 치료를 위한 개입
Zolpidem 10mg po qhs
Zolpidem CR 6.25 또는 12.5mg po qhs
Eszopiclone 1, 2, 혹은 3mg po qhs
Ramelteon 8mg po qhs
Trazodone 50mg po qhs

위험요소, 부작용, 약물 상호작용
불면증 치료제 복용 시 가장 흔한 부작용은 진정과 현기증이다. 아주 극소수의 환자에서 탈억제성 행동이 발생할 수 있다. 노인, 약물 남용자, 치매나 섬망 병력이 있는 환자는 주의해서 사용해야 한다. 불면증 치료에서 약물 상호작용이 발생할 우려가 있는 약물은 벤조디아제핀, 안정제, 기분조절제, 항경련제 그리고 중추신경계에 대해 진정작용을 나타내는 약물이 포함된다.

주. FDA=식품의약청, po=경구 투여, qhs=밤에 자기 전

물과 비슷한 효과를 나타냈다(Robert 등 2008). 1999년에 15,000명 이상의 목숨을 앗아간 터키 지진이 발생한 후 4개월 간 시행된 연구에서, 103명의 환자에게 무작위로 플루옥세틴, 단가아민 산화효소 억제제인 모클로베미드, 비정형 항우울제인 티아넵틴을 투약했다. 연구를 종료한 모든 환자에서 표준화된 척도를 사용한 결과 PTSD 증상이 50% 이상 감소했다.

논문의 저자들은 이 세 가지 약이 모두 동일하게 효과적이라고 결론 내렸다(Onder 등 2006). 비정형 항우울제 미르타자핀(mirtazapine)으로 시행한 대규모 무작위 대조군 실험은 없지만, 미르타자핀의 작용 메커니즘으로 봤을 때 PTSD에 효과가 있을 것으로 생각된다. 미르타자핀은 이중 작용을 하는데, 시냅스 전 α2 자가수용체와 α2 이종 수용체의 차단 및 시냅스 후 5-하이드록시트립타민 2형과 3형 수용체의 길항작용을 통해 세로토닌과 노르아드레날린의 전달을 향상시킨다. PTSD 환자 29명을 대상으로 한 무작위 대조군 실험에서 미르타자핀에 대한 반응 비율은 64.7%, 위약에 대한 반응비율은 20%로 나타났다(Davidson 등 2003).

결론적으로, 급성기 상황에서 정신건강의학과 의사는 장기 약물 사용을 고려하기 쉽지만, 장기 사용을 목적으로 약 처방을 하는 것은 대개 적절하지 않다. 환자 사례

보고에서 항우울제가 PTSD로의 진행을 억제할 수 있음이 나타났다(Stein 등 2007). 재난 정신건강의학과 의사는 SSRI를 외상 후 스트레스장애나 불안장애를 앓고 있던 환자나 주요 우울장애의 재발 위험성이 높은 환자에게 고려할 수 있다(Ursano 등 2004). 적절한 추적 관찰을 해야 하고, 환자가 조증으로 전환되는지 주의 깊게 관찰하며, SSRI 투여 후 드물게 나타날 수 있는 자살사고에도 주의를 기울여야 하는 것은 아주 중요하다.

외상 후 스트레스장애와 관련된 악몽을 위한 프라조신

PTSD는 증가된 α-아드레날린계 활성화에 따른 과각성과 관련되기 때문에, α-아드레날린계 차단은 악몽을 포함한 각성을 줄일 수 있다. 프라조신(prazosin) 대하여 성인에서 연구가 되었다. 교차 실험에 의해 환자 13명을 대상으로 한 위약 대조군 연구에서 프라조신이 악몽 감소와 수면시간 증가에 효과가 있음이 나타났다(Fraleigh 등 2009, Taylor 등 2008). 프라조신은 처음 연구가 시행된 지역(타코마, 워싱턴)에서 사용이 서서히 증가하고 있는 상황이다(Harpaz-Rotem과 Rosenheck 2009).

초조와 극도의 불안을 위한 항정신병약물

뚜렷한 증거가 없는 데도 불구하고, 불안과 초조를 치료하기 위해 FDA 승인 없이 비정형 항정신병약물을 처방하는 경우가 증가하고 있다. 비정형 항정신병약물은 도파민 시스템에 작용하고 일부는 세로토닌 시스템에 작용하기도 한다. 이 두 시스템 모두 PTSD와 관련되어 있다. 항정신병약물들 중 일부는 α-아드레날린성 수용체와 결합력이 있어서 PTSD가 발생할 때 탈억제성 행동이 나타난다. 또한 항정신병약물은 항히스타민 효과를 통해 ASD나 PTSD의 수면-관련 증상의 완화에도 도움이 된다(Berger 등 2009).

성인 화상 환자 10명에 대한 후향적 임상기록 검토에서, 화상을 입은 지 5일 후에 투여한 리스페리돈은 수면장애, 악몽, 과각성을 줄이는 것으로 나타났다. 하지만 무작위 연구가 불충분하기 때문에, 이 연구 결과에 대한 해석은 신중해야 한다(Stanovic 등 2001). 만성 PTSD 환자군에서 리스페리돈에 대한 6개 무작위 대조군 실험 결과 한 개의 실험에서만 위약에 비해 리스페리돈 단일 요법이 우수한 것으로 나타났다. 다른 실험들은 SSRI와 함께 사용하는 보조요법으로 리스페리돈을 사용했다. 올란자핀, 쿠에티아핀, 클로자핀 치료에 대한 유사한 소규모 대조군 연구가 계속되고 있다(Berger 등 2009).

급성 재난 상황에서 극도로 초조한 환자, 정신병자, 경조증 환자 혹은 벤조디아제핀 사용이 금지된 환자를 위해 항정신병약물이 필요하다(표 15-4 참조). 급성 근 긴장

표 15-4. 급성 초조를 위한 정신약물학적 개입

드물지만, 초조함은 재난의 급성기에 나타날 수 있는 증상이다. 초조한 환자는 반드시 평가를 위해 전문가에게 도움을 의뢰해야 한다. 환자는 대개 기저 하는 정신질환, 물질남용, 기타 장애를 갖고 있다.

의학적 절차

초조함을 보이는 환자는 최근의 음주나 물질남용에 대한 병력을 조사해야 한다. 적절한 소변이나 혈액의 약물 검사를 시행해야 한다. 뇌 손상이나 신체적 외상 또는 암과 같은 복잡한 의학적 기저 질환을 갖고 있는 환자에 대해서는 CT나 MRI 촬영을 지시한다.

초조를 위한 개입

생존자가 위험하거나, 극도로 초조하거나 혹은 정신병적이라면 초조함은 급성 응급실 환자를 치료하는 방식과 동일하게 진행한다. 응급실에서 다음과 같은 약을 사용한다.

Haloperidol 0.5~2.0mg po or im, 항파킨슨제와 함께
Lorazepam 1~2mg po or im
Diphenhydramine 50mg po or im, 근 긴장 이상 반응이 우려되는 경우.

응급실에서 24 시간 내 투여 용량의 범위
Haloperidol: 0.5~2.0mg po or im, 4시간 마다
Lorazepam: 1~2mg po or im, 4시간 마다
Diphenhydramine: 50mg po or im, 4시간 마다

위험인자, 부작용, 약물 상호작용

초조함을 조절하기 위한 투약의 가장 흔한 부작용은 진정과 현기증이다. 할로페리돌의 경우 취약한 환자에서 근육 긴장 이상 반응이 나타날 수 있다. 젊은 아프리카계 미국인 남성, 기분장애 병력이 있는 환자, 노인 환자는 근 긴장 이상 반응이 나타나는지 면밀하게 관찰해야 한다. 할로페리돌, 로라제팜과 함께 디펜히드라민 50mg을 투여하는 것은 근 긴장 이상 반응을 예방하는 좋은 방법이다. 보다 긴 항파킨슨 작용을 위해, 벤즈트로핀 메실레이트 2mg을 처방할 수 있다.

노인에서는 주의가 요구되며, 가장 낮은 용량을 간헐적으로 투여한다. 벤조디아제핀은 낙상이나 고관절부 골절, 저혈압의 위험성이 높기 때문에 노인 환자에게는 상당한 주의를 기울여야 한다. 간호사가 노인환자를 면밀히 관찰하는 일은 중요하다(18장, "노인 정신건강의학적 개입" 참조).

중요한 약물 상호작용에는 벤조디아제핀, 안정제, 기분조절제, 항경련제, 기타 항정신병약물 및 중추신경계 진정 작용을 나타낼 수 있는 약들이 포함된다.

표 15-4. 급성 초조를 위한 정신약물학적 개입(계속)

극도의 불안을 동반한 가벼운 초조

벤조디아제핀 사용이 금지된 환자는 적은 양의 비정형 항정신병약물(예: 저용량 리스페리돈 0.5~1.0 mg po hs or bid 혹은 저용량 쿠에티아핀 25~50 mg po hs or bid)로도 초조와 극도의 불안을 억제할 수 있다. 모든 항정신병약물에는 치매 환자는 뇌졸중 위험 때문에 복용하지 말라는 복약 주의사항이 포함된다. 위험한 환자에게는 가능하다면 심전도 검사가 권고된다. 항정신병약물을 비롯한 기타 약물은 심장 박동의 QTc 연장을 일으키고 심장 합병증을 유발할 수 있다. 뿐만 아니라, 초조함에 대해서 기존의 전통적인 치료를(벤조디아제핀이나 디펜히드라민 포함) 사용하지 않은 이유나 사용했으나 효과가 나타나지 않은 이유를 기록해야 한다.

예비 연구에서, 리스페리돈을 복용한 화상 피해자 10명은 수면 상태가 호전되고 악몽이 줄어들었으며 플래시백과 과각성이 감소하였다(Eidelman 등 2000). 화상환자 4명에 대한 사례 보고에서 리스페리돈은 ASD 증상을 개선시키는 것으로 나타났다(Stanovic 등 2001).

쿠에티아핀은 환자가 불안, 초조, 불면증이 있을 때, 벤조디아제핀이 효과가 없거나 적절하지 않을 때, 벤조디아제핀을 대신해서 FDA 승인 없이도 처방할 수 있는 적절한 약물이다. 예를 들면, 쿠에티아핀은 물질남용, 코카인이나 암페타민 중독 환자, 또는 메타돈을 복용 중인 환자(이 때 벤조디아제핀은 호흡 억제 위험), 이전에 뇌손상을 입은 환자에서 유용하게 사용할 수 있다.

주: CT=컴퓨터 단층 촬영, MRI=자기공명 영상 장치, po or im=경구투여 또는 근육주사, bid=하루에 두 번, FDA=식품의약청

출처: Gibson L: Pharmacological Treatment of Acute Stress Reaction and PTSD. Washington DC, 보훈부 국립 PTSD 센터, 2010 2월. 유용: http://www.ptsd.va.gov/professional/pages/handouts-pdf/Pharmacological_Tx.pdf

이상증(dystonia), 추체외로계 반응과 같은 심각한 부작용이 발생할 수 있으므로, 항정신병약물은 환자를 관찰할 수 있는 환경에서만 제공되어야 한다. 조증을 예방하기 위해 혹은 만성 조현병의 재발이나 악화를 방지하기 위해 환자에게 항정신병약물 다시 복용하게 하는 일은 급성 재난 환경에서 심하고 지속적인 정신증상을 보이고 있는 환자를 위한 효과적인 치료 전략이다.

불안과 외상 후 스트레스장애의 예방을 위한 프로프라놀롤

동물 연구에서 심리적으로 급성 외상 사건 후에 β-아드레날린 차단제 치료는 PTSD 증상을 감소시키는 것으로 나타났다. 이론적으로는, 외상 사건에 대한 아드레날린성 반응을 차단함으로써 공포 반응에 기억을 장기 부호화하지 못하게 막는다. Vaiva 등(2003)은 β-차단제인 프로프라놀롤(propranolol)을 자동차 사고나 신체적 폭력을 당한 후 응급실에 진찰을 받으러 온 환자 11명에게 투여했다. 사고 발생 두 달 후에, 프

로프라놀롤을 투여 받은 환자 11명 중 1명에서 PTSD가 발생했고, 복용을 거부했던 11명 중 3명에서 PTSD가 발생했다.

무작위, 이중맹검, 대조군 연구로, Pitman 등(2002)은 외상적 사건이 발생한지 6시간 이내에 초기 심박동수가 증가한 32명의 생존자에게 프로프라놀롤을 투여했다. 하지만 3개월 후에 PTSD 증상의 강도를 줄이지 못했다. 프로프라놀롤 치료는 사고 발생 1달 후에 시행한 임상가용 외상 후 스트레스장애 척도(Clinician-Administered PTSD Scale; CAPS) 점수를 변화시키지 못했지만, 외상 후 3개월 째 떠올리는 외상적 이미지에 대한 생리적인 반응은 감소했다. Stein 등(2007)은 외상 사건 후 48시간 내에 프로프라놀롤이나 가바펜틴을 투여했을 때 PTSD 증상이 감소하지 않았다고 보고했다. 추후 연구가 요구되는 부분이다. 벤조디아제핀을 사용하지 못하는 환자에서 프로프라놀롤 치료는 PTSD를 막지는 못하지만, 공황 증상을 신속하게 경감시킬 수 있다(Benedek 등 2009).

심한 신체적 외상을 위한 치료약물로 인해 발생한 외상 후 증상

재난 정신건강의학과 의사는 군 정신건강의학에서 얻는 중요한 교훈을 이용할 수 있다. 급성기 임상 장면에서 사용된 약물과 그 약물들의 정신건강의학적 효과에 대해 숙지하는 것이 중요하다. Rundell(2000)은 정맥 주사액, 에피네프린, 리도카인, 아트로핀, 진정제, 니트로글리세린, 모르핀 같은 약제가 흔히 사용되고 있고, 이러한 약제들이 상당한 정신건강의학적 영향과 자율신경계 영향을 줄 수 있음에 주목했다. 초기에 이러한 영향들은 정신 증상으로 보일 수 있다. 예를 들면, 아트로핀은 상당한 불안과 항콜린성 작용을 유발한다. 어떤 환자에서는 리도카인 때문에 생생한 환시 증상을 경험할 수 있다. 에피네프린은 혈압과 심박동수의 상승, 불안이나 극심한 공포를 유발한다. 모르핀은 진정작용을 유발하고 지남력과 반응성을 감소시킨다(Rundell 2000). 입원 환자 치료에서, 정신건강의학과 의사는 자문-조정 정신건강의학과 의사에게 자문해야 한다. 임상 장면에서 섬망, 초조, 불안과 정신건강의학적 상태의 치료에 유용한 훌륭한 자료들이 있다(Caplan 등 2010, Wise와 Rundell 2004).

급성기 재난 상황에서의 섬망

섬망은 화상 환자, 수술 후 환자, 중상을 입은 환자, 독성이 있는 화학적 혹은 생물학적 물질에 노출된 환자와 같은 급성 의학적 외상 환자에게서 흔히 나타난다. 자문할 때, 초조함과 혼돈을 조절하기 위해 벤조디아제핀을 사용하면 환자가 훨씬 더 심한 섬망에 빠질 수 있음을 동료들에게 교육해야 한다(Breitbart 등, 1996). 섬망과 초조함을 조절하기 위해서 증상에 따라 할로페리돌을 포함한 항정신병약물을 처방할 수 있다. 할로페리돌을 비롯한 기타 항정신병약물은 적절한 치료 효과를 얻을 수 있을 정도로 충분한 용량을 처방해야 한다. 초기에 할로페리돌은 환자 스스로 정맥라인, 배뇨관, 비강 영양 튜브를 제거하는 것을 방지하고 정상적인 수면 각성 패턴과 불안을 막는 데 도움이 된다(Fricchione 등 2008, Trzepacz와 Meagher 2005). 정맥 주사로 투여되는 할로페리돌은 경구투여보다 추체외로계 증상 가능성이 낮은 것으로 알려져 있다.

결론 및 주의사항

급성 재난 환경에서 시행하는 정신약물학적 개입에 대한 연구 데이터는 지극히 제한적이다. 그럼에도 불구하고, 기존하는 응급 정신건강의학 치료 원칙 및 방법은 급성 재난 환경에서 불안, 공황, 불면증, 외상적 사별, 급성 스트레스장애 증상을 효과적이고 안전하게 개입할 수 있는 지침을 제공한다. 정신약물학적 치료는 환자의 기존하는 정신질환과 물질남용 및 재난-관련 스트레스에 모두 초점을 맞추어야 한다. 이 모두가 약물에 대한 환자의 생물학적 반응에 영향을 미칠 수 있다. 목표는 치료 관계를 발전시키고 증상을 조절하며 재난 생존자가 후급성 재난 단계에서 후속 치료를 유지해 나갈 수 있도록 해야 한다. 재난 중 고려해야 할 중요한 점은 주요 정신질환 또는 물질남용의 재발 혹은 발병인데, 이에 대한 평가와 세심한 관리가 필요하고, 가능하다면 의뢰해야 한다. 임상가는 처방 받은 약물을 중단해서 재발한 심한 신체질환자나 정신질환자, 노인 환자, 가난한 환자에게 특히 관심을 가져야 한다. 환자의 안전이 가장 중요하므로, 재난 정신건강의학과 의사는 통상적인 치료 방법을 사용하고 효과적인 최소 용량을 투여하며 지역사회 내에서 환자가 후속 치료를 계속할 수 있도록 해야 한다. 모든 환자들은 약물치료에 동의해야 하고 잠재적인 부작용에 대한 정보도 주어져야 한다.

■ 교육 핵심

- 급성기에서 정신약물학적 치료의 목표는 재난 후 대응을 방해할 수 있는 불안, 충격, 불면, 우울, 초조를 경감시키는 것이다. 이 시기에 PTSD 진단을 내리는 것이 목표가 아니다.
- 재난 정신건강의학과 의사는 기존에 정신질환을 앓고 있던 환자, 현재 또는 과거에 물질남용 장애가 있거나 기분장애 가족력이 있는 환자를 포함하여 급성 환경 속에 존재하는 고위험군 집단을 파악해야 한다.
- 화상이나 외상과 같은 신체적 손상 환자에게 특히 주의를 기울여야 하는데, 이들은 재난 후 외상-관련 후유증의 위험이 높고, 적절한 통증 관리와 섬망 관리를 통해 어쩌면 PTSD를 예방할 수도 있다.
- 불안 치료를 위하여 저용량 벤조디아제핀을 단기간 처방할 수 있다.
- 불면증 치료를 위해 비벤조디아제핀 수면제, 디펜히드라민과 같은 진정작용이 있는 항히스타민제, 어떤 환자군에서는 트라조돈과 같은 진정 작용이 있는 항우울제를 처방할 수 있다.
- 만성 PTSD에 SSRI가 효과적이지만, 급성 재난 환경에서 SSRI 사용을 지지하는 증거가 아직 부족하다. SSRI는 조증을 유발하거나 심지어 자살사고를 불러 일으킬 수도 있다. 따라서 SSRI는 후급성기에서만 사용하는 것이 좋다.
- 극도의 초조나 정신병적 상태의 치료를 위해 벤조디아제핀, 디펜히드라민 같은 진정작용이 있는 항히스타민제나 관찰이 잘 이루어지는 상황에서는 소량의 항정신병약물을 고려할 수 있다.
- 약물의 흡수, 대사, 분배, 배설 작용에 영향을 미치는 생물학적 요소를 고려해야 한다. 약물 알레르기 병력, 부작용, 잠재적인 약물 상호작용을 평가해야 한다.
- 환자가 자살을 생각하고 있는 기색이 보이면, 직접적인 위험 요소에 대해 평가해야 한다. 자해 조짐이 있거나 술에 취했을 경우에는 환자를 입원시키는 것이 좋다.

- 재난 후 급성기에 흔히 내려지는 진단에는 ASD, PTSD, 주요 우울증, 알코올 금단이 있고, 조증과 약물-유발 정신병은 비교적 드물다.

복습 문제

15.1 급성 재난 생존자 중, PTSD로 발전할 위험성이 높은 집단에 해당한다고 볼 수 있는 집단은?

A. 해리 환자

B. 불면증과 과각성을 나타내는 환자

C. 신체적 부상을 입은 환자

D. 재산의 손실이 발생했고 2차적 스트레스가 지속되는 환자

E. A, B, C, D 모두

15.2 급성 치료 상황에서 다음 중 비슷한 불안 증상을 유발할 수 있는 약물은?

A. 아트로핀

B. 로라제팜

C. 에피네프린

D. 모르핀

E. A와 C

15.3 급성 치료 상황에서 초조와 섬망이 있는 환자에게 다음 중 어느 것이 가장 효과적인가?

A. 모르핀 투여

B. 로라제팜

C. 신체적 강박

D. 할로페리돌 등의 항정신병약물을 소량 투여

E. 프로포폴

15.4 다음 중 외상성 뇌 손상 환자에게 사용이 금지된 약물은?

A. 항히스타민제

B. 항경련제

C. 벤조디아제핀

D. 세로토닌 재흡수 억제제

E. 항정신병약물

15.5 급성 재난 환경에서 세로토닌 재흡수 억제제 처방을 기피하는 가장 중요한 이유는?

A. 위장 내 부작용

B. 약물 비순응

C. 추체외로 증상 발생

D. 알려지지 않은 양극성장애를 가진 환자에서 조증 유발

E. 항 콜린성 부작용

부록 15A

표 15-1에 대한 DSM-5 부록

부록 15A. DSM-IV-TR 308.3 급성 스트레스장애에 대한 DSM-5의 제안된 기준

A. 다음 사건들 중 한 가지 이상에 노출된 경우: 죽음이나 죽이겠다는 협박, 실제로 중상을 입거나 중상을 입히겠다는 협박, 실제로 성폭력을 당하거나 성폭행을 하겠다는 협박 중 하나 이상이 아래와 같은 방법으로 나타남

1. 자신이 직접 사건을 경험
2. 타인에게 사건이 발생할 때 그 사건을 직접 목격
3. 가까운 친척이나 친한 친구에게 사건이 일어났다는 사실을 알게 됨. 그러한 경우, 실제 죽음이나 죽이겠다는 협박은 폭력적이었거나 우발적이었음.
4. 부정적인 반복적이고 심한 노출을 경험(예: 신체 일부를 수습하는 일차 대응자, 아동 학대에 대해 반복적으로 노출된 경찰관) – 전자 매체, 텔레비전, 영화, 그림을 통한 노출에서 업무와 관련 없는 노출의 경우에는 적용되지 않는다.

B. 외상적 사건이 발생하기 전에는 나타나지 않았지만, 그 사건 후에 악화되는 다음 증상 중 8 가지 이상이 나타난다.*

침습 증상

1. 외상적 사건에 대해 저절로 일어나거나 단서가 되는, 반복적, 비자의적, 침습적인 고통스러운 기억들
2. 반복되는 고통스러운 꿈, 그 꿈의 내용과 감정은 외상적 사건과 관련된다
3. 외상적 사건이 반복되고 있는 것처럼 느끼고 행동하는 해리 반응(예: 플래시백)
4. 외상적 사건의 한 부분을 상징하거나 비슷한 내적 또는 외적 단서의 노출에서 강하거나 또는 연장된 심리적 고통 또는 생리적 반응

해리 증상

5. 주관적인 무감각함, 타인에게 무심함, 혹은 정서적 반응을 정상적으로 끌어내는 사건에 대해 감소된 반응
6. 자기 자신과 주변에 대한 현실감 변화(예: 자신을 타인의 관점에서 봄, 어리둥절한 상태, 시간이 천천히 흘러감)
7. 외상적 사건의 중요한 한 측면을 적어도 한 가지 이상 기억하지 못함(전형적으로 해리성 기억상실, 뇌손상, 알코올, 약물로 인한 경우가 아님)

회피 증상

8. 외상적 사건을 떠오르게 하는 생각, 대화, 느낌을 지속적•의도적으로 피함
9. 외상적 사건을 떠오르게 하는 활동, 장소, 신체적으로 상기시키는 것을 지속적•의도적으로 피함

각성 증상

10. 수면 장애(예: 입면의 어려움, 수면 유지 장애, 불안정한 수면)
11. 과각성
12. 화를 잘 내거나 공격적인 행동
13. 과장된 놀람 반응
14. 초조 또는 안절부절 못함

부록 15A. DSM-IV-TR 308.3 급성 스트레스장애에 대한 DSM-5의 제안된 기준(계속)

C. 장애는 사회적, 직업적, 다른 중요한 영역에서의 기능장해 또는 임상적으로 유의한 고통을 유발한다.

D. 장애(기준 B에 기록된 증상)의 기간은 외상적 사건 후 3일~1개월 이내

E. 장애는 물질의 직접적인 생리적 효과(예: 투약, 알코올)나 일반적인 의학적 상태(예: 외상성 뇌 손상, 혼수상태)에 의한 경우가 아니며, 그 증상이 단기 정신병적 장애에 국한된 것이 아니다.

DSM-IV-TR 기준에서의 변화: 합리적 이유

A1. 기준은 외상적 사건의 정의에 대해 비난 받았다.

A2. 기준은 유용성이 없다.

B. 증상들은 하나의 단일 다발로 모아지고, 그 다발은 승인된 8개 이상의 증상을 요구한다. 증상은 DSM-IV에서처럼 일반적인 다발로 나타나기 보다는 이제 구체화되었다. 자료는 급성 외상 후 반응이 다양할 수 있고, 이 반응에 해리성 또는 다른 DSM-IV 급성 스트레스장애 증상 다발이 반드시 포함되어야 하는 것은 아님을 시사한다.

B1. 약간의 어구 변경

B2. 삭제 – 새로운 B2의 어구 변경은 그 기준을 여러 문화권에서 더 많이 적용될 수 있다.

B3/

B4. 통합.

B5. 약간의 어구 변경

C. 현재 PTSD에서 동일하게 사용하는 네 가지 분명한 재경험 증상 4, 5, 6, 7로 항목화함.

D. 현재 두 가지 분명한 회피 증상 8과 9로 항목화함.

E. 현재 다섯 가지 분명한 각성 증상 10, 11, 12, 13, 14로 항목화함.

F. 변화 없음

G. 위양성을 줄이기 위해 최소한 2일을 3일로 변경.

H. 변화 없음

* 대안적 선택은 기준 B의 주제 표목(topic heading)을 포함하지 않는 것이다. 추가해서, 작업 집단은 요구되는 증상의 수를 더 많이 고려하고 있다.

출처: 미국정신의학회 DSM-5 개발: 제안판: 308.3 급성 스트레스장애. 2010년 8월 20일 갱신.

유용: http://www.dsm5.org/ProposedRevisions/Pages/proposedrevision.aspx?rid=166#.

변경 이유에 대한 논의: Bryant RA, Friedman MJ, Spiegel D, Ursano R, Strain J: "DSM-5에 제시된 급성 스트레스장애에 대한 논평." 우울과 불안, 2010년 11월 3일[종이책 인쇄 전 전자책 콘텐츠로 발행]. Hinton DE, Lewis-Fernandez R: "PTSD의 비교 문화적 타당성: DSM-5에 적용" 우울과 불안, 2010년 12월 13일[종이책 인쇄 전 전자책 콘텐츠로 발행].

16

정신약물학

후급성기

프레데릭 스토다드 Frederick J. Stoddard Jr., 의학박사(M.D.)
프랭크 다울링 Frank G. Dowling, 의학박사(M.D.)

외국인 정신건강의학과 의사들은 아이티 사람들의 회복력이 인상적으로 강했다는 것을 강조한다. 그러나 재난은 불안을 비롯하여 정신병에 이르는 다양한 반응을 유발했다…. 지진이 발생하게 되면, 특히 정신질환의 병력이 있는 환자는 동요하게 된다. 수많은 사람들이 집, 돌봄제공자, 약 공급원을 잃고 공공시설에 있던 환자들도 다른 곳으로 가게 된다. 종합병원에서, 외국인 정신건강의학과 의사들은 매일 몇 명의 새로운 정신병, 심한 우울증, 기타 장애의 환자를 보았다고 말한다.

2010년 손타그

많은 정신건강의학과 의사와 다른 의사들이 흔히 재난 후급성기에 재난훈련 없이 생존자를 진찰하는 경우가 많다. 위 인용문에 언급된 정신건강의학과 의사들과 같이, 재난 후 2 개월 이상 된 아이티 지진 피해자들을 치료한 정신건강의학과 의사들처럼, 후급성기의 생존자를 치료한 정신건강의학과 의사는 사건 발생 직후에 환자를 치료한 의사와 다른 생각을 갖고 있다.

급성기에는 정신약물치료 적응증이 덜 분명하지만(15장 급성기 정신약물치료 참조), DSM-IV-TR 장애(미국정신의학회 2000)가 보다 임상적 관심의 초점이 되는 후급성기에는 그 적응증이 더 명확해진다. PTSD와 주요 우울증 환자의 약물치료와 정신치료에는 강력한 증거 기반이 있다(Rush와 Nierenberg 2009). 또한, 정신병(7장. "중증 정신질환" 참조), 양극성장애(미국정신의학회 2002, Post와 Altshuler 2009), 물질 남용과 금단(미국정신의학회 2006), 내과 및 외과 질환의 신경정신과적 합병증과 기타 장애를 앓는 생존자의 약물치료에도 그 증거 기반이 있다.

후급성기는 "몇 주에서 몇 달 혹은 몇 년이 걸릴 수 있으며, 지역사회가 재난으로 영향으로 장기 고통 받고 있는 기간을 말한다"(Berren 등 1980, 재난 정신건강의학 아웃리치 2008). 이 시기에 증상들이 치유되거나, 증후군이 나타날 수 있다. 사람들이 이 단계에 들어서면, 사건의 직접적인 위협이나 영향에서 벗어난다. 그러나 신경생물학적 영향은 남아 있다. 그들은 가족, 학교, 직장에 돌아와서 생계를 도우며 집을 재건할 것이다. 혹은 다른 방식으로 "일상 생활"에 더 가까워질 것이다. 이 단계에서는 정신장애의 존재가 더 명확하게 들어나고, 또 어떤 사람들은 정상적으로 제 역할을 할 수 없거나 역할수행 능력을 상실한다(표 16-1). 급성기의 단기 위기개입에서 후급성기의 장기 치료로 전환된다. 어떤 생존자는 수 년간의 치료가 필요할 것이다(Terr 1979).

급성기와 달리, 후급성기 처방은 일반적인 치료에 통합되는 경향이 있는데, 정신건강의학과 의사가 정상적으로 생존자의 집과 직장에서 가까운 곳의 클리닉 혹은 개인 진료실에서, 1차 진료 의사와의 자문에서, 내과 및 외과 병동에서 환자를 만날 것이기 때문이다. 급성기 치료를 마감하기 전에 시간이 제한된 전환기의 환자를 만날 수도 있고, 장기 치료를 위해 의뢰될 수 있다. 아이티 지진 후에 진료했던 소수의 정신건강의학과 의사들은 재난 현장 근처에서 환자를 만났지만, 9/11 테러 같은 재난 후에는 많은 정신건강의학과 의사들이 현장에서 멀리 떨어진 곳에서 환자를 만났다. 이 장은 재난 생존자를 정신건강의학과 의사의 일상적인 진료에 통합하는 증거 기반을 제공한다.

이 장에서는 항불안제, 항우울제, 항정신병약, α_2-아드레날린성 작용제와 차단제, 기분 안정제 사용을 위한 적응증을 다루고, 후급성기의 약물치료를 위해 이와 같은 자원의 이용 가능성을 추정한다. 약물치료의 권장은 재난 정신건강의학과 의사가 진료하는 재난 전과 후의 지역사회 현실에 맞게 수정되어야 한다. 이 장의 끝부분에 외상성 뇌손상의 평가와 치료에 대한 항목이 있다.

표 16-1. 후급성기의 일반적인 진단과 동반질환

후급성기 일반적인 진단
PTSD
주요 우울장애
PTSD를 제외한 불안장애(예: 공포, 공황)
물질남용 혹은 금단, 약물로 인한 정신병(8장 참조)
성격장애(9장 참조)
아동과 청소년 장애(17장 참조)

또한 다음 질환에 대한 선별이 필요하다.
오래 지속된 비탄
다음을 포함한 정신병적 장애:
- 의학적 문제로 인한 섬망이나 기타 인지장애
- 조현병
- 양극성장애

장애 징후, 특히 기능 장애(예: 재난 후 가족이나 자신을 위한 행동에서의 문제)
일과 대인관계에서의 장해, 자신과 가족을 돌보지 못함, 이로운 주제를 처리 못함, 가족, 친구, 사회적 집단 같은 지지를 이용하지 못함, 현저한 불안과 우울, 정신병, 자살 생각 또는 살인 생각과 행동
증후적 PTSD가 있던 없던 간에 재난 사건에 몰입하여 정서적으로 그 후의 일에 나아가지 못함

주: PTSD=외상 후 스트레스 장애

후급성기 정신건강의학과적 평가

5장 "정신건강의학적 평가"에서는 급성기 생존자 평가에 초점을 맞추었지만, 여기서는 재난에 노출된 후급성기 사람들에 대한 임상적 평가에 초점을 맞춘다. 치료를 계속하거나 새로운 치료를 위해 환자를 평가할 때, 환자의 증상, 심도, 기간, 심리사회적 장애의 기준에 맞는지를 판단하여 정신장애와 정상적인 장기 반응을 구분하는 것이 중요하다. 평가는 내과적 동반 질환(Querques와 Stern 2010), 정신약물학적 개입, 장기 치료, 추적 진료에 대해 이루어져야 한다. 또한 정신치료적 중재가 필요할 수 있다(14장 "정신치료" 참조). 후급성기에, 정신건강의학과 의사는 특정 장애에 대한 정신약물학적 치료 지침을 따라야 한다(미국정신의학회 1999, 2004, 2010).

진단적 평가

후급성기의 진단 평가는 전통 정신건강의학적 평가와 상당히 유사하다. 다른 유형의 외상적 스트레스 요인들이 있기 때문에 동반된 외상 후 스트레스 증상을 평가하는 것처럼 유사한 방식으로, 단기 반응과 장기 반응을 구별하는 평가가 필요하다(표 16-1). 다음 사항은 후급성기에 특히 적절한 권장사항이다.

- *현재 병력* – 재난 중과 후의 경험을 서술적으로 끌어낸다. 급성기에 처방 받은 약을 포함하여 이전 치료에 대한 특정 정보를 얻는다. 환자의 안전에 대해 평가하고 재난과 관련 있거나 없는 모든 경험을 포함하여 외상의 주관적 경험과 외상이나 부상의 심도와 성질에 대한 비교적 객관적인 증거를 평가한다. 임상가용 PTSD 척도(CAPS; Blake 등 1990), 임상적 전반적 인상-호전도 척도(CGI-I; Guy 1956), 진단적 면접 계획-PTSD 모듈(DIS-PTSD; Robins 등 1981), DSM-IV의 구조화된 임상 면담 PTSD 모듈(SCID-PTSD; First 등, 2002), 개정판 사건 충격 척도(IES; Weiss와 Marmar 1997) 혹은 데이비슨 외상척도(DTS; Davidson 1996)와 같은 PTSD 평가도구 사용을 고려한다.
- *회복력* – 정신건강의학적 표준 면담을 실행할 때 회복력 평가에는 외상에 대한 환자의 주관적 경험과 외상의 심도와 성질에 대한 비교적 객관적인 증거를 평가한다. 11장 "애도와 회복력"에서 설명한 것처럼, 회복력은 용기나 유머 같은 긍정적인 특징이 있거나 병리적 증상이 없는 상태로 임상적으로 평가될 수 있다.
- *핵심 위험 요소* – 5장 "정신건강의학적 평가"에 설명된 핵심 위험 요소를 살펴보자. 위험 요소에 대한 신경생물학은 서서히 밝혀지고 있고, 이것으로 일부 약물 치료의 효능과 중요성의 정도를 설명할 수 있다. 유전적 위험요소의 임상적 관련성이 아직 밝혀지지 않았지만, 외상 후 PTSD 위험은 재난 후 외상적 부담과 발린 대립형질 Val(158)Met COMT 다형성에 의존한다는 연구 결과가 있다(Kolassa 등 2010). 캐스피 등(2003)은 세로토닌 수송체 유전자의 전사개시 영역인 5-HTTLPR의 짧은 대립형질에 대해 동형 유전자를 가진 사람은 우울하고 자살을 하고 싶어해서 스트레스에 보다 많이 반응하는 경향이 있음을 보여주었다. 한 핀란드 연구에서는 도파민 수용체 유전자 DRD2의 A2/A2 유전자형을 가진 사람에서만 스트레스

성 생활 사건이 우울증과 연결된다는 것을 밝혔다(Dimsdale 등 2009).

- *과거의 내과적 및 정신건강의학적 병력* – 과거의 내과적 및 정신건강의학적 병력, 재난 및 기타 원인에 의한 외상 노출의 "정도", 재난 전의 생활 문제, 심리사회적 지지의 이용 가능성을 조사한다. 가능할 경우, 환자의 재난 전과 현재 경험한 외상에 대해 의료팀, 가족, 친구를 통해 병력을 얻는다. 다수의 외상은 PTSD 심각도를 증가시키고 PTSD에 걸릴 위험도 늘어난다(17장 "아동과 청소년 정신건강의학 개입" 참조).
- *약물 사용 병력* – 알코올과 약물 사용 병력을 선별 검사한다(8장 "약물남용" 참조). 재난 노출은 과거의 남용이나 의존 병력이 있는 사람의 재발과 관련되고, 또한 전반적인 중독 물질의 사용 증가와도 관련이 있다.
- *아증후군적 증상* – 고통스러운 기억, 재발의 두려움, "우리는 결국 정말 운이 좋았었죠?"와 같은 질문, 생존자 죄의식, (영웅적 시기 혹은 갈등이 없는 시기로 급성기를 이상화하는) "재난 후 유토피아"의 융성과 쇠퇴, 불가항력적인 사건에 직면하여 영적 의미와 여러 종류의 의미 탐색을 강화하는 것과 같은 정상적인 주제와 반응을 고려한다(재난 정신건강의학 아웃리치 2008). 급성기에서처럼 완전한 진단 기준을 충족시키지 못하는, "부분적" PTSD와 같은 고통과 증상(Mylle와 Maes 2004)이 중요하고, 그에 대한 인식, 개입, 치료가 필요하다. 완전한 증상 기준에 맞는 장애와 기능적 장애를 가져다 주는 아증후군적 증상(예: PTSD나 주요 우울증) 모두는 증상 완화라는 목표를 가지고 이 시기에 치료해야 한다.

고통은 특히 아주 심한 사건이나 강한 노출이 있었던 후급성기에는 어디에나 존재한다. 노스 등(1999)의 연구에서, 폭격에 직접 노출된 생존자 81%는 자신을 "아주 불편했다"고 설명했고, 96%가 PTSD 증상 최소 한 가지를 인정했다. 그러한 연구 결과는 대부분에게 약이 필요함을 시사하지만, 이것은 사실이 아니다. 많은 고통 받는 사람들은 회복력이 있어서 약이 필요하지 않고, 많은 사람들이 정신치료 만으로도 잘 반응한다(5장 "정신건강의학적 평가", 11장 "비탄과 회복력", 14장 "정신치료" 참조). 결과적으로, 재난 충격 받았던 일부의 사람들에게만 약물치료가 필요하다.

정신상태 검사

일상 임상 진료에서, 정신상태 검사는 약물치료에 맞는 표적 증상을 알아내는데 그 기반을 제공한다. 위축이나 충동적 행동, 우울한 기분 또는 조증, 기억상실이나 해리로 인한 혼란된 인지는 시간이 지남에 따라 약물 치료의 효과를 감시하는 표적이 될 수 있는 증상들이다.

신체적 검사

정신건강의학과 의사는 환자의 단정한 외모나 어수선한 외모, 뇌손상이나 기타 부상이 있는지, 특히 맥박의 증가와 같은 비정상적 활력 징후(Zatrick 등 2005), 신경학적 검사나 심폐 검사에서 나타난 이상에 주의를 기울여야 한다. 이와 같은 관찰이나 검사결과는 재난에 대한 가능한 외적 반응(예: 외상, 독소) 또는 내적 반응(예: 투쟁 도주 반응)을 시사하며, 이는 약물 종류의 안전한 사용이나 선택에 영향을 줄 수 있다. 예를 들어, 저혈압을 유발할 가능성이 있는 약물은 불안정한 활력 징후가 있는 환자에게는 부적절하다.

심리검사

심리검사나 신경심리검사는 후급성기에 실행기능, 주의력, 기분, 지능, 학습, 기억 및 다른 정신 능력의 이상을 알아내기 위해 공식적으로 실행해야 한다. 자연 재해와 인재, 예를 들어 외상성 뇌손상이나 미묘한 신경심리 장애를 유발할 수 있는 폭발적, 화학적, 생물학적, 방사능 재난 사건 후에 이러한 평가는 진단 및 치료 모두에서 중요하다(이 장의 후반부에 있는 외상성 뇌손상 항목 참조). 심리검사는 추적진료 평가와 함께 치료 및 회복 과정을 위한 종합적인 기반을 제공할 수 있다(Blais 등 2010).

진단검사실 검사와 영상의학 검사

후급성기 검사에서, 진단검사실 검사는 간기능, 갑상선 자극 호르몬과 티록신의 기준치를 알아보기 위해 실행되어야 한다. 나아가 섬망 평가와 뇌파검사도 중요하다.

필요하다면, 정신상태 변화를 일으키는 질병이나 가능한 손상을 찾아내기 위해 영상검사를 해야 한다. 재난 때문에 이러한 검사 접근이 제한되지만, 급성기보다는 그 제한이 훨씬 적다.

외상 후 스트레스 장애

단기 치료가 좋다는 강한 증거에 비추어, 약물 감량 결정은 예상되는 PTSD 경과(그림 16-1)와 동반질환에 대한 정보에 의해 부분적으로 주어질 것이다. 9/11 테러 후 5~8주간 연구에서 높은 PTSD 유병율을 보였는데, 110번가 남쪽에 살고 있던 성인 1,008명 중 7.5%였다. 가장 큰 위험에 처한 사람은 재난에 가장 심하게 노출되었거나 개인적 손실이 큰 사람이었다(Galea 등 2002). 외상 생존자 211명에 대한 종적 연구에서, 샬레브 등(1998)은 사건 발생 후 4개월째에 피험자의 14.2%가 주요 우울증, 17.5%가 PTSD(43.2%가 주요 우울증 동반)로 나타났다. 오클라호마 시 폭탄테러 발생 1년 6

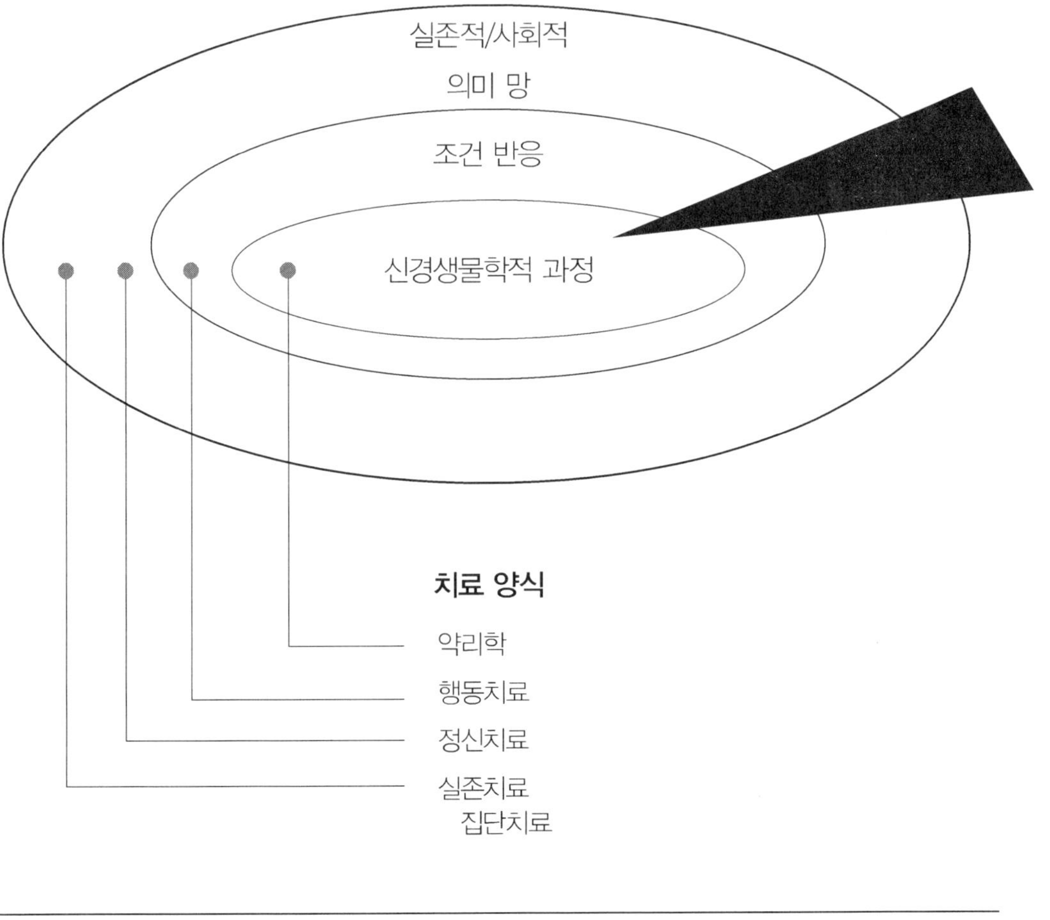

그림 16-1. 외상 정도: 생물심리사회적 모델

출처: Shalev AY, Galai T, Eth S: "Levels of trauma: a multidimensional approach to the treatment of PTSD." Psychiatry 6:166–177, 1993

표 16-2. 외상 후 스트레스장애의 DSM-IV-TR 기준

A. 외상적 사건을 경험한 사람에게 다음 2가지 증상이 모두 나타난다.
  (1) 자신과 타인의 실제적이거나 위협적인 죽음이나 심각한 손상, 또는 신체적 안녕에 위협을 가져다 주는 사건(들)을 경험하거나 목격하거나 직면한다.
  (2) 개인의 반응은 극심한 두려움, 무력감, 공포를 포함한다.
    주의: 소아에서는 이런 반응 대신 와해되거나 초조한 행동으로 표현된다.

B. 외상적 사건이 다음 중 1가지(또는 그 이상) 방식으로 지속적으로 재경험한다.
  (1) 영상, 생각, 지각을 포함하여 사건에 대한 반복적이고 침입적인 고통스러운 회상
    주의: 소아에서는 사고의 주제나 특징이 표현되는 반복적 놀이를 한다.
  (2) 사건에 대한 반복적이고 괴로운 꿈. 주의: 소아에서는 내용이 인지되지 않는 무서운 꿈으로 표현된다.
  (3) 마치 외상적 사건이 재발하고 있는 것과 같은 행동이나 느낌(사건을 다시 경험하는 듯한 착각, 환각, 해리성 회상 삽화들. 이런 경험은 잠에서 깨어날 때 또는 중독상태에서의 경험을 포함한다.).
    주의: 소아에서는 외상 특유의 재연이 나타날 수 있다.
  (4) 외상적 사건과 유사하거나 상징적인 내적 또는 외적 단서에 노출되었을 때의 심각한 심리적 고통
  (5) 외상적 사건과 유사하거나 상징적인 내적 또는 외적 단서에 노출되었을 때의 심각한 생리적 재반응

C. 외상과 연관된 자극을 지속적으로 회피하거나, 일반적인 반응의 마비(외상 전에는 없었던)가 다음 중 3가지(또는 그 이상)이다:
  (1) 외상과 관련된 생각, 느낌, 대화를 피하려는 노력
  (2) 외상이 회상되는 활동, 장소, 사람을 피하려는 노력
  (3) 외상의 중요한 부분을 회상할 수 없음.
  (4) 중요한 활동에 대한 관심이나 참여가 현저하게 감소
  (5) 타인과 분리된 느낌이나 소원한 느낌
  (6) 제한된 감정 범위(예: 사랑의 감정을 느낄 수 없다.)
  (7) 미래가 단축된 느낌(예: 직업, 결혼, 자녀, 정상적 수명을 기대하지 않음)

D. 지속적인 증가된 각성 증상(외상 전에는 없었던)이 다음 중 2가지(또는 그 이상)이다:
  (1) 잠들기 어려움 또는 계속 자기 어려움
  (2) 자극에 과민한 상태 또는 분노 폭발
  (3) 집중의 어려움
  (4) 지나친 경계
  (5) 과장된 놀람 반응

E. 장해(기준 B, C, D의 증상)의 기간은 1개월 이상이다.

F. 증상이 임상적으로 심각한 고통이나 사회적, 직업적, 다른 중요한 기능 영역에서 장해를 초래한다.
  세분할 것:
    급성: 증상의 지속기간이 3개월 이하
    만성: 증상의 지속기간이 3개월 이상
  세분할 것:
    지연성: 사건 발생 후 최소한 6개월 이후에 증상이 나타난다.

출처: DSM-IV-TR에서 복사. 워싱턴 DC. 미국정신의학회. 2000년. pp.467-468. 저작권. 미국정신의학회. 허락 받고 사용.

개월 후 직접 노출된 생존자 182명에 대한 추적연구에서, 노스 등(1999)은 가장 심하고 지속적인 회피증상이 있는 환자가 가장 큰 위험에 처한 사람이라는 것을 발견했다. 이 연구를 비롯한 다른 연구들이 PTSD와 다른 정신장애의 평가와 관리를 위해 가능한 방향과 이해를 제공하고 있다(Benedek와 Wynn 2009).

전반적으로, PTSD 연구들은 PTSD가 외상적 사건 후 빨리 시작되고, 만성적인 경향이 있으며, 발병이 지연되지는 않음을 시사한다. 그리고 약간의 증상이 있지만 모든 기준에 맞지는 않는 정상적 반응과 다른 별개의 것으로 PTSD 그룹 C 기준("외상과 관련된 자극에 대한 지속적 회피와 일반적인 무감각 반응")이 모든 기준에 맞는 PTSD 표지자나 식별자로 중요함(표 16-2에 나열)을 시사한다. 노스 등(1999)은 Group C 기준의 호전이 PTSD 회복과 평행하고, Group C 기준이 없으면서 Group B 증상("외상적 사건을 지속적으로 재경험한다")과 Group D 기준("지속적인 증가된 각성 증상")이 있는 경우는 흔하며, 이는 병리적 반응이 아니라는 것을 발견했다. 모든 임상가가 이 견해에 일치하는 것은 아니며, 특히, 아동과 청소년에 대해서 일치하지 않는다. 노스 등(1999)의 연구는 PTSD 선별검사, 진단과 치료가 재난의 충격을 받은 집단의 대응에서 가장 중요하다고 주장했다.

재난 후 PTSD와 동반질환이 있는 것이 또한 일반적이고 중요하다(표 16-1, 장 앞부분). 노스 등(1999)의 연구에서, PTSD의 동반질환 이환율은 주요 우울증 55%, 성격장애: 33%, 공황장애 또는 범불안장애 29%, 알코올 남용/의존 13%였다. 또한 기존하는 주요 우울증의 재발율이 높고 기존의 약물 및 알코올성 장애의 악화 비율이 높았다(8장 "물질남용"). 어떤 연구에서는 우울증의 유병률이 PTSD의 유병률과 비슷했고(Breslau 등 2000), PTSD 뿐만 아니라 우울 증상도 모두 감시해야 함을 강조했다(Green 등 1990). 양극성장애와 조현병과 같은 정신병적 장애를 선별검사하는 것도 또한 중요하다(7장 "심한 정신질환")

PTSD 발병이 대개 늦지 않고 이르다는 사실은 진단을 내리고 장기 치료를 계획하는 데 도움이 된다. 최고의 PTSD 역학연구는 적절한 시간에 맞게 조사하거나 또는 약물관리 없이 질병의 경과를 따르는 것이지만, 이러한 연구들은 약물관리에 대한 정확한 지침을 제공할 수 없다. 그러나 PTSD의 발병 시기와 동반질환 이환 시기는 투약이 필요한 예측 시기를 어느 정도 제공할 수 있다. PTSD 치료에 약물치료와 정신치료(14

장 "정신치료" 참조)가 중요하다는 것은 분명하다(Cukor 등 2009).

전문가 위원회는 PTSD에 대한 무작위 대조군 정신약물학적 연구를 메타 분석했다. 모든 패널도, 모든 환자도 참여한 것은 아니지만, 약물의 효과는 그래도 지지를 받고 있다. 슈타인 등(2006)은 코크런 검토에서, "[PTSD]는 전통적으로 정신치료로 치료했지만," 약물치료를 위한 경험적 이론적 기반도 모두 있다고 결정했다. 약으로 PTSD를 치료한 35개 단기 무작위 대조군 시험 중에서 13개 시험을 이용(참여자 1,272명)하여 메타분석하였는데, "약에 대한 반응 비율(59.1%)이 위약(38.5%)에 비해 상당히 높았다고 결론 지었다. 2,507명이 참여한 17개 시험에서 모두 의미 있는 증상 감소가 나타났다. 여러 약이 연구되었지만, SSRI의 효과가 가장 좋았다. 저자들은 약이 또한 동반 우울증과 장애를 감소시킨다는 것을 알게 되었다. 메타분석을 하여 수량화된 수준의 지지를 제공하지는 않았지만, 세가지 유지 시험으로 이루어진 평가에서는 장기간 약 사용을 지지했다. 그들은 이렇게 결론 지었다. "약물치료가 PTSD 핵심 증상 및 관련된 우울증과 장애를 줄여서, PTSD 치료에 효과적일 수 있다. 이 평가 결과는 SSRI가 PTSD 1차 약이고, 장기 치료에서도 가치가 있음을 지지하고 있다. 그러나 아직도 증거 기반이 부족하고, PTSD 관리에 더 효과적인 약이 계속 필요하다"(Stein 등 2006, 초록). 이전의 스토다드(2000)의 연구는 슈타인 등(2006)의 연구와 비슷했다.

의학연구소(2007)는 PTSD 치료에서 SSRI(예, 서틀랄린, 플루옥세틴, 파록세틴, 시탈로프람)에 대한 37개 무작위 대조군 시험 평가에서 비교적 많은 제한사항을 발견했다. 검토된 14개 연구 중 7개는 "손실 자료를 보통 이하로 처리하고, 탈락율이 높거나 차이 나는" 것과 같은 제한 때문에 유용한 정보를 별로 많이 제공하지 못했다. 그 7개 연구 중 4개는 긍정적이고 3개는 부정적이었다. 검토자들은 PTSD 치료에서 α-아드레날린성 차단제(예: 프라조신, 15장 급성기 정신약물학 참조), 항경련제, 비정형 항정신병약(예: 올란자핀, 리스페리돈), 벤조디아제핀, 모노아민 산화효소 억제제)의 효과를 규명할 충분한 증거를 찾지 못했다.

주요 우울장애

일부 연구에서는 재난 후 주요 우울장애가 PTSD 유병률과 거의 같고(Green 등 1990), PTSD와 흔히 동반된다는 것(North 등, 1999)을 발견했다. 앞서 논의한 "정신건강의학적 평가"에서 언급한 바와 같이, 유전적 위험 요소는 어떻게 유전자가 스트레스 취약성에 영향을 주고, 재난 후 우울증 위험을 증가시키는지를 설명하는 데 도움이 된다. 표 16-3은 주요 우울 삽화에 대한 DSM-IV-TR 기준이다.

후급성기의 치료

앞서 언급한 장애 및 다른 여러 장애의 증상이 있을 수도 있고 없을 수도 있는 후급성기에 전반적인 진단적 평가는 후급성기 장애의 핵심증상 경감, 회복력 향상, 위험 감소, 삶의 질 향상, 동반 이환 감소, 재난 후 장애 감소를 겨냥한 치료 목표(표 16-1 참조)를 세우게 한다. 생물심리사회적 치료 계획은 이러한 목표 달성을 위해 설계된다. 이 계획에 앞 장에서 설명한 정신치료 및 심리사회적 중재가 포함되어야 한다. 후급성기에 심하고 지속적인 증상이 있는 환자들을 위해서 약물치료 계획이 전반적인 치료계획의 핵심요소로서 있어야 한다. 여기서는 후급성기의 성인 재난 생존자를 위한 약물치료를 다룬다. 심한 정신질환, 물질남용, 아동과 청소년, 노인에 대한 약물치료 권고사항은 7장, 8장, 17장, 18장을 각각 참조하기 바란다.

약물요법

재난 후의 정신병리에 흔히 사용되는 약물치료제는 항불안제, 항우울제, 항정신병약물, α-아드레날린성 효능제, 기분안정제가 있다. 약의 위험, 부작용 및 예상되는 치료과정에 대한 정신교육은 개입의 중요한 부분이고 법의학적으로 필요하다. 재난 후 처방에서 중독에 기여하는 위험요소를 고려해야 하고 위험을 최소화하기 위해 치료를 조정해야 한다. 정신약물학적 치료 계획의 중요한 요소가 표 16-5에 있다.

환자를 두 범주로 나누어 생각하는 것이 도움이 된다. 즉, 1) 증상 조정과 기분 안정 유지 그리고 새로운 처방을 위해 치료가 필요한 재난 전에 정신병리 있었던 사람, 2) 급성 스트레스 증상이 발현하고, PTSD(표 16-6), 우울증 및 스트레스에 의해 유발하거나 촉발한 다른 장애를 위해 치료가 필요한 재난 전에 정신병리가 없었던 사람으로 나눌 수 있다. 이와 같이 두 가지 유형의 환자를 구별하는 것은 약 선택에 영향을 준다. 기존에 정신병리가 있었고 추가적으로 외상 후 반응을 더 보인 생존자는 재난으로 인한 외상 후 충격을 치료하기 위해 이전의 약물치료를 다시 결정해야 하고, 항불안제(표 16-7)나 항우울제(표 16-8)와 같은 추가적인 약이 더 필요하다. 이에 반해, PTSD나 우울증 같은 새로운 장애를 앓는 환자는 단지 한 두 가지 약으로 치료해 보고 치료 반응을 평가할 필요가 있다.

표 16-3. 주요 우울장애의 DSM-IV-TR 기준

A. 다음 증상 중 5가지(또는 그 이상)가 2주간 지속되고, 이전의 기능으로부터의 변화가 나타나며, (1)우울한 기분 또는 (2)흥미나 즐거움의 상실 증상 중 최소한 1가지가 있어야 한다.
주의: 명백한 일반적인 의학적 상태나 기분과 조화되지 않는 망상이나 환상으로 인한 증상은 포함되지 않는다.

(1) 하루의 대부분, 거의 매일 지속되는 우울한 기분이 주관적 보고(예: 슬프거나 공허하다고 느낀다)나 객관적인 관찰(예: 울 것처럼 보인다)에서 드러난다. 주의: 소아와 청소년은 자극에 과민한 기분으로 나타날 수 있다.
(2) 모든 또는 거의 모든 일상 활동에 대한 흥미나 즐거움이 하루의 대부분 또는 거의 매일같이 뚜렷하게 저하되어 있다(주관적 보고나 객관적 관찰에서 드러난다.).
(3) 체중조절을 하지 않는 데도 의미 있는 체중 감소나 체중 증가(예: 1개월 동안 체중의 5%이상 변화), 또는 거의 매일 식욕이 감소하거나 증가한다. 주의: 소아에서는 기대된 체중 증가를 실패할 때 참작한다.
(4) 거의 매일 나타나는 불면증이나 과다 수면
(5) 거의 매일 나타나는 정신운동성 초조나 지체(단순히 주관적인 안절부절못함이나 처진 느낌이 아니고 객관적 관찰에서 드러난다.)
(6) 거의 매일 피로나 활력 상실
(7) 거의 매일 무가치감 또는 과도하거나 부적절한 죄책감(망상적일 수도 있는) (단지 병들었다는 사실에 대한 자책이나 죄책감이 아님)
(8) 거의 매일 나타나는 사고력이나 집중력 감소, 또는 우유부단함(주관적 보고나 객관적 관찰에서 드러난다.)
(9) 반복적으로 죽음에 대한 생각(단지 죽음에 대한 두려움이 아님), 구체적인 계획 없이 반복되는 자살 생각, 또는 자살 기도, 또는 자살 수행에 대한 구체적 계획

B. 증상이 혼재성 삽화의 기준에 맞지 않는다(DSM-IV-TR p.365 참조).
C. 증상이 사회적, 직업적, 다른 중요한 기능 영역에서 임상적으로 심각한 고통이나 장해를 일으킨다.
D. 증상이 물질(예: 약물남용, 약 복용)이나 일반적인 의학적 상태(예: 갑상선 기능저하증)의 직접적인 생리적 효과로 인한 것이 아니다.
E. 증상이 사별에 의해 설명되지 않는다. 즉, 사랑하는 사람의 상실 후에 증상이 2개월 이상 지속되거나, 현저한 기능 장해, 무가치감에 대한 병적 집착, 자살 생각, 정신병적 증상, 정신운동 지체가 특징적으로 나타날 경우에만 진단이 내려진다.

출처: DSM-IV-TR에서 복사. 워싱턴 DC, 미국정신의학회, 2000년, p.356, 저작권, 미국정신의학회, 허락 받고 사용.

표 16-4. 후급성기의 치료 목표

후급성기 장애의 핵심 증상 감소
약물남용, 폭력, 자살 위험 감소
회복력 증진
삶의 질 향상
재난 후 장애 감소
동반질환 감소

표 16-5. 후급성기의 정신약물치료 계획

1. 치료에 대해 환자의 동의를 얻는다. 환자는 예약 사이의 기간에 약을 통해 얻는 이득이나 문제에 대해 전화로 상의하도록 한다.
   - 표적 증상 알아내기
   - 치료에 대한 긍정적 예상 반응 소통하기
2. 1차 약물 선택과 용량, 투약 방식을 정한다. 동반 이환 질환 치료를 위해 2차 약제를 선택하고 용량과 투약 방식을 정한다.
3. 밝혀진 표적 증상에 대한 평정과 함께 시간 경과에 따른 치료 반응을 평가하고, 부작용 및 독성을 감시한다.
4. 치료 반응에 따라 사용된 약의 종류, 투여량을 조정한다.

항우울제는 주요 우울장애에 대한 정신약물학적 표준 치료제이다. 1980년~2009년 사이 무작위 시험에 대한 메타분석 결과에서 주요 우울장애의 심한 증상 기준에 맞는 환자는 좋은 결과를 나타냈다. 그러나 푸르니에 등(2010)에 따르면, 가볍거나 중간 정도의 우울 증상을 보인 환자는 이득이 적거나 없었다.

표 16-6. PTSD와 동반이환 질환을 위한 약물치료

PTSD 치료를 위해, SSRI 사용과 함께 약을 일관되게 사용하는 일의 중요성을 강조한다. 또한 증후군 해결과 재발 방지를 위해 장기 치료를 강조한다(6개월~12개월 혹은 그 이상, 흔히 2년 이상의 치료가 필요하다).

PTSD (및 기타 동반이환 질환) 치료를 위해 고려해야 되는 약의 종류는 모든 범위의 정신약물 치료제를 포함하고, 그 약의 종류는 특히 모든 치료에서와 마찬가지로 병의 진단과 증상에 맞게 해야 한다.

단기 저용량 진정제(예: 졸피뎀, 잘레플론, 디펜히드라민, 트라조돈, 미르타자핀)는 수면 증상에 유용하다.

벤조디아제핀(예: 로라제팜, 클로나제팜, 디아제팜)은 매우 유용하지만 의존을 유발할 수 있다. 단기 작용 벤조디아제핀류(예: 알프라졸람은 또한 남용과 반동 금단증상이 비교적 큰 위험)와 물질남용이나 심한 성격장애의 병력이 있는 사람에게 의존 위험도가 더 높다(Kosten 등 2000).

주: PTSD=외상 후 스트레스 장애, SSRI=세로토닌 재흡수 억제제

표 16-7. 불안의 약물치료

벤조디아제핀
β-아드레날린성 차단제(예: 프로프라놀롤)(Pitman과 Delahanty 2005)
α-아드레날린성 차단제(예: 프라조신)
α-아드레날린성 효능제(예: 클로니딘, 구안파신)
부스피론
저 용량 신경이완제(예: 할로페리돌)
가바펜틴

표 16-8. 우울증 약물치료

선택적 세로토닌 재흡수 억제제(SSRI) 예: 서트린(PTSD 치료를 위해 FDA가 승인), 파록세틴(PTSD 치료를 위해 FDA가 승인), 시탈로프람, 에스시탈로프람, 플루옥세틴, 플루복사민

세로토닌 노르에피네프린 재흡수 억제제(SNRI) 예: 벤라팍신, 둘록세틴

대안적인 작용 기전을 가진 항우울제 예: 부프로피온, 미르타자핀, 시프로헵타딘, 삼환계 항우울제(TCA), 모노아민 산화효소 억제제(MAOI)

주: FDA=미국 식품의약청, PTSD=외상 후 스트레스 장애

표 16-9. 재난 후 병리에 대한 치료를 유용하게 강화시키는 부가적 약물

기분안정제와 항경련제(예: 리튬, 디발프로엑스, 카르바마제핀, 라모트리진, 비정형 항정신병약물)

항정신병제(예: 리스페리돈, 올란자핀, 쿠에티아핀, 아리피프라졸, 지프라시돈, 할로페리돌, 페노티아진)

- "정형" 항정신병제(예: 할로페리돌, 페노티아진)는 움직임이 느려지는 부작용이 있다. 그래서 이를 "신경이완제"라고 한다.
- "비정형" 항정신병제(예: 리스페리돈, 올란자핀, 쿠에티아핀, 아리피프라졸, 지프라시돈)는 추체외로 부작용을 유발하는 경향이 비교적 적고, 음성 증상을 개선하는 경향이 있다.

노르아드레날린성 작용제(예: 클로니딘, 프로프라놀롤, 구안파신)

아편제: 모르핀이 손상(예: 화상과 기타 손상)으로 인해 내외과적 치료가 필요한 아동과 성인에서 뒤이어 오는 PTSD 증상을 줄일 수 있다는 증거가 있다(Holbrook 등 2010, Saxe 등 2001, Stoddard와 Saxe 2001, Stoddard 등 2009).

장기 노출 치료 강화제로 D-사이클로세린(Cukor 등 2009, Otto 등 2010)

표 16-9에 재난 후 병리에 유용할 수 있는 약이 추가로 나열되어 있다. 아편제가 정신질환을 위한 표준 치료 알고리즘은 아니지만, 아편류는 손상으로 인한 통증이 정신증상을 악화시키고 있는 환자에게 도움이 된다. 게다가, 아편제는 뒤이어오는 PTSD 증상을 줄일 수 있는 증거가 있다(Bryant 등 2009, Stoddard 등 출판 중, 15장 급성기 정신약물학 참조).

PTSD를 비롯한 다른 증후군에 대한 정신약물치료와 정신치료는 계속적인 평가가 필요하다. 약물복용 중단은 중요한 문제이다. 재난 후기 처음 치료에 동의할 때부터 가능한 재발 위험과 병의 만성화 문제와 함께 약물순응 문제를 논의해야 한다. 약의 부작용이나 독성 효과는 지연성 운동장애와 같은 장해나 생명을 위협할 수 있는 세로토닌 증후군이나 또는 양극성 "전환"을 증가시킬 수 있다. 이럴 때는 투여량을 늘리거나 줄인 후 몇 주간 환자를 매주 혹은 더 자주 감시해야 한다. 추적 진료는 유동적인 재난 후 환경에서 특히 어려운 문제일 수 있기 때문에, 약물학적 선택범위가 제한될 수 있다.

후급성기를 걸쳐 치료가 진행됨에 따라, 재난 상황에서 양극성장애, 조현병, 만성 PTSD, 알코올 남용(Zatzick 등 2004a, 2004b) 같은 심하고 지속적인 정신장애가 시작하거나 또는 재발하는 사람과 증상이 관해 되었거나 또는 일시적으로 증상이 나타났던 사람과는 구별될 것이다. 환자의 안전이 무엇보다 우려되는 문제이다. 안전이 위협이 된다면, 환자는 즉시 재평가 받아야 하고 필요할 경우 입원해야 한다. 개입의 다음 단계는 지속적인 외래 치료를 받기 위해 적절하게 의뢰하는 것이다. 재난 대응 단계에서처럼, 자신이 진료하기 위해 자신에게 의뢰하는 것은 자원봉사자로서 또는 인증된 재난 대응자로서의 정신건강의학과 의사에게 적합하지 않다. 뿐만 아니라, 전문가와 환자 사이의 역할 경계를 유지하기 위해, 현장 밖 접촉이나 전화 대화로 의뢰하기 보다는 가능한 한 치료가 제공되는 현장에서 의뢰해야 한다. 많은 주에서 환자 의뢰를 지원할 수 있는 전화도움 라인을 가지고 있다. 또한 미국정신의학회 해당 지부가 해당 재난지역의 의뢰 프로토콜을 만들 수 있다.

향후 계획

지역사회가 재난 전에 건강관리 자원이 크게 부족하지 않았거나, 또는 지역사회가 회복 됨에 따라 이러한 서비스를 충분하게 제공하는 것이 불가능하지 않다면, 후급성기 추적진료 계획은 재난이 발생하지 않은 일상적 환경에서 수립하는 계획과 다르지 않다. 부족한 상황을 관리하는 정신건강의학과 의사가 보기에 지침이 빈약한 것은 안타까운 일이지만, 자원이 제한된 경우 지략과 창의성이 필요하다. 자주 인용되는 책 "의사가 없는 마을 건강관리 안내서: Where There Is No Doctor: A Village Health Care Handbook(Werner 등, 2009)"를 치료에 활용하려고 그 지침서를 읽는 정신건강의학과 의사는 정신질환에 대한 언급을 한 마디도 보지 못할 것이나, 그러나 적어도 부족한 상태에서 임시변통하는 태도와 방법을 발견할 수 있을 것이다. 그러므로 전형적인 의사의 일반적 기술과 그들의 융통성은 후급성기의 재난 생존자에게 큰 이득이 될 것이다.

재난 생존자의 처음 치료 동의에는 이상적으로 향후 방문 계획을 포함시켜야 한다. 동의에서 다음과 같은 주제를 다루어야 한다.

- 환자가 지나친 부작용 없이 긍정적 반응(표적 증상 감소)을 나타낼 경우, 치료를 계속한다. 정신건강의학과 의사는 문제를 빨리 해결하라는 압력 때문에 이 상식적인 접근을 따르지 않도록 유혹될 수 있다. 그래서 교체 전의 충분한 시간 동안 치료를 하지 않으려고 할 수 있다.
- 순응 : 의사가 처방을 내린 대로 약물복용을 하지 않는 것은 효과가 나타나지 않는 매우 흔한 이유이다.
- 증상이 호전되지 않거나 악화될 경우 또는 부작용이나 독성 효과, 합병증, 치료 비순응, 혹은 다른 치료 문제가 등장할 경우 다른 대안적 치료 선택을 고려한다.

외상성 뇌손상의 평가 및 치료를 위해 특히 고려해야 할 점

재난 정신건강의학과 의사는 외상성 뇌손상(Traumatic Brain Injury; TBI)의 위험을 잊어서는 안된다. 미국 보훈청/국방성(2009)은 뇌진탕과 가벼운 외상성 뇌손상 관리를 위한 실무 지침에서 외상성 뇌손상을 "외부의 힘, 외상으로 인해 뇌 기능이 구조적으로 손상되거나 생리적으로 붕괴된 상태"라고 정의했다. 이로 인해 사건이 발생한 후 즉시 최소한 다음 중 한 가지가 나타난다. 즉, 의식 상실 또는 의식 수준의 감소, 손상을 입기 바로 전과 후 즉시 사건에 대한 기억 상실(외상후 기억상실), 손상 시점에서 의식 변화(예: 의식장애, 지남력 상실, 느린 사고), 일시적으로 나타날 수도 있고 아닐 수도 있는 신경학적 결함(예: 허약함, 균형상실, 시력 변화, 부전마비/마비, 감각손실, 실어증) 또는 두 개 내 병변이다.

일반 집단에서 외상성 뇌손상이 발생하는 가장 주된 원인은 자동차 사고, 추락, 폭력이다(Rao와 Lyketsos 2000). 지진, 허리케인, 쓰나미, 홍수와 같은 자연 재해가 외상성 뇌손상의 원인이 될 수 있고, 혹은 테러 사건이나 전쟁지역에서 발생하는 폭발에 의한 손상에 의해 생길 수 있다. 중간 정도와 심한 외상성 뇌손상은 더 쉽게 진단을 내릴 수 있는 명확한 신경학적 징후가 있지만, 반면 가벼운 외상성 뇌손상은 비교적 흔하면서도 진단을 내리기 어렵고, 약 10%~15%에서 장기 신경학적 후유증이 나타난다. 중간 정도 혹은 심한 외상성 뇌손상은 보통 비교적 명백한 신경학적 후유증을 초래하기 때문에 여기서는 가벼운 외상성 뇌손상에 초점을 맞추고 논의한다. 가벼운 외상성 뇌손상이나 뇌진탕에서는 단시간 의식 상실이 발생하거나 심지어 의식 상실이 전혀 발생하지 않을 수도 있다. 대개 손상 직후 경험하는 일반적인 증상은 멍하거나 혼란스러운 상태, "별이 보이는" 증상, 그리고 사건/손상에 대해 기억이 나지 않는다. 후에 관찰된 단기나 몇 일 지속하는 흔한 증상의 세 가지 부류는 다음과 같다.

- *신체적* – 두통, 메스꺼움, 구토, 현기증, 피로, 흐려 보임, 수면장애, 빛이나 소음에 민감, 균형 문제, 일시적 신경학적 이상
- *인지적* – 주의력, 집중력, 기억력, 처리 속도, 판단력, 수행 능력
- *행동적/감정적* – 우울증, 불안, 초조, 자극과민성, 충동성, 공격성

손상 시점에서 경험하는 혼돈이나 의식수준 변화는 사건 자체에 대한 즉각적 심리적 반응으로 경험하는 심한 두려움, 무력함, 혼돈, 해리 증상과 구별하기 어렵다. 게다가, 외상성 뇌손상의 많은 증상들이 PTSD, 우울증, 공황장애, 범불안장애와 같은 정신건강의학적 어려움이나 재난 후 스트레스에서 흔히 보여지는 증상과 중첩된다. 대부분의 경우, 신경학적 검사와 영상의학적 검사는 정상이며, 진단하는데 도움이 되지 않

는다(Rogers와 Read 2007). 신경심리검사는 정상적인 상황에서 일종의 사치이며, 재난 후 상황에서는 이용이 쉽지 않다. PTSD나 기분 증상과 관계 없는 두통, 어지러움, 빛과 소리에 대한 민감함, 기억 결함과 같은 지속적인 증상은 외상성 뇌손상의 지속적인 후유증으로 의심을 불러 일으킨다. 추가 해서, 보통 불안을 유발하지 않는 일상적인 업무와 활동 중에 일어나는 혼돈이나 망각은 외상성 뇌손상을 의심하게 한다.

알고 있거나 또는 의심되는 외상성 뇌손상 환자 치료에 다음의 일반적 원칙(미국 보훈청/국방성(2009))들이 유용하다.

- 발작 역치를 낮추는 약(예: 부프로피온)을 피한다.
- 경험적으로 "낮게 시작하고 천천히 가라"이다. 왜냐 하면, 외상성 뇌손상 환자는 비교적 낮은 용량의 약에 보다 많은 부작용을 경험할 수 있기 때문이다.
- 치료반응을 얻기 위해 필요한 충분한 양을 사용하여야 하기 때문에, 약에 잘 견디면, 저용량의 약으로 부족하게 투여하는 실수를 하지 않는다.
- 충동적이거나 자살위험도가 높은 환자에게는 제한된 양의 공급을 고려한다.
- 초조함이나 과민성을 유발하거나 악화시킬 수 있는 카페인, 허브, 보충제, 에너지 생산물 사용을 최소화하도록 환자에게 충고한다.
- 가능하면, 혼돈, 인지력 감퇴, 피로, 졸림을 유발할 수 있는 약(예: 벤조디아제핀류, 항콜린약물, 리튬)을 조심해서 사용하거나 사용을 피한다.

외상성 뇌손상의 정신약물 효능에 대한 대조군 데이터는 부족하다. 미국 국방성과 보훈청(2009)은 외상성 뇌손상과 정신의학적 어려움이 있는 환자의 치료 경험이 가장 많을 것이라고 생각된다. 이 기관들의 임상 지침은 다음 사항을 고려하도록 권장한다.

- *집중력 또는 기억력 어려움* – SSRI 또는 조심스런 흥분제 사용.
- *불안* – SSRI 또는 항불안제 (조심스런) 단기 사용.
- *우울증* –SSRI
- *자극과민성, 기분 불안정, 쉽게 좌절함* –항경련제, 또는 SSRI
- *불면증* – 졸피뎀이나 잘레플론 같은 비벤조디아제핀계 수면제 조심스럽게 사용

- *수면 중에 악몽, 폭력적인 감정폭발, 초조* – 프라조신

결론

후급성기 정신약물 치료는 많은 도전을 받고 있다. 재난교육을 받지 않은 많은 정신건강의학과 의사와 다른 의사들은 몇 달 후 그리고 재난 지역에서 멀리 떨어진 곳에서 생존자들을 자문한다. 결과적으로,고려할 사항이 급성기와 다르다. 후급성기의 임상적 평가 및 생물심리사회적 치료계획은 기존의 정신건강의학과 치료와 비교적 유사하다. 진단적 평가는 정상적 반응 특히 사별이 흔하지만, PTSD, 주요 우울증, 공황장애, 물질남용, 외상성 뇌손상 같은 주요 정신질환일 가능성도 있다. 평가에 따른 치료 목표는 증상을 줄이고 위험을 줄이며, 회복력을 증진시키고, 삶의 질을 높이며 장애를 줄이는 것이다. 이러한 목표를 달성하기 위한 치료 계획에 정신치료와 심리사회적 중재,필요하다면 약물치료를 포함한다. 후급성기의 정신약물학적 치료 계획은 충분한 설명 후 동의 획득,표적 증상 식별, 약 선택과 처방, 환자의 반응 관찰, 필요에 따라 약 조정, 계속 진행되는 재평가, 계획된 추적진료 일정잡기를 포함한다. 후보 약물 중에는 항불안제, 항우울제, 진정제, 기분 안정제, 항정신병약물, 프라조신, D-사이클로세린이 있다. 증상이 호전되지 않으면, 다른 대체 치료 선택을 고려해야 한다. 증상이 호전되면, 장기 관해를 위해 치료를 계속 유지해야 한다.

■ 교육 핵심

- 후급성기에 진단되는 정신질환은 즉각적으로 치료가 필요한 잠재적으로 장애를 초래할 가능성이 있는 상태이지만, 그러나 약만으로 치료하는 경우는 드물다.
- 약물치료의 위험, 부작용, 이득 및 예견된 경과에 대한 정신교육은 개입의 중요한 부분이고, 법의학적으로 필요하다.
- 환자의 안전은 무엇보다 중요하다. 필요하다면, 환자는 즉시 재평가 받아야 하고 필요할 경우 입원시켜야 한다.

- 동반 이환 질환, 특히 PTSD, 정동장애, 물질 사용장애가 후급성기에 흔하다.
- SSRI는 PTSD와 주요 우울증 치료에 효과적이다.
- 재난 후 고통을 경감시켜줄 것으로 예상되는 다른 작용제에는 진통제, 기분안정제(항경련제), 기타 항우울제, 진정제가 있다.
- 재난 후 약을 처방할 때, 중독 위험을 고려하고, 임상은 그러한 위험을 최소화하기 위해 조정되어야 한다.
- 각각의 진단된 장애를 위해 다양한 치료방법이 제공되어야 한다.
- 처방에 따라 약을 복용하지 않음이 약물이 작용하지 못하는 흔한 이유이다.
- 재난 후기 처음 치료에 동의할 때부터, 약물 중단은 가능한 재발이나 질병이 만성으로 발전할 위험을 포함하여 함께 논의해야 한다.

복습 문제

16.1 다음 재난 생존자 중에서 만성 PTSD로 발전할 위험율이 가장 높은 집단은?

A. 급성 스트레스 장애가 없는 집단

B. Group C 증상을 포함하여 모든 PTSD 진단 기준을 충족시키는 집단

C. 이전에 심리적 외상 병력이 있는 집단

D. A, B, C

E. B와 C

16.2 PTSD의 약물치료 증거 기반은 다음 어떤 약을 가장 강력하게 지지하는가?

A. 비정형 항정신병약물

B. SSRI

C. 기분안정제

D. 벤조디아제핀류

E. 프라조신

16.3 후급성기에 가장 많이 나타나는 정신질환은 다음 중 어느 것인가?

A. PTSD와 치매

B. 섬망, PTSD, 기분부전장애

C. 공황장애, 물질남용, 양극성장애

D. PTSD, 주요 우울증, 공황장애, 물질남용

E. PTSD, 성격장애, 과잉 불안장애

16.4 항우울제 치료에 반응할 가능성이 가장 높은 우울증 환자는 다음 중 어떤 환자인가?

A. 주요 우울장애로 진단 내리는 데 필요한 모든 증상과 기준

B. 손상

C. 가벼운 또는 중간 정도의 우울증

D. 회복력

E. 학교나 직장으로 돌아갈 능력

16.5 후급성기 생존자에게 약을 처방하기 전에 다음 중 어떤 정보를 얻어야 하는가?

A. 이전 재난 경험력

B. 주요 호소 증상, 가족력, 직장 이력

C. 의뢰 정보, 현재 병력, 정신상태 검사, 신체검사

D. 의뢰 정보, 이전의 치료 반응, MRI 결과

E. PTSD 선별검사, 심전도, 간 기능과 전해질을 포함한 진단검사 시험

17

아동과 청소년 정신건강의학적 개입

헤더 쉬블리 Heather L. Shibley, 의학박사(M.D.)
프레데릭 스토다드 Frederick J. Stoddard Jr., 의학박사(M.D.)

국제 구호원이 아이티의 대지진이 발생한 지 이틀 만에 무너진 건물 밑에 갇혀 있던 2살 된 아이를 발견했다. 아이는 혼자 있었으며 음식도 없고 물도 없었다. 구호원들이 필사적으로 구조작업을 벌인 끝에 잔해 속에서 구출할 수 있었다. 충격을 받았지만, 그 충격은 부모 품에 아이를 안겨줄 수 있었을 때의 기쁨과 안도감으로 바뀌었다는 것이 구호원들의 얼굴 표정에 드러났다.

"아이티 지진: 생존자의 이야기" 2010

무수히 많은 아동과 청소년이 전세계에서 일어났던 전쟁과 재난의 영향을 받았다. 재난 중에 아동은 제한된 커뮤니케이션 능력, 미성숙한 인지능력, 부모를 비롯한 기타 성인에 대한 높은 의존도 때문에 가장 취약한 집단 중 하나이다(국립아동재난위원회, National Commission on Children and Disaster 2010). 아동은 재난의 특성과 부모, 교사, 지역사회 주민이 경험한 감정적 고통 모두에 의해 영향을 받는다(Pine과 Cohen 2002). 쓰나미, 전쟁, 가족 폭력과 같은 세 가지 재난 형태에 의해 영향 받은 스리랑카 아동들처럼, 아동의 취약성은 경험하고 있는 외상의 누적에 의해 증가한다(Catani 등 2010). 아동과 청소년들은 재난 전기뿐만 아니라 재난의 급성기와 후급

성기에 각 시기에 따른 욕구가 있다. 소아청소년과 의사와 더불어 소아 정신건강의학, 소아심리학, 간호학을 전문으로 하는 정신건강 전문가들은 아동기 발달, 아동기 장애, 가족 역학을 잘 이해하고 있기 때문에 이 욕구를 만나게 되는 유일한 위치에 있는 사람들이다. 재난이 아동의 정신건강에 미치는 효과에 대한 연구들이 늘어나고 있고, 이러한 연구들은 재난 외상을 줄이기 위한 개입방법을 증진시키는 데 도움이 되고 있다(Masten과 Osofsky 2010). 이 장에서는 유아, 아동, 청소년의 개입에 초점을 맞추고, 관련된 실증적 문헌, 전문적 가이드라인, 증거-기반 개입을 제시할 것이다.

재난 전기

재난 전 계획은 재난 정신건강의학의 필수적인 부분이다. 아동을 위한 재난 전 계획의 첫 단계는 개인 및 가족의 준비 계획을 개발하는 것이다. 게다가, 정신건강의학과 의사를 비롯한 여러 정신건강 전문가들은 재난 전에 아동의 정신건강 욕구에 대해 훈련 받아야 하고, 적절한 시점에 지속적인 훈련을 받아 갱신해야 한다. 이와 같은 재난 훈련 프로그램의 핵심과정에는 아동을 위한 심리적 응급처치 같은 재난 정신건강에 대한 강의가 포함된다. 커뮤니케이션 방법과 신속한 조치는 미리 계획되어야 한다. 필요하다면 평가와 치료를 포함하여, 정신건강의학과 의사는 아동, 청소년, 가족들의 재난 충격을 도울 수 있도록 지역 학교, 병원, 산부인과, 소아청소년과, 아동 정신건강 클리닉과 같은 아동의 유관 기관과 사전에 관계를 수립해야 한다. 재난 전에 공중보건 메시지가 학교와 부모에게 확실한 도움을 주기기 위해서 대중매체와의 관계를 형성하는 일도 중요하다(2장 "재난 전, 중, 후의 커뮤니케이션 위험" 참조). 더불어 매체 대표자들과의 협동은 충격적인 메시지가 아닌 도움이 되는 메시지를 전달하기 위해서, 아동들이 시간을 가지고 원활하게 방에서 벗어날 수 있도록 다가올 그래픽 이미지를 가족들에게 알리기 위해서, 아동을 위해 전문가적 도움이 필요한 부모들에게 지침을 제공하기 위해서 필요하다. 또한, 외상을 입은 아동은 언어적 소통보다는 주로 놀이와 그림을 통해 자기 감정을 잘 표현하기 때문에 미술 도구, 손가락 인형, 응급 차량, 의사놀이 세트가 준비된 보급품 세트와 각 나라의 인형들이 들어있는 인형 집을 제공하는 것이 중요하다(재난 정신건강의학 아웃리치 2008).

급성기

재난 후 즉시, 정신건강 전문가들은 심리적 응급처치 실행, 위험에 처한 많은 아동을 파악하기 위한 선별검사, 긴급 직통 전화라인 개설, 공공 보건교육 프로그램 개발을 포함한 다양한 역할을 제공해야 한다(Laor와 Wolmer 2007). 아동과 가족을 돕는 정신건강 임상가가 더 큰 비상 재난대응 조직의 잘 통합된 구성원일 경우에 가장 효과적이다. 재난대응 팀의 정신건강의학과 의사와 다른 구성원들은 재난으로 신체적/감정적으로 고통 받고 있는 아동들과 작업함으로써 상당한 충격을 받을 수 있다. 좋은 자기-돌봄과 숙련된 재난 작업자의 자문이나 지도는 재난 작업에서 대단히 중요하다. 이 장에서는 정신건강의학과 의사와 연합된 전문가들이 직면할 수 있는 복잡한 모든 시나리오를 다루지는 않지만, 재난 상황에서 아동을 대상으로 하는 기본적인 개입 지침을 제공하고자 한다.

아동을 위한 심리적 응급처치(Psychological First Aid; PFA)

일반적인 믿음과는 달리, 재난 직후의 상황에서 아동을 위한 심리적 경험보고를 지지하지 자료는 없다. 보다 극심한 감정적 반응과 경험을 한 아동에게 다시 노출시키는 것은 잠재적 위험이 잠재적 이득보다 크다(Brymer 등 2006, Cohen 등 2006a). 아동을 위한 PFA는 성인을 위한 PFA와 다르다(12장, "심리적 응급처치"). 성인 생존자에 대해서는 안전을 보장하고, 음식, 물, 피난처를 보장하는데 초점을 맞추지만, 아동 생존자는 발달을 겨냥한 개입에 또한 초점을 맞춘다(Schreiber와 Gurwitch 2006, Stoddard와 Menninger 2004). 아동을 위한 PFA는 부모, 교사, 지역사회의 자원이 유아, 아동, 청소년을 위해 기본적인 심리적 지지를 제공하는, 아동과 그 가족에 초점을 맞춘 일련의 전략을 포함하고 있다. PFA는 재난 충격을 받고 있는 사람들의 문화적 종교적 신념에도 맞도록 변경해야 한다. 다음에 나열된 사항에 언급된 바와 같이, PFA의 기본 목표에는 경청, 보호, 연결, 조용하고 낙관적인 행동 모델링과 교육이 포함된다.

1. **경청** – 아동에게 자신의 감정을 표현하고 자기 경험을 공유할 기회를 허용한다. 아

동은 자기 감정을 비언어적으로 표현하는 경우가 많기 때문에, 아동이 무슨 말을 하고 어떤 행동을 하는지에 집중한다. 놀이나 그림 그리기를 통해 아동이 창의적으로 자기의 이야기를 할 시간과 공간을 제공한다. 그러나 아동이 자기 감정을 공유하거나 터놓고 이야기하기를 꺼리는 경우에는, 그렇게 하고 싶어하지 않는 아동의 마음을 존중한다(재외상화를 피하기 위해). 그러나 아동이 준비되면 언제든지 감정을 터놓고 이야기할 수 있게 한다. 어른들이 가능한 한 많은 보호와 돌봄을 제공할 것이라고 안심시키면서, 아동의 감정을 인정하고 확인한다. 또한 수면, 식욕, 놀이, 기분, 신체적 통증, 학교 성적, 또래와의 상호작용에서의 변화를 관찰한다. 이것들은 아동이 재난에 어떻게 대처하고 있는지 그 단서를 제공할 수 있기 때문이다.

2. **보호** – 가능할 때, 학교에 돌아가기와 방과 후 활동과 같은 아동을 위한 일상적인 일, 안정성을 재구축한다. 최근 발생한 사건에 대해 정직하고 연령에 맞는 정확한 정보와 어른들이 아동을 안전하게 보호하기 위해 하고 있는 일에 대해 정보를 제공한다. 그러나 너무 상세히 제공하거나 과다 노출하지 않아야 한다. 재난 급성기 중에 유아, 아동, 청소년이 경험하는 전형적인 반응에 대해 부모, 교사, 아동을 교육한다. 예를 들면, 유아의 부모에게 재난 후 급성기에 어느 정도의 퇴행과 부모에게 매달리는 행동이 정상임을 알림으로써 부모들을 안심시켜야 한다. 또한, 어린 아이들이 죄책감을 가질 수 있어서, 재난이 아동의 잘못이 아니라고 안심시켜줄 필요가 있다.
3. **연결** – 아동의 정상적인 사회적 관계를 구축하고 가족, 친구, 이웃, 교사, 기타 지역사회 자원과 연결시킨다. 가능하다면 언제든지, 아동은 재난 후 즉시 부모와 재결합해야 한다. 재결합이 불가능하면, 필요할 동안 언제든지 돌보아주는 어른과 함께 있게 될 것이라고 아동을 안심시킨다(Cohen 등 2006a). 지지적 돌봄은 회복을 촉진하고 아동과 청소년의 외상 후 스트레스 증상 위험을 줄이는 것으로 나타났다. 재난 중이나 재난 후 바로 아동과 함께 있는 것과 부모의 긍정적 대처 능력은 아동에게 가장 중요한 보호 요인이다(Laor와 Wolmer 2007, Maten 등 1990).
4. **조용하고 낙관적인 행동 모델링** – 특히 위기 상황에서, 아동과 청소년은 성인의 반응을 관찰하고, 성인의 행동을 통해 배우며 성인의 지도를 따른다. 성인은 개인, 가족, 지역사회의 회복을 위해 긍정적이고 낙관적(그러나 현실적으로)으로 접근하면

서 동시에 자신의 개인적 고통을 인정하도록 격려되어야 한다. 부모 평가는 아동 평가의 필요 불가결한 부분이므로, 정신건강의학과 의사는 부모의 회복력을 지지하고 아동이 높은 심리적 후유증 위험에 놓이게 할 수 있는 나쁜 가족 기능과 정신병리를 인지해야 한다(Pine과 Cohen 2002)

5. **교육** – 자신들을 돌보고 있는 아동, 청소년과 성인이 일반적인 스트레스 반응의 범위를 이해하고 그러한 반응이 학교나 기타 환경에서 그들에게 미치는 영향을 이해하도록 돕는다. 추가해서, 아동들에게 스트레스에 대처하는 방법을 이해하도록 가르치고, 회복 노력에 참여하며 심지어 지엽적인 활동에도 참여할 기회를 제공한다. 재외상화나 손상의 위험을 줄일 수 있는 활동 예로는 편지나 카드 작성, 빵 바자, 화재나 홍수가 끝난 후 관목이나 나무심기 등이 있다. 정서적 대처와 회복은 처음의 고통과 불확실성을 줄이고 자기-효능성, 희망, 적응기술을 증가시킴으로써 촉진될 수 있다.

아동을 위한 특별한 개입은 “어린이 코너” 같은 표지판으로써 아동의 놀이를 위해 지정된 장소라고 정의된 놀이공간을 만드는 것이다. 그 놀이공간은 소아청소년 정신건강팀이 아동과 가족을 관찰하고 그들과 상호작용할 수 있는 아동의 마음을 끌어 당기는 편안한 장소가 되어야 한다(재난 정신건강의학 아웃리치 2008). 아동들이 지지적 가족이나 아동 정신건강 전문가에게 자기 이야기를 할 수 있는 기회를 제공하는 것은 치료적인데, 이를 통해 정신건강팀이 인지적 왜곡을 발견하고 교정할 수 있는 기회를 얻을 수 있다.

두 세션이나 세 세션 진행하는 전형적인 아동 및 청소년 정신건강의학 평가와 달리, 재난 정신건강의학 평가는 단기이다. 이 평가는 환자의 위험 평가에 초점을 맞추고 급성 증상을 알아내고 선별검사하며 보다 자세한 평가와 배치가 필요한 아동들을 찾아내는 것이다. 이는 일종의 부상자 분류이다. 큰 위험이 있는 아동은 심한 불안, 우울한 기분, 과경계, 분노, 해리, 복잡한 큰 슬픔, 불면, 지남력 장애를 보이는 아동이고 또한 이전에 외상적 노출을 포함한 재난 전에 정신병리를 갖고 있는 아동이며, 이러한 위험이 누적되어 위험도가 더 높아질 수 있다(Becker-Blease 등 2010, Young 2006). 신체적 손상이 있는 아동, 가족이 부상을 당했거나 죽은 아동, 재난의 중심에서 노출된 아동, 부모나 돌봄 제공자와 분리된 아동, 집이나 학교의 파괴 같은 큰 상실을 경험한 아동에게는 보다 자세한 선별검사와 치료가 필요하다(Laor와 Wolmer 2007, Shaw 등 2007). 재난에서 사랑하는 사람이나 친한 친구를 잃은 아동은 외상이 정상 애도과정을 방해하고 복잡하게 할 때 발생하는 외상적 애도를 경험할 수 있다(Cohen 등 2006b). 가능하다면, 이러한 아동은 외상과 죽음을 다룰 수 있는 특별한 상담이 필요하다. 아동기 외상적 애도에 대한 보다 많은 정보와 훈련은 국립 아동 외상 스트레스 네트워크를 통해 받을 수 있다(www.nctsnet.org).

급성 고통 반응을 위한 긍정적 대처 기술 증진하기

정상적 회복과 고통 반응이 재난 후에 흔한 일이지만, 재난과 같은 외상적 사건에 대한 주된 반응으로 PTSD 만을 생각하는 경우가 일반적이다. PTSD를 알아내고(Cohen 등 1998), 계속 진행되는 장애의 신호가 되는 재경험, 의도적 회피, 불쾌감 같은 특정 증상을 인식하는 것이 중요하다(Kassan-Adams 등 2010). 그러나 아동과 청소년은 넓은 범위의 정상적 감정 반응, 정신병리, 위험한 행동을 나타낼 수 있다. 흔히, 그들은 임상적으로 의미가 없는 가벼운 고통 증상과 징후를 나타내지만, 일부는 적응장애, 분리불안장애, 기타 불안장애, 우울장애, 사별, 물질사용장애, 파괴적 행동장애의 DSM-IV-TR 진단기준에 맞기도 한다(미국정신의학회 2000).

정신건강 전문가는 재난에 대한 잠재적인 감정적 행동적 반응에 대해 아동과 가족을 교육해야 한다. 그들은 스트레스 감소 전략과 건강한 대처 기법을 교육하고 또한 부모 자신이나 자녀에게 더 자세한 평가가 필요함을 나타내는 빨간 깃발 증상을 검토해야 한다. 특정 재난 후 반응을 정상화하는 것은 생존자의 자기-효능감과 자기-조절감을 증가시키고 부모와 아동 모두에게 불안을 감소시킨다. 급성 고통 반응의 자체 한정적인 성질에 대해서도 강조해야 한다. 정신건강 전문가는 또한 어떻게 부모들이 자녀에게 자신의 감정과 생각을 표현하도록 격려하고, 재난이 자녀의 잘못으로 인해 발생한 것이 아님을 안심시키는 방법에 대해 교육해야 한다. 부모와 선생님은 재난과 회복 반응에 대해 연령에 맞는 실제적인 정보를 제공해야 한다. 이는 아동들이 정보를 받지 않거나 오보를 받을 경우 대개 비교적 나쁜 시나리오를 상상하기 때문이다(Cohen 등 2006a). 또한, 부모가 아동에게 작은 도움-제공 역할을 하도록 격려하여 그들이 숙달감을 얻고 무력감과 수동성에 맞설 수 있게 격려해야 한다(Flynn과 Nelson 1998). 부모가 자녀의 텔레비전 시청을 제한해야 한다는 증거가 있는데, 그래픽 사진과 이야기가 그들을 쉽게 압도해 버리고 PTSD 심도를 악화시킬 수 있기 때문이다(Pfefferbaum 등 1999).

유인물 배포

목록 리스트 형태로 간결한 정보를 전달하는 미리 인쇄된 자료는 재난 발생 시점에 매우 유용할 수 있다. 이 자료는 학교나 재난 현장에서 배포될 수 있다. 많은 사람이 산만하고 부주의할 것인데, 기록된 자료는 상황이 비교적 덜 혼란스러울 때 그 정보를 돌이켜볼 수 있다. 미국 아동 청소년 정신의학 아카데미는 "아동과 애도," "준비된 자: 자녀를 돕는 곳 알아내기," "재난 후 아동지원", "PTSD"를 포함한 "가족을 위한 실제(Facts for Families)" 연제물에 재난 관련 유인물을 가지고 있다(www.aacap.org). 급성 재난 여파 속에서 부모에게 자녀와 대화하고 경청하며 지지하고 안심시키는 법에 대한 지침을 제공하는 것은 매우 유용하고, 부모의 자신감을 증진시킨다(Cohen 등 2006a). 지역사회 정신건강과 학교 기반 클리닉에 대한 정보도 또한 배포해야 한다.

후급성기

재난 중에 아동은 가족과 친구 상실, 학교와 일상적인 활동 상실, 안전과 보안 같은 기본적 인간가치를 포함한 여러 가지 상실을 경험한다(Laor와 Wolmer 2007). 따라서 재난 후 처음 몇 주 후급성기에, 아동은 체계와 일상으로 빨리 돌아오려고 노력한다(Shaw 등 2007). 가족들은 식사 시간과 취침시간에 하는 일상적 일을 함으로써 이와 같은 정상에 대한 감각을 회복하도록 도울 수 있다. 학교와 교회가 다시 문을 열고 지역사회의 방과 후 프로그램이 재개됨에 따라 조직, 일상 생활, 지지에 대한 감각이 또한 생긴다.

재난은 개인, 가족, 학교뿐만 아니라 지역사회 전체에 영향을 미친다. 재난 후 지역사회 기반 개입은 일자리 창출과 특수 훈련 제공, 젊은 스포츠 회복, 기념물 구성, 예술과 인간성에 대한 지역사회 프로그램 만들기가 포함된다(Laor와 Wolmer 2007). 정신건강 및 물질 프로그램의 유지, 회복, 구축은 재난 후에 어려움을 겪는 아동, 청소년, 가족에게 모두 중요하다.

학교를 위한 권장사항

후급성기에 신뢰를 구축한다는 것이 어렵고, 부모는 대개 아동에게 가장 먼저 접근할 수 있는 교사를 신뢰하기 때문에, 학교는 회복 노력을 시작하기에 좋은 장소로 인식되었다(Klingman 1993). 아동들이 학교에 있는 경향이 있고, 학교가 직접적으로 재난의 충격을 받을 수 있기 때문에, 급성기 학교는 매우 중요하다(이는 중국, 터키, 아이티에서 발생한 지진 후 입증된 바와 같다). 불행하게도, 큰 재난에서 학교 체계가 붕괴 또는 파괴될 가능성이 있다.

외상을 받은 부모는 자신의 큰 슬픔을 경험하면서 자녀의 정신건강 문제를 믿을 수 있게 보고하지 않을 수 있고, 자녀가 정신건강 평가를 받게 하려는 노력도 하지 않으며, 자녀에게 필요한 강한 지지를 제공할 수도 없을 것이다. 그래서 충격을 받은 많은 아동이 치료를 전혀 받지 못한다(Cohen 등 2006a). 그러므로 표준화된 척도로 다양한 증상을 평가하는 학교에서 실시하는 광범위한 선별검사를 통해 보고되지 않았던 많은 아동들을 발견할 수 있다. 학교는 선별검사 장소일 뿐만 아니라, 치료 센터 역할도 할 수 있다. 우선 소아 정신건강 전문가는 학교 관리자를 먼저 만나고, 교사들이 잘 적응하고 교사들 자체가 직접적으로 충격 받지 않았다는 것을 확인하기 위해 교사들만 만난다. 그 때 정신건강 전문가는 학교 관리자와 교사들에게 재난 및 그와 관련된 외상에 대한 학생들의 반응을 다루는 방법을 가르쳐 주고 지원해 달라는 요청을 받을 수 있다. 교사는 건강한 대처 방법을 모델링하고, 자기 효능감, 희망, 정상으로 돌아가는 것에 대한 기대감을 가지고 학생들의 재난에 대한 정상적 반응에 소통하고 교육할 수 있다. 또한, 교사는 교육과 치료를 통해 이득을 얻는 아동을 식별하는 법을 배울 수 있다(Laor와 Wolmer 2007, Schreiber와 Gurwitch 2006).

학교-기반 개입은 학교 관리자와 상담자(Kataoka 등, 2009) 혹은 한 학급 전체나 비교적 소규모의 고 위험 아동(Klingman 1993)을 위한 초점 집단으로 목표를 세울 수 있다. 교사가 이끄는 학급활동 프로그램의 한 예는 1회의 부모 세션과 재난과 죽음에 따른 안전, 정신교육, 감정과 미래 지향적 계획에 집중하는 8회의 2시간 세션으로 구성되었다. 재난 후 바로 시행한 결합 치료 기법[인지행동치료(CBT), 정신교육, 놀이 기법]은 아동의 해리와 외상 후 증상을 감소시켰고 3년 후 적응이 향상되었음을 보여주었다(Wolmer 등 2003, 2005). 학교에서의 외상을 위한 인지행동적 개입(CBITS, Jaycox 2003)은 또한 4회 부모 세션과 1회 교사 정신교육 세션이 포함된 증거-기반, 단기, 매뉴얼화된 집단 인지행동치료 프로그램이다. 무작위 대조군 연구에서, CBITS를 받은 학생들은 외상 후 스트레스와 우울 증상이 유의하게 낮았다고 보고했다(Wong 등 2002).

재난 후 특화된 치료

대부분의 아동과 청소년은 지역사회의 자연적 지원시스템과 심리적 응급처치에 잘 반응하지만, 소수의 아동과 청소년은 보다 전문적인 정신건강 치료(Cohen 등 2006a) 또는 물질남용 치료(Chemtob 등 2009, Saxe 등 2006)가 필요하다. 계속적인 고통의 증거가 있는 아동과 청소년은 대개 1회에서 6회 진행하는 보다 구조화되고 문화적으로 정보가 주어지는, 단기, 위기 개입 초점 지지 정신치료에 등록되어야 한다. 이 정신치료에서는 정신교육, 이완연습, 인지적 재구성과 기분전환, 신체 및 사회 활동, 문제해결을 포함한 대처 메커니즘에 초점을 둔다(Goenjian 등, 1997). 스리랑카 쓰나미 발생 후 처음 몇 달 동안 시행했던, 명상 이완과 이야기 노출치료를 비교한 무작위 연구에서 단기 6회 치료가 두 치료 집단 모두에서 효과적이었다(Catani 등, 2009). 이 연구는 내란 및 기타 재난으로 이미 이차적으로 심하게 외상을 입었던 집단을 겨냥했다는 점에서 주목할 만하다. 스리랑카는 또한 앞서 연구한 많은 집단과 문화적인 면에서 다르다. 계획된 정신건강 개입에서는 반드시 참여자들에게 문화적 및 종교적인 면을 알려주어야 한다.

일반적인 단기치료 후에, 계속적인 외상 후 스트레스 증상 같은 지속적인 정신병리를 나타내는 아동은 보다 집중적이고 공식적인 정신치료가 필요하다. 인지행동치료(CBT)는 가장 큰 증거 기반을 갖고 있고, 학교 프로그램을 포함한 개인형과 집단형으로 사용되어 왔다(Wethington 등 2008). CBT는 보통 약 10주~16주간 진행된다. 쳄토브 등(2002년)은 개인형 및 집단형 CBT를 사용하는 무작위 대조 시험에서 대기자 대조집단에 비해 PTSD 증상이 감소했다는 것을 보여주었다. 고엔지안 등(1997)은 대지진이 있었던 아르메니아인 청소년에 대해 연구했다. 그들은 외상과 애도 모두에 초점을 둔 CBT 청소년 집단과 받지 않는 대조군을 비교했다. 대조군에서는 PTSD와 우울 증상이 악화되었고, 치료군에서는 PTSD 증상이 호전되었으나 우울증상은 변화가 없었다.

외상 초점 인지행동치료(TF-CBT)는 외상 생존자에게 그 효과가 증명된 하나의 특화된 인지행동치료이다(Cohen 등 2006b). 그 초점은 아동이 외상 경험을 무디게 하고 상황 통제력을 얻을 수 있게 외상성 경험을 재구성하는데 있다. TF-CBT는 정신교육, 스트레스 관리와 이완 연습, 정서 식별과 조절, 인지 재구성, 외상 이야기와 그림 같은 노출치료, 죄의식과 보복 같은 주제 식별, 아동과 가족 합동 세션, 안전 증진으로 이루어진다(Cohen 등 2006). 웹-기반 TF-CBT 훈련은 http://tfcbt.musc.edu에서 이용 가능하다.

놀이치료는 일종의 정신역동적 정신치료로 외상에 노출된 아동, 특히 어린 아이를 치료하는데 효과적이다(Ablon 1996). 이 치료법은 가장 널리 시행되는 아동 정신치료의 하나로, 외상의 정서적 충격을 극복하기 위해 치료자와 함께 객관적인 달래는 경험(예, 인형 놀이, 그림 그리기, 이야기하기, 노래 부르기)을 하기 위하여 놀이를 사용하고, 긍정적 이행 경험이나 정신 공간("이행 대상")을 제공하며, 그렇게 함으로써 지속적인 정상 발달을 도울 수 있다(Winnicott 1951). 정신치료적 환경이 안전을 제공함에 따라 창의적 놀이가 이루어지며, 공식적인 치료 관계가 끝난 후에도 아동은 그러한 놀이를 마음에 간직한다. 치료적 놀이를 사용하여, 아동은 안전하게 사적으로 보호받는 치료환경에서 공감적 치료자와 외상을 나누고 재현할 수 있으며, 결과적으로 이해를 통해 실제 생활에서는 부족한 숙달감을 얻게 된다. 주의를 기울이는 세심한 치료자는 아동의 언어를 경청하고, 아동의 자발적인 놀이를 관찰하며, 아동이 이해하는 말로써 아동의 감정을 식별하고, 아동의 생각을 해석한다. 나아가 치료자는 원래의 불안과 무력감을 훈습하도록 돕고, 보다 큰 자기-인식감을 얻으며 보다 건강한 대처 메커니즘을 배울 수 있게 한다(Terr 1990). 이 방법은 화상이나 기타 손상과 관련된 통증, 공포, 수술에 의한 외상 환자들을 포함하여, 여러 종류의 외상으로 입원한 소수 집단에게 또한 효과적일 수 있다(Stoddard 2002). 놀이 정신치료가 아동을 위해 실행되지만, 때로는 부모나 보호자가 회기에 참여하고 그들에게 아동의 치료 경과에 대해 도움이 되는 피드백과 정보를 제공하는 일이 성공을 위해 필수적이다.

재난 후 소아정신약물학

일반적으로, 대부분의 아동은 치료적 개입과 가족 지지에 잘 반응하기 때문에 재난 후 급성기에 향정신성 약물이 필요하지 않다. 유아에게 젖을 주고 안아주며 안심시키는 것과 같은 양육과 위안을 제공하는 개입과 보다 나이든 아동의 환경에서 연령에 적합한 성인-지도 구조와 놀이 기회를 제공하는 일은 약이 제공하는 진정효과만큼이나 또는 그 이상의 효과가 있을 것이다. 아동에게 연령에 어울리는 방식으로 타인을 도울 수 있는 기회를 제공하는 것(예: 다친 아동을 위해 모금하기)은 아동에게 이타주의적 갈망을 채워주고 또한 무력감을 회복하게 할 것이다.

급성기: 학교, 진료소, 사무실, 병원의 현장

재난 후 급성기에 소아 정신약리학에 대한 연구가 부족하기 때문에, 대부분의 정보는 소아 응급실이나 급성 소아과와 외과 치료 환경에서 얻었거나(Lorberg와 Prince 2010), 또는 재난 후 성인의 연구에서 얻은 것이다. 가능하다면, 개인적으로나 원격으로 소아 청소년 정신건강의학과 의사와의 자문이 권유된다.

약을 처방하기 전에, 소아 정신건강의학적 병력을 얻어야 하는데, 이는 현재 병력, 발달력, 소아청소년과 병력, 현재 신체건강, 알러지, 사용 약물, 물질남용, 가족력, 학교력, 가족 내 관계를 포함한 사회력을 포함한다. 신체검사와 정신상태검사가 병력 수집에 포함된다.

대부분의 아동은 투약이 필요하지 않지만, 어떤 아동들, 특히 손상이나 다른 질병으로 입원이 필요한 아동은 약 복용으로 쉽게 호전될 가능성이 있는 증상이나 진단을 나타낼 수 있다. 소아청소년 환자의 정신약물학적 치료에 대한 다음 논의에서, 우리들은 재난 후 급성기와 후급성기에 필요할 수 있는 약을 다룰 것이다. 아동과 청소년에게 처방할 때, 의사는 mg/kg 척도에 따라 투여량을 계산한다. 투여 가능한 최저 용량으로 시작하고, 부작용이나 독성 작용을 최소화하고 감시하기 위해 점점 조금씩 올리는 것이 가장 안전하다. 다시 말해서 "낮은 용량으로 시작하여 천천히 올리는 것"을 권한다(재난 후 아동 처방에 대한 다른 주의사항은 표 17-1에 나열했다.) 아동이 추적 진료가 가능하지 않거나 문제나 질문에 대하여 전화할 수 없을 때, 상당한 부작용이나 독

표 17–1. 재난 후 아동 처방: 극도로 주의할 것을 권한다

재난 후 아동의 향정신성 약물 처방은 상당히 제한적이다.

1. 향정신성 약물 처방은 권장된 추적 진료 모니터링이 불가능하기 때문에 사회 질서가 혼란한 환경에서 하지 않는 것이 좋다. 항우울제에 대해 FDA는 새로 처방을 내린 후나 용량 변화가 있는 첫 달 동안은 매 주 체크하고, 그 다음 달은 매 2주 마다 체크하며, 그 후에는 매 달마다 환자를 만날 것을 권고한다. 치료 모니터링을 위해, 각 진료 전에 치료를 진행하고 있는 병에 대해 완전한 증상 목록을 환자에게 작성하도록 하는 것도 또한 도움이 된다.
2. 병원 환경에서는 표 17–2, 17–3, 17–4와 같이 급한 환자에게 향정신성 약물을 처방할 수 있지만, 전문적인 추적 진료가 불가능한 지역사회 환경에서는 재난 중에 일반적으로 처방하지 않는다. 이 장의 다음 표들은 일차적으로 병원에서 사용하기에 적합한 것이고, 안전한 약 사용에 필요한 적절한 주의를 기울일 수 없는 지역사회 환경에서 의사로 하여금 단순히 처방만 내리도록 권장하지 않는다.
3. 재난 후, 진통제, 벤조디아제핀, 자극제 같은 약이 가끔 불법으로 유용된다.
4. 아동 정신치료가 불가능할 때, 향정신성 약물을 처방하는 것은 좋지 않다. 최적으로는, 정신치료와 함께 처방하고 아주 가깝게 모니터링 하는 것이다. 그러나 시골지역이나 재난 후 환경에서는 정신치료를 이용할 수 없는 경우가 많다.
5. 추적 진료가 가능한 병원 환경에서 의사들은 항정신병약물을 처방할 수 있다. 그러나 아동은 기본 혈액검사나 혈액검사에 대한 엄격한 모니터링이 없거나, 의사가 시행하는 비정상 불수의 운동척도를 시행하지 않고 항정신병약물을 주어서는 안 된다(Guy 1976, Munetz와 Benjamin 1988).

성이 있는 약은 처방하지 않거나, 투여기간을 2-3일로만 처방해야 한다.

정신약물은 대개 우울증을 위한 항우울제나 주의력 결핍 및 과잉 행동장애(ADHD)를 위한 자극제와 같은 동반이환 질환 치료를 위해 흔히 처방한다. 이러한 적응증에 사용하는 약은 미국 식품의약청(U.S. Food and Drug Administration; FDA)에서 승인하지만, 재난 후에 사용되는 다른 대부분의 약은 FDA 승인 없이 처방된다. 가끔 아동들은 그들의 기능을 상당히 방해하는 불면증, 초조, 섬망, 행동 조절 장애, 기분 증상 같은 급성 고통 증상을 나타낸다. 급한 위험이 있을 때, 가능하면 입원을 지시한다. 여기 제시된 주제는 소아 집중 치료가 아닌 재난 후 소아청소년 정신약물학이지만 유사점이 있을 것이고, 재난 후 어떤 손상이나 아픈 아동은 입원치료가 필요할 것이다.

뒤이어 제시되는 권장사항은 7세 이상 아동의 정신약물학적 치료를 다룬 것이다. 그러나 소아 정신건강의학과나 소아과 자문과 함께, 더 어린 아동의 치료는 mg/kg 기반으로 조심스럽게 시작해야 한다.

통증

유아, 아동, 청소년의 통증 관리는 필수적인데, 정신건강의학과 의사는 통증에 기여하는 요소 평가와 그 통증 치료 모두를 하게 된다. 아주 심한 통증과 이와 관련된 증상을 감소시키기 위한 개입은 심리적 개입(예, 최면과 이완)에서부터 신체적 개입(예: 부상 수술, 포지셔닝), 이득과 부작용이나 독성 사이에 균형을 맞추어야 하는 많은 형태의 약물(항생제, 진통제, 항정신병약물, 항불안제)에 이르기까지 다양하다(Stoddard 등 2002). 모유 수유는 젖을 먹는 아이의 통증뿐만 아니라 관련된 불안도 매우 빨리 줄여준다.

아세트아미노펜이나 이부프로펜은 심한 통증에 상당히 효과적이고, 이 두 약은 몇몇 대재난 후 이용 가능한 유일한 진통제이다. 진통제가 재난 후 치료 환경에서 유용하다면, 심한 통증에 약물학적 치료가 가장 먼저 사용될 것이다(Schechter 등 2003, Stoddard와 Saxe 2001, Stoddard 등 출판 중). 심한 손상을 당한 환자에서 통증이 향후 외상 후 증상에 대한 중요한 예측변수가 되고, 이 외상 후 증상은 조기 투여한 아편제에 의해 줄어든다는 증거가 늘어나고 있다(Holbrook 등 2010, Saxe 등 2001).

불면증

재난 후 수면장애는 흔히 경험하는 증상으로 이는 스트레스와 불안의 초기 증상이라고 할 수 있다. 불면증이 지속되고 주간 활동에 장애를 준다면, 정신약물학적 개입이 필요하다. 그러한 경우, 유아는 mg/kg 기반으로 소량의 디펜히드라민을 5~7일간 투여함으로써 도움이 될 수 있다(재난 정신건강의학 아웃리치 2008, Donnelly 2003). 아동은 작은 이유로 역설적인 탈억제를 경험할 수 있기 때문에, 엄격하게 관찰해야 한다. 이러한 일이 발생하면, 디펜히드라민 투여를 중단해야 한다. 소량의 디펜히드라민이 효과적이지 않고 불면증이 지속되거나 상당한 불안이 동반되는 경우, 로라제팜 같은 소량의 벤조디아제핀을 mg/kg 기반으로 단기간 투여할 수 있다(표 17-2). 또 다시, 환자의 역설적인 탈억제를 감시해야 한다. 불면증이 급성 스트레스 장애나 PTSD 증상과 연관되고 추적 진료가 권장사항 대로 가능할 경우, 서트랄린 같은 항우울제를 고려하고 치료효과를 위해 적정해야 한다.

표 17-2. 소아과적 중환자 치료에 사용하는 선택된 벤조디아제핀

약물	투여 경로	작용 시작(분)	반감기(시간)	대사
클로나제팜	po	30~60	성인 자료: 20~80 (Wozniak 등 2001)	CYP3A
디아제팜	iv(통증), im, po, pr(젤)	iv: 1~3 pr: 7~15 po: 30~60	아동 자료: 15~21 (Cassem 등 2004)	CYP2C19* CYP3A
로라제팜	iv, im, po	iv: 1~5 im: 10~20 po: 30~60	아동 자료: 10.5±2.9 (Chess와 Thomas 1984)	Phase II glucuronidation only
미다졸람	iv, im, po, pr	iv: 1~3 im: 5~10 po/pr: 10~30	아동 자료: 0.8-1.8 (Kovacs 1985)	CYP3A

주: im=근육 내, iv=정맥주입, po=경구, pr=직장.
* 아시아인의 15%~20%와 백인의 3%~5%는 시토크롬 P450(CYP) 2C19의 활성이 낮은 대사저하자이다.
출처: Stoddard F, Usher C, Abrams A: "Psychopharmacology in Pediatric Critical Care." Child and Adolescent Psychiatric Clinics of North America 15:611-655, 2006. Copyright©2006, Elsevier, Inc. 허가 받고 사용.

불안과 우울증

재난의 급성기에 많은 아동과 청소년이 불안을 경험한다. 수많은 재난 대응자들이 모든 아동의 고통을 없애 주고 싶은 열망과 무력감 경험을 보고한다. 그러나, 대부분의 불안이 향정신성 약물 없이도 해결되므로, 로라제팜 같은 항불안제는 그 불안이 심하고 지속적이며 기능장애를 유발할 때를 위해서 남겨두어야 한다. 재난 후 몇 주가 지나서, 아동이 계속 우울이나 불안 증상을 나타내고, 권장된 바와 같이 추적 진료가 가능하면, 선택적 세로토닌 재흡수 억제제(SSRI)가 도움이 될 것이다(Donnelly 2003). 서트랄린, 플루옥세틴, 이미프라민은 학령기 아동의 급성 스트레스 장애, PTSD, 우울증에 효과적인 것으로 밝혀진 세 가지 약제이다(Stoddard 등 2006). 서트랄린은 어린 아이에게 6.25mg, 보다 나이가 많은 아동과 청소년에게는 12.5mg으로 시작할 수 있다. 용량은 흔히 25mg~50mg까지 적정하고, 필요에 따라 더 늘릴 수 있다. 플루옥세틴은 아동의 체중에 따라 2.5mg~5mg에서 투여를 시작하고 10mg~20mg까지 계속 적정할 수 있다. 이미프라민은 드문 심부정맥을 포함하여 부작용이 많고, 과잉 투여시 치명적이어서, 더 이상 불안이나 우울증의 일차 치료제가 아니다. 이미프라민은 취침

전에 10mg 또는 25mg 으로 시작할 수 있다. 표 17-3에 아동에게 흔히 처방하는 항우울제가 나열되어 있다. 모든 항우울제는 아동과 25세 미만 성인에게 사용할 때 자살을 경고하는 블랙박스 경고문이 첨부되므로, 따라서 정신치료와 함께 처방해야 하고, 엄격한 약 관리 모니터링을 해야 한다(미국 FDA 2007). FDA는 첫 달은 매주 만나고, 두 번째 달에는 2주에 한 번, 그 후에는 1달에 한 번 만나도록 권장한다. 권장된 바와 같이 추적 진료가 가능할 때, 블랙박스 경고문이 치료자가 우울증 치료에 효과적인 약을 처방하지 못하게 막아서는 안 된다. 왜냐하면, 우울증이 생명에 위협을 줄 수 있기 때문이다. 항우울제는 일반적으로 치료적 용량으로 약 9~11개월 지속해야 하고, 그 후에는 환자가 이겨낼 수 있다면, 서서히 줄여 나간다.

초조

아동이 강한 공격성, 심한 기분 조절장애, 정신병적 증상, 자해행동을 나타내거나 자기와 타인에게 위협이 되는 경우, 그 환자는 입원을 위해 평가해야 한다. 초조는 섬망과 관계될 수 있는데, 섬망은 의식의 장애, 인지 능력의 변화(흔히 극적이다), 몇 시간 혹은 며칠간 변동을 거듭하는 장애, 증명된 의학적 원인(예, 약 혹은 물질, 손상, 감염, 영양실조, 조증)을 포함한 의학적 응급 상태이다(미국 정신의학회 2000) (표 17-4 참조).

표 17-3. 소아과적 중환자 치료에 사용하는 선택된 항우울제

약물	형태	첫 투여량	부작용
플루옥세틴	정제, 구강 붕해정	매일 5mg~20mg, 경구	자극과민성 정좌불능증, 불면증
서트랄린	정제, 용해제, 근육 내 주사	매일 12.5mg~25mg, 경구	식욕 감소(급성 사용 시) 혹은 식욕 증가(만성) 위장관 증상
시탈로프람	정제, 경구 용액	매일 10mg~20mg, 경구	혈소판 기능 장애 성적 부작용
에스시탈로프람	정제, 경구 용액	매일 2.5mg~5mg, 경구	자살경향*

주: 용량과 부작용 프로파일은 일반적인 지침이고 확정적인 것은 아니다. 약 선택과 투여량은 각 환자 개인에 맞추고 적절한 임상적 및 검사실 감시를 해야 한다.

* 미국 FDA 블랙박스 경고문은 아동과 청소년에게 제공되는 모든 항우울제에 부착한다.

출처: Stoddard F, Usher C, Abrams A: "Psychopharmacology in Pediatric Critical Care." Child and Adolescent Psychiatric Clinics of North America 15:611-655, 2006. Copyright©2006, Elsevier, Inc. 허가 받고 사용.

표 17-4. 소아과적 중환자 치료에 사용하는 선택된 항정신병약물

약물	형태	첫 투여량[a]	부작용과 독성[b]
아리피프라졸	정제	매일 2.5~5mg, po	*가끔 초조, 불안 + 저혈압 0 과프로락틴혈증 0 포도당 불내성 0 체중증가 + EPS + NMS
할로페리돌	정제, im, iv	1일~2일간 0.2~0.5 mg iv tid	*QTC 연장 + 저혈압 ++ 과프로락틴혈증 + 포도당 불내성 0 체중증가 +++ EPS +++ NMS
올란자핀	정제, 구강 붕해정, Im	2.5mg po bid	*항콜린성 효과 ++ 저혈압 + 과프로락틴혈증 ++ 포도당 불내성 +++ 체중증가 + EPS + NMS
쿼티아핀	정제	25mg po bid	*진정 작용 ++ 저혈압 0 과프로락틴혈증 + 포도당 불내성 ++ 체중증가 0 EPS + NMS
리스페리돈	정제, 액제, im	0.25mg po qd	*간독성 +++ 저혈압 ++ 과프로락틴혈증 + 포도당 불내성 ++ 체중증가 ++ EPS + NMS

지프라시돈	정제, im	20mg po/im qd	* QTC 연장 + 저혈압 + 과프로락틴혈증 + 포도당 불내성 0 체중증가 + EPS + NMS

주: 제공된 용량 지침은 일반적 지침이고 확정된 것은 아니다. 약 선택과 투여량은 각 환자 개인에 맞추고 적절한 임상적 및 실험실 감시를 해야 한다. bid=하루에 두 번, EPS=추체외로증상, im=근육 내 주사, iv=정맥주입, NMS=항정신병약물 악성증후군, po=경구 투여, qd=매일, tid=하루에 세 번.

a 18세 미만 아동에게 허용되지 않음. b 우려되는 부작용과 독성의 핵심(Gardner 등 2005) : *= 비교적 약간 흔하지 않은 부작용; +++ = 고위험, ++ = 중간 위험 + = 낮은 위험 0 = 무시해도 좋은 위험.

출처: Stoddard F, Usher C, Abrams A: "Psychopharmacology in Pediatric Critical Care," Child and Adolescent Psychiatric Clinics of North America 15:611-655, 2006. Copyright©2006, Elsevier, Inc. 허가 받고 사용.

심한 초조나 섬망이 있는 학령기 아동에게는 권장된 기초 및 추적 진단검사실 검사와 모니터링이 가능할 때, 정신건강의학과 의사는 자기 전 혹은 하루에 두 번 쿼티아핀 25mg, 리스페리돈 0.25mg~0.5mg, 자기 전 혹은 하루에 두 번 올란자핀 2.5mg, 아리피프라졸 하루에 2.5mg~5mg과 같은 비정형 항정신병약물을 FDA 승인 없이 처방을 고려할 수 있고(표 17-4 참조), 어린 아동에게는 디펜히드라민이나 소량의 벤조디아제핀을 권한다(Stoddard 등 2006). 비정형 항정신병약물을 처방할 때, 정신건강의학과 의사는 일반 혈액검사, 간 기능 검사, 공복 혈당 검사, 공복 지질 패널 검사를 포함한 기초 및 추적 진단검사실 검사 결과와 키, 체중, 활력 징후, 신체 용적 지수를 확보해야 한다. 부가하여, 항정신병약물로 인해 근긴장이상증과 지연성 운동장애의 위험이 있으므로, 비정상 불수의 운동척도(AIMS; Guy 1976)를 기준선에서 실행하고 매달 모니터링 해야 한다(Lane 등 1985).

β-차단제(예, 프로프라놀롤)는 한때 PTSD를 예방한다고 생각되었지만, 다음 연구에서 β-차단제 사용을 지지하지 않게 되었고, 이것을 아동에게 사용하는 것을 권장하지 않고 있다(15장 "정신약물학: 급성기" 참조). 마찬가지로, 클로니딘 같은 α_2-아드레날린 효현제가 가끔 과각성과 충동성 치료를 위해 아동에게 사용되었지만, 이것은 잠재적인 심혈관 부작용(저혈압, 부정맥)이 발생할 가능성이 있고, 이를 병원 장면이 아닌 재난 발생 후에 사용하기는 부적합하다(Donnelly 2003).

표 17-5. 주의력 결핍/과잉 행동장애를 위한 선택된 자극제

약물	상품명	처음 투여량, mg	통상 일일 투여량, mg(mg/kg)
메틸페니데이트 IR	리탈린(정제)	2.5 or 5 qd or bid	10-60(0.3-1.5)
	메틸린(츄정)	2.5 or 5 qd or bid	10-60(0.3-1.5)
메틸페니데이트 ER	리탈린 LA(캡슐)	10~20 qd	20-60(0.6-1.5)
	메타데이트CD(캡슐)	10~20 qd	20-60(0.6-1.5)
메틸페니데이트 OR	콘서타(오로스)	18 qd	18-72(0.4-1.8)
혼합된 암페타민 IR	아데랄(정제)	2.5 or 5 qd	5-40(0.2-1)
혼합된 암페타민 ER	아데랄 XR(캡슐)	5 qd	5-40(0.2-1)
암페타민 황산염 IR	덱세드린(정제)	5 qd	5-30(0.2-0.7)
덱스메틸페니데이트 IR	포칼린(정제)	2.5 qd	5-30(0.2-0.7)
덱스메틸페니데이트 ER	포칼린 XR(캡슐)	5 qd	5-30(0.2-0.7)

주: 미국 FDA는 6세 이상 아동에게 자극제 사용을 승인했다. bid=하루에 두 번, ER=확장 방출, IR=즉시 방출, OR=삼투 방출, qd=매일.

자극제를 처방하는 의사를 위한 경고

- 자극제 사용 금기는 약에 대한 알려진 과민증과 녹내장을 포함한다.
- 자극제는 불면증, 수면장애, 식욕감소, 메스꺼움, 복통, 두통, 심계항진, 혈압 변화, 과민성, 쉽게 변하는 기분 같은 반동 증상을 유발한다. 또한 키와 체중이 약간 감소시킬 수 있다.
- 자극제는 잠재적으로 남용 가능성이 있고, 특히 재난 환경에서 그렇다.
- 자극제는 불안, 긴장, 초조 증상을 악화시키고, 틱이나 정신병 성향이 있는 사람에게서 이런 질환을 일으킬 수 있다.
- 자극제는 단가아민산화효소(MAO) 억제제와 결합하여 사용해서는 안 된다.
- 자극제는 기존하는 구조적인 심장 이상이 있는 환자에서 돌연 심장사를 포함한 심혈관 문제를 일으킬 수 있다.

출처: Green 2007, Spetie와 Arnold 2007

부주의와 주의 산만성

아동은 외상이나 재난 후에 부주의, 과활동, 고도의 주의 산만함을 흔히 나타낸다. 이와 같은 행동 변화는 새로운 ADHD 징후라기 보다는 재난에 대한 외상적 반응으로 이차적 과각성이 더 많다. 선별검사는 PTSD의 부가적인 증상을 알아내고, 우울증이나 불안, 병전 기능을 알아내는데 집중해야 한다. 자극제는 이 약을 복용하고 있었지만 재난 때문에 약을 복용하지 않은 아동이나 독립적으로 이전에 ADHD 병력이 있었던 아동에게 사용한다. ADHD를 앓는 아동과 청소년은 자극제 없이 임시 피난처에서 생활하도록 강요될 때 상당히 파괴적인 행동을 한다. 가능하다면, 약국은 이전의 투여량을 확인하기 위해 접촉해야 하고, 의사는 이러한 약의 남용율이 높다는 것을 알아야 한다. 자극제는 낮은 용량으로 mg/kg 기반해서 처방되는데, 즉시 방출되는 메틸페니데이트는 2.5mg~5mg을 하루에 두 번 처방하거나, 비교적 서방형 메틸페니데이트(예, 콘서타)는 18mg(표 17-5)를 매일 아침 처방한다. 자극제를 처방하기에 앞서 정신건강의학과 의사는 환자와 가족의 심장병력 정보를 알아야 한다. 그리고 환자의 심박동수, 혈압, 키, 체중을 기록하고 정기적으로 모니터링 해야 한다. 자극제 부작용에 대한 자세한 정보는 표 17-5를 참조한다.

후급성기: 학교에서, 외래환자로서, 병원에서
앞의 항에서는 주로 급성기 정신건강의학과적 증상과 진단을 살펴보았다. 후급성기 동안에, 부모는 이런 저런 상황의 치료를 위해 전통적인 치료 장면으로 (선생님이나 소아과 의사가 아동을 의뢰해서) 자녀를 데리고 갈 것이다. 이 시기에, 아동의 PTSD, 주요 우울증, ADHD와 대개의 약물에 반응하는 기타 소아 정신장애에 대한 FDA-승인 약물치료는 그 증거기반이 명백하다(16장 "정신약리학: 후급성기"). 그럼에도 불구하고, 아동의 증상에 대한 재난의 영향과 기여하는 정도를 평가하고 고려하는 것은 필수적이다.

결론

재난 후 아동의 욕구를 맞추기 위한 준비에서 아동의 발달적 욕구와 부모와 가족과 학교의 욕구를 평가하고 고려하는 것이 중요하다. 소아과 서비스, 기타 아동 서비스와 학교는 아동 및 직원의 욕구를 예견하고 맞추기 위한 특정 계획과 직원 재난 훈련을 해야 하고, 지역사회 내에 있는 다른 재난 대응 기관과 함께 그들의 계획을 조정해야 한다. 아동의 정신건강 욕구는 급성 고통과 같은 급성 상황을 위해 심리적 응급처치를 이용하는 지지로부터 PTSD나 우울증 같이 지속되는 장애에 대한 정신치료적 개입에 이르는데, 그러한 장애는 필요할 때마다 지속적으로 평가하고 치료해야 한다. 정신약물학적 치료는 기초선 진단검사실 검사, 지속적인 모니터링, 아동 정신건강의학적 자문

(예: 원격 정신건강의학)이 가능한 병원 장면에서 하는 것이 좋다. 직원 훈련을 포함하는 효과적인 준비는 유아, 아동, 청소년 및 가족에게 재난 외상의 충격을 줄이게 할 수 있다.

■ 교육 핵심

- 유아, 아동, 청소년은 재난 후 가장 취약한 집단이다.
- 장차의 예견된 재난에서, 아동과 가족이 보다 잘 대처하도록 도울 수 있는 매체를 위한 정신교육적 요점을 계획하는 것은 중요하다.
- 재난 후, 가족과 떨어진 아동을 재결합시키는 일이 가능하면 언제나 우선시되어야 한다.
- 학교에서 아동과 교사를 지원하는 개입은 매우 중요하다.
- 부모의 PTSD가 자녀에게 영향을 미치므로, 부모를 지원하는 개입은 자녀에게 이득이 된다.
- 아동에서 나타나는 재난 후 반응에는 정상 범위의 고통 반응과 회복력, PTSD, 기타 불안 장애, 적응장애, 사별, 우울증이 있고 청소년에서는 물질사용장애가 추가 된다.
- 재난으로 심하게 충격 받은 아동을 위해서 놀이 정신치료를 포함한 정신치료, 외상 초점 인지행동치료, 가족치료가 필요할 수 있다.
- 급성기에는, 소수의 학령기 아동에게 정신약물학적 치료, 즉 급성 스트레스에 일차적으로 항불안제가 필요할 수 있다. 후급성기에는, 진단검사실 검사와 권장된 추적 진료가 가능한 병원 장면에서 다른 약물치료를 사용할 수 있다.
- 재난 후 개입은 유아기부터 청소년기까지의 발달 단계에 따라 일어나는 다양한 외상과 상실의 영향에 민감해야 한다.
- 아동 기관, 학교, 의료시설에서 직원훈련을 포함한 재난 계획과 효과적인 재난 준비는 유아, 아동, 청소년, 가족에게 미치는 재난 외상 충격을 감소시킬 수 있다.

복습 문제

17.1 아동을 위한 심리적 응급처치는 성인을 위한 심리적 응급처치와 어떻게 다른가?

A. 안전보장에 초점을 맞춘다.

B. 처음의 고통 감소를 겨냥한다.

C. 자기효능감을 강조한다.

D. 발달적으로 초점을 맞춘다.

E. 음식과 물과 같은 생활 기본 요소 확보에 초점을 맞춘다.

17.2 아동에서 재난 노출 후 다음 중 어떤 위험 요인이 정신병리 발달에 가장 취약한가?

A. 개인적으로 손상을 입었거나 또는 지속적인 상실이 있는 아동

B. 돌봄 제공자와 분리되었거나 또는 돌봄 제공자가 외상 후 고통에 시달리고 있는 아동

C. 재난 전 정신병리를 갖고 있는 아동

D. 이전에 외상 경험이 있는 아동

E. A, B, C, D 모두

17.3 매체, 학교, 지역사회 조직과의 관계는 다음 어떤 시기에 발전시켜야 하는가?

A. 재난 전

B. 재난 급성기

C. 재난 아급성기

D. 재난 후급성기

E. 회복기

17.4 정신병리를 계속 보이고 외상 후 증상이 지속되는 아동을 위해 가장 큰 증거

기반이 있는 치료는?

A. 놀이치료

B. 변증법적 행동치료

C. 인지행동 치료

D. 지지치료

E. A와 C

17.5 재난 중과 재난 뒤에 정신약물학의 역할은 무엇인가?

A. 재난을 경험한 대다수 아동에게 약을 처방해야 한다.

B. 급성기와 후급성기 모두 선택된 소수의 아동에게 약이 유용할 수 있고, 약의 범위는 항우울제에서 항불안제, 항정신병약물에 이른다.

C. 재난 환경에서 약을 아동에게 처방해서는 안 된다.

D. SSRI는 재난 정신건강의학에서 역할을 담당하는 유일한 약이다.

E. 약물은 신속하게 상향 적정해야 한다.

18

노인 정신건강의학 개입

케네스 사카우에 Kenneth Sakauye, 의학박사(M.D.)

재난은 노인 집단의 사망률과 이환율을 불균형적으로 높게 한다(Fernandez 등 2002). 노인에게 가장 흔한 정신건강의학적 증상은 PTSD가 아니라 불안, 우울, 기억장애이다(Galea 등 2008). 노인에 대한 개입은 주로 Class III(비실험적 연구) 또는 Class IV(위원회의 보고나 견해/혹은 훌륭한 기관의 임상적 경험)에서 나온 증거에 기반을 두고 있고, 권장사항의 강도는 대개 Level D(Class IV의 증거에 직접 기반을 두거나, 또는 Class I[무작위 대조군 시험 또는 무작위 대조군 시험에 대한 메타 분석], Class II[무작위화하지 않은 대조군 연구 또는 유형이 다른 유사-실험적 연구], 또는 Class III 증거를 기반으로 추론한다)이다.

위험에 대한 일반적 평가

급성 평가에 대한 일반적인 문제는 5장, "정신건강의학적 평가"에서 살펴보았다. 미국 노인정신의학회(American Association for Geriatric Psychiatry; AAGP) 재난준비 대책위원회(Disaster Preparedness Task Force)는 기존 문헌을 검토하고 노인 집단의 욕구에 대한 공식 견해를 준비했다(Sakauye 등, 2009). 거의 모든 노인 조직의 블로그와 웹사이트, 일부 뉴스 기사에서 연약한 노인 생존자들이 직면한 특정 문제들을 다행히도 강조했지만, 2010년 1월 아이티 지진에서 이 노인 집단에 대한 관심이 부족하고, 특정 통계가 부족하다는 사실은 명백했다. 현재 조사에서 잘 다루지 못했던 핵심 변수는 노인들이 느끼는 재난 후 스트레스(통제감 대 무망감)에 대한 평가이다.

현재 가장 우세한 견해는 부정적 결과가 나타날 위험이 가장 큰 사람을 식별하기 위한 용량-반응 가설에 기초한다. 물질남용 및 정신건강국(SAMHSA)은 재난 후 정신적 후유증에 대한 넓은 6개 위험집단을 내림차 순위로 요약했다. 이 목록은 노인 집단에도 동일하게 적용된다(미국 보건후생부 2003). 표 18-1에서 보여준 것처럼, 이 위계는 스트레스 없는 상태에서 대재앙 상태까지를 평정하는 DSM-III-R(미국정신의학회 1987)의 심리사회적 스트레스 요인 척도의 심각도(축 4)와 대략 일치한다. DSM-IV와 DSM-IV-TR(미국정신의학회 1994; 2000)의 축4 분류(심리사회적 및 환경적 문제)에서는 스트레스 심각도를 평정하지 않는다.

SAMHSA의 위험집단 5와 6은 위험도가 낮은 집단으로 간주되지만, 이 집단에 속하는 사람들도 미래에 대한 불확실, 불안정, 지지적 지역사회와 사회 기반 시설 및 기본 필수 서비스의 상실, 의사, 교회, 가게, 전화, 인터넷 서비스, 교통수단과 우편이 부재, 치료 중단, 회복에 대한 진전이 거의 없거나 보이지 않는 점 때문에 자기의 스트레스를 극심함으로 감지한다. 다음 사례는 직접 외상에 노출되지 않은 전형적인 노인의 반응을 보여준 예이다.

85세 J 할머니는 허리케인 카트리나가 뉴올리언즈를 강타했을 때 종신 의료 서비스가 제공되는 지역사회에서 살고 있었다. 거주자들은 모두 배턴 루지에 재배치되었고 직접 외상을 전혀 경험하지 않았다. 집에 돌아온 후 2개월 간 아무런 증상이 나타나지 않았으나, 2 개월이 지났을 때 직원은 불안과 인지 장애를 동반한 중간 정도의 우울증을 발견했다. 할머니의 가족은 돌아오지 않았고 오랜 친구들 중 대다수가 할머니와 연락이 되지 않았다. 전화 서비스도 없고 직원의 90%가 바뀌었으며, 뉴스 보도대로 할머니는 도시의 잔해를 제거하는데 10년이 걸릴 것이라고 확신하고 있었다. J 할머니는 희망을 잃고 도시의 상실에 애도하고 있었다.

노인의 독특한 위험

미국 노인정신의학회 재난준비대책위원회의 예기치 않은 연구결과(Sakauye 등 2009)에 노인은 전형적으로 젊은이 집단에 비해 재난 재정 지원이 덜 필요하다는 사실이 포함되었다. 이는 아마도 보조금을 받는다는 사실에 대한 오명, 증가된 자기-의존, 다른 권리 상실에 대한 우려, 관청의 복잡한 체계를 찾아 다니는 일이 점점 힘들어지는 낮아진 읽기 능력, 언어 장벽과 관련이 있을 것이다. 이유가 어찌됐건, 노인은 재난 후 경제적 회복을 이루는데 상대적으로 큰 어려움을 겪는다(Kaniasty와 Norris 1995). 도움을 현장에서 직접 제공하는 것이 도움 요청이 오기를 기다리는 것보다 흔히 요구된다. 사회적 지지가 가장 1차적으로 스트레스의 완충제 역할을 하지만, 흔히 재난 후 사라지거나 상실의 충격과 혼합되어 버린다.

표 18-1. 위험에 대한 용량-반응 가설

SAMHSA 위험 집단 위계[a](위험이 가장심함에서 가장 적음까지)	DSM-III-R 심리사회적 스트레스 요인 척도의 심각도(축 IV)[b]
1. 심하게 부상 당한 피해자, 사별한 가족 구성원	코드 6: 대재앙 스트레스 요인
2. 외상에 많이 노출된 피해자, 피난자	
3. 확대 가족 구성원과 친구의 사별, 구조/복구 요원, 사별한 가족들과 사망 통지에 관계된 서비스 제공자	코드 4~5: 극도의 또는 심한 스트레스
4. 집, 직업, 애완동물, 귀중한 소유물을 잃어버린 사람들, 정신건강 제공자, 성직자, 예배당 목사, 응급의료서비스 제공자, 생존자 관련 학교 직원, 피해자 가족, 재난을 다루는 매체 인력	
5. 정부 공무원, 표적 피해자 집단과 동일시되는 집단, 재정적 충격 받은 사업	코드 3: 중간 정도 스트레스
6. 지역사회 전반	

주: SAMHSA=물질남용 및 정신건강국. [a]미국 보건후생부(2003). [b]미국정신의학회(APA) (1987).

노인들은 대피하라는 정부의 경고에 귀를 기울이지 않는 경향이 비교적 높다(Gladwin과 Peacock 1997). 부분적으로, 그들의 선택은 이전에 재난을 성공적으로 극복한 경험이 있기 때문이나, 그런 경험은 노인에게 잘못된 안전감을 심어주고, 이로 인해 눈앞에 닥친 재난 앞에서 집을 떠나기를 거부하는 경향이 강해지는 것이다.

부정적인 결과를 초래할 가장 위험이 높은 노인은 고령이거나, 허약하거나 또는 복잡한 내과 질환을 앓고 있는 노인, 인지장애(예: 치매 노인), 심한 정신질환이 있는 노인, 정신질환(예: 조현병, 정동장애, 우울증)으로 인한 만성 장애인 노인, 운동장애 또는 감각장애가 있는 노인과 가까운 가족 돌봄 제공자나 지역의 사회적 지지자가 없는 노인이다. 치매는 특별한 문제이다. 치매 노인은 스트레스에 대한 이해 능력이 부족하거나 스트레스에 대처할 능력이 없고, 필요 욕구를 소통할 능력도 없으며 치매 중에 섬망으로 발전할 위험이 아주 높다.

노인에서 비교적 높은 비율로 나타나는 감정표현불능증은 또 다른 특별한 요인이다. 감정표현불능증은 "감정을 위한 말이 없음"으로 정의되고, "신호 불안"을 일으키는 능력이 없으며 감정에 대한 인식이 결여된 것을 말한다. 이는 신체화와 관계되는 것이고, 전 대상핵과 편도체에서 일어나는 신경생물학적 근거를 둔 기능장애이다(Henry 등 2006, Paradiso 등 2008, Taylor 등 1999). 감정표현불능증이 신체화를 증가시키는 위험 요인(환자가 잘 대처하지도 못하고, 필요 욕구를 예측하지도 못 하기 때문에)이 되는지 또는 보호 요인(그러한 사람들은 감정 변화를 인지하는 능력이 비교적 적고 회복력이 높아 보이기 때문에)을 나타내는지 여부는 불확실하다. 인생의 경험이 더 많은 지식을 얻게 하고 대처 능력을 증가시키며, 게다가 감정표현불능증의 보호 효과가 있는 건강한 노인은 외상에 대한 회복력이 비교적 강하고 PTSD 발병률을 보다 낮게 한다(Huang 등 2010, Norris 등 2002) (표 18-2 참조).

신경생물학적 위험 요인

노인에서 가능한 신경내분비적 또는 유전적 취약성 요인에 대해 조사된 바는 별로 없다. 모든 연령 집단에서 일반적인 스트레스 관련된 연구는 주간의 변이성 상실과 더불어 코티솔이 약간 상승하는 것이다. 이 현상은 우울증, PTSD, 알츠하이머 병, 만성 스트레스가 있는 환자에게서 발견되었다. 뇌 유리 신경성장 인자(Brain Derived Neurotrophic Factor; BDNF) 혹은 TrkB 티로신 키나제 활동 감소 같은 억제된 뉴로트로핀 반응이 뉴런의 미토콘드리아 활성 및 단백질 생산에 영향을 미치는 다양한 정신질환자에서 발견되었다.

뉴로트로핀 반응은 스트레스 효과에 더 취약해질 가능성이 있는 노인에서 감소하는 것으로 알려져 있다(Ziegenhorn 등 2007). 또한, 확실하지는 않지만 아드레날린

표 18-2. 재난 중 노인 집단의 취약성에 영향을 미치는 요소

취약성을 증가시키는 요소
감소한 감각 인식(인지장애)
기존의 내과적 질병(허약함)
신체적 움직임 장애
사회 경제적 제한(저소득, 낮은 읽기 능력, 언어 장벽)
기존의 정신건강의학적 이환 질환
사회적 고립
완충제 역할을 하는 요소
긍정적인 사회적 지지
기대가능성(예견)
양방향으로 영향을 미치는 요소
감정표현불능증

출처: Sakauye 등 2009.

홍수를 막는 것이 PTSD로 발전할 가능성을 줄이는 방법이다. 베타-아드레날린성 차단제(예: 프로프라놀롤; Pitman 등 2002), 알파-아드레날린성 차단제(예: 프라조신; Peskind 등 2007), SSRI가 불안장애나 우울증으로 진행하리라 생각되는, 자율신경계 과각성을 막을 수 있는 가능성에 대해 연구를 계속 해왔다. 15장 급성 정신약물학과 16장 후급성 정신약물학에 각각 상세히 설명된 바와 같이, 이러한 약물의 효과는 어린 환자에서 아직 확정적으로 입증되지 않았고, 노인 환자에 대한 약물의 안정성과 내약성에 대한 시험도 시행되지 않았다.

정신건강의학적 결과

코코넛 그로브 나이트클럽 화재 사건 후에 린데만(1944)이 처음 설명한 반응 위계는 여전히 재난이 정신건강에 미치는 영향을 측정하기 위해 가장 흔히 사용되는 개념적 체계이다. 급성 외상에 대응하면서 사람들은 다양한 반응을 경험을 할 수 있다. 대부분의 사람들이 잘 대처하고, 많은 사람들이 즉각적인 작은 스트레스 반응을 보일 것이며, 일부는 지연된 불안과 우울 반응을 경험할 것이고 소수의 환자들이 지속적인

PTSD로 발전할 것이다. 이 모델은 그림 18-1의 그림으로 나타낼 수 있는데, 점점 더 소수의 사람만이 시간에 따라 지속적인 문제를 나타내는 것을 보여준다. 일반적으로, 대부분의 사람들은 노인을 포함하여 회복력을 가지고 있다.

재난에 따른 측정된 특정 정신질환의 발병율은 재난의 유형, 파괴 범위, 복구 속도, 개인별 요소에 따라 아주 다르다. 지역사회 자문단(Community Advisory Group; CAG)은 허리케인 카트리나가 강타한 지역에 사는 주민들로 적십자에 도움을 요청했던 성인 815명을 조사했다. 면담은 재난 후 5~8개월 후에, 그리고 다시 1년 후에 실시했다. 그 표본에서 발병 나이는 제공되지 않았지만, 41.8%에서 허리케인 18개월 후에 중증 정신질환이나 PTSD가 나타났고, 6.4%가 지속적인 자살생각을 나타냈다(Kessler 등 2008). 일반적으로, 노인들은 청소년에서 나타나는 기분, 불안, PTSD 증상이 확실히 덜 나타나고, 급성 스트레스는 신체적인 방법으로 표현되었다(Amore 등 2007). 물질 남용 증가 문제는 청소년 집단에서만큼 나타나지 않았다.

외상 후 나타나는 가벼운 기억장애는 노인 집단에서 인식이 덜 된 문제이다. 허리케인 카트리나가 지나간 후, 지역 주민들이 그러한 기억 문제를 흔히 속칭 "카트리나 브레인"이라고 했다. 불안이 흔히 기억장애를 일으킨다는 것은 일반적인 생각이다. 극심한 스트레스를 받는 노인들은 PTSD 처럼 단단히 자리잡은 견고한 기억, 혹은 사고 두절이나 기억상실의 전환이 흔히 나타난다. 신경생물학에 기반으로, 그러한 현상은 시상하부-뇌하수체-부신 축(HPA)으로 인한 전두 대상 회로의 붕괴와 콜린성과 및 전두 도파민 회로의 붕괴를 유발하는 코티솔 기능장애로 일어난다고 추측할 수 있다. 시상, 편도체, 해마의 상호연결은 기억과 스트레스 간에 존재하는 강력한 연관성을 시사한다(Sakauye 2008a). 스트레스와 기억장애의 연관성을 잘 알아야 하는 주된 이유는 재난 후 노인에게 치매의 과잉진단을 피해야 하고, 벤조디아제핀류와 기타 정온제 사용으로 인지장애가 더 악화되는 것을 막아야 한다.

개입 전략

재난 대응은 개념상으로 세 가지 단계, 즉 즉각적인 대응(1 주 정도), 초기나 급성 단계(1 주일에서 2개월), 후급성 단계(2개월 이상)로 나누어질 수 있다. 모든 단계에서 치료 제공자는 재난 발생 후에 부정적인 정신건강의학적 결과가 나타날 위험을 경계해야 하고 정서적 고통의 징후를 알아야 한다(약물남용 및 정신건강국, "회복의 정신: 모든 위험행동 준비와 대응-허리케인 카트리나, 리타, 윌마의 교훈을 바탕으로 구축", 2006년 5월 22일~24일 LA, 뉴올리언즈에서 열린 회의의 미발행 기록).

일반적으로 노인을 위해 어느 단계의 대응에 해당하든지 간에 다음을 행하는 것이 중요하다.

- 위험에 처한 환자 분류
- 이전 정신건강의학적 병력 조사
- 향정신성 약물치료 중단 피하기
- 우울, 불안, 인지장애, 정신병 선별검사
- 물질사용 조사
- 노인에게 잠재적인 부적절한 약물치료를 예방하기 위해 비어스 기준에 따른 약물 피하기(Fick 등 2008)

알려진 정신질환이나 인지문제가 있는 환자는 계속적인 기존의 약 복용 뿐만아니라 추가적인 지지가 필요하다. 악화된 건강이나 인지장애 때문에 노인은 스트레스 영향을 경감시키기 위해 사회적 지지가 더 필요하다. 추가해서, 각 시기의 대응 주제가 서로 다름을 강조한다.

즉각적인 대응

심리적 응급처치(PFA; 12장 참조)는 하나의 즉각적인 대응으로서 제공되어야 한다. PFA는 즉각적인 욕구 다루기, 즉각적인 신체적 안전 보장하기, 신체적 안락함 돌보기, 사회적 참여 촉진하기, 다른 추가적인 외상이나 외상을 상기시키는 것으로부터 보호하기, 애도와 영적 문제 돌보기, 가족과 이별했다면 가족을 찾아주기, 외상적 애도 돌보기, 정서적으로 압도된 생존자를 안정시키는 일을 포함한다. 지속적인 의학적 치료가 보장되어야 하며 불안과 수면을 위해 향정신성 약물이 필요할 수 있다. 심리적 응급처지는 개인과 집단 형태로 제공되어 왔다(Brymer 등 2006). 전략적으로, 심리적 첫 대

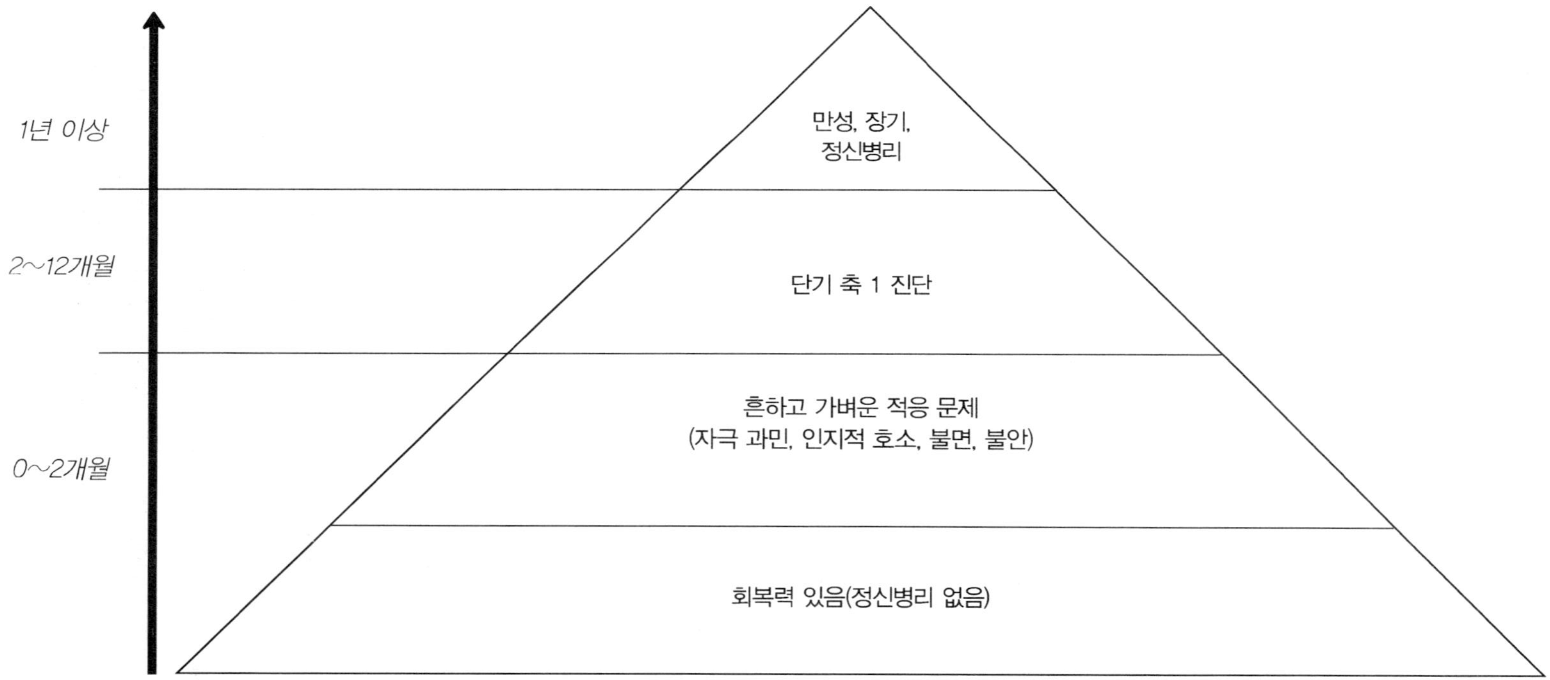

그림 18-1. 외상에 대한 반응 위계

이 도식적인 그림은 외상 후 대다수가 초기에 가벼운 적응 문제를 나타내지만, 많은 사람들이 적응을 잘 하고 있음을 보여 준다. 2개월 후 즉각적인 영향은 약 1/3의 사람들이 일부 축 1 진단으로 발전하고, 일부 사람들은 장기 문제를 경험하지만, 그들이 외상 피해자 대부분은 아니다.

응 목표는 외상에 대한 조절감과 숙달감을 제공하는 것이다.

치매 환자를 위한 PFA는 다른 환자들과 질적으로 다르다. 외상 후 치매 환자 대부분에서 초조가 예견될 수 있다. 생활이 약간만 변해도 치매환자는 대재앙을 경험한 것처럼 느끼고, 이로 인해 초조가 나타날 수 있다. 스트레스를 받는 시점에서 환자를 보호하고 안심시켜주는 애착 대상을 갖는 것은 약을 복용하는 것보다 훨씬 이득이 된다. 그러나 약이 필요할 경우, 재난 후의 주된 치매환자 치료 지침은 비어스 기준에서 노인에게 부적절한 투여가 될 가능성이 있다고 분류된 약을 피하는 것이다(Fick 등 2008). 대개 부적절한 약물은 진정성 향정신성 약물이나 항히스타민류 혹은 잠재적으로 높은 항콜린성 약물이다. 노인의 시작 용량은 어린 환자의 일상적인 시작 용량보다 50% 적어야 한다.

급성 대응

고위험 환자들의 평가와 선별은 급성 대응단계에서 중요하다. 허리케인 카트리나가 지나간 후 가족의 도움 없어서 건강이 나빠진 노인을 식별하기 위해 위험에 취약한 노인 환자 분류 도구를 개발했다. 다이어 등(2008)이 개발한 이 간단한 선별도구는 세가지 주 영역, 즉 1) 어떤 사회적 지지도 갖지 못하거나 사회적 지지에서 격리됨, 2) 기존의 건강, 기억, 일상생활 수행능력(ADL) 제한, 3) 사례관리의 필요성을 평가한다. 이뿐만 아니라, 재발 위험을 최소화하기 위해 정신건강의학과적 치료와 내과적 치료를 중단하지 않는 것이 필수적이다. 고위험이나 증상을 나타내는 환자는 식별한 후, 치료하거나 보다 자세한 평가를 위해 의뢰해야 한다. 넓은 지역이 황폐화되고 사회 기반시설이 파괴된 경우, 적절한 대응이 불가능하다. 병원, 가스, 물, 전기, 도로, 식량 분배, 집, 하수, 의약용품, 전화, 전문가가 없는 상태에서, 환자는 해당 지역에서 도움을 받을 수 없다. 필요하면, 안전한 서비스를 받을 수 있는 지역으로 평가를 위해 환자를 보내야 한다.

이 단계에서 가장 흔하게 필요한 사항은 무엇보다도 사회와 환경에 대한 문제이다. 중요한 목표는 가족을 재결합시키고, 생활할 수 있게 사회의 기본 시설을 재건하며, 믿을 수 있는 정보를 제공하고 약물 투여를 계속하며 가장 심한 환자는 병원치료가 제공되는 곳으로 후송시키는 것이다.

치매 치료는 안정되고 기대되는 환경이 필요한데, 가족이나 친근한 사람과 함께 있는 환경이 더 좋다. 향정신성 약물의 추가를 피해야 하고, 환자에게 필요하더라도, 진정 효과가 높은 약물인, 벤조디아제핀류나, 항콜린성이 높은 약은 처방해서는 안 된다. 신체적 억제는 종종 초조함을 증가시키므로 피해야 한다. 행동관리 기법에는 기술 끌어내기, 차별적 강화, 재교육, 구조화된 사회활동과 같은 인지행동 기법, 자극조절과 소통기법을 증진시키는 직원 교육이 있다(Sakauye 2008b).

후급성 대응

후급성 단계에서 일부 환자들은 일반적인 정신건강의학적 치료가 필요할 것이다. 정신치료와 향정신성 약물이 필요할 수 있다.

불안장애 치료는 불안장애의 아형이 많고 대부분의 연구가 범불안장애나 PTSD에 초점을 맞추고 있기 때문에 가장 좋은 치료 방법이 없다. 또한, 노인들에 대한 치료결과 연구가 거의 없다. 전형적으로, 정신치료 선택은 사람에 따라 절충적인 모델로 이루어진다. 문헌 검토에 따르면, 다음의 치료적 위계가 적용된다. 우선, 환자에게 완화 기법이나 주의분산적 기법을 가르친다(이완 운동, 명상, 기분을 가라앉히는 생각). 증상이 지속되는 경우, 인지행동치료를 시도한다. 목표는 문제 해결 기술, 유도된 이미지나 정신교육을 통해 환자가 특정 증상에 대한 통제력을 얻게 돕는 것이다. 어떤 환자들은 증상의 발달과정을 인식하고, 현재의 행동에 대한 무의식적 영향과 무의식적 저항에 초점을 두는 보다 많은 시간이 필요한 집중적인 통찰-지향적 치료가 필요할 수 있다(Sakauye 2008a). 약물치료는 처음 시도로 항우울제 사용, 즉 SSRI나 SNRI 사용으로 바꾸었다. 노인에서 주요 우울증, 정신병과 같은 주요 정신질환의 치료는 전통적인 치료와 다르지 않다.

치매 환자는 재난 후 더 악화되는 것 같다. 인지와 일상생활 수행능력에서 명백한 황폐화가 회복할 것인지 혹은 영속될 것인지는 불확실하다. 정신병, 우울증, 초조 행동과 같은 정신 증상은 회복할 수도 있는 것 같다.

준비

지금까지 출간된 논문에서 거의 노인 문제를 집중적으로 다루지 않았기 때문에, 주 재난 대응 계획에서 노인을 특정 집단으로 대응하는 것이 일반적이다(다른 집단의 논의를 위해서는 6장 "특정 집단" 참조). 미국 노인정신의학회의 재난준비대책위원회(Sakauye 등 2009)는 다음을 권장한다.

- 가능할 때, 노인에게 재난이 눈앞에 있음을 알리는 커뮤니케이션이 필요한데, 이런 허약한 노인과 치매 환자를 위한 특별 계획을 포함시키기 위해 주 재난 대응 계획을 수정한다.
- 안전한 피난처와 같은 연약한 노인을 위해 특별한 사전 조치가 필요하고, 특정 집단의 욕구(예: 치매 관리)에 맞추어 돌봄 제공자를 훈련한다.
- 치료가 중단되지 않고, 멀리 떨어진 현장에서 원격으로 접근할 수 있는 전자 의무기록 장치, 메딕알러트 의료경보 보석(MedicAlert jewelry), 마이크로칩 이식을 한다.
- 허약한 노인을 다루기 위해 재난 최초 대응자를 훈련한다.
- 허약한 노인이나 치매노인을 위한 서비스를 개설하고, 최초 계획이 부족할 경우 비상대책을 수립한다.
- 가족이나 애완동물과 분리되지 않는 계획을 수립한다.
- 노인을 대처하는 프로그램을 확인한다. 그리고 이러한 프로그램을 맡을 주 또는 연방 기관을 사전에 정한다.

*노인 정신건강 재난응급대책*에서, 토너 등(2010)은 앞에 나열된 많은 주제에 대해 더 자세히 설명하고 있다. 이 저자들은 협동적인 노인 긴급대책과 초기 대응, 캐나다 모델을 포함한 몇 가지 재난대응프로그램 모델을 설명한다. 그리고 팀 관리와 교육의 중요성을 강조한다. 한 가지 모델은 특정 집단에게 돌봄을 제공하는 법을 가르치기 위해 성격 역할-놀이 카드를 사용하는 특별 훈련을 포함했다. 적십자를 통해 유사한 교육을 보급하는 것은 노인 재난 돌봄을 개선하는 중요한 첫 걸음이 될 수 있을 것이다.

결론

대부분의 노인들이 재난에서 살아남지만, 그들은 여전히 외상 후 정신건강의학적 문제 위험이 높으며, 특히 허약하거나 건강문제, 인지장애가 있을 경우 더욱 그러하다. 모든 노인들에게는 일상생활 수행능력의 제한 사항과 인지능력을 평가해야 하고, 어떤 제한이 있을 경우, 가족지지를 평가해야 한다. 기존하는 질병의 재발을 방지하기 위해 기존 치료를 계속하는 것은 아주 중요하다. 넘어짐과 의식 혼돈의 위험이 있기 때문에, 벤조디아제핀류, 진정작용 항히스타민제, 항콜린성제, 다중 약물치료를 피하는 것도 중요하다.

■ 교육 핵심

- 재난 현장과 가까운 곳에 있는 것이 유일한 위험 요인이다. 주어진 재난과 무력함의 정도를 바라보는 방식이 재난 후 정신건강의학적 후유증이 나타날지를 판단하는 데 아주 중요하다.
- 사실상 노인은 이전에 더 가벼운 재난과 공포를 경험한 경우가 많기 때문에, 재난 중에 청년보다 비교적 잘 준비되어 있을 가능성이 있다. 그러나 노인들은 대피하거나 이동하라는 조언을 귀담아 듣지 않는 경향이 많다.
- 가장 취약한 노인은 현재 신체적으로나 정신적으로 장애가 있거나 이전에 정신건강의학적 병력이 있는 사람이다.
- 사회적 지지 부족은 치료 결정에서 중요한 문제가 된다.
- 정신건강의학과 의사는 치매를 과잉 진단하지 않도록 주의해야 한다. 경증 인지장애는 스트레스를 받고 있는 노인에서 매우 흔하게 나타나기 때문이다.
- 심리적 응급처치의 주 목표는 희망을 주고, 신체적 안락을 제공하며, 사회 참여를 장려하고, 가족을 재결합시키며, 무엇을 기대하고 무엇이 일어나고 있는지에 대한 정확한 정보를 제공하는 것이다. 심리적 응급처치의 부가적인 목적은 노인 환자에게 유용한 애착 대상이 있다는 것을 확신시키는 것이다.

복습 문제

18.1 다음 중 재난 발생 후 정신건강의학적 문제로 발전할 위험이 가장 높은 경우는?

A. 애완 동물이나 귀중한 소유물 유실

B. 친구 사별

C. 재난의 영향을 심하게 받은 자신의 사업

D. 구조대원이 되는 것

E. 감정표현불능증의 특성을 가지고 있음

18.2 재난이 발생한지 2개월 후 노인에게 가장 흔하게 나타나는 정신건강 문제는?

A. 공황장애

B. 주요 우울장애

C. 기억장애

D. 신체형 장애

E. PTSD

18.3 재난 후 PTSD 발병을 막는 데 도움이 되는 정신약물류는 어느 것인가?

A. α-아드레날린성 차단제(예: 프라조신)

B. 진정작용 항히스타민제(예: 디펜히드라민)

C. 비정형 항정신병약물(예: 쿠에티아핀)

D. 벤조디아제핀류(예: 클로나제팜)

E. 항경련제(예: 발프로산)

18.4 치매 환자를 위한 심리적 응급처치에서 특별히 가장 중요한 요소는 어느 것인가?

A. 시설 보호

B. 애착 대상

C. 감각 감소(조용한 시간, 고립)

D. 재교육

E. 문화와 다양성에 대한 민감성

18.5 외상 후 만성 불안을 치료하는데 있어서, 노인에서 흔히 사용하는 정신치료는?

A. 인정요법

B. 인지행동치료

C. 정신역동적 정신치료

D. 회상치료

E. 인지강화요법

제 4 부

최근 새롭게 등장하는 주제와 기타 주제

4부 편집인

프레데릭 스토다드 *Frederick J. Stoddard Jr.*, 의학박사(M.D.)

아난드 판디아 *Anand Pandya*, 의학박사(M.D.)

크레이그 카츠 *Craig L. Katz*, 의학박사(M.D.)

19

대사로서의 정신건강의학과 의사

그랜트 브레너 Grant H. Brenner 의학박사

정신건강 전문가를 생각할 때, 사람들은 흔히 개인 진료실과 병원 환경, 이와 관련된 전통적 치료 모델을 상상한다. 그러나 진행 중인 급성 재난의 준비 및 대응에서의 전문가는 직접적인 임상적 치료가 아닌 또다른 역할을 맡게 된다. 이러한 역할에는 다양한 집단과 조직에 대한 공식적 및 비공식적 자문, 다양한 프로젝트에서의 전문가 견해와 협력을 통한 지속적인 전문적 참여, 재난, 옹호, 정책 수립, 공중보건 당국과 자문 사이를 유지하는데 지속적인 참여, 그리고 교육, 지도감독, 지지를 제공하는 원격 업무와 현장 업무가 포함된다.

이 모든 역할에서, 정신건강 전문가가 도움을 제공하고, 다른 대응자와 서로 간의 상호의존 인식을 증대시키며, 정신건강에 관한 낙인을 줄이는데 있어서 전문적이고 온화하며 도움이 되는 방식으로 스스로를 편안하게 하는 것은 아주 중요하다. 그들은 중요한 문제에 타협하지 않고 탁월한 수준과 권리를 옹호하기 위해 노력해야 한다. 일정한 수준의 유지와 외교적 수완 사이의 균형은 아주 복잡하고, 성취하기 어려우며, 많은 인내와 폭넓은 시각이 요구된다. 스스로 지속할 수 있는 협동 과정을 만드는 것은 안전과 상호존중의 분위기를 사려 깊게 만들어가고 나아가 더 넓은 중첩 목표를 달성하기 위해, 상충되는 경우가 많은 다양한 개인과 집단의 경쟁적 욕구 사이에 균형을 요구한다(Brenner 2009, 재난 정신건강의학 아웃리치 2008).

이 장은 전통적인 전문가의 사무실과 병원 환경 밖에서, “대사로서 정신건강의학과 의사"라는 제목 하에 비전통적 역할과 관계된 핵심 문제를 살펴보는 것으로 시작한다. 집단 관계와 집단 역학의 기본 원리에 초점을 두고, 조직 상담 개괄은 상담 자세와 역할의 중요성을 설명하며, 일인다역 특유의 장점과 문제점을 요약한다. 종교적, 영적 돌봄과 정신건강 재난 대응자 사이의 학제간 협력과 관련된 기본적 문제를 논의하고, 또한 자기-돌봄 유지의 중요성과 외상성 경험이 어떻게 성장 기회가 되는지에 관해 논의할 것이다. 마지막으로 이 장은 결론과 앞으로 나아갈 방향에 대해 언급하고 끝을 맺는다.

대사직

미국 헤리티지 영영사전(2006) 4판에서 대사의 정의는 "비공식적 대표자: 친선 사절"이다. 여러 가지 의미에서, 재난 정신건강 전문가는 현장 주민들에게 정신건강 시각이 아직은 이질적이라고 판단될 수 있는, 은유적으로 비유하자면 외국 영토에 들어 가는, 현장의 특사이자 대표자라고 할 수 있다. 취지는 가능한 한 언제든지 친선사절로서 역할하면서 다른 많은 목표를 추구하는 것이다. 아주 많은 경쟁이 심한 세력 사이에서 균형을 맞추기 위한 경험과 기술을 발전시키려면, 지속적인 노력과 함께 많은 전문분야에 대한 확실한 이해가 필요하다.

각 전문가는 역할을 수행하는 사람으로서 스스로를 접목시켜 개별적이고 독특하게 대사직을 수행해야 한다. 이렇게 하는 데 도움이 되는 특별한 방법은 없으며, 체험적인 지침과 통상적인 정신건강의학적 훈련 범위에 포함되지 않는 것들을 이해하기 위한 상호보완적인 틀을 갖추는 것 뿐이다. 유념해야 할 중요한 사항으로는 정신건강의학과 의사는 존재하지 않는 상태에서 질환과 장애를 찾아내고 있는 "지나치게 병리화하는" 경향이 있다는 인식이다. 재난 급성기에 대부분의 생존자 반응은 정상이라는 점을 잘 생각해보자(재난 정신건강의학 아웃리치 2008). 정신건강 전문가는 이와 같은 인식을 잘 숙지해야 하고, 적절하게 실행하여, 동료들과 원만하게 활동해야 한다. 또한 자신의 경험을 지나치게 의료화하고, 지나치게 병적으로 생각하거나 지나치게 병적으로 생각하지 않는 경향으로부터, 자유롭게 적절한 치료와 자문을 제공하는 것이 중요하다.

집단관계 이론은 익숙하지 않은 환경에서 재난 정신건강 전문가에게 유용한 도구를 제공한다. 역할에서의 사람의 개념, 정신분석 이론의 핵심 요소, 집단을 실체 그 자체로 보는 것과 기타 핵심 고려사항(자세한 사항은 아래에)은 집단관계 이론의 기초이다. 각각의 재난은 유일하고, 재난은 일상적인 경험의 경계를 넘어 확산되기 때문에, 대사로서의 작업은 충분한 기교와 교묘함이 요구되면서 만족스러운 창의적 도전을 선물하는 것이다. 동시에 바로 그 정신건강의학과 의사는 시시각각 변하는 다양한 목표를 달성하기 위해, 직관, 상식 일정 수준을 유지하는 기본적 능력, 오랫동안 숙련된 기량을 가진 스스로를 가장 적절하게 활용할 수 있어야 한다.

협동

재난 대응 정신건강의학과 의사가 할 수 있는 가장 중요한 역할 중 하나는 전문가가 함께 일하고 있는 집단 전체의 장단기 협동과정 개발을 용이하게 하는 것이다. 재난의 급성기에는 즉각성과 긴급성이 실제적인 초점이 되기 때문에 협력을 얻기가 비교적 쉽다. 이 상황은 사람들이 명백한 과업 수행을 위해 다른 일을 일시적으로 한쪽으로 치워놓는 응급치료 장면(예: 수술실, 응급실, 집중 치료실)과 유사하다. 시간이 흘러 후급성기에 돌입하면, 예민함이 줄어들고 조직 간 협의 사항이 우세해지기 시작하며, 개인적인 탈진이 증가하고, 기존의 협동과정이 무너지며, 지속적인 발전이 방해를 받는다. 그러한 환경에서 협동을 지속시키기 위해 여러 가지 전략을 도입할 수 있다. 예를 들면, 지속적으로 협동하는 방법을 논의하는데 있어 정규적인 회의에 국한하지 않고, 중첩된 영역과 구별된 영역을 포함하여 서로 다른 집단의 목표와 책임을 명확하게 하며, 업무 흐름을 명확하게 관리하기 위해 조직적 전략을 활용할 수 있다(Brenner 2009). 중요한 점은, 집단을 위한 협동 작업은 간과하기 쉽지만 자원이 부족해져도 꼭 지속해야만 하는 일상적인 자기-돌봄과 같다는 것이다.

외부 재난 정신건강의학과 의사가 참된 선의로 도움을 제공하기 위해 충격 받은 지역사회로 들어가지만, 이는 그 지역 전문가를 하찮은 존재라는 기분이 들게 해서 잠재적인 문제가 될 수 있다. 해당 지역 정신건강의학과 의사와 함께 협조하고 식별해야 하는 중요한 일들이 어려워질 수 있다. 그러한 노력을 한다해도, 여러 가지 영향(예: 경쟁, 대인관계에 외상적 경험의 영향, 추가적인 도움이 필요 없음)으로 해당 지역과 외부 집단이 동일한 상황에서 대응할 때 어려움이 생길 수 있다(이 사항은 1장. "준비와 시스템 문제"에서 더 깊게 다루었다). 다음 사례는 협동 부족으로 발생할 수 있는 몇 가지 문제를 보여주고 있다.

허리케인 카트리나가 지나간 후, 대규모의 외부 대응자 집단이 도움을 제공하고자 뉴올리언즈에 내려왔다. 이 집단에는 국가적 전문기구와 먼 지역 의료시스템에 소속된 정신건강의학과 의사들을 포함하여 재난 대응 정신건강 전문가들이 있었다. 그들의 도움은 높게 평가되었지만, 일부 지역의 정신건강의학과 의사들은 자신들도 도움을 제공하기 위한 기본 기술과 의지가 있었음에도, 외부 조직이 그들을 만나지 않았고 계획과 대응에서 제외되었다고 보고했다. 이 지역 정신건강의학과 의사들은 몇 년이 지난 후에도, 지속적으로 상당한 분노감을 나타냈다.

그러한 역동은 재난 시기가 지나간 후에도 문제점을 남긴다. 지속되는 부정적 감정은 향후 협동적 노력에 걸림돌이 된다. 협동 부족은 개인적으로 나쁜 감정을 심어 놓을 뿐만 아니라 조직적으로도 효율적이지 못할 가능성이 있다.

집단과 시스템의 전망: 집단관계 이론

집단관계 이론을 잠시나마 되짚어보는 것은 재난 대응 환경에서 일하고자 하는 정신건강의학과 의사에게 도움이 된다. 위프레드 비온은 대상관계 지향적인 정신분석가이자 군 정신건강의학과 의사였다. 그는 세계 2차 대전 후 개인 치료자가 충분하지 않았던 때에 수많은 병사들과 상호작용하기 위해 집단치료적 접근법을 개발했다. 그는 자신의 연구 결과를 저서 〈집단에서의 경험(Bion 1961)〉에서 상세히 설명했다.

특히 라이스 사회체계연구소와 타비스톡 인간관계연구소는 비온의 연구를 확대했다. 그들이 설명하는 견해는 정신분석의 영향을 받았다. 연구대상은 하나의 전체(whole)로서의 집단이고, 집단구성원 개인은 하나의 개인으로 간주되지 않는다. 개인이 어떠한 말을 전달하더라도 그 말은 개인의 성격과 경험 및 개인이 "갖고 있는" 것으로부터 집단을 대신해서 나타났다고 이해된다. 집단도 개인처럼 단지 지엽적으로만 의식되는 강력한 무의식적인 힘에 의해 영향을 받는다. 예를 들면, 진행중인 집단에서 집단의 작업은 이러한 무의식적인 힘을 이해하고 분명하게 표현하고자 하며, 그 힘이 집단 내에서 전개될 때 집단은 그 힘을 반영한다("행동 속에서 반영").

무의식적인 힘은 재난 대응 맥락에서 훨씬 강력하므로, 집단 서비스에서 집단을 하나의 전체로 개념화하고 집단 경험의 목소리로서 스스로를 바라보는 것은 강력한 렌즈가 될 수 있다. 비슷하게, 다른 사람이 같은 방식으로 말하는 것을 귀담아 듣는 것도 중요하다. 이는 무슨 일이 진행되고 있으며, 어떤 방법으로 업무와 관련하여 더 효과적으로 접근하고, 그 과정에서 긍정적으로 영향을 미칠 수 있는가에 대한 정보를 제공한다. 그렇게 하려면, 뛰어난 반향 기능과 감춰진 부분을 파악하려는 의지를 가지고 있어야 한다. 집단에서 분열, 투사적 동일시, 속죄양 같은 원초적 심리과정이 두드러지면, 그 집단은 기능을 잘 하지 못한다(Wells 1985).

비온(1961)은 많은 집단과의 작업을 통해 집단이 두 가지 본질적인 상태, 즉 작업집단과 기본적 가정집단으로 존재한다는 견해를 발전시켰다. 집단은 이 두 가지 상태 사이를 왔다 갔다 하며, 두 상태가 중첩되기도 했고 동시에 일어나기도 했다. 작업집단은 응집력 있게 그 집단의 정해진 과제를 처리하였고, 작업을 방해하는 파괴적 역동에 아주 적게 빠져들었다. 기본적 가정집단은 주어진 과제를 효과적으로 수행하는데 방해되는 반복적이고 파괴적인 대인관계 패턴과 부적응적인 방어에 휘말려 들었다.

이후의 학자들이 다른 추가적인 기본적 가정 양상을 설명했지만, 비온(1961)은 처음에 세 가지 기본적 가정집단을 투쟁-도주, 짝짓기, 의존 집단이라고 명했다. 투쟁-도주 집단은 두려움에 의해 통제되고 회피와 갈등 사이에서 동요했다. 이 집단에서 발생한 최악의 시나리오는 스펙트럼의 한쪽 끝이 완전히 허물어지고 서로 떨어져서 만나기를 중단하거나 끊임없이 내적 싸움에 여념이 없었다. 짝짓기 집단에서는 집단을 구출하기 위해, 의식적 또는 무의식적 동기로, 혹은 집단이 무의식적으로 "그들에게 하도록 부추긴다"는 가정하에 다양한 형태의 강력한 짝짓기가 일어난다. 이러한 짝짓기는 희망에 차있고 가끔 생산적인 것 같지만, 일반적으로 다른 짝에 집중함으로써 집단 작업을 못하게 한다. 마지막으로 의존 집단에서는 집단과 그 구성원들이 숙련된 기술이 부족해서, 한 구성원이 모든 일을 해 주길 기대하거나 실제로 집단이 해야 하는 어렵고 고통스러운 과정을 집단이 하지 못하도록 하는 가상적인 구제자를 선출하여 집단의 리더를 물러나게 한다(Bion 1961).

역할과 상담 태도

비치료적 집단과 작업하면서 치료자 역할을 맡는 것이 도움이 되지도 않고 적절하지도 않지만, 치료자 역할이라는 요소가 정신건강의학적 대사에게 도움이 될 수 있다. 재난 대응 정신건강의학과 의사는 여러 가지 역할을 떠맡는데, 가끔 한 가지 이상의 역할을 동시에 수행한다. 그래서 한 의사가 다양한 환자를 관리하는 데 도움이 되는 개념적 틀을 갖는 것은 무엇보다 중요하다.

"역할 role"은 기초(基礎)적 개념이다. 역할은 엄격한 지위도 아니고, 똑같이 흉내 내는 "연기"도 아니다. 오히려 특정 역할을 하는 것은 다른 사람, 다른 환경과 효과적으로 작용하기 위한 틀을 구성할 수 있게 한다. 샤피로와 카(1991)에 따르면, 특정 역할을 인식하는 것은 "개인의 경험이 다른 사람의 경험과 상호작용함으로써 개인 경험을 확인하고 충동을 방지하도록 감싸주는 지지적 환경(holding environment)을 제공한다"(p.77). 마찬가지로 "조직에서의 멤버십은 서로 공유하는 과업이라는 개념을 만든다. 자신이 어디에 소속되어 있는지 알고 있는 한, 각 개인은 조직이 수행하는 과업과 관련된 자기 역할에서 그러한 과업을 발견하려고 노력할 것이다"(p.77). 자문가는 "자신의 역할을 수행하는데 자신의 내부와 외부, 조직의 내부와 외부, 양쪽 측면에서 자신의 감정을 활용하여 해석하는 사람으로 정의된다. 그러한 자문가는 조직 역학 속에 몰두하게 되고, 의식적으로 자기 내면과 자기의 경험을 통해 조직에 중요한 모든 문제의 의미를 발견하려고 노력한다. 그들은 자기 역할 속에서 일어난 감정이 조직의 과정과 외부의 견해를 어떻게 반영하는지 생각한다"(p.81).

자문하는 입장에서, 자문가는 전후 맥락과 상호작용에 따라 집단의 과정과 내용을 향해 그리고 자신의 내적, 개인적 과정을 향해 본질적인 반향적 태도를 취한다. 자문 태도를 취하는데 필요한 몇 가지 기본 사항은 다음과 같다. 1) 앞서 언급한 바와 같이 집단 역학과 집단 과정에 대한 기본적 인식이 필요하다. 2) 자신의 역할과 내적 반응에 대해 인식해야 한다. 3) 다른 사람이 자신을 어떻게 지각하는지 알아야 한다. 4) 자신의 역전이 반응을 알아야 한다. 자문가의 전문적 역할의 어려움은 파괴적인 행동화(예: 편 들기, 특별히 봐주기)를 피하고 효과적으로 대응하기 위해서 무질서한 힘(예: 분노, 유혹)을 견제하고 관리해야 하는 필요성 이라고 할 수 있다. 파괴적 행동화는 자문가가 대면하게 된 압도적인 경험에 직면하여 해리적 방어(예: 거리를 둠, 과잉간섭)를 사용하고 자기-반향의 상실로부터 일어난다. 파괴적 행동화의 위험은 과정 집단, 입원 환자 병동, 병원관리, 응급실과 같은 일상적인 치료 환경에서도 일어나지만, 재난 준비 및 대응이라는 부담스런 상황에서는 훨씬 더 광범위하게 확대된다. 재난 자문의 어려움에 처해 있는 자문가는 자기-보호적으로 벗어나고 싶다는 충동과 도움에 빨리 참여하고자 하는 소망 사이에서 반향적인 균형을 잡아야 하는 상황에 처할 수 있다.

효과적인 자문가가 되기 위해서는 몇 가지 핵심 요소가 요구된다. 약물이나 지금 당면한 일을 아는 것에 추가하여, 자신의 책임(상황에 따라 달라짐)에 대해 아는 것, 자신과 다른 사람의 감정, 신뢰와 불신이 존재할 때 불신에 대해 효과적으로 전달하는 것의 중요성, 자신의 목표와 욕구, 대표하는 조직의 목표와 욕구 등을 알아야 한다. 진실성을 유지하고 어떤 전문지식이 적절히 제공될 수 있는지를 이해하면서, 어떠한 종류의 일에서든 앞서 언급한 고려 사항을 사려 깊게 접근하는 것이 필요하다. 이러한 점은 수월하게 생각하는 권위(예: 의사로서 권고하는)를 가지고 접근하기 쉽지 않은, 익숙한 임상적 상황 밖에서 일하는 정신건강의학과 의사에게 특히 필요하다. 자문-대사의 역할에서, 정신건강 전문가는 보통 관리자의 역할인 다른 사람이 해야 할 일에 대해 지시하지 않는다(Block 1981). 따라서 자문가로서, 정신건강 전문가는 집단 과정을 안내하고 흔히 다른 사람이 더 나은 결정을 내릴 수 있도록 도움을 주기 위해 통찰력, 정보, 경험의 이점을 제공할 수 있다. 또한, 이런 주제는 "간섭주의"에서 "권한부여" 접근으로 변화를 개념화할 수 있는데, 재난 대응 정신건강의학과 의사는 지역사회와 다른 집단에 독점적으로 단기간 직접적인 치료를 제공하기 보다는 차라리 그들이 많은 시간과 노력을 통해 스스로의 잠재력을 완전하게 활용할 수 있도록 도울 수 있다(Gist 등, 1998).

마지막으로, 특히 현대 서구 문화권에서는, 권한 관계의 성질이 권한의 평등화, 보다 커진 의료에서의 소비자 중심주의, 때때로 의사 같은 기존의 권위 있는 인물에 대한 불신으로 거의 대부분 변화되었다(Eisold 2009). 어떤 문화권에서는 아직도 의사들이 전통적인 권위의식을 나타내기도 하지만, 재난 정신건강의학과 의사는 여러 가지 역할을 수행할 때 이러한 변화를 고려해야 한다. 적응하는 과정에서 융통성 있는 접근법이 요구되는데, 맥락적 요인의 변화와 관련하여 의사의 권위적인 태도를 역동적으로 바꾸어야 할 필요가 있고, 그렇게 함으로써 단일한 접근법 보다는 다양한 접근법을 채택하는 것이 흔히 필요하게 된다.

일인다역

재난 정신건강의학과 의사는 정신의학적 전문 영역을 넘어서 다른 영역의 전문지식을 이용하고 통합하며 그 지식의 범위를 확대해야 하고, 수많은 역할 사이에서 유동적으로 움직여야 한다. 이러한 전문지식 영역은 자문-조정 정신건강의학, 지역사회 정신건강의학, 응급 정신건강의학, 국제 정신건강의학, 외상학, 아동 정신건강의학, 예방의학, 가끔 기본 심리적 응급처치(12장 참조), 필요할 경우, 기타 의학적 치료를 포함한다(재난 정신건강의학 아웃리치 2008). 이러한 분야에 모든 전문지식을 가진 전문가는 거의 없지만, 모든 재난 정신건강의학과 의사는 각 분야에서 어느 정도는 친숙해져야 한다.

게다가, 재난 정신건강의학과 의사는 또한 일인다역을 해야 하는데(재난 정신건강의학 아웃리치 2008), 즉 치료자, 교육자, 감독자, 공동-조직자(예: 집담회 또는 작업집단), 전문 자문가, 관리자, 매체 조정자, 저자, 사회적/전문적 네트워커, 활동가, 인류학자 등의 역할을 수행한다. 이러한 추가적인 역할은 직접적인 치료를 제공하는 기술 못지않게 중요하다. 이 모든 역할 중에서 의사는 스스로가 직업을 대표하는 사람이라는 인식을 가지고 다른 사람들이 의사의 태도, 처신, 행동을 어떻게 인식하는가에 대해 특별히 주목해야 한다. 가끔, 요구도에 대한 많은 압력이 있고 특별히 해야 할 일이 있을 때 이 중요한 토대를 명심하는 것이 쉽지 않을 수 있다. 그러나 단기간 뿐만 아니라 여러 해를 걸쳐 진행되는 재난 업무의 협동적 특성 때문에, 효과적인 협동을 위해 사려 깊은 상호존중 분위기를 유지하는 노력은 지극히 중요하다.

가끔 적대적이며 격앙된 감정이 재난의 다른 시기에 일어날 수 있는데, 이러한 감정들은 업무 관계와 기구 간 협력을 위협할 수 있다(Brenner 2009, 재난 정신건강의학 아웃리치 2008). 그러므로 효과적인 자문가가 되기 위해서 재난 정신건강의학과 의사는 전문성과 협동적 태도를 유지해야 한다. 이러한 태도를 명심함으로써, 현장의 장기 발전과 단기 발전을 가능하게 하고, 도움이 필요한 사람들을 위해 다음의 다양한 목표를 달성할 수 있다. 이것은 생존자와 대응자의 직접적인 치료, 일인 다역을 통한 효율적인 기능, 보다 나은 기구 간 협력을 촉진하는 조직적 자문가로서의 역할을 포함한다.

재난 정신건강, 종교적, 영적 돌봄

재난 상황에서, 대부분의 사람들은 처음에 그들의 지역사회와 종교 집단에 도움을 청한다(Milstein과 Manierre 2009). 예를 들면, 뉴욕시 9/11 테러 후에 90%의 사람들이 도움을 받기 위해 신앙 기반에 의지했다(Schuster 등 2001). 이러한 지지 원천에 개인적인 영적-기반 활동이 포함될 수는 있지만 그러한 활동에는 그 신앙 공동체 안에 있는 지역사회와 성직자의 지원을 통해 조합적 종교 맥락에서 이루어지는 경우가 흔했다. 정신건강의학과 의사의 훈련과 임상에서 영성과 종교의 중요성을 전통적으로 간과해 왔다는 것을 유념하는 것은 중요하다. 현재 세계정신의학회의 권장사항은 정신건강 제공자가 그들의 집단 요구를 가장 잘 만족시키려면 영적 종교적 활동에 대해 보다 세밀한 이해를 발전시켜야 한다는 것이다(Cox와 Gray 2009). 게다가, 어떤 저자들은 응급 정신건강 대응자가 서비스를 제공할 때, 자기-돌봄을 촉진하고 핵심적 차이를 고려하는데 실패하는 것을 피하기 위해 자신의 영적 종교적 견해를 알아야 한다고 강조하고 있다(Nardi 2009).

신앙-기반 조직뿐만 아니라 다양한 영적 종교적 배경을 가진 사람을 포함하는 여러 재난 대응 집단과 작업할 때 동일한 문제가 관련된다. 대사로서, 재난 정신건강의학과 의사는 종교적 영적 돌봄에 기반을 둔 재난 대응자와 효과적으로 교류하는 방법을 잘 알아야 한다. 종교적 영적 차원을 이해하기 싫어서, 흔히 종교와 영성의 역할을 흔히 간과하게 된다. 성직자와 협력하여 일하는 중요성을 인식하지 못한 채, 성직자로부터 정신건강 전문가에게로 일방적인 의뢰를 강조하기 쉽다. 재난이 신앙 활동과 가족, 친구, 목회적 돌봄 제공자와 함께 신앙 공동체에 정기적으로 참여하는 것을 어떻게 방해하고 있는지 그들 자신을 포함한 재난 받은 집단 전체를 평가해야 한다. 그러나 많은 경우, 대다수에게 그러한 방해는 일어나지 않았고, 재난은 신앙과 공동체의 화합을 더 강하게 했다(Milstein과 Manierre 2009).

재난 후 지역사회에 대사로서의 자문 역할은 위험을 안고 있다. 모든 관계에서와 마찬가지로, 재난을 둘러싸고 감정이 격해진 환경에서 부주의한 실수를 저지를 위험이 높아진다. 지역사회 지도자와 대응자를 포함한 생존자들은 특히 민감해질 수 있다. 그리고 자문가가 조심하지 않으면, 그들은 치료동맹과 작업동맹을 붕괴시킬 수 있으며,

이는 영적 종교적 연계와 활동에도 흔히 일어난다. 재난 작업에서 고려할 영적 종교적 요소를 여기서 논의하는 것은 문화, 민족, 성 차이를 포함한 다른 지역사회의 특징을 대신 표현하는 것으로 생각될 수 있다. 정신건강 제공자, 신앙-기반/영적-돌봄 역할을 하는 사람 및 조직 간에 서로 상호적이고 협동하는 관계를 형성하는 것은 도움이 필요한 집단에 최적의 자원 배분을 보장하는 가장 효과적이고 유일한 방법일 것이다. 이러한 노력은 종교, 영성, 문화에 대한 정신건강 전문가의 신념과 태도가 자문가로서의 역할에 어떻게 영향을 주는지 이해할 때 증대될 수 있다.

역경 후 자기-돌봄과 성장

재난 대응과 외상학은 전통적으로 회복 개념, 다시 말해, 재난 전의 기능으로 돌아가는데 초점을 맞추어 왔다. 그러나 점점 회복이라는 차원을 넘어, 여러 저자들이 "외상 후 성장"(Zoellner와 Maercker 2006), "역경 후 성장"(Park와 Helgeson 2006), "대리적 회복력"(Hernandez 등 2007)이라고 언급한 것처럼, 재난과 외상 경험으로부터 얻을 수 있는 이익의 중요성이 점점 강조되고 있다. 이러한 개념은 자기-돌봄과 관련이 있는데, 즉 성장-지향 잠재력에 집중하면서 보다 많은 회복력을 갖도록 하는 것이다. 정신건강의학과 의사 또는 다른 정신건강 전문가들이 이러한 견해를 말과 행동으로 전달할 때, 대사로서의 영향력을 높이고 집단에 긍정적인 영향을 미칠 수 있다.

성공적인 협동

2009년 초에 정신건강 작업집단이 정신건강서비스 제공과 관련된 뉴욕 시 가족지원센터 계획의 일부를 조직하는 임무를 맡았다(당시 나는 재난 현장 정신건강의학을 대표하는 한 구성원이었다). 최종 서류 분량이 총 250쪽에 달했는데, 그 서류는 많은 집단이 참여하여 재난 대응 협력에 필수적인 여러 차원의 기능을 포함하고 있다. 이 250쪽 중에서 약 5쪽이 정신건강서비스와 영적 돌봄서비스를 다루고 있다. 이러한 서비스에는 내과적 응급처치, 심리적 응급처치, 종교적 응급처치, 정신건강 요구도 평가, 영적 부상자 분류, 정신건강의학적 평가, 충격 받은 사람 치료 지원, 기본 의학적 치료, 약

제공, 위기개입, 사상자 지원, 같이 있어주는 사역, 의식절차 촉진, 옹호, 의료요구 효능, 현장 의료활동, 정신건강/영적 돌봄 현장활동, 재난 정신건강의학 자문/조정, 정신건강의학적 치료, 신앙 공동체 의뢰, 직원 지원, 활동 후 직원 지원이 포함되어 있다. 이 다양한 서비스들은 기능이 중복되거나 혹은 구별되는 최소 6개의 분리된 집단들에서 제공한다. 이러한 각각의 서비스를 위해, 작업 집단은 제공되는 서비스 각각에 대한 설명서를 개발하고, 서비스 제공을 위한 주요 기관을 지정하며, 장차 그러한 특정 서비스를 제공할 가능성이 있는 기관을 명백하게 구별했다(뉴욕 시 2009).

비교적 조용하게 활동하는 작업집단에 대한 참여는 이 장에서 검토했던 모든 요소에 대한 세심한 주의가 요구되었다. 예를 들면, 작업집단의 리더 역할을 하고 있는 사람을 알아야 했고, 그 리더의 지도를 효과적으로 따르면서, 정보를 제공하고 필요에 따라 제안하는 것이 중요했다. 뿐만 아니라 이와 같은 작업집단에 정신건강 및 신앙에 대한 견해와 목표가 달라질 가능성이 있는 집단이 포함되어 있었기 때문에, 계획 회의와 특정한 일부 업무 전략을 세밀하게 마련하면서 이러한 차이를 고려하는 것은 매우 중요했다. 동시에, 재난 정신건강의학 자원봉사 기구의 대표로서, 나는 이 집단의 견해가 핵심 요소의 형태로 정중하게 반드시 포함되게 할 책임이 있었다. 그러한 표현 방식이 아니면 제외되었을 것이다. 작업집단의 과업을 성공적으로 수행하는 일은 다음 몇 가지 요인들을 통해 가능했다. 1) 협력하고자 하는 강한 바램, 2) 서로 다른 이익 집단을 통합해야 하는 곳에서 체계적인 계획을 가져야 하는 명백히 충족되지 않은 욕구의 존재, 3) 능숙한 지도력, 4) 급성 재난 대응과 다른 관련 활동(예: 계획, 회의, 전문적 구성망)이라는 가혹한 힘든 상황에서 여러 해 동안 성공적으로 함께 작업했던 집단 경력 및 개인 경력, 5) 공통성뿐만 아니라 차이에 대한 상호 존중과 이해의 분위기였다. 개인적 요인, 정서적 및 심리적 반응, 개인적 과거력 등에 대한 인식은 성공적인 프로젝트를 참여하고 완성하는데 단단하고 통일된 기반을 제공했다.

결론

이 장은 재난 정신건강의학과 의사의 대사 역할과 관련된 여러 가지 핵심요소에 초점을 맞추었다. 재난이라는 생소한 환경에 들어가야 하고, 재난 훈련을 받아야 하며, 기존의 정신건강의학적 기술을 현장에 맞게 적용해야 하는 요구를 감안한다면, 재난 정신건강 전문가가 정신건강의학에 친근하지 않는 사람들에게 정신건강의학을 펼치기 위해서, 자신을 사절로서의 역할을 배우려 하지 않는 이유를 이해할 수 있다. 대개의 다른 재난 작업자들은 열의를 갖고 함께 일하려고 하지만, 현실이 항상 그런 것은 아니다. 가끔 그러한 기피가 발생하는 원인은 정신건강, 특히 정신건강의학을 둘러 싼 오명 때문이다. 어떤 사람은 정신건강의학과 관련된 나쁜 경험을 갖고 있다. 이 때는 방어적인 태도를 보이기보다는 이러한 가능성을 의식하고 존중감과 진실성을 유지하는 것이 중요하다. 관계를 구축하고, 의식적으로 외교적 수완을 발휘하며 공손한 태도를 갖추도록 노력함으로써, 재난 정신건강 전문가는 지속적인 협동관계와 효과적인 개입, 권한 부여와 자문의 기회를 만들고, 재난의 여러 단계를 통하여 "많은 역할"을 수행함으로써 협조적으로 일할 수 있는 최상의 기회를 얻는다. 재난 정신건강의 여러 가지 면을 고려해 볼 때, 대사의 역할을 메타 역할, 다시 말해 유동성 있게 변하는 수많은 작은 역할로 개념화하는 것은 도움이 될 것이다.

재난 정신건강은 새로운 분야이다. 따라서 재난 정신건강은 여전히 끊임없이 거듭나며 새로운 경로를 만들어 나아가고 있다. 장차, 대사로서의 정신건강의학과 의사의 역할은 보다 관련된 일을 점점 더 많은 일들을 맡게 될 것이다. 기존에 정신건강 교육 영역이라고 생각되지 않았던 분야가 점점 연관되는 분야들은 시간에 따른 지역사회와의 연계 구축, 외교, 공중보건 전망, 분쟁 해결, 사업 및 자문 모델, 옹호 및 정책 결정 기술, 정부 집단과 비정부 집단의 접촉과 같은 것들이다. 이러한 도전을 받아들이지 않으면, 재난 정신건강 분야에 기여할 가능성이 줄어든다. 오랜 기간 지속되어 왔던 정신건강의 필요성에 대한 사회적인 무관심과 편견을 감안한다면, 재난 정신건강에 대한 옹호는 지극히 중요하다. 재난 정신건강 대사로서 내재하는 어려운 문제에 성공적으로 참여함으로써, 이 분야의 영향력을 증가시킬 수 있다.

■ 교육 핵심

• 재난 정신건강 전문가로서 업무를 하는 사람은 이 분야의 대표로서 외교관 역할을 하면서, 전문직의 전문성을 유지하며, 친선 대사로서의 역할에 대한 중요

성을 항상 잊지 말아야 한다.

- 어떤 환경에서는 협동이 쉽게 이루어지기도 하지만, 협동 분위기를 유지하려면 대개 계속적인 노력과 주의를 기울려야 한다.
- 재난 정신건강 전문가는 많은 영역의 역량을 개발하고 환경의 요구에 기반을 둔 여러 가지 역할 사이를 오고 가며 역할을 바꾸는 법을 배워야 한다.
- 스트레스에도 불구하고 반향 기능을 유지할 수 있는 능력을 개발하는 것은 재난 정신건강 전문가가 효과적인 업무 수행을 방해하는 파괴적인 행동화에 참여하거나 반응하지 않을 수 있게 한다.
- 특히 스트레스를 많이 받는 작업 환경에서, 좋은 자기-돌봄 습관에 관심을 기울이고 함양하면, 개인에게 미치는 부정적인 결과가 방지되고 다른 개인과 집단에게 기준점을 제공하게 된다.
- 정신건강 전문가와 종교적 영적 돌봄 제공자는 재난에서 협동한다. 그들은 도움이 필요한 집단에게 가장 잘 봉사하고 서로 협동하기 위해 서로의 견해와 접근법에 친근해야 한다.
- 재난의 중요한 잠재적 결과는 회복뿐만 아니라 역경에 대한 효과적인 반응의 결과로서 성장하는 것이다.
- 여러 재난 장면과 재난 시기에 대사 역할 기술을 개발하는 것은 긍정적인 옹호와 정책 변경을 용이하게 할 수 있다.

복습 문제

19.1 기본적 가정집단과 작업집단 역학에 대한 이론을 개발한 사람은?

A. Fairbairn

B. Winnicot

C. Klein

D. Rice

E. Bion

19.2 정신건강의학과 의사가 재난 작업에서 권위를 이용하는 방법에 대한 다음 설명 중 틀린 것은?

A. 개인과 집단이 권위 있는 인물과 어떻게 관계하는지에 대한 차이를 인식하고 평가하는 것은 중요하다.

B. 대부분의 사람들이 정신건강의학과 의사를 탄탄한 전문지식 기반을 가진 믿을 수 있는 대표 권위자로 생각하는 것으로 추측된다.

C. 권위 관계는 과거 수십 년간 상당히 변경되었다고 생각된다.

D. 정신건강의학과 의사는 재난 대응에서 서로 협력하여 일해야 하는 다수의 권위 있는 인물이 있음을 인정해야 한다.

E. 재난 정신건강의학과 의사는 새로운 상황에 적응하여 유동적으로 권한 관계에 접근해야 하고 변화하는 맥락 요소를 수용하기 위해 자기의 태도를 조정해야 한다.

19.3 다음 중 재난 생존자 대부분의 급성 반응을 질병으로 보지 않는 적절한 이유가 아닌 것은?

A. 며칠 간의 증상에 기반을 둔 PTSD 진단은 불가능하다.

B. 대부분의 생존자는 정상이며, 부적절하게 병적 라벨로 분류하는 것은 해가 될 수 있다.

C. 정신건강의학은 지나치게 질병으로 보려 한다. 비정상이나 기능장애를 알아내려고 지속적으로 부적절하게 집중하면 선의가 손상되고 협력이 지연된다.

D. 잠재적으로 고통스러울 수 있는 임상적 정보는 환자를 보호하기 위해 일상적으로 숨기는 것이 더 낫다.

E. A, B, C, D 모두 적절한 이유이다.

19.4 다음 중 효과적인 협동의 핵심 요소가 아닌 것은?

A. 타인의 말을 귀담아 듣고 그들의 기술을 존중

B. 고통스런 상황에서 서로 협력하기 전에 개인들과 친숙해짐

C. 정신건강의학과 의사로서 자신이 가장 적임자이므로 사람들이 자신의 말을 귀담아 듣도록 납득시키는 방법을 숙지
D. 다양한 집단이 어떻게 서로 관계해야 하는지에 대한 이해에 기반을 두고 기존의 틀 안에서 일함
E. 자기 내면의 과정과 역전이 반응, 타인이 자신을 어떻게 여기는지에 대해 인식함

19.5 재난 후 충격을 받은 사람들은 다음 중 누구에게 도움과 지원을 가장 먼저 요청할 가능성이 있는가?
A. 정신건강서비스 제공자
B. 경찰과 소방서 인력
C. 정치인
D. 성직자와 지역사회 지지자
E. 공중보건 공무원

20

법적 문제와 윤리적 문제

아난드 판디아 Anand Pandya, 의학박사(M.D.)

1998년 9월, 스위스 항공 111편이 뉴욕 시 JFK 공항을 이륙한 후 캐나다 바다에 추락했다. 라모스 박사는 뉴욕 시 응급센터에서 근무하던 중 시 정신건강정보과에서 걸려온 전화를 받았다. 뉴욕 시 정신건강정보과는 라모스 박사에게 탑승자 가족들이 JFK 공항에 모여있다고 하면서 정신건강의학과 의사가 그들에게 필요하다고 요청했다. 박사는 공항에 도착하자마자 여러 조직들이 과열된 경쟁을 하며 서로 불신하고 있다는 것을 알게 되었다. 그는 정신건강의학과 의사에 대한 오해가 아주 강해서 그가 느끼고 있는 고립감은 작지 않았다. 그러나 몇 몇 사람들이 박사가 도움을 주려고 한다는 사실을 깨닫고 자발적으로 필요한 정신건강의학적 정보를 주기 시작한 뒤로, 박사는 각 조직 간의 불신의 벽을 줄이기 위해 여러 가지 비임상적 업무를 성실하게 수행했다. 그의 노력 덕분에 각 조직들 사이의 경계와 세력 다툼이 줄었다.

적십자에서 온 사회복지사는 처음에 라모스 박사에 대해 거리감을 느꼈지만, 결국 비행기에 타고 있던 동료를 잃은 승무원에 대해서 박사에게 정보를 줄 정도로 신뢰감이 생겼다. 박사가 해당 승무원과 이야기를 나눌 수 있도록 사회복지사는 박사와 승무원 사이를 조율했다. 이야기를 나눈 지 몇 분 후, 승무원은 추락사고 소식을 들은 이후 식사할 시간도 없었고, 심지어 물을 좀 마시면서 쉴 수 있는 시간도 없었기 때문에 어지럽다고 호소했다. 박사는 근처에 있는 구세군 자원봉사자를 발견했고 승무원에게 음식과 물을 갖다 주도록 했다. 휴식을 취한 후 승무원은 편안해졌고, 결국 자신이 양극성장애를 앓고 있으며 이 재난으로 인해 또 다시 자살을 시도하게 될까 걱정을 털어놓았다. 박사는 승무원이 그날 아침 공항으로 급히 가느라 처방약 두 가지, 즉 로라제팜과 리튬을 깜박 잊고 가져오지 않았다

는 사실을 알게 되었다. 하지만 승무원은 약을 가지러 가려고 하지 않았다. 자신이 정신병을 앓고 있다는 사실을 누군가가 알게 된다면, 일자리를 잃게 될 것이라고 생각했기 때문이다. 박사는 승무원과 충분히 면담한 후, 그 승무원이 현재 자살 충동을 느끼고 있지 않다고 확신했다. 그는 약을 처방했다. 그리고 적십자의 사회복지사에게 그 상황을 알려서 승무원에게 로라제팜과 리튬을 구해 주도록 했다. 퇴근할 무렵, 박사는 자신이 조금이나마 도움이 될 수 있었다는 점에 대해 자부심을 느꼈다. 하지만 이후 자신이 했던 일의 법적, 윤리적 위험성에 대해 걱정하기 시작했다.

승무원이 그가 처방했던 약을 과도하게 복용한다면? 환자 진료기록에 그 승무원을 입원시키지 않은 이유를 기록했어야 했나? 적십자의 사회복지사가 다른 누군가에게 약물에 대해 말한다면? 라모스 박사는 자기가 "말을 많이 한" 탓에 항공사의 다른 사람이 그 승무원의 병을 알게 된다면, 승무원이 배신당한 것처럼 느낄 것이라고 걱정이 되었다.

재난 정신건강의학은 법적 책임은 낮지만 분명한 윤리적 의무를 갖는 임상 행위이다. 그러나 재난 정신건강의학이 높은 법적 책임과 쉽게 해결하기 힘든 윤리적 문제를 제기하는 데는 다양한 이유가 있다. 위의 사례에서 이러한 문제 중 일부는 재난 정신건강의학에서 흔히 요구되는 역할의 융통성, 비밀 유지와 상충되는 협력 요구, 진료기록의 결여, 꾀병의 가능성을 무시하고자 하는 충동, 경계를 모호하게 만드는 강력한 정서 반응을 포함하고 있다. 게다가, 라모스 박사가 재난 정신건강의학과 의사로서 충분히 오래 활동했다면 다른 주에서 발생한 재난에 대응했을 것이고, 이 분야에 대한 이해를 돕기 위해 연구를 시도했을지도 모른다. 이와 같은 과정에서 박사는 면허, 오진의 범위, 인간 피험자 보호와 관련된 더 깊은 법적, 윤리적 문제를 고려할 수밖에 없다.

역할 갈등과 융통성

라모스 박사는 유능한 재난 정신건강의학과 의사가 재난에서 정신건강의학의 역할에 대해 다른 사람들이 이해할 수 있도록 의사로서, 일반 인도주의적 대응자로서, 자문가로서 어떻게 그 모습을 바꾸어가는지를 보여주는 좋은 예이다. 이와 같은 역할의 융통성 때문에, 환자와 의사의 관계가 시작되는 시점이 정확하게 언제인지 정확히 말하기는 어렵다.

정신건강의학과 의사가 조직의 자문가 역할을 하고 있을 때, 재난 정신건강의학에서 역할의 융통성에 대한 요구가 특히나 어려울 수 있다(이 평범하면서도 소중한 역할에 대해 더 자세히 살펴 보려면, 19장, "대사로서 정신건강의학과 의사" 참조). 따라서, 의사는 자신이 재난 업무에 대한 정보를 구하는 조직의 책임자에게 자문가 역할을 한다고 여겨야 할 수 있다. 그렇지 않으면, 의사는 자신의 책무가 재난 후에 등장하는 모든 조직 - 예를 들면, JFK 공항에 모여 있는 시 소방서나 모든 주 정부 기관 - 의 최대 이익을 추구하는 것이라고 생각할 수도 있다. 몇 몇 경험 있는 재난 정신건강의학과 의사들은 자신의 직무를 더 광범위한 개념으로 접근하여, 전체적인 재난 대응 체계의 가장 큰 이득이나 생존자 그리고 재난 최초 대응자에게 가장 큰 도움이 되어야 한다고 생각한다. 이와 같이, 각각 다른 견해 때문에 각기 다른 의무 조항이 나타난다. 한 개인의 가장 큰 이득이 조직 전체의 가장 큰 이익과 다를 수 있고, 한 조직의 가장 큰 이득이 재난 대응 전반의 가장 큰 이득과 서로 다를 수 있다. 표 20-1에 재난 정신건강의학과 의사의 진료 의뢰인이 누구인가에 따라서 달라지는 정신건강의학과 의사의 책무에 대한 차이점과 유사점이 요약되어 있다.

예를 들면, 개인이나 조직이 정신건강의학과 치료가 필요하다고 인식될 때에도 정신질환에 대한 오명 때문에 그의 역할이 부정적인 영향을 받을 수 있다. 각 조직이나 개인은 재난이 발생할 때 봉사에 참여하고 싶은 이유가 복잡하고 다양하다. 재난에 참여하는 일은 감정적인 투자이거나 개인이나 조직의 중대한 경제적 또는 경력상의 기회일 수도 있다. 그러한 상황에서, 정신건강의학과 의사가 재난 대응에 효과적으로 기여할 수 없는, 개인 및 조직의 능력을 손상시킬 수 있는 문제를 발견했을 때, 윤리적 문제가 대두될 수 있다. 물론, 정신건강의학과 의사가 개인의 정신병리나 조직이 제대로 기능하지 않는 것에 대해 성공적으로 다룰 수 있을 때가 최선이다. 그러나 의사가 분노, 불신, 경쟁의 문화를 발달시켜 다른 재난 대응자나 조직의 작업에 해를 끼칠 수 있는 알코올 중독자를 효과적으로 개입할 수 없을 때, 보다 큰 대응 노력의 일환으로 어느 시점에서 이런 개인이나 조직을 배제하기 위해서 더 높은 수준의 책임을 보여주어야 하는가?

멜리노(2010)는 한 가지 공통된 윤리적인 함정, 즉 "직무 적합성" 평가에 대한 요구를 설명하였다. 정신건강 전문가는 특정 대응자들이 보다 큰 재난 대응 팀에서 융통성 있고 효율적인 구성원이 되기 위해 그들의 직무에 적합한지 여부를 평가해 달라고 유혹될 수 있다. 그러나 직무-적합성 평가는 고용인의 법적 권리를 알아야 하는 전문화된 서비스이다. 정신건강의학과 의사가 조직을 위한 직무 적합성 평가를 수행할 때, 재난 상황에서 작업하는 사람에게 하는 자문적 또는 치료적 관계와는 다른, 조직을 대신하여 배상과 관계된 특정한 역할을 하는 것이다. 직무-적합성 평가를 수행하는 정신건강의학과 의사는 환자와 치료적 관계를 형성하지 않아야 한다. 그렇지 않으면, 정직한 평가는 "먼저, 해가 되지 않게 한다."는 치료자로서의 책임에 위배될 수 있기 때문에 스스로를 절대적인 윤리적 감각 안에 두어야 한다. 적합성 평가 대상자를 호도하여 평상시와 동일한 비밀 대화에 참여하고 있다고 오해하게 해서는 안 된다. 미국정신의학회(2004)가 언급한 바와 같이, 정신건강의학과 의사는 평가 시작 전에 평가 목적과 비밀유지가 어렵다는 점을 솔직하게 이야기해야 한다. 의사의 역할을 그렇게 확실하게 밝히는 일은 계속되는 혼란스러운 재난 후 대응에서 어려운 일이다. 그러므로 재난 대응에 소속되지 않은 전문가에게 그러한 평가를 맡기는 것이 현명하다.

비밀유지

이 장의 처음에 제시한 사례에서, 라모스 박사는 현명하게 대응하여 다른 조직들과 유연하게 대화를 시작했지만, 적십자의 사회복지사와 승무원의 약에 대해 의논하는 과정에서 자신도 모르게 비밀유지 의무를 위반하고 있었다. 정신건강의학과 의사는 환자 치료를 위해 다른 조직들과 협력하여 생산적인 치료적 관계를 발전시켜 나갈 수 있지만, 재난 대응팀은 병원의 다학제적 팀과는 크게 다르다는 점을 기억해야 한다. 분명한 법률과 정책을 통해 비밀이 유지되는 정보보호선을 만들어 의료정보의 공유가 허용하는 범위를 명확히 한 병원과 같은 건강관리체계는 비밀 정보가 외부에 유출되는 것을 막고 있다(예: 건강보험정보보호법 Health Insurance Portability and Accountability Act; HIPAA, 1996). 대체로 환자들은 이러한 점을 이해한다. 그러나 재난 현장에서 그들의 정신건강 및 의료 정보를 말한 환자라고 해서 다른 누군가와 그 정보를 공유하는 것을 허용했다고 생각해서는 안 된다.

재난 현장에서 정신건강서비스를 제공할 때, 비밀정보에 대한 서면 동의를 얻는 일

표 20-1. 의뢰인의 분류에 따른 윤리적 정신건강의학과 의사의 역할

개인 환자	조직의 지도자	조직	전체 재난 대응
개인의 고통과 기능장애 치료 타인을 위하는 마음일지라도 비밀을 누설하는 행위를 하지 않는다. 개인에게 해를 끼치는 조직의 기능장애를 줄이기 위해 노력한다.	재난 대응을 가장 잘 관리하는 방법에 대해 지도자에게 조언 관찰된 정신병리를 지도자에게 제공하여 이를 다루거나 조직에 도움이 되지 않는 사람을 배제할 수 있도록 한다. 조직의 기능장애를 줄이기 위해 노력한다. 지도자의 고통과 기능장애를 치료한다. 지도자의 고통과 기능장애를 타인에게 알림으로써 지도자를 배신하지 않는다.	재난 대응을 가장 잘 관리하는 방법에 대해 지도자에게 조언 관찰된 정신병리를 지도자에게 제공하여 이를 다루거나 조직에 도움이 되지 않는 사람을 배제할 수 있도록 한다. 조직의 기능장애를 줄이기 위해 노력한다. 지도자의 고통과 기능장애를 치료한다. 지도자가 기능장애를 다루기에 부족하다면, 그의 역할을 줄이도록 한다.	모든 개인의 고통과 기능장애 치료 조직의 기능장애를 줄이기 위해 노력한다. 모든 개인의 기능장애 치료가 가능하지 않다면, 재난 대응에서 그 사람의 역할을 줄인다. 조직이 전체적으로 재난 대응에 반하는 방향으로 일하고 있을 경우, 그 조직의 역할을 줄이도록 한다.

은 매우 어렵다. 또한 의사와 환자 사이에 이미 관계가 형성된 상황에서 동의를 얻는 일은 어색할 뿐만 아니라 환자를 당황하게 할 수도 있다. 이전의 사례에서, 라모스 박사는 자신이 항공기 승무원을 담당하는 정신건강의학과 의사라고 생각한 적이 없다. 그러나 사례의 끝에서 박사는 승무원에게 약을 처방하는 순간, 일반적으로 환자와 의사 사이에 관계가 성립되는 전문적인 서비스에 참여한 것이다. 즉시 환자 기록 차트에 논의했던 것을 기록하는 것이 환자와 논의했거나 논의하지 않았던 사항들을 알 수 있는 실제적인 방법이다. 모든 정신건강의학 의무기록에서처럼, 기록으로 보존할 사항이 어느 정도로 자세할지는 제공되는 서비스의 수준에 따라 크게 달라진다. 의사가 단순히 환자에게 일반적인 정신교육과 환자를 의뢰할 전문가 목록만 제공한다면, 의무기록지에는 약을 처방할 때처럼 상세하게 기록할 필요가 없다. 일부 상황에서는 전문가의 도움을 받은 환자의 기본적인 기록 만으로도 충분할 수 있다. 임상가의 권장사항을 일관되게 기록하는 일지 정도로도 치료결과가 나쁘거나 후의 의료소송에서 그 증거 역할을 충분히 할 수 있다.

의무기록

서비스에 대한 의무기록은 법적 책임을 줄이는 외에도 다른 의료법적 목적을 충분히 달성하고 한다(재난 정신건강의학 아웃리치 2008). 의무기록은 의도적이던 혹은 부주의에 의한 것이던 상관없이 재난에 책임이 있는 당사자에 대해 피해자의 고통에 따른 손해배상을 청구하고자 하는 법적 절차에 사용될 수 있다. 인재일 경우, 재난 후 소송이 제기될 가능성이 분명하고, 자연 재해의 경우에도 보험회사나 정부로부터 보상금을 얻기 위해 소송이 필요할 수 있다. 그러한 경우 정신건강의학과 의사는 생존자들에게 배상금을 지불할 책임은 없지만, 재난 생존자가 타인을 상대로 제기하는 손해배상청구에 대한 전문적인 정보를 제공하기 위해 소환될 수 있다. 그러한 상황에서 의사는 환자를 옹호해야 할 책임감을 느낄 수 있고, 이때 작성했던 의무기록은 사건이 발생한 지 몇 달 또는 몇 년 후에 비교적 강력한 증거로 간주된다. 이러한 내용을 알고 있거나 혹은 자기 환자에 대해 호감이 있는 경우, 재난에 대해 분노를 느끼는 경우에, 의사는 고통과 통증의 정도를 과장해서 기록할 수 있다. 하지만 의무기록을 특정한 목적에 맞추는 행위는 비윤리적이며 의도하지 않은 결과가 나타날 수 있는 위험성을 내포한다(Dwyer와 Shih 1998). 예를 들면, 환자가 현재 경험하고 있는 고통과 장애의 정도를 강조하고자 그 증상을 균형적이고 객관적으로 기록하지 않을 경우, 이후에 해당 의사의 직무 적합성에 대한 의문이 제기된다면, 그가 작성한 의무기록은 환자에게 불리하게 작용할 수도 있다.

꾀병

이장의 처음에 제시한 사례에서, 라모스 박사는 승무원이 남용 가능성이 있는 약물을 구하려고 이야기를 꾸며내고 있는지를 고려하지 않고서, 규제 약물을 복용하고 있었다는 승무원의 말을 수용한 것으로 판단된다. 그는 승무원의 약물남용 병력에 대해 질문하지 않은 것으로 보인다. 재난 후 꾀병 비율에 대한 자료가 부족하지만, 소수의 논문에서는 최소한 몇 명의 생존자들에서 이러한 행동을 나타냈다. 9/11 테러 후에, 재난현장 정신건강의학은 환자들이 규제 약물을 얻기 위해 자신의 정신 증상을 과장하는 듯한 사례를 다수 관찰했다. 꾀병의 공모자가 되는 것을 피하기 위해, 정신건강의학과 의사들은 혼란스러운 재난 상황에서 지속적으로 편견이 없는 객관적인 자세를 유지해야 하는 도전에 직면해 있다. 의무기록에서 객관적인 자세를 최대한 유지하기 위해, 환자의 보고를 주의 깊게 관찰해야 한다(예: “환자가 열차사고로 여러 군데 타박상을 입었다” 보다는 “환자가 여러 군데 타박상을 입었고 그녀는 열차사고 때문이라고 했다”고 하는 편이 더 정확하다).

외상 후 증상을 과장하는 사례는 지난 세기 동안 지속되어 왔다(Resnick 1995). 꾀병임을 시사하는 PTSD의 비전형적 임상 증상에는 여가 활동은 힘들지 않다고 하면서 일은 할 수 없다고 하는 경우, 악몽이 외상 경험을 정확하게 재현하는 경우와 호소하는 증상의 애매함, 증상들 사이의 불일치, 반사회적인 성격 특성과 같은 일반적인 꾀병의 여러 가지 징후를 포함한다. 이와 대조적으로, PTSD 환자는 여가 활동 기능과 업무 기능 모두에서 기능의 감소를 호소하고, 악몽에 외상적 사건과 관계되는 반복적인 주제가 포함되며 그 세부적인 내용은 시간에 따라 다양하게 나타난다(Resnick 1995)

법적 그리고 윤리적 함정으로서 재난에 대한 임상가의 심리적 반응

융통성과 비공식적 서비스를 요구하는 외적 재난 환경과 관련되는 앞서 언급한 모든 함정 외에도, 내적 심리적 요인이 비윤리적 행동과 법적 책임의 위험에 기여한다. 그러한 요소에는 정신건강의학과 의사도 피해가기 어려운 재난에 대한 강한 정서적 반응이 포함된다. 라모스 박사의 행동으로 제기된 다수의 윤리적 문제와 책임을 파악한 후에도, 많은 독자들은 그 사례에서 박사와 일체감을 느낄 것이다. 환자에게 도움이 되어야 한다는 박사의 강한 욕구는 극적이고 혼란된 상황에서 정상적인 반응이다. 이와 같은 "역전이"는 평소에 환자와의 사이에 있었던 임상적인 간격을 유지하기 어렵게 만든다(Pandya 2010). "동일화, 이상화, 밀착(enmeshment), 지지"의 연속성으로 인해 전문가 경계가 흐려지는 현상이 명백하게 나타나지만, 더 이상 호전되지 않거나 다양한 요구로 의사를 압도하는 환자에 대한 분노와 좌절감 같은 다른 감정도 나타난다(재난 정신건강의학 아웃리치 2008).

문제 상황을 피하기 위해, 정신건강의학과 의사는 재난 대응 업무를 실행하는 스스로의 동기에 대해서 잘 생각해 보아야 한다. 숙고하면서, 의사는 재난에 대한 자신의 분노나 불안, 일상에서 벗어나고 싶은 충동, 역사적 혹은 대중적인 사건의 일부가 되는 것으로부터 오는 만족감과 가치감에 대해 자각해야 한다. 그러한 동기가 임상적 판단을 왜곡하게 하고 치료의 한계를 설정하는데 어려움을 줄 수 있다. 환자의 이상화와 한계 설정의 어려움이 경계 문제의 위험 요소이기 때문에(Norris 등 2003), 재난 상황에서 애매한 융통성이나 위에서 언급한 역전이 문제는 경계 위반의 위험성을 증가시킬 수 있다. 평소에 의사가 환자에게 임상적 간격을 유지하는 것이 인위적이고 거부하는 태도로 보일 수 있기 때문에, 경계 위반을 비교적 가벼운 경계 위반으로 오판할 수 있다. 이러한 상황에서, 임상가는 너무 늦어 대처하기 어려울 때까지도 경계 위반으로 인해 어떠한 법적, 윤리적 결과가 나타날 지를 모를 수 있다. 다음은 재난 후에 특히 유혹될 수 있는 몇 가지 잠재적인 경계 위반이다.

- 현재 환자의 요구가 더 중요한 환자의 치료를 방해하는 경우에도 가끔 환자의 요청을 수용한다.

- 재난 현장에서 봉사 활동 중에 만나는 환자를 의사 자신의 개인 진료실로 안내하여 치료한다.
- 치료 경험에 몰입하여 특정 환자에 대한 치료를 다른 사람에게 너무 상세히 누설한다.
- 환자의 요구를 들어주기 위해 환자가 경험하고 있는 장애의 정도를 과장하거나 축소한다.
- 도움이 필요하지만 절망감을 유발하는 환자를 기피한다.

의사 면허와 책임보험 범위

앞서 언급한 모든 위험을 고려하면, 재난 환경에서 정신건강의학과 의사가 의료과오로 인한 배상책임 보험을 확인하는 일은 중요하다. 착한 사마리아인 법이 모든 재난 대응 정신건강의학과 의사의 업무에 적용된다고는 볼 수 없다(재난 정신건강의학 아웃리치 2008). 그러한 법은 주마다 약간씩 차이가 있으며, 전통적으로 이러한 법들은 재난이 발생한 지 며칠 또는 몇 주가 지나서 상황이 더 이상 응급상황으로 간주되지 않을 때 시행된 의료 행위에까지 영향을 미치지는 못했다(Kantor 2010). 특별히 의사의 서비스가 정부 기관의 후원 하에 제공되는 경우, 다양한 법률에 의해서 재난 대응자가 제공한 서비스에 대한 배상 책임보험이 확대되었다(Kantor 2010). 게다가, 1997년 제정된 자원봉사자 보호법은 자원봉사 서비스를 제공하는 많은 의료 전문가를 보호한다. 그러나 이 법은 의료과오가 있었던 "주에서 실행하는 활동이나 치료행위에 대해 합당한 정부 당국에 의해서 권한을 부여 받거나, 인증 받거나 또는 허가를 받을 것"을 요구한다(Kantor 2010, p.196). 이는 "자발적 배치" (인가된 재난 대응 기관의 원조 범위 밖에 있는 의료서비스를 제공하기 위해 현장에 간)된 자원봉사 정신건강의학과 의사의 경우 재난현장에서 제공하는 의료서비스에 대해 배상 책임보험을 적용 받을 가능성이 낮다는 것을 시사한다. "합당한 정부 당국에 의해 부여된 권한" 요건을 만족시키는 문제에 추가하여, 이전에 의료서비스 제공 경험이 있었던 비교적 규모가 큰 조직은 법적 책임과 면허 문제를 더 잘 다루는 경향이 있었다. 면허 문제는 다른 주의 정신건강의학과 의사가 제공하는 서비스의 경우에 더욱 중요하다. 비상 관리 지원 협약(Emergency

Management Assistance Compact; EMAC 2009)은 50개 주가 모두 회원으로 가입되어 있으며 연방 의회가 비준한 조직이다. 이 협약은 정부가 비상 사태를 선포할 때 다른 주가 배치한 인력이 주 경계 전체에서 효력이 인정되는 자격 증명서를 갖게 되고 재난 현장에서 그 인력들이 하는 업무에 대해 배상책임 보험이 적용되게 하는 체계를 만들었다. 그러나 이 체계는 자발적으로 배치된 개인이 아니라 주 별로 배치된 인력에게 적용된다.

정신건강의학과 의사는 대개 미국 적십자나 미국정신의학회(APA)를 통해 재난 대응에 참여하게 된다. 미국정신의학회는 재난에 대한 정보를 제공하는 중요한 자원이지만, 의료서비스를 직접 제공하도록 구성되어 있지는 않다. 그러므로 정신건강의학과 의사가 미국정신의학회를 통해 재난 현장에 가고자 할 때, 자신이 의료과오로 인해 발생하는 비용에 대해 배상 책임보험을 들거나 배상 비용을 부담하기 위한 계획을 세워야 한다. 미국정신의학회가 의사를 위해 배상처리를 해 줄 것이라고 생각해서는 안 된다.

미국 적십자는 직접 치료를 제공할 수 있게 구성되어 있다. 그러나 적십자의 정신건강서비스는 정신건강의학과 의사나 다른 정신건강 제공자가 포괄적인 정신건강서비스만 제공하는 것을 허용하는 비 의료 모델을 기반으로 실행된다(North 등 2000). 이 포괄적인 정신건강서비스는 12장에서 설명한 심리적 응급처치의 원칙과 맥락을 같이 한다. 그러므로, 정신건강의학과 의사가 적십자를 통해 배치되었는데, 환자의 입원, 진단, 처방전 발행과 같은 의료 활동에 참여하면 적십자에서 지정한 역할 범위 밖에서 활동하는 것이다. 결과적으로, 정신건강의학과 의사는 이러한 기본적인 정신건강의학적 임상을 하면서 적십자를 통해서 제공되는 의료과오 손해 배상 보험을 적용 받지 못하는 것이다.

재난 정신건강의학 연구에서의 윤리적 문제

재난 정신건강의학에서 유용한 연구의 한계성을 고려할 때, 이후의 재난 대응에 제공할 수 있는 자료를 체계적으로 확보하여 분석할 필요성이 아주 많다. 그러나, 재난 정신건강의학 연구로 인해 여러 가지 윤리적 문제가 제기된다. 윤리적으로 연구를 실행하려면, 정신건강의학과 의사는 피험자의 의사 결정 능력, 취약성, 위험과 이익의 균형,

설명에 근거한 동의의 타당성을 고려해야 한다(Collogan 등 2004). 로젠슈타인(2004)은 재난 생존자가 연구에 동의할 능력이 어느 정도까지 있는가에 대한 제한된 자료를 평가하면서, 일부 재난 생존자의 의사결정 능력이 손상된다고 의심할 만한 이유는 있지만, 일반 대중에 비해서 그 능력이 부족함을 나타내는 증거는 부족하다고 결론지었다.

그는 기관임상시험위원회(Institutional Review Board; IRB)가 이 상황의 연구자료를 평가하는데 있어서 경험이 제한적이고, 부족한 의사결정능력 문제들은 이득과 위험이 더 잘 이해할 수 있는 차후에 설명하여 동의를 얻을 수 있는 응급 상황에서만 받아들여질 수 있다고 설명했다. 이용 가능한 자료를 바탕으로, 대개 재난 생존자들을 전문적인 의미에서 "취약한 집단"으로 간주해서는 안 되고 조금이라도 의심스러운 점이 있을 때에는 충분한 설명의 과정이 분명히 존재해야 한다(Collogan 등 2004). 외상을 경험한 후 연구에 참여했던 환자들에 대한 평가에서 뉴만과 캘러팩(2004)은 몇몇 피험자가 심한 고통을 경험했지만 대부분은 자신의 참여에 대해 긍정적인 생각을 갖고 있다고 언급했다. 어떤 피험자가 고통을 경험할 가능성이 더 높은지에 대한 장차의 연구는 이후의 전향적 연구 계획과 임상 실제에 대한 정보를 더 잘 제공할 것이다. 노스 등(2002)은 피험자 보호를 최대화하기 위한 다양한 제안을 했다. 이러한 제안에는 연구를 위한 사전 계획을 충실히 하고 임상적 주의가 필요한 경우 지역 정신건강의학과 의사를 활용하는 방안이 포함된다. 재난 후 연구가 여전히 어려운 것이 사실이지만, 가치 있고 윤리적인 연구를 수행할 수 있는 방법이 있으며(North 2004), 미래에 정신건강의학과 의사가 재난 생존자를 도울 수 있는 여건을 갖추는 문제와 윤리적인 책무 사이에 균형을 유지하는 것이 중요하다(Kilpatrick 2004).

결론

이 장에 간략하게 설명한 문제들은 선한 의도만으로 정신건강의학과 의사가 윤리적이고 법적인 책임에서 벗어났다고 생각하는 경향을 극복하고자 하였다. 하나의 장으로 가능한 모든 문제를 포괄적으로 나열한 리스트를 제공할 수는 없다. 대신에 이 장에는 재난 대응의 즉흥성 때문에 자주 발생하는 문제들이 설명되었다. 이 문제들은 주의가 필요하기는 하지만, 재난 이후에 실행하는 임상과 연구에 대한 의욕을 저하시키려는 것은 아니다. 실제로, 일부 사람들은 어려움에 처한 사람들을 돕고 이후에 더 좋은 의료서비스를 제공하기 위하여 우리의 이해를 증진시켜 나가야 한다는 윤리적 책임을 인식하고 있다. 다행히, 우리가 타인을 돕고자 하는 욕망과 법적 혹은 윤리적 책임의 사이에서 균형을 유지할 때 모든 사람들을 보호할 수 있는 길을 찾을 수 있을 것이다.

교육 핵심

- 재난 정신건강의학과 의사는 자신이 현재 개인에게 봉사하는지 혹은 조직에 봉사하는지에 대해 분명히 하고 직무 적합성 평가를 시행할 때 발생하는 문제, 즉 역할 갈등에 대해 경계해야 한다.
- 재난 업무의 유동적 특성에도 불구하고, 항상 비밀 유지가 필요하다.
- 의무기록 등급은 환자에게 제공되는 서비스 수준에 따라 달라진다. 그러나 재난 정신건강의학과 의사는 제공한 의료서비스와 환자에 대한 의무기록을 항상 유지, 보관해야 한다.
- 착한 사마리아인 법이 모든 재난 정신건강의학과의 업무에 적용되는 것은 아니다.
- 어떤 주는 다른 주에서 온 의사가 비상사태 선포 기간 중에 재난 의료서비스를 제공하는 것을 허용한다. 그러나 주 경계 전체에서 효력이 인정되는 자격증명서와 의료과오에 대한 배상 책임 보험의 적용은 의사가 비상 관리지원 협약 같은 인정받는 체제에서 배치된 경우에만 인정된다.
- 정부나 허가 받은 의료서비스 제공자의 후원 하에서 활동하는 정신건강의학과 의사는 자체 배치된 경우보다 배상책임 보험이 적용될 가능성이 높다.
- 미국정신의학회는 정신건강의학과 의사들이 자원봉사자로서 활동할 수 있도록 도울 수 있지만, 공식적인 의료서비스 제공자는 아니다. 따라서 자원봉사자들은 재난 대응 중에 발생한 의료과오의 배상 책임보험 적용이 미국정신의학회를 통해서 이루어진다고 생각해서는 안 된다.
- 미국 적십자는 정신건강의학과 의사의 포괄적인 정신건강서비스에 대해서는

의료과오에 따른 배상 책임보험 적용을 인정하지만, 진단, 약 처방, 입원조치와 같은 정신건강의학과 의사 고유의 특정 정신건강서비스는 배상 책임보험이 적용되지 않는다.

복습 문제

20.1 재난 정신건강의학의 윤리적 연구에 대한 다음 설명 중 옳은 것은?

A. 기존 연구에 기반하여 재난 생존자를 윤리적 연구를 위해 특별히 보호해야 할 취약한 집단으로 간주해서는 안 된다.

B. 재난 후에 즉시 정보를 얻는 것이 추후에 방문을 통해 정보를 얻는 것 보다 피험자를 보호할 수 있는 더 좋은 방법이다.

C. 재난 정신건강의학 연구에 참여한 후에 부정적 경험과 긍정적 경험을 보고하는 피험자의 비율이 거의 같다.

D. A, B, C 모두 옳지 않다.

E. A, B, C 모두 옳다

20.2 다음 예시 중 정신건강의학과 의사가 배상 책임보험을 염려해야 할 가능성이 가장 높은 경우는?

A. 면허가 없는 다른 주의 재난 지역으로 주립병원에 의해 배치된 후 항우울제를 처방하고 있는 주립병원에 근무하는 정신건강의학과 의사

B. 면허가 없는 주에서 포괄적인 정신건강서비스를 제공하고 있는 미국 적십자를 통해 배치된 정신건강의학과 의사

C. 자신의 주 경계 지역에 있는 재난 지역을 돕고자 스스로 결정한 정신건강의학과 의사

D. 자신의 주 안에서 발생한 재난 대응을 위해 주 정부 비상관리에서 파견한 정신건강의학과 의사

E. A, B, C, D 모두 아니다. 의료과오를 범하지 않는 한, 이들 정신건강의학과 의사 모두에게 확실한 배상 책임보험이 적용된다

20.3 다음 중 재난 대응 정신건강의학과 의사의 법적 혹은 윤리적 문제 발생 위험이 증가하는 상황은?

A. 역할에 대한 명료성 부족

B. 정신건강의학과 의사의 역전이

C. 재난 전의 문제들은 숨기면서 재난 후의 고통에 대한 보상금을 지급받기 위한 소송을 제기하고 있는 환자를 돕는 경우

D. 비밀 누설의 위험을 없애기 위해 자신의 정신건강의학적 서비스에 대한 어떤 기록도 피한다

E. A, B, C, D 모두

20.4 직무 적합성 평가에 대한 다음 설명 중 옳은 것은?

A. 재난 현장에서 직무 적합성 평가를 실행하는 정신건강의학과 의사는 환자가 직장에서 해고 당하지 않는 것을 보장하기 위한 지지자 역할을 한다.

B. 정신건강의학과 의사는 장애가 있는 재난 대응자가 해고되는 것이 재난 대응에서 가장 이익이 될 때, 직무 적합성 평가를 수행해야 한다.

C. 정신건강의학과 의사가 이전에 직무 적합성 평가를 한 적이 없지만, 경찰 지휘관이 요청할 때는 직무 적합성 평가를 하는 충분한 융통성을 보여 주는 것이 더 중요하다.

D. 중증 중독자인 동시에 치료가 필수적인 최초 대응자를 치료하는 정신건강의학과 의사는 직무 적합성 평가 실행이 가능하다는 것을 당국에 알릴 의무가 있다.

E. A, B, C, D 모두 아니다.

20.5 다음 중 정신건강의학과 의사로 하여금 법적 책임을 지지 않도록 보호하기 위해 정신건강의학과 의사에게 권장되는 행동은?

A. 미국정신의학회의 요청을 통해 재난에 대응한다.

B. 정신건강의학과 의사가 치료하는 환자의 이름을 모두 기록하여 유지 및 보관한다.

C. 재난 후 48시간 내에 대응할 때에만, 허가된 기관의 후원 하에 배치를 기다린다.

D. A, B, C 모두

E. A, B, C, D 모두 아니다.

21

재난과 공중보건 응급상황에서의 원격 정신건강의학

앤서니 응 Anthony T. Ng, 의학박사(M.D.)

*재난 후와 공중보건 응급상황*에서 직면하게 되는 해결이 힘든 문제 중 하나가 병원이나 의원 같은 의료 시설이나 각 분야의 의료 전문가와 같은 의료 자원이 부족하다는 것이다. 정신건강의학과 의사는 특히나 부족하다. 그러나 정신건강의학과 의사는 다학제적 팀 접근의 지도자로써 재난 정신건강의학적 치료의 팀 접근에 있어 중요한 역할을 한다. 정신건강의학과 의사는 또한 일차 의료제공자나 응급의학과 의사와 같은 다른 전문가들과 함께 중요한 자문 역할을 한다(Ng 2010, Ruzek 등 2004). 19장, "대사로서 정신건강의학과 의사"에서 언급한 바와 같이, 정신건강의학과 의사는 재난 대응과 관리 단체의 자문 또는 공중보건 지도력을 통해 크게 기여할 수 있다. 재난 대응의 한 부분으로서 정신건강의학이 매우 중요함에도 불구하고, 정신건강의학적 자원에 접근하는 일은 여전히 해결하기 어려운 문제로 남아 있다. 재난 정신건강의학 교육을 수료한 정신건강의학과 의사가 증가하고는 있지만, 재난에 대응할 수 있는 정신건강의학과 의사를 충분히 구할 수 있는 형편은 아니다. 원격 정신건강의학은 이와 같은 요구에 대해 한 몫을 하고 있다. 원격 정신건강의학은 특히 시골에서 정신건강의학적 치료에 대한 접근을 향상시키는 효과적인 도구로서 그 사용이 증가되고 있다(Hilty 등 2002, Norman 2006). 외상 후 스트레스 장애 환자에 대한 원격 정신건강의학적 개

입의 효과도 입증되었다(Frueh 등 2007a, 2007b). 원격 정신건강의학을 위한 기반 시설이 구축된다면, 정신건강의학과 의사의 다양한 역할들을 원격 정신건강의학을 통해 수행하게 될 것이지만 현재 이 분야에서 정신건강의학과 의사는 충분하지 않다.

증가하는 원격 정신건강의학의 역할에 대해 이미 설명했지만, 재난 상황에서 원격 정신건강의학의 적용에 유용한 자료는 제한적이다(Merrell 등 2008, Reissman 등 2006). 그러나 응급 정신건강의학 분야에서 연구된 원격 정신건강의학 논문을 기반으로 많은 것들을 추론할 수 있다(Shore 등 2007b, Sorvaniemi 등 2005). 임상가들은 원격 정신건강의학의 수단으로 인터넷 동영상을 쉽게 생각하지만, 전화나 이메일도 기존의 원격 정신건강의학에 대한 부가적인 도구로 활용할 수 있다(Hilty 등 2006).

원격 정신건강의학의 활용은 재난 정신건강의학에서 상당한 이득이 된다. 가장 우선적인 이득은 임상가의 접근 가능성이 향상된다는 점이다. 재난 후에 대개 교통수단과 공공시설 같은 사회적 생산 기반이 심각하게 붕괴되기 때문에, 임상가가 재난 지역에 접근할 수 없는 경우가 많다. 원격 정신건강의학은 임상가가 멀리 떨어진 지역, 접근이 불가능한 지역, 시골 지역으로 이동해야 하는 필요성을 최소화 시킨다. 또한, 원격 정신건강의학은 자원봉사 중인 정신건강의학과 의사에게 발생할 수 있는 각종 부담이나 재난 지역에서의 혼란을 줄일 수도 있다. 원격 정신건강의학은 임상가가 외상, 재난 정신건강의학, 물질남용, 정신약물학의 특정 주제, 비교문화 정신건강의학, 특수 집단과의 활동과 같은 다양한 정신건강의학적 전문가들과 접촉할 수 있게 해준다(Ng 2010). 원격 정신건강의학은 임상가와 개인에게 더욱 안전한 대체물이 될 수 있다. 원격 정신건강의학의 활용은 질환이 발생하여 지역사회나 임상가 또는 두 집단 모두 통제된 지역으로 이동할 수 없을 때, 정신건강의학적 평가와 개입을 위한 훌륭한 수단이 될 수 있다.

원격 정신건강의학이 정신건강의학적 서비스를 제공받을 수 없는 재난 피해자에게 효과적인 도구가 될 수 있지만, 재난 환경에서 원격 정신건강의학을 활용하는 데에는 여러 가지 해결하기 어려운 문제가 존재한다. 가장 중요한 문제는 재난 직후에 전기, 인터넷, 전화와 같은 기반 시설이 파괴된다는 점이다. 뿐만 아니라, 임상가와 환자는 원격 치료 장비에 익숙하지 않기 때문에 사용을 두려워할 수도 있다. 재난 후 원격 정신건강의학적 평가를 실행하는 상황은 대개 상당히 혼란스럽기 때문에 환자의 비밀 보호도 문제가 될 수 있다.

재난 원격 정신건강의학의 적용

재난 계획과 대응은 다음 세 가지 단계로 분류할 수 있다. 즉, 대부분의 재난 계획을 수립하는 재난 전기, 급성기, 재난의 회복에 초점을 맞추는 후급성기이다. 표 21-1에 요약한 바와 같이, 원격 정신건강의학은 세 시기 모두에 적용 가능하다.

재난 전기

재난이 발생하기 전에, 초점을 맞추는 것은 계획과 교육이다. 재난 계획자는 원격 정신건강의학을 언제 어떻게 사용할 지를 결정해야 한다. 기반시설도 준비가 되어야 한다. 이러한 준비에는 안전하고 적절한 고속 인터넷 연결과 비디오 장비 등이 포함된다. 또한, 전기와 인터넷의 공급이 중단될 경우에 대비해서 정보 저장을 위한 치밀한 계획을 세워야 한다. 위성 전화기를 사용한다면 원격 화상회의 체계를 고려해야 한다. 임상가는 필요할 수 있는 지침을 허가하고 자격증을 수여하는데 익숙해져야 하며, 그들의 전문 조직이 이 지침을 더 쉽게 확인할 수 있도록 도와야 한다. 각 정신건강의학과 의사는 기술과 장비 모두에서 원격 정신건강의학을 손쉽게 사용할 수 있는 능력을 배양하기 위해 노력해야 한다.

급성기

재난 급성기에 원격 정신건강의학은 다양한 방식으로 활용될 수 있다. 다른 곳에 있는 정신건강의학과 의사가 재난 지역에 있는 정신건강의학과 의사 혹은 비 정신건강의학과 의사에게 자문의 형태로 도움을 줄 수 있다. 처음에는 재난의 영향을 받은 환자들에게 건강관리를 제공하는 것이 중요하기 때문에, 보다 큰 즉각적인 요구는 의료 제공자에 대한 것이다. 그러나 이러한 임상가는 일부 재난자 중에 정신건강 요구를 해결하도록 도울 필요도 있다. 정신건강의학과 의사들은 원격 정신건강의학을 통해 일반 의사들에게 정신건강 문제를 평가하는 방법을 제공할 수 있고, 직접적인 정신건강의학과적 개입이 필요한 환자를 시기 별로 분류하는 데 도움이 될 수 있다.

재난 원격 정신건강의학을 제공하는 의사는 이 분야의 일반 의료 제공자나 재난 피해자들이 알지 못하는 먼 거리의 정신건강의학과 의사와 접촉해야 한다고 느끼게 되는 양가감정이나 우려가 존재한다는 점을 인식해야 한다. 재난 후에 현장에서 정신건강의학적 치료로 중요한 서로 얼굴을 마주보는 치료는 불가능할 수도 있다. 재난의 영향을 받은 환자는 원격 정신건강의학의 활용이 임상가와 자신의 접촉을 막는다고 생각할지 모른다. 서로 얼굴을 맞대는 접촉을 통해서 환자는 치료 제공자가 재난 경험을 공유한다는 것을 느낄 것이다. 하지만 임상가가 재난 현장에서 업무를 중단하고 떠나면 그러한 감정을 느끼기가 어렵다. 어떤 경우, 특히 특정 문화 집단이나 특수한 집단에 속한 환자의 경우, 이 분야에서 중개자로 활동할 수 있는 사람이 있다면 평가 과정에서 그들의 존재가 재난 원격정신건강의학의 이익을 극대화 할 수 있도록 도울 수 있을 것이다. 영상에 기반을 두지 않은 원격 정신건강의학을 시행하는 경우 자문가는 시각 자료의 도움 없는 임상 자료를 확인하기 위해 더욱 노력해야 한다.

표 21-1. 재난 원격 정신건강의학의 적용

재난 대응 시기	원격 정신건강의학의 역할
재난 전기	재난 후 정신건강 문제 교육 원격 정신건강의학의 문화적인 면을 고려한 경쟁력 개발 안전 문제 관리법 숙지 기반시설 지지 체계 구축 면허 및 규제 지침 개발 역할과 책임을 명시한 원격 정신건강의학 활용을 위한 응급처치 프로토콜 개발
급성기	의료 제공자와 자문 정신건강 전문가와 자문 재난 대응 인적 서비스 제공자 또는 기관과 자문 훈련 재난 대응자의 건강 관찰 즉각적인 피해자 분류, 평가, 개입
후급성기	일차 진료 의사 및 응급치료 의사를 포함한 의료 제공자와 지속적인 자문 이해관계자에 대한 지속적인 교육 및 훈련 지속적인 피해자 분류, 평가, 개입

또한 원격 정신건강의학은 정신건강의학적 임상가, 재난 대응 인적 서비스 기관, 상

급 재난 대응 관료들 사이의 자문을 위해 활용될 수 있다. 원격 정신건강의학은 과중한 업무와 재난 피해자에 대한 노출로 인해 이차적 외상을 경험하는 의료서비스 제공자 스스로의 정신건강의학적 안녕을 유지하는 데에도 도움이 될 수 있다.

후급성기

후급성기에, 원격 재난정신건강의학은 정신건강의학적 치료를 지속적으로 제공하는데 중요한 역할을 한다. 5장, "정신건강의학적 평가"에서 언급한 바와 같이, 후급성기에 정신건강의학적 치료에 대한 수요가 증가하고, 많은 사람들이 처음으로 도움을 요청한다. 재난에 따른 정신건강의학적 자원 요구가 처음에 파도처럼 밀려오지만, 이러한 자원들은 시간이 흘러감에 따라 감소하고, 더 이상 쉽게 구할 수 없게 된다. 정신건강의학적 전문가에 대한 지속적인 접근은 원격 정신건강의학을 이용할 수 있다. 예를 들면, 외상 후 스트레스장애 치료를 위한 인지 행동 치료를 위해 화상회의 체계가 사용되어 왔다(Frueh 등 2007b). 또한, 재난 원격 정신건강의학은 재난의 정신건강의학적 결과들을 지속적으로 교육하는데 있어 효과적이다.

재난에 대한 원격 정신건강의학의 문제들

정신건강의학 임상가는 재난 원격 정신건강의학 적용과 관련된 여러 가지 해결하기 어려운 문제를 고려해야 한다. 중요한 관심사는 의료법률적인 문제이다. 재난 원격 정신건강의학에서, 자문 임상가가 현재 평가하는 상태와 실제 환자가 처한 상황이 다를 수 있다. 그러한 경우에, 제공자는 환자와 가까운 곳에 있는 일반의에게 의뢰할지 아니면 멀리 떨어져있는 정신건강의학과 의사에게 의뢰할 지를 고민해야 한다(재난 중 허가조건에 대한 자세한 사항을 보려면 20장 "법적 문제와 윤리적 문제" 참조). 기관들이 최소한의 치료 수준을 유지하기 위한 수단으로 잠재적인 보증된 재난 원격 정신건강의학 의사를 알아내기 위한 노력을 지속하는 것은 중요하다. 임상가는 원격 정신건강의학 서비스를 통해 환자들과 만날 때 의무기록을 보관해야 한다. 정신건강의학과 임상가는 재난 중에 실행한 임상적 원격 정신건강의학 업무에서 자신의 의료과오에 대해 손해배상 보험이 적용되는 지를 확인해야 한다.

일부 연구에서 문화에 따른 원격 정신건강의학의 효과가 거의 차이 나지 않는다는 보고가 있었지만, 원격 정신건강의학 활용에 대한 접근은 문화, 언어, 민족, 사회경제적 상태에 따라 영향을 받는다(Shore 등 2006, 2007a). 일부 문화권의 사람들은 대면 상황에서 직접 얼굴을 볼 수 없기 때문에 원격 정신건강의학 활용에 대해 수용적이지 않다. 상담이 끝나갈 때 통역사가 필요할 수도 있다. 국제적 재난 상황에서 통역사는 다른 무엇보다도 중요하다. 그러한 경우에는 현장 의료서비스 제공자와 재난 대응자가 더 많은 자문 역할을 하는 것이 고통을 받고 있는 환자를 직접 평가 측정하는 것보다 효과적일 수 있다.

결론

최상의 계획을 수립하고자 하는 노력에도 불구하고, 정신건강의학적 자원에 대한 부족과 접근의 어려움은 재난과 공중보건 응급에서 여전히 어려움으로 남아있다. 이러한 난관을 극복할 수 있는 효과적인 대안을 찾아야 한다. 원격 정신건강의학의 활용은 적절하고 효과적인 개입이 될 수 있다. 보다 많은 정신건강의학적 임상가가 훈련을 받고 재난 전문가의 수가 증가함에 따라 재난 원격 정신건강의학은 재난 피해 지역에 필요한 엄청난 의료 자원을 지원하도록 도와줄 수 있다. 발전된 계획은 잠재적으로 조직화하고 효과적인 방법으로 이들 자원에 대한 접근을 촉진할 것이다. 끝으로, 재난 원격 정신건강의학은 재난 후의 상황에서 아주 중요한 보다 나은 협력을 증진하고 통합된 공중보건 서비스를 향상시키는데 크게 이바지 할 수 있다.

■ 교육 핵심

- 원격 정신건강의학은 재난 상황에서 정신건강을 지원하는 효과적인 수단이다.
- 원격 정신건강의학의 활용은 밀려드는 의학적 요구에 대한 부담이 줄이고 재난에서 정신건강의학적 서비스에 대한 접근을 증가시킬 수 있다.
- 원격 정신건강의학은 재난 피해자 분류, 평가, 개입을 포함한 임상적 업무를 지원하기 위해 도입될 수 있다.

- 원격 정신건강의학을 통해 후급성기에 다양한 재난 의료인들과 봉사자 간의 협력이 강화될 수 있다.
- 재난 원격 정신건강의학을 계획하고 실행할 때, 책임, 특수 집단과의 업무, 교육 같은 문제를 고려해야 한다.

복습 문제

21.1 재난 원격 정신건강의학은 재난의 어느 시기에 적절한가?

A. 재난 전기
B. 급성기
C. 후급성기
D. B와 C만
E. A, B, C

21.2 다음 중 재난 대응에서 원격정신건강의학 활용으로 이득이 되지 않는 것은?

A. 밀려오는 정신건강 자원의 감소
B. 허가 및 자격을 주는 과정의 필요성 감소
C. 정신건강 전문가에 대한 재난 위험 감소
D. 재난 후 정신건강의학적 서비스에 대한 접근 가능성 증가
E. 멀리 있거나, 도달하기 어렵거나, 외딴 재난 지역으로 이동할 필요성을 최소화

21.3 재난 원격정신건강의학은 다음 중 어떤 방식으로 활용될 수 있는가?

A. 환자 분류
B. 응급 대응 요원과의 자문
C. 직접적인 임상 치료
D. 재난지역 밖에서 재난 정신건강의학적 전문지식을 제공
E. A, B, C, D 모두

21.4 다음 중 재난 원격 정신건강의학과 관련하여 장차 나타날 가능성이 있는 의료 법률적인 문제가 아닌 것은?

A. 주의 면허 요건

B. 의료과오

C. 사건이 연방의 비상사태로 선포되었는지 여부

D. 적절한 의무 기록

E. 환자의 비밀 보호

21.5 재난 원격 정신건강의학 활용에 잠재적으로 문제되는 항목은 다음 중 어느 것인가?

A. 문화적 차이

B. 원격 정신건강의학을 지원하는 기반시설의 편의성

C. 정신건강에 대한 오명

D. 재난 정신건강의학적 치료에 대한 임상 기준의 부족

E. A, B, C, D 모두

부록 A

주요 문헌 및 자료

출판물

Bisson J, Andrew M: Psychological treatment of post-traumatic stress disorder (PTSD). Cochrane Database of Systematic Reviews 2007, Issue 3. Art. No.: CD003388. DOI: 10.1002/14651858.CD003388.pub3.

Blumenfield M, Ursano RJ (eds): Intervention and Resilience After Mass Trauma. New York, Cambridge University Press, 2008

Brenner G, Bush D, Moses J (eds): Creating Spiritual and Psychological Resilience: Integrating Care in Disaster Relief Work. New York, Routledge, 2009

Charney DS: Psychobiological mechanisms of resilience and vulnerability: implications for successful adaptation to extreme stress. Am J Psychiatry 161:195–216, 2004

Figley C, Nash W (eds): Combat Stress Injury. New York, Routledge, 2007

Foa EB, Keane TM, Friedman MJ, et al (eds): Effective Treatments for PTSD, 2nd Edition: Practice Guidelines From the International Society for Traumatic Stress Studies. New York, Guilford, 2009

Hobfoll SE, Watson P, Bell CC, et al: Five essential elements of immediate and mid-term mass trauma intervention: empirical evidence. Focus 7:221–242, 2009

Katz CL, Pandya A (guest eds): Disaster Psychiatry: A Closer Look. Psychiatr Clin North Am 27(3 [special issue]), 2004

Katz CL, Pellegrino L, Pandya A, et al: Research on psychiatric outcomes and interventions subsequent to disasters: a review of the literature. Psychiatry Res 110:201–217, 2002

Lindemann E: Symptomatology and management of acute grief. Am J Psychiatry 101:141–148, 1944

National Institutes of Mental Health: Mental Health and Mass Violence: Evidence-Based Early Intervention for Victims/Survivors of Mass Violence. A Workshop to Reach Consensus on Best Practices (NIH Publ No 02-5138). Washington, DC, U.S. Government Printing Office, 2002

Neria Y, Gross R, Marshall R, et al. (eds): 9/11: Mental Health in the Wake of Terrorist Attacks. Cambridge, UK, Cambridge University Press, 2006

Neria Y, Galea S, Norris FH (eds): Mental Health and Disasters. New York, Cambridge University Press, 2009

Norris FH, Friedman MJ, Watson PJ, et al: 60,000 Disaster victims speak, part I: an empirical review of the empirical literature, 1981–2001. Psychiatry 65:207–239, 2002

Norris FH, Friedman MJ, Watson PJ, et al: 60,000 Disaster victims speak, part II: summary and implications of the disaster mental health research. Psychiatry 65:240–260, 2002

Norris FH, Galea S, Friedman MJ, et al. (eds): Methods for Disaster Mental Health Research. New York, Guilford, 2006

Pandya AA, Katz CL (eds): Disaster Psychiatry: Intervening When Nightmares Come True. Hillsdale, NJ, Analytic Press, 2004

Ritchie EC, Watson PJ, Friedman MJ (eds): Interventions Following Mass Violence and Disasters: Strategies for Mental Health Practice. New York, Guilford, 2006

Rose SC, Bisson J, Churchill R, et al: Psychological debriefing for preventing post traumatic stress disorder (PTSD). Cochrane Database of Systematic Reviews 2002, Issue 2. Art. No.: CD000560. DOI: 10.1002/14651858.CD000560.

Stein DJ, Ipser JC, Seedat S: Pharmacotherapy for post traumatic stress disorder (PTSD). Cochrane Database of Systematic Reviews 2006, Issue 1. Art. No.: CD002795. DOI: 10.1002/14651858.CD002795.pub2.

Stoddard FJ, Saxe G: Ten-year research review of physical injuries. J Am Acad Child Adolesc Psychiatry 40:1128–1145, 2001

Stoddard FJ, Katz CL, Merlino JP (eds): Hidden Impact: What You Need to Know for the Next Disaster. A Practical Mental Health Guide for Clinicians. Sudbury, MA, Jones & Bartlett, 2010

Ursano RJ, Fullerton CS, Norwood AE (eds): Terrorism and Disaster: Individual and Community Mental Health Interventions. Cambridge, UK, Cambridge University Press, 2003

Ursano R, Fullerton CS, Weisaeth K, et al (eds): Textbook of Disaster Psychiatry. New York, Cambridge University Press, 2007

Wolfenstein M: Disaster: A Psychological Essay. Glencoe, IL, Free Press, 1957

온라인 자원 Online Resources

일반 재난 정신건강

Center for the Study of Traumatic Stress (CSTS) of the Uniformed Services University of the Health Sciences
(www.centerforthestudyoftraumaticstress.org)

Centers for Disease Control and Prevention—disaster mental health information for the general public and health care providers
(www.bt.cdc.gov/mentalhealth)

National Center for Posttraumatic Stress Disorder (PTSD) of the U.S. Department of Veterans Affairs
(www.ptsd.va.gov)

Substance Abuse and Mental Health Services Administration—disaster mental health Web site; includes a link to SAMHSA's Disaster Technical Advisory Center (DTAC)
(http://mentalhealth.samhsa.gov/cmhs/emergencyservices)

재난 활동 기구

American Psychiatric Association
(www.psych.org/Resources/DisasterPsychiatry.aspx)

American Red Cross
(www.redcross.org)

Disaster Psychiatry Outreach
(www.disasterpsych.org)

Federal Emergency Management Agency—provides information about disasters in the United States
(www.fema.gov)

Inter-Agency Standing Committee—provides information to coordinate United Nations (UN) and non-UN humanitarian activities internationally
(www.humanitarianinfo.org/iasc)

National Voluntary Organizations Active in Disasters—helps to coordinate nongovernmental organizations responding to disasters in the United States
(www.nvoad.org)

위험 소통

가족을 위한 외상과 재난에 대한 일반 지침

American Academy of Child and Adolescent Psychiatry
(www.aacap.org/cs/root/facts_for_families/posttraumatic_stress_disorder_ptsd)
(www.aacap.org/cs/root/facts_for_families/children_and_the_news)

아이들에게 테러와 전쟁에 대해 말하는 지침

American Academy of Child and Adolescent Psychiatry
(www.aacap.org/cs/root/facts_for_families/talking_to_children_about_terrorism_and_war)

American Psychiatric Association
(www.psych.org/Resources/DisasterPsychiatry/APADisasterPsychiatryResources/talkingtochildrenrewarterror.aspx)

외상을 맞고 있는 기자를 위한 지침

Dart Center for Journalism and Trauma
(www.dartcenter.org)
(dartcenter.org/files/covering_children_and_trauma_0.pdf)

공공 직원을 위한 지침

Substance Abuse and Mental Health Services Administration (www.riskcommunication.samhsa.gov)

심리적 응급처치 과정과 지침

Psychological First Aid Field Operations Guide—developed by the National Child Traumatic Stress Network and the National Center for PTSD; non-English versions and many adaptations for specific populations are available (http://www.nctsn.org/content/psychological-first-aid)

Psychological First Aid: Helping People Cope During Disasters and Public Health Emergencies—a self-study program from the Center for Disaster Medicine and Emergency Preparedness at the University of Rochester, New York (www.centerfordisastermedicine.org/disaster_mental_health.html)

Psychological First Aid Online—a 6-hour interactive course from the National Child Traumatic Stress Network in which participant plays the role of a provider in a postdisaster scene (http://learn.nctsn.org)

Listen, Protect, and Connect—Model and Teach: Psychological First Aid for Students and Teachers—guidance for teachers on helping themselves and their students through their reactions to a disaster; produced in part by the U.S. Department of Homeland Security (www.ready.gov/kids/_downloads/PFA_SchoolCrisis.pdf)

Nebraska Psychological First Aid Curriculum—an adaptation of "Community-Based Psychological Support" developed by the International Federation of Red Cross and Red Crescent Societies (www.disastermh.nebraska.edu/psychfirstaid.html)

다른 주제

TB-CBTWeb (Trauma-Focused Cognitive-Behavioral Therapy)—free 10-hour Web-based training course from the National Crime Victims Research and Treatment Center at the Medical University of South Carolina, Charleston (http://tfcbt.musc.edu)

U.S. Department of Veterans Affairs/Department of Defense Clinical Practice Guideline for Management of Concussion/Mild Traumatic Brain Injury (mTBI) (http://www.healthquality.va.gov/management_of_concussion_mtbi.asp)

World Health Organization Model List of Essential Medications—may be helpful for planning postdisaster pharmacological interventions (www.who.int/medicines/publications/essentialmedicines/en/index.html)

우리나라 온라인 자원 Online Resources

- 국민안전처 www.mpss.go.kr
- 안전신문고 https://www.safepeople.go.kr
- 중앙119구조본부 http://www.rescue.go.kr
- 국민안전방송 http://tv.mpss.go.kr
- 중앙정신보건사업지원단 http://www.nmhc.or.kr
- 서울시정신건강증진센터 https://blutouch.net
- 경기도정신건강증진센터 http://www.mentalhealth.or.kr
- 전라북도광역정신건강증진센터 http://www.jbmhc.or.kr
- 광주트라우마센터 http://tnt.gwangju.go.kr
- 안산온마음센터 안산정신건강트라우마센터 http://www.ansantrauma.net
- 재난심리정보센터 www.dmhs.go.kr
- 보건복지부 http://www.mw.go.kr
- 위험할 땐 119, 힘겨울 땐 129
- 정신건강 위기 상담전화 1577-0199

부록 B

복습 문제 답

제 1 부 : 준비

1장 준비와 시스템 문제 : 재난 대응으로 통합

1.1 정답 : E
1.2 정답 : X
1.3 정답 : X
1.4 정답 : C
1.5 정답 : B

2장 재난 전, 중, 후의 위험 커뮤니케이션

2.1 정답 : E
2.2 정답 : C
2.3 정답 : E
2.4 정답 : E
2.5 정답 : E

3장 우리들 자신 구하기 : 재난 대응 지역사회에서 자기-돌보기

3.1 정답 : B
3.2 정답 : A
3.3 정답 : C
3.4 정답 : A
3.5 정답 : B
3.6 정답 : A
3.7 정답 : A

4장 요구도 평가

4.1 정답 : C
4.2 정답 : E
4.3 정답 : E
4.4 정답 : X
4.5 정답 : B

제 2 부 : 평가

5장 정신건강의학적 평가

5.1 정답 : E
5.2 정답 : C
5.3 정답 : A
5.4 정답 : X
5.5 정답 : D

6장 특정 집단

6.1 정답 : C
6.2 정답 : D
6.3 정답 : D
6.4 정답 : E
6.5 정답 : E

7장 중증 정신질환

7.1 정답 : E
7.2 정답 : B
7.3 정답 : A
7.4 정답 : B
7.5 정답 : C

8장 물질 남용

8.1 정답 : B
8.2 정답 : B
8.3 정답 : B
8.4 정답 : D
8.5 정답 : C

9장 성격 문제

9.1 정답 : C
9.2 정답 : A
9.3 정답 : D
9.4 정답 : B
9.5 정답 : E

10장 손상과 의학적 증상 분류

10.1 정답 : E
10.2 정답 : E
10.3 정답 : B
10.4 정답 : D
10.5 정답 : C

11장 애도와 회복력

11.1 정답 : D
11.2 정답 : D
11.3 정답 : A
11.4 정답 : D
11.5 정답 : E

제 3 부 : 개입

12장 심리적 응급처치

12.1 정답 : D
12.2 정답 : B
12.3 정답 : E
12.4 정답 : O
12.5 정답 : C

13장 집단과 가족 개입

13.1 정답 : D
13.2 정답 : C
13.3 정답 : D
13.4 정답 : D
13.5 정답 : E

14장 정신치료

14.1 정답 : C
14.2 정답 : A
14.3 정답 : E
14.4 정답 : D
14.5 정답 : A

15장 정신약물학 : 급성기

15.1 정답 : E
15.2 정답 : E
15.3 정답 : D
15.4 정답 : C
15.5 정답 : D

16장 정신약물학 : 후급성기

16.1 정답 : E
16.2 정답 : B
16.3 정답 : D
16.4 정답 : A
16.5 정답 : C

17장 아동청소년 정신건강의학적 개입

17.1 정답 : D
17.2 정답 : E
17.3 정답 : A
17.4 정답 : E
17.5 정답 : B

18장 노인 정신건강의학적 개입

18.1 정답 : B
18.2 정답 : C
18.3 정답 : A
18.4 정답 : B
18.5 정답 : B

제 4 부 : 최근 새롭게 등장하는 주제 및 기타 주제

19장 대사로서의 정신건강의학과 의사

19.1 정답 : E
19.2 정답 : B
19.3 정답 : D
19.4 정답 : C
19.5 정답 : D

20장 법적 문제와 윤리적 문제

20.1 정답 : A
20.2 정답 : C
20.3 정답 : E
20.4 정답 : E
20.5 정답 : B

21장 재난과 공중보건 응급상황에서의 원격 정신건강의학

21.1 정답 : E
21.2 정답 : B
21.3 정답 : E
21.4 정답 : C
21.5 정답 : E

참고 문헌

[서문/감사]

Disaster Psychiatry Outreach: The Essentials of Disaster Psychiatry: A Training Course for Mental Health Professionals. New York, Disaster Psychiatry Outreach, 2008. Available as DPOCourseSyllabus_052108.pdf at: https://sites.google.com/a/disasterpsych.org/blog/File-Cabinet. Accessed December 21, 2009.

Hall RCW, Ng AT, Norwood AE; American Psychiatric Association Committee on Psychiatric Dimensions of Disaster (eds): Disaster Psychiatry Handbook. November 2004. Available at: http://www.psych.org/Resources/DisasterPsychiatry.aspx. Accessed October 12, 2010.

Katz CL, Pandya A (eds): Disaster psychiatry: a closer look. Psychiatr Clin North Am 27(special issue):391–610, 2004

Pandya AA, Katz CL (eds): Disaster Psychiatry: Intervening When Nightmares Come True. Hillsdale, NJ, Analytic Press, 2004

Stoddard FJ, Katz CL, Merlino JP (eds): Hidden Impact: What You Need to Know for the Next Disaster. A Practical Mental Health Guide for Clinicians. Sudbury, MA, Jones & Bartlett, 2010

[소개]

Adler A: Neuropsychiatric complications in victims of Boston's Cocoanut Grove disaster. JAMA 123:1098–1101, 1943

Cobb S, Lindemann E: Neuropsychiatric observations after the Cocoanut Grove fire. Annals of Surgery 117:814–824, 1943

Freud A, Burlingham DT: War and Children. New York, Medical War Books, 1943

"The Soldier's Heart" (Frontline [WGBH Boston]; original airdate: March 1, 2005). Written, produced, and directed by Raney Aronson. Available at: http://www.pbs.org/wgbh/pages/frontline/shows/heart/. Accessed January 14, 2011.

Jones E, Woolven R, Durodie B, et al: Public panic and morale: Second World War civilian responses re-examined in light of the current anti-terrorist campaign. J Risk Res 9:57–73, 2006

Lindemann E: Symptomatology and management of acute grief. Am J Psychiatry 101:141–148, 1944

Norris FH, Galea S, Friedman MJ, et al: Methods for Disaster Mental Health Research. New York, Guilford, 2006

Pfefferbaum B: Caring for children affected by disaster. Child Adolesc Psychiatr Clin North Am 7:579–597, 1998

Pfefferbaum B, North CS: Research with children exposed to disasters. Int J Methods Psychiatr Res 17(suppl):S49–S56, 2008

Shay J: Achilles in Vietnam: Combat Trauma and the Undoing of Character. New York, Simon & Schuster, 1994

Shay J: Odysseus in America: Combat Trauma and the Trials of Homecoming. New York, Scribner, 2002

World Health Organization: Psychosocial Consequences of Disaster: Prevention and Management. Geneva, Switzerland, World Health Organization, 1992. Available at: http://whqlibdoc.who.int/hq/1991/WHO_MNH_PSF_91.3_REV.1.pdf. Accessed January 14, 2011.

[1장]

American Red Cross: Volunteer Portal. Washington, DC, American Red Cross, 2010. Available at: http://www.redcross.org/en/volunteer. Accessed January 3, 2011.

Centers for Disease Control and Prevention: Interim results: state-specific seasonal influenza vaccination coverage, United States, August 2009–January 2010. MMWR Morb Mortal Wkly Rep 59:477–484, 2010. Available at: http://www.cdc.gov/mmwr/preview/mmwrhtml/mm5916a1.htm. Accessed May 10, 2010.

Disaster Psychiatry Outreach: The Essentials of Disaster Psychiatry: A Training Course for Mental Health Professionals (Course Syllabus). New York, Disaster Psychiatry Outreach, 2008. Available as DPOCourseSyllabus_052108.pdf at: https://sites.google.com/a/disasterpsych.org/blog/File-Cabinet. Accessed May 7, 2010.

Federal Emergency Management Agency: Incident Command System (ICS) Resource Center. Washington, DC, Federal Emergency Management Agency, 2010a. Available at: http://training.fema.gov/EMIWeb/IS/ICSResource/index.htm. Accessed July 13, 2010.

Federal Emergency Management Agency: National Incident Management System Resources. Washington, DC, Federal Emergency Management Agency, 2010b. Available at: http://www.fema.gov/emergency/nims/index.shtm. Accessed July 13, 2010.

Federal Emergency Management Agency: Incident Command System Organization. Washington, DC, Federal Emergency Management Agency, 2010c. Available at: http://training.fema.gov/EMIWeb/IS/ICSResource/assets/ICSOrganization.pdf. Accessed January 3, 2011.

Kantor EM: Guidance for potential disaster health and mental health volunteers, in Haiti Updates. New York, Disaster Psychiatry Outreach, 2009. Available at: http://www.disasterpsych.org/updates/guidanceforpotentialdisasterhealth-andmentalhealthvolunteers/GuidanceforPotentialDisasterMedicalandMental-HealthVolunteers.pdf. Accessed July 13, 2010.

Kantor EM: The disaster response system in the United States, in Hidden Impact: What You Need to Know for the Next Disaster. A Practical Mental Health Guide for Clinicians. Edited by Stoddard FJ, Katz CL, Merlino JP. Sudbury, MA, Jones & Bartlett, 2010, pp 11–18

Office of the Civilian Volunteer Medical Reserve Corps: Home Page. Rockville, MD, Office of the Civilian Volunteer Medical Reserve Corps, 2010. Available at: http://www.medicalreservecorps.gov. Accessed July 13, 2010.

[2장]

American Academy of Child and Adolescent Psychiatry: Facts for Families, #70: Posttraumatic Stress Disorder. Washington, DC, American Academy of Child and Adolescent Psychiatry, 1999. Available at: http://www.aacap.org/cs/root/facts_for_families/posttraumatic_stress_disorder_ptsd. Accessed March 16, 2010.

American Academy of Child and Adolescent Psychiatry: Facts for Families, #67: Children and the News. Washington, DC, American Academy of Child and Adolescent Psychiatry, 2002. Available at: http://www.aacap.org/cs/root/facts_for_families/children_and_the_news. Accessed March 16, 2010.

American Academy of Child and Adolescent Psychiatry: Facts for Families, #87: Talking to Children About Terrorism and War. Washington, DC, American Academy of Child and Adolescent Psychiatry, 2008. Available at: http://www.aacap.org/cs/root/facts_for_families/talking_to_children_about_terrorism_and_war. Accessed March 16, 2010.

American Psychiatric Association: Disaster Psychiatry. Washington, DC, American Psychiatric Association, 2010. Available at: http://www.psych.org/Resources/DisasterPsychiatry.aspx. Accessed October 14, 2010.

Beard R, Kantor E: Managing the Message in Times of Crisis: Risk Communication and Mental Wellness in Disaster Health Care. Charlottesville, VA, University of Virginia Medical Reserve Corps, Public Relations Office, University of Virginia Health System, 2004

Bennett P, Coles D, McDonald A: Risk communication as a decision process, in Risk Communication and Public Health. Edited by Bennett P, Calman K. Oxford, UK, Oxford University Press, 1999, pp 207–221

Bills CB, Levy NAS, Sharma V, et al: Mental health of workers and volunteers responding to events of 9/11: review of the literature. Mt Sinai J Med 75:115–127, 2008

Center for Mental Health Services: Communicating in a Crisis: Risk Communication Guidelines for Public Officials. Rockville, MD, Substance Abuse and Mental Health Services Administration, 2002. Available at: http://www.riskcommunication.samhsa.gov. Accessed October 14, 2010.

Charney DS: Psychobiological mechanisms of resilience and vulnerability: implications for successful adaptation to extreme stress (review). Am J Psychiatry 161:195–216, 2004

Covello VT: Lessons learned from the front lines of risk and crisis communication: 21 guidelines for effective communication by leaders addressing high anxiety, high stress, or threatening situations. Presented as part of keynote address, U.S. Conference of Mayors Emergency, Safety, and Security Summit, Washington, DC, October 2001

DiGiovanni C: Pertinent psychological issues in the immediate management of a weapons of mass destruction event. Mil Med 166(suppl):59–60, 2001

Disaster Psychiatry Outreach: The Essentials of Disaster Psychiatry: A Training Course for Mental Health Professionals (Course Syllabus). New York, Disaster Psychiatry Outreach, 2008. Available as DPOCourseSyllabus_052108.pdf at: https://sites.google.com/a/disasterpsych.org/blog/File-Cabinet. Accessed December 28, 2009.

Fassler D: Talking to children about war and terrorism: tips for parents and teachers. American Psychiatric Association News Release, March 5, 2003. Available at: http://www.psych.org/Resources/DisasterPsychiatry/APADisasterPsychiatryResources/talkingtochildrenrewarterror.aspx. Accessed March 16, 2010.

Fremont WP: Childhood reactions to terrorism-induced trauma: a review of the past 10 years. J Am Acad Child Adolesc Psychiatry 43:381–392, 2004

Institute of Medicine: Preparing for the Psychological Consequences of Terrorism: A Public Health Strategy. Washington, DC, The National Academy of Sciences Institute of Medicine, 2003

MacGregor DG, Fleming R: Risk perception and symptom reporting. Risk Anal 16:773–783, 1996

Myers D, Zunin L: Phases of disaster, in Training Manual for Mental Health and Human Service Workers in Major Disasters, 2nd Edition (DHHS Publ No ADM 90–538). Edited by DeWolfe D. Washington, DC, U.S. Government Printing Office, 2000

National Child Traumatic Stress Network: National Center for Child Traumatic Stress Online Press Kit. Available at: http://www.nctsnet.org/nccts/nav.do?pid=ctr_aud_mdia_online_kit#q5. Accessed January 11, 2011.

Newman E, Franks RP: Child Clinicians and the Media: Guide for Therapists. New York, DART Center for Journalism and Trauma. Available at: http://dartcenter.org/content/child-clinicians-media-2. Accessed March 16, 2010.

Newman E, Davis J, Kennedy SM: Journalism and the public during catastrophes, in 9/11: Mental Health in the Wake of Terrorist Attacks. Edited by Neria Y, Gross R, Marshall R, et al. Cambridge, UK, Cambridge University Press, 2006, pp 178–196

Nickell LA, Crighton EJ, Tracy CS, et al: Psychosocial effects of SARS on hospital staff: survey of a large tertiary care institution. CMAJ 170:793–798, 2004

Norris FH, Alegria M: Promoting disaster recovery in ethnic-minority individuals and communities, in Interventions Following Mass Violence and Disasters: Strategies for Mental Health Practice. Edited by Ritchie EC, Watson PJ, Friedman MJ. New York, Guilford, 2006, pp 319–342

Norris FH, Galea S, Friedman MJ, et al: Methods for Disaster Mental Health Research. New York, Guilford, 2006

North CS, Nixon SJ, Shariat S, et al: Psychiatric disorders among survivors of the Oklahoma City bombing. JAMA 282:755–762, 1999

Norwood AH, Sermons-Ward L, Blumenfield M: Crisis communication: the role of psychiatric leaders in communicating with the media and government officials at the time of disaster, terrorism and other crises. Presented at the Speaker-Elect Forum, American Psychiatric Association, Washington, DC, November 10, 2005

Rauch PK: Talking With Children About Upsetting News Events. Boston, MA, Mass-General Hospital for Children, 2009. Available at: http://www.massgeneral.org/children/patientsandfamilies/familyhealth/talking_about_upsetting_events.aspx. Accessed March 16, 2009.

Reissman DB, Spencer S, Tanielian TL, et al: Integrating behavioral aspects into community preparedness and response systems. J Aggress Maltreat Trauma 10:707–720, 2005

Schlenger WE, Caddell JM, Ebert L, et al: Psychological reactions to terrorist attacks: findings from the national study of Americans' reactions to September 11. JAMA 288:581–588, 2002

Shalev A: Appraisal of terrorism: the media and the spectators. Presented at the Committee on Terrorism and Disasters, Group for Advancement of Psychiatry, Westchester, NY, March 16, 2004

Singer PA, Benatar SA, Berstein M, et al: Ethics and SARS: lessons from Toronto. Br J Med 327:1342–1345, 2003

Stoddard FJ: Book review: Intervention and Resilience After Mass Trauma, edited by Michael Blumenfield and Robert J. Ursano. Psychiatr Serv 60:997–998, 2009

Stoddard FJ, Menninger EW: Guidance for parents and other caretakers after disasters or terrorist attacks, in Disaster Psychiatry Handbook. Edited by Hall RCW, Ng AT, Norwood AE. Washington, DC, American Psychiatric Association, 2004, pp 44–56. Available at: http://www.psych.org/Resources/DisasterPsychiatry/APADisasterPsychiatryResources/DisasterPsychiatryHandbook.aspx. Accessed March 16, 2010.

Stoddard FJ, Katz CL, Kantor EM, et al: Risk communication, prevention and the media, in Hidden Impact: What You Need to Know for the Next Disaster. A Practical Mental Health Guide for Clinicians. Edited by Stoddard FK, Katz CL, Merlino JP. Sudbury, MA, Jones & Bartlett, 2010, pp 37–42

Teichroeb R: Covering Children and Trauma: A Guide for Journalism Professionals. New York, DART Center for Journalism and Trauma, 2006. Available at: http://dartcenter.org/files/covering_children_and_trauma_0.pdf. Accessed March 16, 2010.

Tinker TL, Vaughn E: Communicating the risks of bioterrorism, in Bioterrorism: Psychological and Public Health Interventions. Edited by Ursano RJ, Norwood AE, Fullerton CS. Cambridge, UK, Cambridge University Press, 2004, pp 308–329

2004 Indian Ocean earthquake and tsunami. Wikipedia, 2010. Available at: http://en.wikipedia.org/wiki/2004_Indian_Ocean_earthquake. Accessed July 7, 2010.

2010 Haiti earthquake. Wikipedia, 2010. Available at: http://en.wikipedia.org/wiki/2010_Haiti_earthquake. Accessed July 7, 2010.

Watson PJ, Ritchie EC, Demer J, et al: Improving resilience trajectories following mass violence and disasters, in Interventions Following Mass Violence and Disasters: Strategies for Mental Health Practice. Edited by Ritchie EC, Watson PJ, Friedman MJ. New York, Guilford, 2006, pp 37–53

Wray RJ, Becker SM, Henderson N, et al: Communicating with the public about emerging health threats: lessons from Pre-Event Message Development Project. Am J Public Health 98:2214–2222, 2008

Young BH, Ruzek JI, Wong M, et al: Disaster mental health training guidelines, considerations and recommendation, in Interventions Following Mass Violence and Disasters: Strategies for Mental Health Practice. Edited by Ritchie EC, Watson PJ, Friedman MJ. New York, Guilford, 2006, pp 16–34

[3장]

American Red Cross: Take a Red Cross Course. Washington, DC, American Red Cross, 2010. Available at: http://www.redcross.org/flash/course01v01. Accessed December 26, 2010.

Anonymous: Why I didn't go to Haiti. The Central Line, January 24, 2010. Available at: http://thecentralline.org/?p=1080. Accessed April 24, 2010.

Bradberry T, Greaves J: Emotional Intelligence 2.0. New York, TalentSmart Publishers, 2009

Campbell RJ: Campbell's Psychiatric Dictionary, 9th Edition. New York, Oxford University Press, 2009

Centers for Disease Control and Prevention: Traumatic Incident Stress: Information for Emergency Response Workers. Atlanta, GA, Centers for Disease Control and Prevention, 2001. Available at: http://www.cepis.ops-oms.org/bvsacd/cd49/traumatic.pdf. Accessed April 24, 2010.

Centers for Disease Control and Prevention: Emergency Preparedness and Response: Coping With a Disaster or Traumatic Event. Atlanta, GA, Centers for Disease Control and Prevention, 2010a. Available at: http://www.bt.cdc.gov/mentalhealth. Accessed December 26, 2010.

Centers for Disease Control and Prevention: Guidance for Haiti Earthquake Response and Relief Workers. Atlanta, GA, Centers for Disease Control and Prevention, 2010b. Available at: http://wwwnc.cdc.gov/travel/content/news-announcements/relief-workers-haiti.aspx. Accessed December 26, 2010.

Disaster Psychiatry Outreach: Mental Health Consequences of Bioterrorism: A Disaster Preparedness Course for Hospital Emergency Department Staff. New York, Disaster Psychiatry Outreach, 2004. Available at: http://www.disasterpsych.org/home. Accessed April 25, 2010.

Ewing JA: Detecting alcoholism: the CAGE questionnaire. JAMA 252:1905–1907, 1984

Figley CR: Compassion fatigue as secondary stress disorder: an overview, in Compassion Fatigue: Coping With Secondary Traumatic Stress Disorder in Those Who Treat the Traumatized (Routledge Psychosocial Stress Series). Edited by Figley CR. New York, Routledge, 1995, pp 1–20

Figley CR (ed): Treating Compassion Fatigue (Routledge Psychosocial Stress Series). New York, Routledge, 2002

Gabbard GO: The role of compulsiveness in the normal physician. JAMA 254:2926–2929, 1985

Goleman D: Working With Emotional Intelligence. New York, Bantam Books, 1998

Goleman D: Leadership that gets results. Harvard Business Review (March–April):2–16, 2000

Katz CL: Understanding and helping responders, in Hidden Impact: What You Need to Know for the Next Disaster. A Practical Mental Health Guide for Clinicians. Edited by Stoddard FJ, Katz CL, Merlino JP. Sudbury, MA, Jones & Bartlett, 2010, pp 123–130

Kroenke K, Spitzer RL, Williams JB: The Patient Health Questionnaire–2: validity of a two-item depression screener. Med Care 41:1284–1292, 2003

Lacey M: Estimates of quake damage in Haiti increase by billions. New York Times, February 16, 2010, p. A6

Merlino JP: The other ground zero, in Disaster Psychiatry. Edited by Pandya A, Katz CL. Hillsdale, NJ, Analytic Press, 2004

Merlino JP: Self-care, in Hidden Impact: What You Need to Know for the Next Disaster. A Practical Mental Health Guide for Clinicians. Edited by Stoddard FJ, Katz CL, Merlino JP. Sudbury, MA, Jones & Bartlett, 2010a, pp 19–26

Merlino JP: Staff support, in Hidden Impact: What You Need to Know for the Next Disaster. A Practical Mental Health Guide for Clinicians. Edited by Stoddard FJ, Katz CL, Merlino JP. Sudbury, MA, Jones & Bartlett, 2010b, pp 171–178

Miller KI, Stiff JB, Ellis BH: Communication and empathy as precursors to burnout among human service workers. Commun Monogr 55:336–341, 1988

Mitchell JT, Bray GP: Emergency Services Stress: Guidelines for Preserving the Health and Careers of Emergency Services Personnel (Continuing Education Series). Upper Saddle River, NJ, Prentice Hall, 1990

Myers D, Wee DF: Strategies for managing disaster mental health worker stress, in Treating Compassion Fatigue (Routledge Psychosocial Stress Series). Edited by Figley CR. New York, Routledge, 2002, pp 181–212

O'Reilly KB: Helping Haiti: U.S. doctors reflect on crisis care experiences. American Medical News. February 15, 2010. Available at: http://www.ama-assn.org/amednews/2010/02/15/prl20215.htm. Accessed April 24, 2010

Post S, Neimark J: Why Good Things Happen to Good People. New York, Broadway Books, 2008

Rudolph JM, Stamm BH: Maximizing human capital: moderating secondary traumatic stress through administrative and policy action, in Secondary Traumatic Stress: Self-Care Issues for Clinicians, Researchers, and Educators, 2nd Edition. Edited by Stamm BH. Lutherville, MD, Sidran Press, 1999, pp 277–278

Stamm BH (ed): Secondary Traumatic Stress: Self-Care Issues for Clinicians, Researchers, and Educators, 2nd Edition. Lutherville, MD, Sidran Press, 1999

U.S. Department of Health and Human Services: Mental Health Response to Mass Violence and Terrorism: A Training Manual (DHHS Publ No SMA 4025). Washington, DC, U.S. Department of Health and Human Services, 2005

Victim Support Act, 2007. Available at: http://www.victimsupport.act.gov.au/res/File/normal%20reactions%20final%20final%20final.pdf. Accessed October 15, 2010.

Wagner SL, Martin CA, McFee JA: Investigating the "rescue personality." Traumatology 15:5–12, 2009

Yassen J: Preventing secondary stress disorder, in Compassion Fatigue: Coping With Secondary Traumatic Stress Disorder in Those Who Treat the Traumatized (Routledge Psychosocial Stress Series). Edited by Figley CR. New York, Routledge, 1995, pp 178–208

[4장]

Calderon-Abbo J: The long road home: rebuilding public inpatient psychiatric services in post-Katrina New Orleans. Psychiatr Serv 59:304–309, 2008

Choudhury WA, Quraishi FA, Haque Z: Mental health and psychosocial aspects of disaster preparedness in Bangladesh. Int Rev Psychiatry 18:529–535, 2006

Connor KM, Foa EB, Davidson JRT: Practical assessment and evaluation of mental health problems following a mass disaster. J Clin Psychiatry 67(suppl):26–33, 2006

Disaster Psychiatry Outreach: Mental Health Consequences of Bioterrorism: A Disaster Preparedness Course for Hospital Emergency Department Staff. New York, Disaster Psychiatry Outreach, 2004. Available at: http://www.disasterpsych.org/home. Accessed February 24, 2010.

Disaster Psychiatry Outreach: DPO Clinical Protocol. New York, Disaster Psychiatry Outreach, 2006. Available at: http://www.disasterpsych.org/downloads. Accessed February 24, 2010.

Disaster Psychiatry Outreach: DPO Assessment Team Protocol. New York, Disaster Psychiatry Outreach, 2007. Available at: http://www.disasterpsych.org/downloads. Accessed February 24, 2010.

Disaster Psychiatry Outreach: The Essentials of Disaster Psychiatry: A Training Course for Mental Health Professionals (Course Syllabus). New York, Disaster Psychiatry Outreach, 2008. Available as DPOCourseSyllabus_052108.pdf at: https://sites.google.com/a/disasterpsych.org/blog/File-Cabinet. Accessed December 21, 2009.

Garakani A, Hirschowitz J, Katz CL: General disaster psychiatry. Psychiatr Clin North Am 27:391–406, 2004

Humayun A: South Asian earthquake: psychiatric experience in a tertiary hospital. East Mediterr Health J 14:1205–1216, 2008

Inter-Agency Standing Committee: IASC Guidelines on Mental Health and Psychosocial Support in Emergency Settings. Geneva, Switzerland, Inter-Agency Standing Committee, 2007. Available at: http://www.who.int/mental_health/emergencies/guidelines_iasc_mental_health_psychosocial_june_2007.pdf. Accessed February 22, 2010.

Kawana N: Psycho-physiological effects of the terrorist sarin attack on the Tokyo subway system. Mil Med 166 (suppl):23–26, 2001

Kessler RC, Galea S, Jones RT, et al: Mental illness and suicidality after Hurricane Katrina. Bull World Health Organ 84:930–939, 2006

Lindal E, Stefansson JG: The long-term psychological effect of fatal accidents at sea on survivors: a cross-sectional study of North-Atlantic seamen. Soc Psychiatry Psychiatr Epidemiol 46:239–246, 2011

Math SB, Girimaji SC, Benegal V, et al: Tsunami: psychosocial aspects of Anandam and Nicobar islands. assessments and intervention in the early phase. Int Rev Psychiatry 18:233–239, 2006

North CS, Pfefferbaum B, Tucker P: Ethical and methodological issues in academic mental health research in populations affected by disasters: the Oklahoma City experience relevant to September 11, 2001. CNS Spectr 7:580–584, 2002

Palinkas LA, Petterson JS, Russell J, et al: Community patterns of psychiatric disorders after the Exxon Valdez oil spill. Am J Psychiatry 150:1517–1523, 1993

Schoenbaum M, Butler B, Kataoka S, et al: Promoting mental health recovery after Hurricanes Katrina and Rita. Arch Gen Psychiatry 66:906–914, 2009

Silove D, Bryant R: Rapid assessments of mental health needs after disasters. JAMA 296:576–578, 2006

World Health Organization: Rapid Assessment of Mental Health Needs of Refugees, Displaced and Other Populations Affected by Conflict and Post-Conflict Situations, and Available Resources. Geneva, Switzerland, World Health Organization, 2001

World Health Organization: WHO-AIMS Version 2.2—Assessment Instrument for Mental Health Systems. Geneva, Switzerland, World Health Organization, 2005

World Health Organization: Mental Health Systems in Selected Low- And Middle-Income Countries: a WHO-AIMS Cross National Analysis. Geneva, Switzerland, World Health Organization, 2009

[5장]

American Psychiatric Association: Diagnostic and Statistical Manual of Mental Disorders, 4th Edition, Text Revision. Washington, DC, American Psychiatric Association, 2000

Anastario M, Shehab N, Lawry L: Increased gender-based violence among women internally displaced in Mississippi 2 years post-Hurricane Katrina. Disaster Med Public Health Prep 3:18–26, 2009

Bonnano GA: Loss, trauma, and human resilience: have we underestimated the human capacity to thrive after extremely aversive events? Am Psychol 59:20–28, 2004

Connor KM, Davidson J: Development of a new resilience scale: the Connor-Davidson Resilience Scale (CD-RISC). Depress Anxiety 18:76–82, 2003

Connor KM, Foa E, Davidson JR: Practical assessment and evaluation of mental health problems following a mass disaster. J Clin Psychiatry 67 (suppl 2):26–33, 2006

Corrigan M, McWilliams R, Kelly KJ, et al: A computerized, self-administered questionnaire to evaluate posttraumatic stress among firefighters after the World Trade Center collapse. Am J Public Health 99 (suppl):S702–S709, 2009

Crawford BE, Kahn MJ, Gibson JW, et al: Impact of Hurricane Katrina on medical student performance: the Tulane experience. Am J Med Sci 336:142–146, 2008

Disaster Psychiatry Outreach: Mental Health Consequences of Bioterrorism: A Disaster Preparedness Course for Hospital Emergency Department Staff. Health Resources and Services Administration Grant Number U3RMC01549-01, January to August 2004. New York, Disaster Psychiatry Outreach, 2004

Disaster Psychiatry Outreach: The Essentials of Disaster Psychiatry: A Training Course for Mental Health Professionals (Course Syllabus). New York, Disaster Psychiatry Outreach, 2008. Available as DPOCourseSyllabus_052108.pdf at: https://sites.google.com/a/disasterpsych.org/blog/File-Cabinet. Accessed December 21, 2009.

Disaster Psychiatry Outreach: A primer in disaster psychiatry. Presentation at the Cambridge Health Alliance Psychiatric Residency Retreat, Cambridge, MA, May 2009

Escobar JI, Canino G, Rubio-Stipec M, et al: Somatic symptoms after a natural disaster: a prospective study. Am J Psychiatry 149:965–967, 1992

Figley CR, Nash WP: Combat Stress Injury. New York, Brunner-Routledge, 2007

Goldfrank LR, Bulter AS, Panzer AM: Preparing for the Psychological Consequences of Terrorism: A Public Health Strategy. Washington, DC, National Academies Press, 2003

Hung E: Assessment and management of suicide after disasters, in Hidden Impact: What You Need to Know for the Next Disaster. A Practical Mental Health Guide for Clinicians. Edited by Stoddard FJ, Katz CL, Merlino JP. Sudbury, MA, Jones & Bartlett, 2010, pp 53–59

Katz CL, Nathaniel R: Disasters, psychiatry, and psychodynamics. J Am Acad Psychoanal 30:519–530, 2002

Katz CL, Pellegrino L, Pandya A, et al: Research on psychiatric outcomes subsequent to disasters: a review of the literature. Psychiatry Res 110:201–217, 2002

Keenan HT, Marshall SW, Nocera MA, et al: Increased incidence of inflicted traumatic brain injury in children after a natural disaster. Am J Prev Med 26:189–193, 2004

Kessler RC, Galea S, Gruber MJ, et al: Trends in mental illness and suicidality after Hurricane Katrina. Mol Psychiatry 13:374–384, 2008

Krug EG, Kresnow MJ, Peddicord JP, et al: Retraction: suicide after natural disasters. N Engl J Med 340:148–149, 1999

Nishio A, Akazawa K, Shibuya F, et al: Influence on the suicide rate two years after a devastating disaster: a report from the 1995 Great Hanshin-Awaji earthquake. Psychiatry Clin Neurosci 63:247–250, 2009

Phua K: Post-disaster victimization: how survivors of disasters can continue to suffer after the event. New Solut 18:221–231, 2008

Shimizu S, Aso K, Noda T, et al: Natural disasters and alcohol consumption in a cultural context: the Great Hanshin Earthquake in Japan. Addiction 95:529–536, 2000

Tseng KC, Hemenway D, Kawachi I, et al: The impact of the Chi-Chi earthquake on the incidence of hospitalizations for schizophrenia and on concomitant hospital choice. Community Ment Health J 46:93–101, 2010

van der Kolk BA: The body keeps the score: memory and the evolving psychobiology of posttraumatic stress. Harv Rev Psychiatry 1:253–265, 1994

Van Landingham MJ: Murder rates in New Orleans, La, 2004–2006. Am J Public Health 97:1614–1616, 2007

Van Moffaert M: Somatization patterns in Mediterranean migrants, in Clinical Methods in Transcultural Psychiatry. Edited by Okpaku SO. Washington, DC, American Psychiatric Press, 1998, pp 301–320

Vlahov D, Galea S, Ahern J, et al: Consumption of cigarettes, alcohol, and marijuana among New York City residents six months after the September 11 terrorist attacks. Am J Drug Alcohol Abuse 30:385–407, 2004

[6장]

Aldrich N, Benson WF: Disaster preparedness and the chronic disease needs of vulnerable older adults. Prev Chronic Dis 5:1–7, 2008. Available at: http://www.cdc.gov/pcd//issues/2008/jan/07_0135.htm. Accessed March 19, 2010.

American Psychiatric Association: Diagnostic and Statistical Manual of Mental Disorders, 4th Edition, Text Revision. Washington, DC, American Psychiatric Association, 2000

Conwell Y: Suicide prevention in later life: a glass half full or a glass half empty. Am J Psychiatry 166:845–848, 2009

Cook A, Blaustein M, Spinazzola J, et al (eds): Complex Trauma in Children and Adolescents: White Paper From the National Child Traumatic Stress Network Complex Trauma Task Force. Los Angeles, CA, National Child Traumatic Stress Network, 2003. Available at: http://www.nctsnet.org/nccts/nav.do?pid=typ_ct. Accessed March 3, 2010.

Cook A, Spinazzola J, Ford J, et al: Complex trauma in children and adolescents. Psychiatr Ann 35:390–398, 2005

Disaster Psychiatry Outreach: The Essentials of Disaster Psychiatry: A Training Course for Mental Health Professionals (Course Syllabus). New York, Disaster Psychiatry Outreach, 2008. Available as DPOCourseSyllabus_052108.pdf at: https://sites.google.com/a/disasterpsych.org/blog/File-Cabinet. Accessed December 28, 2009.

Frans O, Rimmö PA, Aberg L, et al: Trauma exposure and post-traumatic stress disorder in the general population. Acta Psychiatr Scand 111:291–299, 2005

Galea S, Tracy M, Norris F, et al: Financial and social circumstances and the incidence and course of PTSD in Mississippi during the first two years after Hurricane Katrina. J Trauma Stress 21:357–368, 2008

Giger JN, Davidhizar RE: Transcultural Nursing: Assessment and Intervention, 3rd Edition. St. Louis, MO, CV Mosby, 1999

Hoven CW, Duarte SD, Mandell DJ: Children's mental health after disasters: the impact of the World Trade Center Attack. Curr Psychiatry Rep 5:101–107, 2003

Hoven CW, Duarte CS, Lucas CP, et al: Psychopathology among New York City public school children 6 months after September 11. Arch Gen Psychiatry 62:545–552, 2005

Jellinek MS, Murphy JM: Pediatric Symptom Checklist for Screening of Psychiatric Disorders in Children. Boston, Massachusetts General Hospital, 2003. Available at: http://psc.partners.org/psc_english.PDF. Accessed March 16, 2010.

Lorch D, Mendenhall P: A war's hidden tragedy. Newsweek 136:35–37, 2000

Marsella AJ, Christopher MA: Ethnocultural considerations in disasters: an overview of research, issues and directions. Psychiatr Clin North Am 27:521–539, 2004

McMahon M: Disasters and poverty. Disaster Manag Response 4:9–75, 2007

Nasreddine ZS, Phillips NA, Bedirian V, et al: The Montreal Cognitive Assessment, MoCA: a brief screening tool for mild cognitive impairment. J Am Geriatr Soc 53:695–699, 2005. Available at: http://www.mocatest.org/default.asp. Accessed March 19, 2010.

National Council on Disability: The Impact of Hurricanes Katrina and Rita on People With Disabilities: A Look Back and Remaining Challenges. Washington, DC, National Council on Disability, 2006. Available at: http://www.ncd.gov/newsroom/publications/2006/pdf/hurricanes_impact.pdf. Accessed March 20, 2009.

Neria Y, Nandi A, Galea S: Post-traumatic stress disorder following disasters: a systematic review. Psychol Med 38:467–480, 2008

Nick GA, Savioa E, Elqura L et al: Emergency preparedness for vulnerable populations: people with special health-care needs. Public Health Rep 124:338–343, 2009

Norris F, Friedman MJ, Watson PJ, et al: 60,000 disaster victims speak, part I: an empirical review of the empirical literature, 1981–2001. Psychiatry 65:207–239, 2002a

Norris F, Friedman M, Watson P: 60,000 disaster victims speak, part II: summary and implications of the disaster mental health research. Psychiatry 65:240–260, 2002b

Perilla JP, Norris FH, Lavizzo EA: Ethnicity, culture and disaster response: identifying and explaining ethnic differences in PTSD six months after Hurricane Andrew. J Soc Clin Psychol 21:20–45, 2002

Rotter JB: Generalized expectancies for internal versus external control of reinforcement. Psychological Monographs 80(1):1–28, 1966

Sakauye KM, Streiam JE, Kennedy GJ, et al: American Association of Geriatric Psychiatry position statement: disaster preparedness for older Americans: critical issues for the preservation of mental health. Am J Geriatr Psychiatry 17:916–924, 2009

Schreiber M, Gurwitch R: Listen, Protect, and Connect—Model and Teach: Psychological First Aid for Students and Teachers. Washington, DC, Ready Campaign, 2006a. Available at: http://www.ready.gov/kids/_downloads/PFA_SchoolCrisis.pdf. Accessed March 19, 2010.

Schreiber M, Gurwitch R: Listen, Protect, and Connect: Psychological First Aid for Children and Parents. Washington, DC, Ready Campaign, 2006b. Available at: http://www.ready.gov/kids/_downloads/PFA_Parents.pdf. Accessed March 19, 2010.

Somasundaram DJ, van de Put WACM: Management of trauma in special populations after disaster. J Clin Psychiatry 7 (suppl):64–73, 2006

Street A, Stafford J: Military sexual trauma: issues in caring for veterans, in Iraq War Clinician Guide, 2nd Edition. Washington, DC, National Center for PTSD and Walter Reed Army Medical Center, 2004, pp 66–70. Available at: http://www.ptsd.va.gov/professional/manuals/manual-pdf/iwcgiraq_clinician_guide_v2.pdf. Accessed August 29, 2009.

Stuber J, Resnick H, Galea S: Gender disparities in post-traumatic stress disorder after mass trauma. Gend Med 3:54–67, 2006

Tracy M, Galea S: Post-traumatic stress disorder and depression among older adults after a disaster: the role of ongoing trauma and stressors. Public Policy Aging Rep 16:16–19, 2006

U.S. Department of Health and Human Services: Developing Cultural Competence in Disaster Mental Health Programs: Guiding Principles and Recommendations (DHHS Publ No SMA 3828). Rockville, MD, Center for Mental Health Services, Substance Abuse and Mental Health Services Administration, 2003

Watson OM: Proxemic Behavior: A Cross-Cultural Study. The Hague, The Netherlands, Mouton, 1980

[7장]

Aron L, Honberg R, Duckworth K, et al: Grading the States 2009: A Report on America's Health Care System for Adults With Serious Mental Illness. Arlington, VA, National Alliance on Mental Illness, 2009

Bromet E, Schulberg HC, Dunn L: Reactions of psychiatric patients to the Three Mile Island nuclear accident. Arch Gen Psychiatry 39:725–730, 1982

Cusack KJ, Wells CB, Grubaugh AL, et al: An update on the South Carolina Trauma Initiative. Psychiatr Serv 58:708–710, 2007

DeLisi LE, Cohen TH, Maurizio AM: Hospitalized psychiatric patients view the World Trade Center disaster. Psychiatry Res 129:201–207, 2004

Eisenman DP, Zhou Q, Ong M, et al: Variations in disaster preparedness by mental health, perceived general health, and disability status. Disaster Med Public Health Prep 3:33–41, 2009

Frueh BC, Cusack KJ, Grubaugh AL, et al: Clinicians' perspectives on cognitive-behavioral treatment for PTSD among persons with severe mental illness. Psychiatr Serv 57:1027–1031, 2006

Frueh BC, Grubaugh AL, Cusack KJ, et al: Exposure-based cognitive-behavioral treatment of PTSD in adults with schizophrenia or schizoaffective disorder: a pilot study. J Anxiety Disord 23:665–675, 2009

Jané-Llopis E, Matytsina I: Mental health and alcohol, drugs and tobacco: a review of the comorbidity between mental disorders and the use of alcohol, tobacco and illicit drugs. Drug Alcohol Rev 25:515–536, 2006

Kessler RC, Galea S, Gruber MJ, et al: Trends in mental illness and suicidality after Hurricane Katrina. Mol Psychiatry 13:374–384, 2008

Mueser K, Goodman L, Trumbetta S, et al: Trauma and posttraumatic stress disorder in severe mental illness. J Consult Clin Psychol 66:493–499, 1998

Mueser K, Bolton E, Carty P, et al: The Trauma Recovery Group: a cognitive-behavioral program for post-traumatic stress disorder in persons with severe mental illness. Community Ment Health J 43:281–304, 2007

Mueser K, Rosenberg S, Xie H, et al: A randomized controlled trial of cognitive behavioral treatment of posttraumatic stress disorder in severe mental illness. J Consult Clin Psychol 76:259–271, 2008

National Council on Disability: The Needs of People with Psychiatric Disabilities During and After Hurricanes Katrina and Rita: Position Paper and Recommendations. Washington, DC, National Council on Disability, 2006

Pandya A: Adult disaster psychiatry. Focus 7:155–159, 2009

Pandya A, Weiden PJ: Trauma and disaster in psychiatrically vulnerable populations. J Psychiatr Pract 7:426–431, 2001

Rosenberg SD, Mueser KT, Friedman MJ, et al: Developing effective treatments for posttraumatic disorders among people with severe mental illness. Psychiatr Serv 52:1453–1461, 2001

Staugh LM: The effects of disaster on the mental health of individuals with disabilities, in Mental Health and Disasters. Edited by Neria Y, Galea S, Norris FH. New York, Cambridge University Press, 2009, pp 264–276

Teplin LA, McClelland GM, Abram KM, et al: Crime victimization in adults with severe mental illness: comparison with the National Crime Victimization Survey. Arch Gen Psychiatry 62:911–921, 2005

Tseng K-C, Hemenway D, Kawachi I, et al: The impact of the Chi-Chi earthquake on the incidence of hospitalizations for schizophrenia and on concomitant hospital choice. Community Ment Health J 46:93–101, 2010

[8장]

Adams PR, Adams GR: Mount Saint Helens's ashfall: evidence for a disaster stress reaction. Am Psychol 39:252–260, 1984

American Psychiatric Association: Diagnostic and Statistical Manual of Mental Disorders, 4th Edition, Text Revision. Washington, DC, American Psychiatric Association, 2000

Bayard M, McIntyre J, Hill KR, et al: Alcohol withdrawal syndrome. Am Fam Physician 69:1443–1450, 2004

Bohn MJ, Babor TF, Kranzler HR: The Alcohol Use Disorders Identification Test (AUDIT): validation of a screening instrument for use in medical settings. J Stud Alcohol 56:423–432, 1995

Bonanno GA, Galea S, Bucciarelli A, et al: What predicts psychological resilience after disaster? The role of demographics, resources, and life stress. J Consult Clin Psychol 75:671–682, 2007

Bravo M, Rubio-Stipec M, Canino GJ, et al: The psychological sequelae of disaster stress prospectively and retrospectively evaluated. Am J Community Psychol 18:661–680, 1990

Breslau N, Davis GC, Schultz LR: Posttraumatic stress disorder and the incidence of nicotine, alcohol, and other drug disorders in persons who have experienced trauma. Arch Gen Psychiatry 60:289–294, 2003

Cherpitel CJ: Screening for alcohol problems in the emergency room: a rapid alcohol problems screen. Drug Alcohol Depend 40:133–137, 1995

Cherpitel CJ, Borges G: Screening for drug use disorders in the emergency department: performance of the rapid drug problems screen (RDPS). Drug Alcohol Depend 74:171–175, 2004

Cook RL, Chung T, Kelly TM, et al: Alcohol screening in young persons attending a sexually transmitted disease clinic: comparison of AUDIT, CRAFFT, and CAGE instruments. J Gen Intern Med 20:1–6, 2005

Dawson DA, Grant BF, Ruan WJ: The association between stress and drinking: modifying effects of gender and vulnerability. Alcohol Alcohol 40:453–460, 2005

Deykin EY, Buka SL: Prevalence and risk factors for posttraumatic stress disorder among chemically dependent adolescents. Am J Psychiatry 154:752–757, 1997

Donovan DM, Kivlahan DR, Doyle SR, et al: Concurrent validity of the Alcohol Use Disorders Identification Test (AUDIT) and AUDIT zones in defining levels of severity among out-patients with alcohol dependence in the COMBINE study. Addiction 101:1696–1704, 2006

Ewing JA: Detecting alcoholism: the CAGE questionnaire. JAMA 252:1905–1907, 1984

Foa EB, Dancu CV, Hembree EA, et al: A comparison of exposure therapy, stress inoculation training, and their combination for reducing post-traumatic stress disorder in female assault victims. J Consult Clin Psychol 67:194–200, 1999

Funderburk FR, Allen RP, Wagman AMI: Residual effects of ethanol and chlordiazepoxide treatments for alcohol withdrawal. J Nerv Ment Dis 166:195–203, 1978

Giaconia RM, Reinherz HZ, Hauz AC, et al: Comorbidity of substance use and post-traumatic stress disorders in a community sample of adolescents. Am J Orthopsychiatry 70:253–262, 2000

Green BL, Grace MA, Gleser GC: Identifying survivors at risk: long-term impairment following the Beverly Hills Supper Club fire. J Consult Clin Psychol 53:672–678, 1985

Green BL, Lindy JD, Grace MC, et al: Buffalo Creek survivors in the second decade: stability of stress symptoms. Am J Orthopsychiatry 60:43–54, 1990

Hien DA, Cohen LR, Miele GM, et al: Promising treatments for women with comorbid PTSD and substance use disorders. Am J Psychiatry 161:1426–1432, 2004

Hodges B, Mazur JE: Intravenous ethanol for the treatment of alcohol withdrawal syndrome in critically ill patients. Pharmacotherapy 24:1578–1585, 2004

Jacobsen LK, Southwick SM, Kosten TR: Substance use disorders in patients with posttraumatic stress disorder: a review of the literature. Am J Psychiatry 158:1184–1190, 2001

Joseph S, Yule W, Williams R, et al: Increased substance use in survivors of the Herald Free Enterprise disaster. Br J Med Psychol 66:185–191, 1993

Kishore V, Theall KP, Robinson W, et al: Resource loss, coping, alcohol use, and posttraumatic stress symptoms among survivors of Hurricane Katrina: a cross-sectional study. Am J Disaster Med 3:345–357, 2008

Knight JR, Sherritt L, Shrier LA, et al: Validity of the "CRAFFT" substance abuse screening test among general adolescent clinic outpatients. Arch Pediatr Adolesc Med 156:607–614, 2002

Labbate LA, Sonne SC, Randal CL, et al: Does comorbid anxiety or depression affect clinical outcomes in patients with post-traumatic stress disorder and alcohol use disorders? J Compr Psychiatry 45:304–310, 2004

Liskow B, Campbell J, Nickel EJ, et al: Validity of the CAGE questionnaire in screening for alcohol dependence in a walk-in (triage) clinic. J Stud Alcohol 56:277–281, 1995

Logue JN, Hansen H, Struening E: Emotional and physical distress following Hurricane Agnes in Wyoming Valley of Pennsylvania. Public Health Rep 94:495–502, 1979

Marshall RD, Galea S: Science for the community: assessing mental health after 9/11. J Clin Psychiatry 65(suppl):37–43, 2001

Mayo-Smith MF: Pharmacological management of alcohol withdrawal. JAMA 278:144–151, 1997

Myrick H, Anton RF: Treatment of alcohol withdrawal. Alcohol Health Res World 22:38–43, 1998

Najavitz LM, Weiss RD, Shaw SR, et al: "Seeking Safety": outcome of a new cognitive-behavioral psychotherapy for women with post-traumatic stress disorder and substance dependence. J Trauma Stress 11:437–456, 1998

National Institute on Alcohol Abuse and Alcoholism: Helping Patients Who Drink Too Much: A Clinician's Guide (NIH Publication 07-3769). Washington, D.C., U.S. Department of Health and Human Services, October 2008

North CS, Smith EM, Spitznagel EL: Posttraumatic stress disorder in survivors of a mass shooting. Am J Psychiatry 1515:82–88, 1994

North CS, Nixon SJ, Shariat S, et al: Psychiatric disorders among survivors of the Oklahoma City bombing. JAMA 282:755–762, 1999

North CS, Tivis L, McMillen CJ, et al: Coping, functioning and adjusting of rescue workers after the Oklahoma City bombing. J Trauma Stress 15:171–175, 2002a

North CS, Tivis L, McMillen JC, et al: Psychiatric disorders in rescue workers after the Oklahoma City bombing. Am J Psychiatry 159:857–859, 2002b

Okura KP: Mobilizing in response to a major disaster. Community Ment Health J 11:136–144, 1975

Parker RM, Rescorla LA, Finkelstein JA, et al: A survey of the health of homeless children in Philadelphia Shelters. Am J Dis Child 145:520–526, 1991

Pfefferbaum B, Doughty DE: Increased alcohol use in a treatment sample of Oklahoma City bombing victims. Psychiatry 64:296–303, 2001

Rehm J, Gmel G, Sempos CT, et al: Alcohol-related morbidity and mortality. Alcohol Res Health 27:39–51, 2003

Rowe CL, Liddle HA: When the levee breaks: treating adolescents and families in the aftermath of Hurricane Katrina. J Marital Family Ther 34:132–148, 2008

Rubonis AV, Bickman L: Psychological impairment in the wake of disaster: the disaster-psychopathology relationship. Psychol Bull 109:384–399, 1991

Saitz R: Recognition and management of occult alcohol withdrawal. Hosp Pract (Minneap) 30:49–54, 56–58, 1995

Saunders JB, Aasland OG, Babor TF, et al: Development of the Alcohol Use Disorders Identification Test (AUDIT): WHO collaborative project on early detection of persons with harmful alcohol consumption. Addiction 88:791–804, 1993

Shore JH, Vollmer WM, Tatum EL: Community patterns of posttraumatic stress disorders. J Nerv Ment Dis 177:681–685, 1989

Smith DW, Christiansen EH, Vincent R, et al: Population effects of the bombing of Oklahoma City. J Okla State Med Assoc 92:193–198, 1999

Smith EM, North CS, McCool RE, et al: Acute post disaster psychiatric disorders: identification of persons at risk. Am J Psychiatry 147:202–206, 1990

Stewart SH: Alcohol abuse in individuals exposed to trauma: a critical review. Psychol Bull 120:83–112, 1996

Stuppaeck CH, Barnas C, Hackenberg K, et al: Carbamazepine monotherapy in the treatment of alcohol withdrawal. Int Clin Psychopharmacol 5:273–278, 1990

Sullivan JT, Sykora K, Schneiderman J, et al: Assessment of alcohol withdrawal: the revised Clinical Institute Withdrawal Assessment for Alcohol scale (CIWA-Ar). Br J Addict 84:1353–1357, 1989

Thompson SJ: Risk/protective factors associated with substance use among runaway/homeless youth utilizing emergency shelter services nationwide. Subst Abuse 25:13–26, 2004

Tiet QQ, Mausbauch B: Treatments for patients with dual diagnosis: a review. Alcohol Clin Exp Res 31:513–536, 2007

U.S. Department of Health and Human Services: Helping Patients Who Drink Too Much: A Clinician's Guide (NIH Publ No 05-3769). Bethesda, MD, National Institute on Alcohol Abuse and Alcoholism, 2005

Vetter S, Rossegger A, Rossler W, et al: Exposure to the tsunami disaster, PTSD symptoms and increased substance use: an Internet based survey of male and female residents of Switzerland. BMC Public Health 8:92, 2008

Vlahov D, Galea S, Resnick H, et al: Increased use of cigarettes, alcohol, and marijuana among Manhattan, New York, residents after the September 11th terrorist attacks. Am J Epidemiol 155:988–996, 2002

Vlahov D, Galea S, Ahern J, et al: Consumption of cigarettes, alcohol, and marijuana among New York City residents 6 months after the September 11 terrorist attacks. Am J Drug Alcohol Abuse 30:385–407, 2004

Weatherburn D, Jones C, Freeman K, et al: Supply control and harm reduction: lessons from the Australian heroin drought. Addiction 98:83–91, 2003

Wesson DR, Ling W: The Clinical Opiate Withdrawal Scale (COWS). J Psychoactive Drugs 35:253–259, 2003

World Health Organization: WHO Model List of Essential Medicines, 16th list (updated). Geneva, Switzerland, World Health Organization, March 2010. Available at: http://www.who.int/medicines/publications/essentialmedicines/en/index.html. Accessed October 23, 2010.

[9장]

American Psychiatric Association: Diagnostic and Statistical Manual of Mental Disorders, 4th Edition, Text Revision. Washington, DC, American Psychiatric Association, 2000

Connor KM, Zhang W: Recent advances in the understanding and treatment of anxiety disorders. Resilience: determinants, measurement, and treatment responsiveness. CNS Spectr 11:5–12, 2006

Eksi A, Braun KL: Over-time changes in PTSD and depression among children surviving the 1999 Istanbul earthquake. Eur Child Adolesc Psychiatry 18:384–391, 2009

Gratz KL: Targeting emotion dysregulation in the treatment of self-injury. J Clin Psychol 63:1091–1103, 2007

Groves JE: Taking care of the hateful patient. N Engl J Med 298:883–887, 1978

Lenzenweger MF, Lane MC, Loranger AW, et al: DSM-IV personality disorders in the National Comorbidity Survey Replication. Biol Psychiatry 62:553–564, 2007

Pagura J, Stein MB, Bolton JM, et al: Comorbidity of borderline personality disorder and posttraumatic stress disorder in the U.S. population. J Psychiatr Res 44:1190–1198, 2010

Petrini C: Triage in public health emergencies: ethical issues. Intern Emerg Med 5:137–144, 2010

Rao K: Psychosocial support in disaster-affected communities. Int Rev Psychiatry 18:501–505, 2006

Rimes KA, Chalder T: The Beliefs About Emotions Scale: validity, reliability and sensitivity to change. J Psychosom Res 68:285–292, 2010

Shapiro D: Neurotic Styles (The Austen Riggs Center Monograph Series, No 5). New York, Basic Books, 1999

Stoddard FJ Jr, Katz CL, Merlino JP: Hidden Impact: What You Need to Know for the Next Disaster. A Practical Mental Health Guide for Clinicians. Sudbury, MA, Jones & Bartlett, 2010

Strous RD, Ulman AM, Kotler M: The hateful patient revisited: relevance for 21st century medicine. Eur J Intern Med 17:387–393, 2006

Thylstrup B, Hesse M: "I am not complaining": ambivalence construct in schizoid personality disorder. Am J Psychother 63:147–167, 2009

Tyrer P: Personality structure as an organizing construct. J Pers Disord 24:14–24, 2010

Uhlenhuth EH, Starcevic V, Qualls C, et al: Cognitive style, alprazolam plasma levels, and treatment response in panic disorder. Depress Anxiety 25:E18–E26, 2008

Waska R: Using countertransference: analytic contact, projective identification, and transference phantasy states. Am J Psychother 62:333–351, 2008

Wessells MG: Do no harm: toward contextually appropriate psychosocial support in international emergencies. Am Psychol 64:842–854, 2009

Yen S, Johnson J, Costello E, et al: A 5-day dialectical behavior therapy partial hospital program for women with borderline personality disorder: predictors of outcome from a 3-month follow-up study. J Psychiatr Pract 15:173–182, 2009

Yudofsky S: Fatal Flaws: Navigating Destructive Relationships With People With Disorders of Personality and Character. Washington, DC, American Psychiatric Publishing, 2005

[10장]

American Psychiatric Association: Diagnostic and Statistical Manual of Mental Disorders, 4th Edition, Text Revision. Washington, DC, American Psychiatric Association, 2000

Bartholomew RE, Wessely S: Protean nature of mass sociogenic illness. Br J Psychiatry 180:300–306, 2002

Breitbart W, Kaim M, Rosenfeld B: Clinician's perceptions of barriers to pain management in AIDS. J Pain Symptom Manage 18:203–212, 1999

Brennan MM, Ceranoglu TA, Fricchione GL, et al: Burn patients: psychopharmacological management of children and adolescents, in Massachusetts General Hospital Handbook of General Hospital Psychiatry, 6th Edition. Edited by Stern TA, Fricchione GL, Cassem NH, et al. Philadelphia, PA, Saunders Elsevier, 2010, pp 383–396

Davydow D, Katon W, Zatzick D: Psychiatric morbidity and functional impairments in survivors of burns, traumatic injuries, and ICU stays for other critical illnesses: a review of the literature. Int Rev Psychiatry 21:531–538, 2009

DiGiovanni C: Domestic terrorism with chemical or biological agents: psychiatric aspects. Am J Psychiatry 156:1500–1505, 1999

DiMartini A, Dew M, Kormos R, et al: Posttraumatic stress disorder caused by hallucinations and delusions experienced in delirium. Psychosomatics 48:436–439, 2007

Disaster Psychiatry Outreach: The Essentials of Disaster Psychiatry: A Training Course for Mental Health Professionals (Course Syllabus). New York, Disaster Psychiatry Outreach, 2008. Available as DPOCourseSyllabus_052108.pdf at: https://sites.google.com/a/disasterpsych.org/blog/File-Cabinet. Accessed December 21, 2009.

Geringer ES, Stern T: Coping with medical illness: the impact of personality types. Psychosomatics 27:251–261, 1986

Holbrook TL, Galarneau MR, Dye JL, et al: Morphine use after combat injury in Iraq and post-traumatic stress disorder. N Engl J Med 362:110–117, 2010

Hunt SC, Richardson R, Engel C: Clinical management of gulf war veterans with medically unexplained symptoms. Mil Med 167:414–420, 2002

Kman N, Nelson RN: Infectious agents of bioterrorism: a review for emergency physicians. Emerg Med Clin North Am 26:x–xi, 517–547, 2008

Lansdown R, Rumsey N, Bradbury E, et al: Visibly Different: Coping With Disfigurement. New York, Oxford, Butterworth-Heinemann, 1997

Madsen J: Terrorism and Disaster What Clinicians Need to Know: Sarin. Chicago, IL, Rush University Medical Center, 2005. Available at: http://www.centerforthestudyoftraumaticstress.org/csts_items/CSTS_CME_RUSH_USU_sarin_attack.pdf. Accessed March 30, 2010.

Marmar C, McCaslin S, Metzler T et al: Predictors of posttraumatic stress in police and other first responders. Ann NY Acad Sci 1071:1–18, 2006

Mawson AR: Understanding mass panic and other collective responses to threat and disaster. Psychiatry 68:95–113, 2008

Norman SB, Stein MB, Dimsdale JE, et al: Pain in the aftermath of trauma is a risk factor for post-traumatic stress disorder. Psychol Med 38:533–542, 2008

Ohbu S, Yamashina A, Takasu N, et al: Sarin poisoning on Tokyo subway. South Med J 90:587–593, 1997

Peer R, Hannan D, Amyot E, et al: A Physician's Education Program on Biological, Blast and Nuclear Preparedness 2007 Update. Albany, NY, Medical Society of the State of New York Bioterrorism and Emergency Preparedness Faculty, 2007. Available at: http://cme.mssny.org/index.jsp. Accessed March 30, 2010.

Perry SW, Difede J, Musngi G, et al: Predictors of posttraumatic stress disorder after burn injury. Am J Psychiatry 149:931–935, 1992

Powers P, Santana C: Surgery, in Textbook of Psychosomatic Medicine. Edited by Levenson J. Washington, DC, American Psychiatric Publishing, 2005

Richardson RD, Engel CC: Evaluation and management of medically unexplained physical symptoms. Neurologist 10:18–30, 2004

Roberts NP, Kitchiner NJ, Kenardy J, et al: Early psychological interventions to treat acute traumatic stress symptoms. Cochrane Database of Systematic Reviews 2010, Issue 3. Art. No.: CD007944. DOI: 10.1002/14651858.CD007944.pub2.

Rodriguez R, Reeves J, Houston S, et al: The effect of anthrax bioterrorism on emergency department presentation. Cal J Emerg Med 2:28–32, 2005

Rubin GJ, Dickmann P: How to reduce the impact of "low-risk patients" following a bioterrorist incident: lessons from SARS, anthrax, and pneumonic plague. Biosecur Bioterror 8:37–43, 2010

Rundell JR: Psychiatric issues in medical-surgical disaster casualties: a consultation-liaison approach Psychiatr Q 71:245–258, 2000

Stoddard F: Medically unexplained physical symptoms, in Hidden Impact: What You Need to Know for the Next Disaster: A Practical Mental Health Guide for Clinicians. Edited by Stoddard FJ, Katz CL, Merlino JP. Sudbury, MA, Jones & Bartlett, 2010, pp 79–86

Stoddard F, Saxe G: Ten-year research review of physical injuries. J Am Acad Child Adolesc Psychiatry 40:1128–1145, 2001

Stoddard F, Sheridan R, Selter L, et al: General surgery: basic principles, in Psychiatric Care of the Medical Patient, 2nd Edition. Edited by Stoudemire A. New York, Oxford University Press, 2000, pp 969–987

Stoddard F, Sheridan R, Saxe G: Treatment of pain in acutely burned children. J Burn Care Rehabil 23:135–156, 2002

Stoddard F, Levine JB, Lund K: Burn injuries, in Psychosomatic Medicine. Edited by Blumenfield M, Strain J. Philadelphia, PA, Lippincott Williams & Wilkins, 2006, pp 309–336

Stoddard F, Sorrentino EA, Ceranoglu TA, et al: Preliminary evidence for the effects of morphine on posttraumatic stress disorder symptoms in one- to four-year-olds with burns. J Burn Care Res 30:836–843, 2009

Tucker P, Pfefferbaum B, North C, et al: Physiologic reactivity despite emotional resilience several years after direct exposure to terrorism. Am J Psychiatry. 164:230–235, 2007

van den Berg B, Yzermans CJ, van der Velden PG, et al: Risk factors for unexplained symptoms after a disaster: a five-year longitudinal study in general practice. Psychosomatics 50:69–77, 2009

van Loey N, Van Son M: Psychopathology and psychological problems in patients with burn scars: epidemiology and management. Am J Clin Dermatol 4:245–272, 2003

van Loey N, Maas C, Faber A, et al: Predictors of chronic posttraumatic stress symptoms following burn injury: results of a longitudinal study. J Trauma Stress 16:361–369, 2003

Wain H, Grammer G, Stasinos J, et al: Psychiatric intervention for medical and surgical patients following traumatic injuries, in Interventions Following Mass Violence and Disasters: Strategies for Mental Health Practice. Edited by Ritchie EC, Watson PJ, Friedman MJ. New York, Guilford, 2006, pp 278–299

Zatzick DF, Galea S: An epidemiologic approach to the development of early trauma focused intervention. J Trauma Stress 20:401–412, 2007

Zatzick DF, Rivara FP, Nathens AB, et al: A nationwide US study of post-traumatic stress after hospitalization for physical injury. Psychol Med 37:1469–1480, 2007

[11장]

American Psychiatric Association: Diagnostic and Statistical Manual of Mental Disorders, 4th Edition, Text Revision. Washington, DC, American Psychiatric Association, 2000

Armour MP: Meaning making for survivors of violent death, in Violent Death, Resilience and Intervention Beyond the Crisis. Edited by Rynearson EK. New York, Routledge, 2006, pp 101–121

Bonanno GA: Loss, trauma, and human resilience: have we underestimated the human capacity to thrive after extremely aversive events? Am Psychol 59:20–28, 2004

Bonanno GA: Grief, trauma, and resilience, in Violent Death, Resilience and Intervention Beyond the Crisis. Edited by Rynearson EK. New York, Routledge, 2006, pp 31–46

Bonanno GA, Galea S, Bucciarelli A, et al: What predicts psychological resilience after disaster? The role of demographics, resources, and life stress. J Consult Clin Psychol 75:671–682, 2007

Charney DS: Psychobiological mechanisms of resilience and vulnerability: implications for successful adaptation to extreme stress (review). Am J Psychiatry 161:195–216, 2004

Currier JM, Neimeyer RA, Berman JS: The effectiveness of psychotherapeutic interventions for bereaved persons: a comprehensive quantitative review. Psychol Bull 134:648–661, 2008

Disaster Psychiatry Outreach: The Essentials of Disaster Psychiatry: A Training Course for Mental Health Professionals (Course Syllabus). New York, Disaster Psychiatry Outreach, 2008. Available as DPOCourseSyllabus_052108.pdf at: https://sites.google.com/a/disasterpsych.org/blog/File-Cabinet. Accessed December 28, 2009.

Friedman MJ, Ritchie EC, Watson PJ: Overview, in Interventions Following Mass Violence and Disasters: Strategies for Mental Health Practice. Edited by Ritchie EC, Watson PJ, Friedman MJ. New York, Guilford, 2006, pp 3–15

Gabbard GO: Gibraltar shattered. Am J Psychiatry 159:1480–1481, 2002

Haglund ME, Nestadt PS, Cooper NS, et al: Psychobiological mechanisms of resilience: relevance to prevention and treatment of stress-related psychopathology. Dev Psychopathol 19:889–920, 2007

Holland JM, Currier JM, Neimeyer RA: Meaning reconstruction in the first two years of bereavement: the role of sense-making and benefit-finding. Journal of Death and Dying 53: 175–191, 2006

Jones K, Kelly K, Cammarata C: Bodies and minds: PTSD in the FDNY. Presented at the American Psychiatric Association Annual Conference, New York City, May 5, 2004

Katz CL, Nathaniel R: Disasters, psychiatry, and psychodynamics. J Am Acad Psychoanal 30:519–529, 2002

Kilmer RP, Gil-Rivas V: Exploring posttraumatic growth in children impacted by Hurricane Katrina: correlates of the phenomenon and developmental considerations. Child Dev 81:1211–1227, 2010

Lindy JD, Lindy DC: Countertransference and disaster psychiatry: from Buffalo Creek to 9/11. Psychiatr Clin North Am 27:571–587, 2004

Love AW: Progress in understanding grief, complicated grief, and caring for the bereaved. Contemp Nurse 27:73–83, 2007

McAteer D: Monongah: The Tragic Story of the 1907 Monongah Mine Disaster, The Worst Industrial Accident in US History. Morgantown, West Virginia University Press, 2007

Ng AT: Cultural diversity in the integration of disaster mental health and public health: a case study in response to bioterrorism. Int J Emerg Ment Health 7:23–31, 2005

Prigerson HG, Horowitz MJ, Jacobs SC, et al: Prolonged grief disorder: Psychometric validation of criteria proposed for DSM-V and ICD-11. PLoS Med 6:e1000121, 2009

Rajkumar AP, Premkumar TS, Tharyan P: Coping with the Asian tsunami: perspectives from Tamil Nadu, India on the determinants of resilience in the face of adversity. Soc Sci Med 67:844–853, 2008

Raphael B, Wilson JP: When disaster strikes: managing emotional reactions in rescue workers, in Countertransference in the Treatment of PTSD. Edited by Wilson JP, Lindy JD. New York, Guilford, 1994, pp 333–350

Raphael B, Stevens G, Dunsmore J: Clinical theories of loss and grief, in Violent Death, Resilience and Intervention Beyond the Crisis. Edited by Rynearson EK. New York, Routledge, 2006, pp 3–29

Shalev AY, Errera YLE: Resilience is the default: how not to miss it, in Intervention and Resilience After Mass Trauma. Edited by Blumenfield M, Ursano RJ. New York, Cambridge University Press, 2008, pp 149–172

Shear K: Fact Sheet: Managing Grief After Disaster. Washington, DC, National Center for PTSD, 2008. Available at: http://www.ncptsd.va.gov/ncmain/nc-docs/fact_shts/fs_grief_disaster.html. Accessed January 17, 2010.

Shear K, Gorscak B, Simon N: Treatment of complicated grief following violent death, in Violent Death, Resilience and Intervention Beyond the Crisis. Edited by Rynearson EK. New York, Routledge, 2006, pp 157–174

Simon NM, Shear MK, Fagiolini A, et al: Impact of concurrent naturalistic pharmacotherapy on psychotherapy of complicated grief. Psychiatry Res 159:31–36, 2008

Southwick SM, Vythilingam M, Charney DS: The psychobiology of depression and resilience to stress: implications for prevention and treatment. Annu Rev Clin Psychol 1:255–291, 2005

Walsh F: Traumatic loss and major disasters: strengthening family and community resilience. Fam Process 46:207–227, 2007

Watson PJ, Ritchie EC, Demer J, et al: Improving resilience trajectories following mass violence and disaster, in Interventions Following Mass Violence and Disasters: Strategies for Mental Health Practice. Edited by Ritchie EC, Watson PJ, Friedman MJ. New York, Guilford, 2006, pp 37–53

Zhang B, El-Jawahri A, Prigerson HG: Update on bereavement research: evidence-based guidelines for the diagnosis and treatment of complicated bereavement. J Palliat Med 9:1188–1203, 2006

Zisook S, Shear K: Grief and bereavement: what psychiatrists need to know. World Psychiatry 67–74, 2009

[12장]

Brymer M, Layne C, Pynoos R, et al. (National Child Traumatic Stress Network/National Center for PTSD): Psychological First Aid: Field Operations Guide. September 2005. Available at: http://www.vdh.state.va.us/EPR/pdf/PFA9-6-05Final.pdf. Accessed February 8, 2011.

Brymer M, Jacobs A, Layne C, et al. (National Child Traumatic Stress Network/National Center for PTSD): Psychological First Aid: Field Operations Guide, 2nd Edition. July 2006. Available at: http://www.naccho.org/topics/HPDP/infectious/upload/PsyFirstAid-2.pdf. Accessed February 8, 2011.

Brymer M, Jacobs A, Layne C, et al. (National Child Traumatic Stress Network/National Center for PTSD/MRC National Mental Health Work Group): Psychological First Aid for Medical Reserve Corps Field Operations Guide. March 2008. Available at: http://www.nctsn.org/sites/default/files/assets/pdfs/MRC_PFA_04_02_08.pdf. Accessed February 8, 2011.

Drayer CS, Cameron DC, Woodward WD, et al: Psychological first aid in community disasters. Prepared by the American Psychiatric Association Committee on Civil Defense. JAMA 156:36–41, 1954

Hobfoll SE, Watson P, Bell CC, et al: Five essential elements of immediate and mid-term mass trauma intervention: empirical evidence. Focus 7:221–242, 2009

Inter-Agency Standing Committee: IASC Guidelines on Mental Health and Psychosocial Support in Emergency Settings. Geneva, Switzerland, Inter-Agency Standing Committee, 2007. Available at: http://www.who.int/mental_health/emergencies/guidelines_iasc_mental_health_psychosocial_june_2007.pdf. Accessed July 13, 2010.

Inter-Agency Standing Committee: International Resources: Guidance Note for Mental Health and Psychosocial Support Haiti Earthquake Emergency Response, January 2010. Washington, DC, American Psychological Association, 2010. Available at: http://www.apa.org/international/resources/haiti-guidelines.pdf. Accessed July 13, 2010.

McEvoy M: Psychological first aid: replacement for critical incident stress debriefing? Fire Engineering 12:63–66, 2005 Available at: http://www.fireengineering.com/index/articles/display/243037/articles/fire-engineering/volume-158/issue-12/features/psychological-first-aid-replacement-for-critical-incident-stress-debriefing.html. Accessed July 13, 2010.

National Child Traumatic Stress Network/: PFA Information Brief, November 2009. Los Angeles, CA, National Child Traumatic Stress Network, 2009. Available at: http://www.nctsn.org/nccts/nav.do?pid=abt_nccts. Accessed July 13, 2010.

National Institute of Mental Health: Mental Health and Mass Violence: Evidence-Based Early Psychological Intervention for Victims/Survivors of Mass Violence. A Workshop to Reach Consensus on Best Practices (NIH Publ No 02-5138). Washington, DC, U.S. Government Printing Office, 2002

Ng AT, Kantor EM: Psychological first aid, in Hidden Impact: What You Need to Know for the Next Disaster: A Practical Mental Health Guide for Clinicians. Edited by Stoddard FJ, Katz CL, Merlino JP. Sudbury, MA, Jones & Bartlett, 2010, pp 115–122

Orner R, Kent A, Pfefferbaum BJ, et al: The context of providing immediate post event intervention, in Interventions Following Mass Violence and Disasters: Strategies for Mental Health Practice. Edited by Ritchie EC, Watson PJ, Friedman MJ. New York, Guilford, 2006, pp 121–133

Raphael B: Preventive intervention with the recently bereaved. Arch Gen Psychiatry 34:1450–1454, 1977

Ruzek JI, Brymer MJ, Jacobs AK, et al: Psychological first aid. J Ment Health Couns 29:17–49, 2007

Watters E: The Americanization of mental illness. The New York Times Magazine, January 10, 2010, p MM40. Available at: http://www.nytimes.com/2010/01/10/magazine/10psyche-t.html. Accessed July 13, 2010.

[13장]

American Psychiatric Association: Diagnostic and Statistical Manual of Mental Disorders, 4th Edition, Text Revision. Washington, DC, American Psychiatric Association, 2000

Bisson J, Andrew M: Psychological treatment of post-traumatic stress disorder (PTSD). Cochrane Database of Systematic Reviews 2007, Issue 3. Art. No.: CD003388. DOI: 10.1002/14651858.CD003388.pub3.

Bolton EE, Lambert JF, Wolf EJ, et al: Evaluating a cognitive-behavioral group treatment program for veterans with posttraumatic stress disorder. Psychol Serv 1:140–146, 2004

Chemtob CM, Nakashima JP, Hamada RS: Psychosocial intervention for postdisaster trauma symptoms in elementary school children: a controlled community field study. Arch Pediatr Adolesc Med 156:211–216, 2002

Cohen JA, Mannarino AP, Knudsen K: Treating childhood traumatic grief: a pilot study. J Am Acad Child Adolesc Psychiatry 43:1225–1233, 2004

Cohen JA, Mannarino AP, Perel JM, et al: A pilot randomized controlled trial of combined trauma-focused CBT and sertraline for childhood PTSD symptoms. J Am Acad Child Adolesc Psychiatry 46:811–819, 2007

Devilly GJ: The psychological effects of a lifestyle management course on war veterans and their spouses. J Clin Psychol 58:1119–1134, 2002

Disaster Psychiatry Outreach: The Essentials of Disaster Psychiatry: A Training Course for Mental Health Professionals (Course Syllabus). New York, Disaster Psychiatry Outreach, 2008. Available as DPOCourseSyllabus_052108.pdf at: https://sites.google.com/a/disasterpsych.org/blog/File-Cabinet. Accessed December 28, 2009.

Flannery RB, Everly GS: Critical Incident Stress Management (CISM): updated review of findings, 1998–2002. Aggress Violent Behav 9:319–329, 2004

Foy DW: On the development of practice guidelines for evidence-based group approaches following disaster. Int J Group Psychother 58:567–574, 2008

Galovski T, Lyons JA: Psychological sequelae of combat violence: a review of the impact of PTSD on the veteran's family and possible interventions. Aggress Violent Behav 9:477–501, 2004

Glynn S, Eth S, Randolph E, et al: A test of behavioral family therapy to augment exposure for combat-related posttraumatic stress disorder. J Consult Clin Psychol 67:243–251, 1999

Hinton DE, Rasmussen A, Noud L, et al: Anger, PTSD, and the nuclear family: a study of Cambodian refugees. Soc Sci Med 69:1387–1394, 2009

Jacobs J, Horne-Moyer H, Jones R: The effectiveness of critical incident stress debriefing with primary and secondary trauma victims. Int J Emerg Ment Health 6:5–14, 2004

Jordan B, Marmar C, Fairbank J, et al: Problems in families of male Vietnam veterans with posttraumatic stress disorder. J Consult Clin Psychol 60:916–926, 1992

Kellermann NP: Psychopathology in children of Holocaust survivors: a review of the research literature. Isr J Psychiatry Relat Sci 38:36–46, 2001

Layne CM, Pynoos RS, Saltzman WR, et al: Trauma/grief-focused group psychotherapy: school-based postwar intervention with traumatized Bosnian adolescents. Group Dyn 5:277–290, 2001

Medical Reserve Corps, National Child Traumatic Stress Network, National Center for PTSD: Position Statement and Guidance for MRC Units on Psychological Debriefing. Rockville, MD, Substance Abuse and Mental Health Services Administration, 2006. Available at: http://www.medicalreservecorps.gov/File/MRC_Resources/MRC_PFA.doc. Accessed July 7, 2010.

Monson CM, Schnurr PP, Stevens SP, et al: Cognitive-Behavioral Couple's Treatment for posttraumatic stress disorder: initial findings. J Trauma Stress 17:341–344, 2004

National Center for PTSD: Types of Debriefing Following Disasters. Washington, DC, National Center for PTSD, 2010. Available at: http://www.ptsd.va.gov/professional/pages/debriefing-after-disasters.asp. Accessed July 7, 2010.

Norris F, Uhl G: Chronic stress as a mediator of acute stress: the case of Hurricane Hugo. J Appl Soc Psychol 23:1263–1284, 1993

Norris FH, Perilla JL, Riad JK, et al: Stability and change in stress, resources, and psychological distress following natural disaster: findings from Hurricane Andrew. Anxiety Stress Coping 12:363–396, 1999

Price JL, Stevens SP: Partners of Veterans With PTSD: Research Findings. National Center for PTSD Fact Sheet. Washington, DC, National Center for PTSD, June 15, 2010. Available at: http://www.ptsd.va.gov/professional/pages/partners_of_vets_research_findings.asp. Accessed January 6, 2011.

Rabin C, Nardi C: Treating posttraumatic stress disorder couples: a psychoeducational program. Community Ment Health J 27:209–224, 1991

Raphael B, Wooding S: Debriefing: its evolution and current status. Psychiatr Clin North Am 27:407–424, 2004

Riggs DS, Monson CM, Glynn SM, et al: Couple and family therapy for adults, in Effective Treatments for PTSD: Practice Guidelines From the International Society for Traumatic Stress Studies, 2nd Edition. Edited by Foa EB, Keane TM, Friedman MJ, et al. New York, Guilford, 2009, pp 458–478

Roberts NP, Kitchiner NJ, Kenardy J, et al: Multiple session early psychological interventions for the prevention of post-traumatic stress disorder. Cochrane Database of Systematic Reviews 2009, Issue 3. Art. No.: CD006869. DOI: 10.1002/14651858.CD006869.pub2.

Rose SC, Bisson J, Churchill R, et al: Psychological debriefing for preventing post traumatic stress disorder (PTSD). Cochrane Database of Systematic Reviews 2002, Issue 2. Art. No.: CD000560. DOI: 10.1002/14651858.CD000560.

Rynearson EK, Favell J, Saindon C: Group intervention for bereavement after violent death. Psychiatr Serv 53:1340, 2002

Salloum A, Overstreet S: Evaluation of individual and group grief and trauma interventions for children post disaster. J Clin Child Adolesc Psychol 37:495–507, 2008

Schnurr PP, Friedman MJ, Foy DW, et al: Randomized trial of trauma-focused group therapy for posttraumatic stress disorder: results from a Department of Veterans Affairs cooperative study. Arch Gen Psychiatry 60:481–489, 2003

Shea MT, McDevitt-Murphy M, Ready DJ, et al: Group therapy, in Effective Treatments for PTSD: Practice Guidelines From the International Society for Traumatic Stress Studies, 2nd Edition. Edited by Foa EB, Keane TM, Friedman MJ, et al. New York, Guilford, 2009, pp 306–326

Stein BD, Jaycox LH, Kataoka SH, et al: A mental health intervention for schoolchildren exposed to violence: a randomized controlled trial. JAMA 290:603–611, 2003

Tol WA, Komproe IH, Susanty D, et al: School-based mental health intervention for children affected by political violence in Indonesia: a cluster randomized trial. JAMA 300:655–662, 2008

Tompsett ME: Working with fatherless children after September 11, 2001, in Disaster Psychiatry: Intervening When Nightmares Come True. Edited by Pandya A, Katz CL. Hillsdale, NJ, Analytic Press, 2004, pp 211–218

Williams-Keeler L, Johnson SM: Creating healing relationships for couples dealing with trauma: the use of emotionally focused marital therapy. J Marital Fam Ther 24:25–40, 1998

[14장]

Benson H, Greenwood MM, Klemchuk H: The relaxation response: psychophysiologic aspects and clinical applications. Int J Psychiatry Med 6:87–98, 1975

Bisson J, Andrew M: Psychological treatment of post-traumatic stress disorder (PTSD). Cochrane Database of Systematic Reviews 2007, Issue 3. Art. No.: CD003388. DOI: 10.1002/14651858.CD003388.pub3.

Bohleber W: Remembrance, trauma and collective memory: the battle for memory in psychoanalysis. Int J Psychoanal 88:329–352, 2007

Boscarino JA, Adams RE: Overview of findings from the World Trade Center Disaster Outcome Study: recommendations for future research after exposure to psychological trauma. Int J Emerg Ment Health 10:275–290, 2008

Brown RP, Gerbarg PL: Yoga breathing, meditation, and longevity. Ann NY Acad Sci 1172:54–62, 2009

Catani C, Kohiladevy M, Ruf M, et al: Treating children traumatized by war and tsunami: a comparison between exposure therapy and meditation-relaxation in North-East Sri Lanka. BMC Psychiatry 9:22, 2009

Diaz JO: Integrating psychosocial programs in multisector responses to international disasters. Am Psychol 63:820–827, 2008

Difede J, Cukor J, Patt I, et al: The application of virtual reality to the treatment of PTSD following the WTC attack. Ann NY Acad Sci 1071:500–501, 2006

Difede J, Malta LS, Best S, et al: A randomized controlled clinical treatment trial for World Trade Center attack-related PTSD in disaster workers. J Nerv Ment Dis 195:861–865, 2007

Giannopoulou I, Dikaiakou A, Yule W: Cognitive-behavioural group intervention for PTSD symptoms in children following the Athens 1999 earthquake: a pilot study. Clin Child Psychol Psychiatry 11:543–553, 2006

Halliburton M: Finding a fit: psychiatric pluralism in south India and its implications

for WHO studies of mental disorder. Transcult Psychiatry 41:80–98, 2004
Hamblen JL, Gibson LE, Mueser KT, et al: Cognitive behavioral therapy for prolonged postdisaster distress. J Clin Psychol 62:1043–1052, 2006
Hobfoll SE, Watson P, Bell CC, et al: Five essential elements of immediate and mid-term mass trauma intervention: empirical evidence. Focus 7:221–242, 2009
Knobler HY, Nachshoni T, Jaffe E, et al: Psychological guidelines for a medical team debriefing after a stressful event. Mil Med 172:581–585, 2007
Kun P, Han S, Chen X, et al: Prevalence and risk factors for posttraumatic stress disorder: a cross-sectional study among survivors of the Wenchuan 2008 earthquake in China. Depress Anxiety 26:1134–1140, 2009
Landau J, Mittal M, Wieling E: Linking human systems: strengthening individuals, families, and communities in the wake of mass trauma. J Marital Fam Ther 34:193–209, 2008
Lewis JI: The crossroads of countertransference and attribution theory: reinventing clinical training within an evidence-based treatment world. Am J Psychoanal 69:106–120, 2009
Milligan G, McGuinness TM: Mental health needs in a post-disaster environment. J Psychosoc Nurs Ment Health Serv 47:23–30, 2009
Peres JF, Newberg AB, Mercante JP, et al: Cerebral blood flow changes during retrieval of traumatic memories before and after psychotherapy: a SPECT study. Psychol Med 37:1481–1491, 2007
Phillips SB: The synergy of group and individual treatment modalities in the aftermath of disaster and unfolding trauma. Int J Group Psychother 59:85–107, 2009
Rao K: Psychosocial support in disaster-affected communities. Int Rev Psychiatry 18:501–505, 2006
Ruggiero KJ, Resnick HS, Acierno R, et al: Internet-based intervention for mental health and substance use problems in disaster-affected populations: a pilot feasibility study. Behav Ther 37:190–205, 2006
Ruzek J, Walser RD, Naugle AE, et al: Cognitive-behavioral psychology: implications for disaster and terrorism response. Prehosp Disaster Med 23:397–410, 2008
Salcioglu E, Basoglu M: Psychological effects of earthquakes in children: prospects for brief behavioral treatment. World J Pediatr 4:165–172, 2008
Shapiro F: Eye Movement Desensitization and Reprocessing (EMDR) and the anxiety disorders: clinical and research implications of an integrated psychotherapy treatment. J Anxiety Disord 13:35–67, 1999
Sharot T, Martorella EA, Delgado MR, et al: How personal experience modulates the neural circuitry of memories of September 11. Proc Natl Acad Sci USA 104:389–394, 2007
Shooshtary MH, Panaghi L, Moghadam JA: Outcome of cognitive behavioral therapy in adolescents after natural disaster. J Adolesc Health 42:466–472, 2008
Stoddard FJ Jr: Psychological interventions, in Hidden Impact: What You Need to Know for the Next Disaster. A Practical Mental Health Guide for Clinicians. Edited by Stoddard FJ, Katz CL, Merlino JP. Sudbury, MA, Jones & Bartlett, 2010, pp 139–148
Udomratn P: Mental health and the psychosocial consequences of natural disasters in Asia. Int Rev Psychiatry 20:441–444, 2008

van der Kolk BA: Clinical implications of neuroscience research in PTSD. Ann N Y Acad Sci 1071:277–293, 2006

Vijayakumar L, Kannan GK, Ganesh Kumar B, et al: Do all children need intervention after exposure to tsunami? Int Rev Psychiatry 18:515–522, 2006

Wessells MG: Do no harm: toward contextually appropriate psychosocial support in international emergencies. Am Psychol 64:842–854, 2009

[15장]

Bandelow B, Zohar J, Hollander E, et al: World Federation of Societies of Biological Psychiatry (WFSBP) guidelines for the pharmacological treatment of anxiety, obsessive-compulsive and post-traumatic stress disorders—first revision. World J Biol Psychiatry 9:248–312, 2008

Benedek DM, Friedman MJ, Zatzick D, et al: Guideline watch (March 2009): Practice Guideline for the Treatment of Patients With Acute Stress Disorder and Posttraumatic Stress Disorder. Washington, DC, American Psychiatric Publishing, 2009. Available at: http://www.psychiatryonline.com/content.aspx?aid=156498. Accessed January 1, 2011.

Berger W, Mendlowicz MV, Marques-Portella C, et al: Pharmacologic alternatives to antidepressants in posttraumatic stress disorder: a systematic review. Prog Neuropsychopharmacol Biol Psychiatry 33:169–180, 2009

Bláha J, Svobodová K, Kapounková Z: Therapeutic aspects of using citalopram in burns. Acta Chir Plast 41:25–32, 1999

Breitbart W, Marotta R, Platt MM, et al: A double-blind trial of haloperidol, chlorpromazine, and lorazepam in the treatment of delirium in hospitalized AIDS patients. Am J Psychiatry. 153:231–237, 1996

Bryant RA, Mastrodomenico J, Felmingham KL, et al: Treatment of acute stress disorder: a randomized controlled trial. Arch Gen Psychiatry 65:659–667, 2008

Caplan JP, Cassem NH, Murray GB, et al: Delirious patients, in Massachusetts General Hospital Handbook of General Hospital Psychiatry, 6th Edition. Edited by Stern TA, Fricchione GL, Cassem NH, et al. Philadelphia, PA, Saunders Elsevier, 2010, pp 93–104

Davidson JR, Weisler RH, Butterfield MI, et al: Mirtazapine vs. placebo in posttraumatic stress disorder: a pilot trial. Biol Psychiatry 53:188–191, 2003

Disaster Psychiatry Outreach: The Essentials of Disaster Psychiatry: A Training Course for Mental Health Professionals (Course Syllabus). New York, Disaster Psychiatry Outreach, 2008. Available as DPOCourseSyllabus_052108.pdf at: https://sites.google.com/a/disasterpsych.org/blog/File-Cabinet. Accessed December 28, 2009.

Eidelman I, Seedat S, Stein DJ: Risperidone in the treatment of acute stress disorder in physically traumatized in-patients. Depress Anxiety 11:187–188, 2000

Fraleigh LA, Hendratta VD, Ford JD, et al: Prazosin for the treatment of posttraumatic stress disorder-related nightmares in an adolescent male (letter to the editor). J Child Adolesc Psychopharmacol 19:475–476, 2009

Fricchione GL, Nejad SH, Esses JA, et al: Postoperative delirium. Am J Psychiatry 165:803–812, 2008

Harpaz-Rotem I, Rosenheck RA: Tracing the flow of knowledge: geographic variability in the diffusion of prazosin use for the treatment of posttraumatic stress disorder nationally in the Department of Veterans Affairs. Arch Gen Psychiatry 66:417–421, 2009

Harvey AG, Bryant RA: Two-year prospective evaluation of the relationship between acute stress disorder and posttraumatic stress disorder following mild traumatic brain injury. Am J Psychiatry 157:626–628, 2000

Katz CL, Pellegrino L, Pandya A, et al: Research on psychiatric outcomes and interventions subsequent to disasters: a review of the literature. Psychiatry Res 110:201–217, 2002

Kessler RC, Chiu WT, Demler O, et al: Prevalence, severity, and comorbidity of 12-month DSM-IV disorders in the National Comorbidity Survey Replication. Arch Gen Psychiatry 62:617–627, 2005

Lavie P: Sleep disturbances in the wake of traumatic events. N Engl J Med 345:1825–1832, 2001

Marmar CR, Neylan TC, Schoenfeld FB: New directions in the pharmacotherapy of posttraumatic stress disorder. Psychiatr Q 73:259–270, 2002

McGhee L, Maani C, Garza T, et al: The relationship of intravenous midazolam and posttraumatic stress disorder development in burned soldiers. J Trauma 66:S186–S190, 2009

Mellman TA, Byers PM, Augenstein JS: Pilot evaluation of hypnotic medication during acute traumatic stress response. J Trauma Stress 11:563–569, 1998

Onder E, Tural U, Aker T: A comparative study of fluoxetine, moclobemide, and tianeptine in the treatment of posttraumatic stress disorder following an earthquake. Eur Psychiatry 21:174–179, 2006

Pitman RK, Sanders KM, Zusman RM, et al: Pilot study of secondary prevention of posttraumatic stress disorder with propranolol. Biol Psychiatry 51:189–192, 2002

Ravindran LN, Stein MB: Pharmacotherapy of PTSD: premises, principles, and priorities. Brain Res 1293:24–39, 2009

Robert R, Tcheung WJ, Rosenberg L, et al: Treating thermally injured children suffering symptoms of acute stress with imipramine and fluoxetine: a randomized, double-blind study. Burns 34:919–928, 2008

Rundell JR: Psychiatric issues in medical-surgical disaster casualties: a consultation-liaison approach. Psychiatr Q 71:245–258, 2000

Shalev A: Posttraumatic stress disorder and stress-related disorders. Psychiatr Clin North Am 32:687–704, 2009

Shalev AY, Peleg T, Ankri Y, et al: Prevention of PTSD by early treatment: a randomized controlled study. Preliminary results from the Jerusalem Trauma Outreach and Prevention Study (J-TOPS) (poster), in American College of Neuropsychopharmacology 46th Annual Meeting General Program, Boca Raton, FL, December 9–13, 2007. Nashville, TN, American College of Neuropsychopharmacology, 2007, p 63

Simon A, Gorman J: Psychopharmacological possibilities in the acute disaster setting. Psychiatr Clin North Am 27:425–458, 2004

Stanovic JK, James KA, Vandevere CA: The effectiveness of risperidone on acute stress symptoms in adult burn patients: a preliminary retrospective pilot study. J Burn Care Rehabil 22:210–213, 2001

Stein MB, Kerrifge C, Dimsdale JE, et al: Pharmacotherapy to prevent PTSD: results from a randomized controlled proof of concept trial in physically injured patients. J Trauma Stress 20:923–932, 2007

Stevens JR, Fava M, Rosenbaum JF, et al: Psychopharmacology in the medical setting, in Massachusetts General Hospital Handbook of General Hospital Psychiatry, 6th Edition. Edited by Stern TA, Fricchione GL, Cassem NH, et al. Philadelphia, PA, Saunders Elsevier, 2010, pp 441–466

Taylor FB, Martin P, Thompson C, et al: Prazosin effects on objective sleep measures and clinical symptoms in civilian trauma posttraumatic stress disorder: a placebo-controlled study. Biol Psychiatry 63:629–632, 2008

Trzepacz P, Meagher D: Delirium, in Textbook of Psychosomatic Medicine. Edited by Levenson J. Washington, DC, American Psychiatric Publishing, 2005, pp 91–130

Ursano J, Bell C, Eth S, et al: Practice Guidelines for the Treatment of Patients With Acute Stress Disorder and Posttraumatic Stress Disorder. Work Group on ASD and PSTD. Washington, DC, American Psychiatric Association, 2004

Vaiva G, Ducrocq F, Jezequel K, et al: Immediate treatment with propranolol decreases posttraumatic stress disorder two months after trauma. Biol Psychiatry 54:947–949, 2003

Wise M, Rundell J: Clinical Manual of Psychosomatic Medicine: A Guide to Consultation-Liaison Psychiatry. Washington, DC, American Psychiatric Publishing, 2004

Zatzick DF, Russo J, Pitman RK, et al: Re-evaluating the association between emergency department heart rate and the development of post-traumatic stress disorder: a public health approach. Biol Psychiatry 57:91–95, 2005

[16장]

American Psychiatric Association: Practice Guideline for the Treatment of Patients With Delirium. Washington, DC, American Psychiatric Association, May 1999 with August 2004 update (revision pending). Available at: http://www.psychiatryonline.com/pracGuide/pracGuideChapToc_2.aspx. Accessed January 2011.

American Psychiatric Association: Diagnostic and Statistical Manual of Mental Disorders, 4th Edition, Text Revision. Washington, DC, American Psychiatric Association, 2000

American Psychiatric Association: Practice Guideline for the Treatment of Patients With Bipolar Disorder, 2nd Edition. Washington, DC, American Psychiatric Association, April 2002 with November 2005 update (revision pending). Available at: http://www.psychiatryonline.com/pracGuide/pracGuideChapToc_8.aspx. Accessed January 2011.

American Psychiatric Association: Practice Guideline for the Treatment of Patients With Acute Stress Disorder and Posttraumatic Stress Disorder. Washington,

DC, American Psychiatric Association, November 2004 with March 2009 update (revision pending). Available at: http://www.psychiatryonline.com/pracGuide/pracGuideTopic_11.aspx. Accessed January 2011.

American Psychiatric Association: Practice Guideline for the Treatment of Patients With Substance Use Disorders, 2nd Edition. Washington, DC, American Psychiatric Association, May 2006 with April 2007 update (revision pending). Available at: http://www.psychiatryonline.com/pracGuide/pracGuideChapToc_5.aspx. Accessed January 2011.

American Psychiatric Association: Practice Guideline for the Treatment of Patients With Major Depressive Disorder, 3rd Edition. Washington, DC, American Psychiatric Association, 2010. Available at: http://www.psychiatryonline.com/pracGuide/pracGuideTopic_7.aspx. Accessed January 2011.

Benedek DM, Wynn GH: Clinical Manual for Management of PTSD. Washington, DC, American Psychiatric Publishing, 2009

Berren MR, Beigel A, Ghertner S: A typology for the classification of disasters. Community Ment Health J 16:103–111, 1980

Blais MA, O'Keefe SM, Norman DK: Psychological and neuropsychological assessment, in Massachusetts General Hospital Handbook of General Hospital Psychiatry, 6th Edition. Edited by Stern TA, Fricchione GL, Cassem NH, et al. Philadelphia, PA, Saunders Elsevier, 2010, pp 53–60

Blake DD, Weathers FW, Nagy LN, et al: A clinician rating scale for assessing current and lifetime PTSD: the CAPS-1. Behavior Therapist 18:187–188, 1990

Breslau N, Davis GC, Peterson EL, et al: A second look at comorbidity in victims of trauma: the posttraumatic stress disorder-major depression connection. Biol Psychiatry 48:902–909, 2000

Bryant RA, Creamer M, O'Donnell, et al: A study of the protective function of acute morphine administration on subsequent posttraumatic stress disorder. Biol Psychiatry 65:438–440, 2009

Caspi A, Sugden K, Moffitt TE, et al: Influence of life stress on depression: moderation by a polymorphism in the 5-HTT gene. Science 301:386–389, 2003

Cukor J, Spitalnick J, DiFede J, et al: Emerging treatments for PTSD. Clin Psychol Rev 29:715–726, 2009

Davidson JRT: Davidson Trauma Scale (DTS). North Tonawanda, NY, Multi-Health Systems, 1996

Davidson JRT, Stein DJ, Shalev AY, et al: Posttraumatic stress disorder: acquisition, recognition, course, treatment. J Neuropsychiatry Clin Neurosci 16:135–147, 2004

Dimsdale JE, Irwin MR, Keefe FJ, et al: Stress and psychiatry, in Comprehensive Textbook of Psychiatry. Edited by Sadock BJ, Sadock VA, Ruiz P. Philadelphia, PA, Lippincott Williams & Wilkins, 2009, pp. 2410–2423

Disaster Psychiatry Outreach: The Essentials of Disaster Psychiatry: A Training Course for Mental Health Professionals (Course Syllabus). New York, Disaster Psychiatry Outreach, 2008. Available as DPOCourseSyllabus_052108.pdf at: https://sites.google.com/a/disasterpsych.org/blog/File-Cabinet. Accessed December 21, 2009.

First MB, Spitzer RL, Gibbon M, et al: Structured Clinical Interview for DSM-IV-TR Axis I Disorders (SCID-I). New York, Biometrics Research, New York State

Psychiatric Institute, 2002
Fournier JC, DeRubeis RJ, Hollon SD, et al: Antidepressant drug effects and depression severity. JAMA 303:47–53, 2010
Galea S, Ahern J, Resnick H, et al: Psychological sequelae of the September 11 attacks in New York City. N Engl J Med 346:982–987, 2002
Green LG, Grace MC, Lindy, JD, et al: Buffalo Creek survivors in the second decade: comparison with unexposed and nonlitigant groups. J Appl Soc Psychol 20:1033–1050, 1990
Guy W: ECDEU Assessment Manual for Psychopharmacology Revised (DHEW Publ No ADM 76-338). Rockville, MD, U.S. Department of Health, Education and Welfare, Public Health Service, Alcohol, Drug Abuse, and Mental Health Administration, National Institutes of Mental Health Psychopharmacology Branch, Division of Extramural Programs, 1956
Holbrook TL, Galarneau MR, Dye JL, et al: Morphine use after combat injury in Iraq and posttraumatic stress disorder. N Engl J Med 362:168–170, 2010
Institute of Medicine: Treatment of PTSD: An Assessment of the Evidence. Consensus Report. Washington, DC, Institute of Medicine of the National Academies, October 17, 2007. Available at: http://www.iom.edu/Reports/2007/Treatment-of-PTSD-An-Assessment-of-The-Evidence.aspx. Accessed January 2011.
Kolassa IT, Kolassa S, Ertl V, et al: The risk of posttraumatic stress disorder after trauma depends on traumatic load and the catechol-o-methyltransferase Val(158)Met polymorphism. Biol Psychiatry 67:304–308, 2010
Kosten TR, Fontana A, Sernyak MJ, et al: Benzodiazepine use in posttraumatic stress disorder among Vietnam veterans with substance abuse. J Nerv Ment Dis 188:454–459, 2000
Mylle J, Maes M: Partial posttraumatic stress disorder revisited. J Affect Disord 78:1:37–48, 2004
North CS, Nixon SJ, Shariat S et al: Psychiatric disorders among survivors of the Oklahoma City bombing. JAMA 282:755–762, 1999
Otto MW, Tolin DF, Simon NM, et al: Efficacy of D-cycloserine for enhancing response to cognitive-behavior therapy for panic disorder. Biol Psychiatry 67:365–370, 2010
Pitman RK, Delahanty DL: Conceptually driven pharmacological approaches to acute trauma. CNS Spectr 10:99–106, 2005
Post RM, Altshuler LL: Mood disorders: treatment of bipolar disorders, in Comprehensive Textbook of Psychiatry. Edited by Sadock BJ, Sadock VA, Ruiz P. Philadelphia, PA, Lippincott Williams & Wilkins, 2009, pp. 1743–1812
Querques J, Stern TA: Approach to consultation psychiatry: assessment strategies, in Massachusetts General Hospital Handbook of General Hospital Psychiatry, 6th Edition. Edited by Stern TA, Fricchione GL, Cassem NH, et al. Philadelphia, PA, Saunders Elsevier, 2010, pp. 7–14
Rao V, Lyketsos C: Neuropsychiatric sequelae of traumatic brain injury. Psychosomatics 41:95–103, 2000
Robins LN, Helzer JE, Croughan J, et al: National Institute of Mental Health Diagnostic Interview Schedule. Its history, characteristics, and validity. Arch Gen Psychiatry 38:381–389, 1981
Rogers JM, Read CA: Psychiatric comorbidity following traumatic brain injury. Brain Injury 21:1321–1333, 2007

Rush AJ, Nierenberg AA: Mood disorders: treatment of depression, in Comprehensive Textbook of Psychiatry. Edited by Sadock BJ, Sadock VA, Ruiz P. Philadelphia, PA, Lippincott Williams & Wilkins, 2009, pp. 1734–1742

Saxe G, Stoddard F, Courtney D, et al: Relationship between acute morphine and course of PTSD in children with burns: a pilot study. J Am Acad Child Adolesc Psychiatry 40:915–921, 2001

Shalev AY, Galai T, Eth S: Levels of trauma: a multidimensional approach to PTSD. Psychiatry 6:166–177, 1993

Shalev AY, Freedman S, Peri T, et al: Prospective study of PTSD and depression following trauma. Am J Psychiatry 155:630–637, 1998

Sontag D: Mental care in Haiti goes from bad to horrid: quake's aftermath reveals a system in collapse. The New York Times, March 20, 2010, pp 1, 7

Stein DJ, Ipser JC, Seedat S: Pharmacotherapy for post traumatic stress disorder (PTSD). Cochrane Database of Systematic Reviews 2006, Issue 1. Art. No.: CD002795. DOI: 10.1002/14651858.CD002795.pub2.

Stoddard FJ: Psychopharmacology of PTSD. Annual Psychopharmacology Course, Massachusetts Psychiatric Society, Waltham, MA, November 2000

Stoddard F, Saxe G: Ten-year research review of physical injuries. J Am Acad Child Adolesc Psychiatry 40:1128–1145, 2001

Stoddard FJ, Sorrentino EA, Ceranoglu TA, et al: Preliminary evidence for the effects of morphine on PTSD symptoms in one- to four-year-olds with burns. J Burn Care Res 30:836–843, 2009

Stoddard FJ, Sheridan RL, Martyn JAJ, et al: Pain management, in Combat and Operational Behavioral Health. Edited by Ritchie EC. Textbooks of Military Medicine (Lenhart MK, ed). Department of the Army, Office of the Surgeon General, Borden Institute (in press)

Terr L: Children of Chowchilla: a study of psychic trauma. Psychoanal Study Child 34:552–623, 1979

U.S. Department of Veterans Affairs/Department of Defense: VA/DoD Clinical Practice Guideline for Management of Concussion/Mild Traumatic Brain Injury (mTBI). Prepared by the Management of Concussion/mTBI Working Group, April 2009. Available at: http://www.healthquality.va.gov/management_of_concussion_mtbi.asp. Accessed March 30, 2010.

Weiss D, Marmar C: The Impact of Event Scale—Revised, in Assessing Psychological Trauma and PTSD. Edited by J. Wilson J, Keane T. New York, Guilford, 1997, pp 399–411

Werner D, Thuman C, Maxwell J: Where There Is No Doctor: A Village Health Care Handbook. Berkeley, CA, Hesperian, 2009

Zatzick DF, Jurkovich G, Russo J, et al: Posttraumatic stress, alcohol disorders, and recurrent trauma across level 1 trauma centers. J Trauma 57:360–366, 2004a

Zatzick DF, Roy-Byrne P, Russo J, et al: A randomized effectiveness trial of stepped collaborative care for acutely injured trauma survivors. Arch Gen Psychiatry 61:498–506, 2004b

Zatzick DF, Russo J, Pitman RK, et al: Reevaluating the association between emergency department heart rate and the development of posttraumatic stress disorder: a public health approach. Biol Psychiatry 57:91–95, 2005

[17장]

Ablon SL: The therapeutic action of play. J Am Acad Child Adolesc Psychiatry 35:545–549, 1996

American Psychiatric Association: Diagnostic and Statistical Manual of Mental Disorders, 4th Edition, Text Revision. Washington, DC, American Psychiatric Association, 2000

Becker-Blease KA, Turner HA, Finklehor D: Disasters, victimization, and children's mental health. Child Dev 81:1040–1052, 2010

Brymer M, Jacobs A, Layne C, et al. (National Child Traumatic Stress Network/National Center for PTSD): Psychological First Aid: Field Operations Guide, 2nd Edition. July 2006. Available at: http://www.naccho.org/topics/HPDP/infectious/upload/PsyFirstAid-2.pdf. Accessed February 8, 2011.

Cassem NH, Papakostas GI, Fava M, et al: Massachusetts General Hospital Handbook of General Hospital Psychiatry, 5th Edition. Edited by Stern TA, Fricchione, Cassem NH, et al. Philadelphia, PA, CV Mosby, 2004, pp 69–92

Catani C, Kohiladevy M, Ruf M, et al: Treating children traumatized by war and tsunami: a comparison between exposure therapy and meditation-relaxation in North-East Sri Lanka. BMC Psychiatry 9:22, 2009

Catani C, Gewirtz AH, Wieling E, et al: Tsunami, war, and cumulative risk in the lives of Sri Lankan schoolchildren. Child Dev 81:1176–1191, 2010

Chemtob CM, Nakashima J, Hamada RS: Psychosocial intervention for postdisaster trauma symptoms in elementary school children: a controlled community field study. Arch Pediatr Adolesc Med 156:211–216, 2002

Chemtob CM, Nomura Y, Josephson L, et al: Substance use and functional impairment among adolescents directly exposed to the 2001 World Trade Center attacks. Disasters 33:337–352, 2009

Chess S, Thomas A: Origins and Evolution of Behavior Disorders: From Infancy to Early Adult Life. Cambridge, MA, Harvard University Press, 1984

Cohen JA, Burnet W, Dunne JE, et al: Practice parameters for the assessment and treatment of children and adolescents with posttraumatic stress disorder. J Am Acad Child Adolesc Psychiatry 37 (suppl):4S–26S, 1998

Cohen JA, Mannarino AP, Gibson LE, et al: Interventions for children and adolescents following disasters, in Interventions Following Mass Violence and Disasters: Strategies for Mental Health Practice. Edited by Ritchie EC, Watson PJ, Friedman MJ. New York, Guilford, 2006a, pp 227–256

Cohen JA, Mannarino AP, Deblinger E: Treating Trauma and Traumatic Grief in Children and Adolescents. New York, Guilford, 2006b

Disaster Psychiatry Outreach: The Essentials of Disaster Psychiatry: A Training Course for Mental Health Professionals (Course Syllabus). New York, Disaster Psychiatry Outreach, 2008. Available as DPOCourseSyllabus_052108.pdf at: https://sites.google.com/a/disasterpsych.org/blog/File-Cabinet. Accessed December 28, 2009.

Donnelly CL: Pharmacologic treatment approaches for children and adolescents with posttraumatic stress disorder. Child Adolesc Psychiatr Clin North Am 12:251–269, 2003

Flynn BW, Nelson ME: Understanding the needs of children following large scale disasters and the role of government. Child Adolesc Psychiatr Clin North Am 7:211–227, 1998

Gardner DM, Baldessarini RJ, Waraich P: Modern antipsychotic drugs: a critical overview. CMAJ 2005;172:1703–1711, 2005

Goenjian AK, Karayan I, Pynoos RS, et al: Outcome of psychotherapy among early adolescents after trauma. Am J Psychiatry 154:536–542, 1997

Green WH: Sympathomimetic amines and central nervous system stimulants, in Child and Adolescent Clinical Psychopharmacology. Philadelphia, PA, Lippincott Williams & Wilkins, 2007, pp 55–90

Guy W: Abnormal Involuntary Movement Scale (AIMS), in ECDEU Assessment Manual for Psychopharmacology—Revised (DHEW Publ No ADM 76-338). Washington, DC, U.S. Department of Health, Education and Welfare, 1976. Available at: http://flmedicaidbh.fmhi.usf.edu/pdf/AIMS_Quest.pdf. Accessed July 7, 2010.

Haiti earthquake: stories from the survivors. Times Online, January 15, 2010. Available at: http://www.timesonline.co.uk/tol/news/world/us_and_americas/article6987620.ece. Accessed July 6, 2010.

Holbrook TL, Galarneau MR, Dye JL, et al: Morphine use after combat injury in Iraq and post-traumatic stress disorder. N Engl J Med 362:110–117, 2010

Jaycox LH: CBITS: Cognitive-Behavioral Intervention for Trauma in Schools. Frederick, CO, Sopris West, 2003

Kassam-Adams N, Marsac ML, Cirilli C: Posttraumatic stress disorder symptom structure in injured children: functional impairment and depression symptoms in a confirmatory factor analysis. J Am Acad Child Adolesc Psychiatry 49:616–625, 2010

Kataoka SH, Nadeem E, Wong M, et al: Improving disaster mental health care in schools: a community-partnered approach. Am J Prev Med 37(suppl):S225–S229, 2009

Klingman A: School based interventions following a disaster, in Children and Disasters. Edited by Saylor CF. New York, Plenum, 1993, pp 165–186

Kovacs M: The natural history and course of depressive disorders in childhood. Psychiatric Annals 15:387–389, 1985

Lane RD, Glazer WM, Hansen TE, et al: Assessment of tardive dyskinesia using the Abnormal Involuntary Movement Scale. J Nerv Ment Dis 173:353–357, 1985

Laor N, Wolmer L: Children exposed to disaster: the role of the mental health professional, in Lewis's Child and Adolescent Psychiatry. Edited by Martin A, Volkmar FR. Philadelphia, PA, Lippincott Williams & Wilkins, 2007, pp 727–739

Lorberg BA, Prince JB: Psychopharmacological management of children and adolescents, in Massachusetts General Hospital Handbook of General Hospital Psychiatry, 6th Edition. Edited by Stern TA, Fricchione GL, Cassem NH, et al. Philadelphia, PA, Saunders Elsevier, 2010, pp 467–498

Masten AS, Osofsky JD: Disasters and their impact on child development: introduction to the special section. Child Dev 81:1029–1039, 2010

Masten AS, Best KM, Garmezy N: Resilience and development: contributions from the study of children who overcome adversity. Dev Psychopathol 2:425–444, 1990

Munetz MR, Benjamin S: How to examine patients using the Abnormal Involuntary Movement Scale. Hosp Community Psychiatry 39:1172–1177, 1988

National Commission on Children and Disasters: 2010 Report to the President and Congress (AHRQ Publ No 10-M037). Rockville, MD, Agency for Heathcare Research and Quality, October 2010

Pfefferbaum B, Nixon SJ, Krug RS, et al: Clinical needs assessment of middle and high school students following the 1995 Oklahoma City bombing. Am J Psychiatry 156:1069–1074, 1999

Pine DS, Cohen JA: Trauma in children and adolescents: risk and treatment of psychiatric sequelae. Biol Psychiatry 51:519–531, 2002

Saxe G, Stoddard F, Courtney D, et al: Relationship between acute morphine and course of PTSD in children with burns: a pilot study. J Am Acad Child Adolesc Psychiatry 40:915–921, 2001

Saxe GN, Ellis BH, Kaplow J: Collaborative Treatment of Traumatized Children and Teens: The Trauma Systems Therapy Approach. New York, Guilford, 2006

Schechter N, Berde CB, Yaster M (eds): Pain in Infants, Children and Adolescents. Baltimore, MD, Williams & Wilkins, 2003, pp 128–141

Schreiber M, Gurwitch R: Listen, protect, and connect: psychological first aid for children and parents. Washington, DC, Ready.gov, 2006. Available at: http://www.ready.gov/kids/_downloads/PFA_SchoolCrisis.pdf. Accessed March 15, 2008.

Shaw JA, Espinel Z, Shultz JM (eds): Children: Stress, Trauma and Disasters. Tampa, FL, Disaster Life Support Publishing, 2007

Spetie L, Arnold EL: Attention deficit/hyperactivity disorder, in Lewis's Child and Adolescent Psychiatry. Edited by Martin A, Volkmar FR. Philadelphia, PA, Lippincott Williams & Wilkins, 2007, pp 430–454

Stoddard FJ: Care of infants, children and adolescents with burn injuries, in Child and Adolescent Psychiatry, 3rd Edition. Edited by Lewis M. Philadelphia, PA, Lippincott Williams & Wilkins, 2002, pp 1188–1208

Stoddard FJ, Menninger EW: Guidance for parents and other caretakers after disasters or terrorist attacks, in Disaster Psychiatry Handbook. Edited by Hall RCW, Ng AT, Norwood AE. Washington, DC, American Psychiatric Association, 2004, pp 44–56

Stoddard F, Saxe G: Ten-year research review of physical injuries. J Am Acad Child Adolesc Psychiatry 40:1128–1145, 2001

Stoddard FJ, Sheridan RL, Saxe G, et al: Treatment of pain in acutely burned children. J Burn Care Rehabil 23:135–156, 2002

Stoddard F, Usher C, Abrams A: Psychopharmacology in pediatric critical care. Child Adolesc Psychiatr Clin North Am 15:611–655, 2006

Stoddard FJ, Sheridan RL, Martyn JAJ, et al: Pain management, in Combat and Operational Behavioral Health. Edited by Ritchie EC. Textbooks of Military Medicine (Lenhart MK, ed). Department of the Army, Office of the Surgeon General, Borden Institute (in press)

Terr LC: Too Scared to Cry: Psychic Trauma in Childhood. New York, Basic Books, 1990

U.S. Food and Drug Administration: Antidepressant Use in Children, Adolescents, and Adults. May 2, 2007. Available at: http://www.fda.gov/drugs/drug-safety/informationbydrugclass/ucm096273.htm. Accessed January 16, 2011.

Wethington HR, Hahn RA, Fuqua-Whitley DS, et al: The effectiveness of interventions to reduce psychological harm from traumatic events among children and adolescents: a systematic review. Am J Prev Med 35:287–313, 2008

Winnicott DW: Transitional objects and transitional phenomena, in Collected papers: Through Paediatrics to Psycho-Analysis 41:585–595, 1951

Wolmer L, Laor N, Yazgan Y: School reactivation programs after disaster: could teachers serve as clinical mediators? Child Adolesc Psychiatr Clin North Am 12:363–381, 2003

Wolmer L, Laor N, Dedeoglu C, et al: Teacher-mediated intervention after disaster: a controlled three-year follow-up of children's functioning. J Child Psychol Psychiatry 46:1161–1168, 2005

Wong M, Stein B, Jaycox L, et al: Cognitive behavioral intervention for trauma in schools. Los Angeles, UCLA Health Services Research Center, 2002. Available at: http://www.hsrcenter.ucla.edu/research/cbits.shtml. Accessed January 16, 2011.

Wozniak J, Biederman J, Richards JA: Diagnostic and therapeutic dilemmas in the management of pediatric-onset bipolar disorder. J Clin Psychiatry 62 (suppl 14):10–15, 2001

Young BH: The immediate response to disaster: guidelines for adult psychological first aid, in Interventions Following Mass Violence and Disasters: Strategies for Mental Health Practice. Edited by Ritchie EC, Watson PJ, Friedman MJ. New York, Guilford, 2006, pp 134–154

[18장]

American Psychiatric Association: Diagnostic and Statistical Manual of Mental Disorders, 3rd Edition, Revised. Washington, DC, American Psychiatric Association, 1987

Amore M, Tagariello P, Laterza C, et al: Beyond nosography of depression in elderly. Arch Gerontol Geriatr 44 (suppl):13–22, 2007

Brymer M, Jacobs A, Layne C, et al. (National Child Traumatic Stress Network/ National Center for PTSD): Psychological First Aid: Field Operations Guide, 2nd Edition. July 2006. Available at: http://www.naccho.org/topics/HPDP/infectious/upload/PsyFirstAid-2.pdf. Accessed February 8, 2011.

Dyer CB, Regev M, Burnett J, et al: SWiFT: a rapid triage tool for vulnerable older adults in disaster situations. Disaster Med Public Health Prep 2 (suppl):S45–S50, 2008

Fernandez LS, Byard D, Chien-Chih L, et al: Frail elderly as disaster victims: emergency management strategies. Prehosp Disaster Med 7:67–74, 2002

Fick DM, Cooper JW, Wade WE, et al: Updating the Beers criteria for potentially inappropriate medication use in older adults: results of a US consensus panel of experts. Arch Intern Med 163:2716–2724, 2008

Galea S, Tracy M, Norris F, et al: Financial and social circumstances and the incidence and course of PTSD in Mississippi during the first two years after hurricane Katrina. J Trauma Stress 21:357–368, 2008

Gladwin H, Peacock WG: Warning and evacuation: a night for hard houses, in Hurricane Andrew: Ethnicity, Gender, and the Sociology of Disasters. Edited by Peacock WG, Morrow BH, Gladwin H. London, UK, Routledge, 1997, pp 52–74

Henry JD, Phillips LH, Maylor EA, et al: A new conceptualization of alexithymia in the general adult population: implications for research involving older adults. J Psychosom Res 60:535–543, 2006

Huang P, Tan H, Liu A, et al: Prediction of posttraumatic stress disorder among adults in flood districts. BMC Public Health 10:207, 2010

Kaniasty K, Norris FH: In search of altruistic community: patterns of social support mobilization following Hurricane Hugo. Am J Community Psychol 23:447–477, 1995

Kessler RC, Galea S, Gruber MJ, et al: Trends in mental illness and suicidality after Hurricane Katrina. Mol Psychiatry 13:374–384, 2008

Lindemann E: Symptomatology and management of acute grief. Am J Psychiatry 101:141–148, 1944

Norris FH, Kaniasty K, Conrad ML et al: Placing age differences in cultural context: a comparison of the effects of age on PTSD after disasters in the United States, Mexico, and Poland. J Clin Geropsychol 8:153–173, 2002

Paradiso S, Vaidya JG, McCormick LM, et al: Aging and alexithymia: association with reduced right rostral cingulate volume. Am J Geriatr Psychiatry 16:760–769, 2008

Peskind ER, Bonner LT, Hoff DJ: Prazosin reduces trauma-related nightmares in older men with chronic posttraumatic stress disorder. J Geriatr Psychiatry Neurol 164:1693–1999, 2007

Pitman RK, Sanders KM, Zusman RM, et al: Pilot study of secondary prevention of posttraumatic stress disorder with propranolol. Biol Psychiatry 51:189–192, 2002

Sakauye KM: Anxiety disorders, in Geriatric Psychiatry Basics. Edited by Sakauye KM. New York, WW Norton, 2008a, pp 160–172

Sakauye KM: Treating behavioral disturbances associated with dementia, in Geriatric Psychiatry Basics. Edited by Sakauye KM. New York, WW Norton, 2008b, pp 98–119

Sakauye KM, Streim JE, Kennedy GJ, et al: AAGP position statement: disaster preparedness for older Americans: critical issues for the preservation of mental health. Am J Geriatr Psychiatry 17:916–924, 2009

Taylor GJ, Bagby RM, Parker JDA: Disorders of Affect Regulation: Alexithymia in Medical and Psychiatric Illness. New York, Cambridge University Press, 1999

Toner JA, Meirswa TM, Howe JL (eds): Geriatric Mental Health Disaster and Emergency Preparedness. New York, Springer, 2010

U.S. Department of Health and Human Services: Mental Health All-Hazards Disaster Planning Guidance (DHHS Publ No SMA 3829). Rockville, MD, Center for Mental Health Services, Substance Abuse and Mental Health Services Administration, 2003. Available at: http://store.samhsa.gov/product/SMA03-3829. Accessed September 2009.

Ziegenhorn AA, Schulte-Herbruggen O, Danker-Hopfe H, et al: Serum neurotrophins: a study on the time course and influencing factors in a large old age sample. Neurobiol Aging 28:1436–1445, 2007

[19장]

The American Heritage Dictionary of the English Language, 4th Edition. Boston, MA, Houghton Mifflin, 2006

Bion WR: Experiences in Groups. London, Tavistock, 1961

Block P: Flawless Consulting: A Guide to Getting Your Experience Used. San Francisco, CA, Pfeiffer, 1981

Brenner G: Fundamentals of collaboration, in Creating Spiritual and Psychological Resilience: Integrating Care in Disaster Relief Work. Edited by Brenner G, Bush D, Moses J. New York, Routledge, 2009, pp 3–17

City of New York: Family Assistance Center Plan. New York, City of New York, April 17, 2009

Cox J, Gray A: Psychiatry for the person. Curr Opin Psychiatry 22:587–593, 2009

Disaster Psychiatry Outreach: The Essentials of Disaster Psychiatry: A Training Course for Mental Health Professionals (Course Syllabus). New York, Disaster Psychiatry Outreach, 2008. Available as DPOCourseSyllabus_052108.pdf at: https://sites.google.com/a/disasterpsych.org/blog/File-Cabinet. Accessed December 28, 2009.

Eisold K: What You Don't Know You Know. New York, Other Press, 2009

Gist R, Lubin B, Redburn BG: Psychosocial, ecological, and community perspectives on disaster response. J Loss Trauma 3:1, 25–51, 1998

Hernandez P, Gangsei D, Engstrom D: Vicarious resilience: a new concept and work with those who survive trauma. Fam Proc 46:229–241, 2007

Milstein G, Manierre A: Normative and diagnostic reactions to disaster: clergy and clinician collaboration to facilitate a continuum of care, in Creating Spiritual and Psychological Resilience: Integrating Care in Disaster Relief Work. Edited by Brenner G, Bush D, Moses J. New York, Routledge, 2009, pp 219–225

Nardi TJ: Religious/spiritual beliefs: a hidden resource for emergency mental health providers. Int J Emerg Ment Health 11:37–41, 2009

Park C, Helgeson V: Introduction to the special section: growth following highly stressful life events. Current status and future directions. J Consult Clin Psychol 74:791–796, 2006

Schuster MA, Stein BD, Jaycox LH, et al: A national survey of stress reactions after the September 11, 2001, terrorist attacks. N Engl J Med 345:1507–1512, 2001

Shapiro ER, Carr AW: Lost in Familiar Places: Creating New Connections Between the Individual and Society. New Haven, CT, Yale University Press, 1991, pp 75–88

Wells L Jr: The group-as-a-whole perspective and its theoretical roots, in Group Relations Reader 2. Edited by Colman AD, Geller MH. Washington, DC, AK Rice Institute, 1985

Zoellner T, Maercker A: Posttraumatic growth in clinical psychology: a critical review and introduction of a two component model. Clin Psychol Rev 26:626–653, 2006

[20장]

American Psychiatric Association: Guidelines for Psychiatric "Fitness for Duty" Evaluations of Physicians: Resource Document. Washington, DC, American Psychiatric Association, 2004

Collogan L, Tuma F, Dolan-Sewell R, et al: Ethical issues pertaining to research in the aftermath of a disaster. J Trauma Stress 17:363–372, 2004

Disaster Psychiatry Outreach: The Essentials of Disaster Psychiatry: A Training Course for Mental Health Professionals (Course Syllabus). New York, Disaster Psychiatry Outreach, 2008. Available as DPOCourseSyllabus_052108.pdf at: https://sites.google.com/a/disasterpsych.org/blog/File-Cabinet. Accessed December 28, 2009.

Dwyer J, Shih A: The ethics of tailoring the patient's chart. Psychiatr Serv 49:1309–1312, 1998

Emergency Management Assistance Compact: Homepage. Available at: http://www.emacweb.org. Accessed March 14, 2009.

Health Insurance Portability and Accountability Act of 1996, Pub. L. No. 104-191, 110 Stat. 1936 (1996)

Kantor EM: Liability issues, in Hidden Impact: What You Need to Know for the Next Disaster. A Practical Mental Health Guide for Clinicians. Edited by Stoddard FJ, Katz CL, Merlino JP. Sudbury, MA, Jones & Bartlett, 2010, pp 195–206

Kilpatrick DG: The ethics of disaster research: a special section. J Trauma Stress 17:361–362, 2004

Merlino JP: Ethics, in Hidden Impact: What You Need to Know for the Next Disaster. A Practical Mental Health Guide for Clinicians. Edited by Stoddard FJ, Katz CL, Merlino JP. Sudbury, MA, Jones & Bartlett, 2010, pp 207–217

Newman E, Kaloupek DG: The risks and benefits of participating in trauma-focused research studies. J Trauma Stress 17:383–394, 2004

Norris DM, Gutheil TG, Strasburger LH: This couldn't happen to me: boundary problems and sexual misconduct in the psychotherapy relationship. Psychiatr Serv 54:517–522, 2003

North CS: Approaching disaster mental health research after the 9/11 World Trade Center terrorist attacks. Psychiatr Clin North Am 27:589–602, 2004

North CS, Weaver JD, Dingman RL, et al: The American Red Cross Disaster Mental Health Services: development of a cooperative, single function, multidisciplinary service model. J Behav Health Serv Res 27:314–320, 2000

North CS, Pfefferbaum B, Tucker P: Ethical and methodological issues in academic mental health research in populations affected by disasters: the Oklahoma City experience relevant to September 11, 2001. CNS Spectr 7:580–584, 2002

Pandya A: Reconsidering the role of a disaster psychiatrist. Psychiatr Serv 61:449–450, 2010

Resnick PJ: Guidelines for the evaluation of malingering in posttraumatic stress disorder, in Posttraumatic Stress Disorder in Litigation. Edited by Simon RI. Washington, DC, American Psychiatric Press, 1995, pp 121–134

Rosenstein DL: Decision-making capacity and disaster research. J Trauma Stress 17:373–381, 2004

Volunteer Protection Act of 1997, Pub. L. 105-19, 42 USC sec. 14501 (1997)

[21장]

Frueh BC, Monnier J, Yim E, et al: A randomized trial of telepsychiatry for posttraumatic stress disorder. J Telemed Telecare 13:142–147, 2007a

Frueh BC, Monnier J, Grubaugh AL, et al: Therapist adherence and competence with manualized cognitive-behavioral therapy for PTSD delivered via teleconferencing technology. Behav Modif 31:856–866, 2007b

Hilty DM, Luo JS, Morache C, et al: Telepsychiatry: an overview for psychiatrists. CNS Drugs 16:527–548, 2002

Hilty DM, Yellowless PM, Cobb HC, et al: Use of secure email and telephone psychiatric consultations to accelerate rural health care delivery. Telemed J E Health 12:490–495, 2006

Merrell RC, Cone SW, Rafiq A: Telemedicine in extreme conditions: disasters, war, remote sites. Stud Health Technol Inform 131:99–116, 2008

Ng AT: Use of telepsychiatry: implications in disaster, in Hidden Impact: What You Need to Know for the Next Disaster. A Practical Mental Health Guide for Clinicians. Edited by Stoddard FJ, Katz CL, Merlino JP. Sudbury, MA, Jones & Bartlett, 2010, pp 187–194

Norman S: The use of telemedicine in psychiatry. J Psychiatr Ment Health Nurs 13:771–777, 2006

Reissman DB, Schreiber M, Klomp RW, et al: The virtual network supporting the front lines: addressing emerging behavioral health problems following the tsunamis of 2004. Mil Med 171(suppl):40–43, 2006

Ruzek JI, Young BH, Cordova MJ, et al: Integration of disaster mental health services with emergency medicine. Prehosp Disast Med 19:46–53, 2004

Shore JH, Savin DM, Novins D, et al: Cultural aspects of telepsychiatry. J Telemed Telecare 12:116–121, 2006

Shore JH, Savin D, Orton H, et al: Diagnostic reliability of telepsychiatry in American Indian veterans. Am J Psychiatry 164:115–118, 2007a

Shore JH, Hilty DM, Yellowless P: Emergency management guidelines for telepsychiatry. Gen Hosp Psychiatry 29:199–206, 2007b

Sorvaniemi M, Ojanen E, Santamaki O: Telepsychiatry in emergency consultations: a follow-up study of sixty patients. Telemed J E Health 11:439–441, 2005

찾아 보기

ㄱ

가바펜틴 269

가상 노출 248

가상 현실 248

가족 개입 237

간단한 대면 97

갈라닌 210

감마(γ)-아미노부틸 산(GABA) 157

감정 신념 척도 172

강인함 211

개정판 사건 충격 척도 280

건강보험정보보호법 356

결합 치료 기법 306

경계선 성격장애 165

경험보고 220, 230

공감적 경청 204

공중보건국 34

과정-지향 집단 233

관계 관리 56

국가 재난의료체계 34

국가 지역사회 긴급대응팀 35

국립 아동 외상 스트레스 네트워크 110, 304

국립 외상 후 스트레스장애 센터 221

국립 음주문제연구원 157

국립정신건강정보센터 65

국토안보부 34

글루타메이트 259

글루타메이트 시스템 157

급성 스트레스 장애 184

급성 스트레스장애 100, 187, 188

긍정심리학 원칙 246

긍정적 역전이 170

기관임상시험위원회 363

기구 간 상임위원회 78

기반 프로그램인 의료급여 137

긴급 재난 관리 31

긴급재난관리 지원협정 32

꾀병 359

ㄴ

낙천주의 211

날트렉손 156

노르에피네프린 210, 259

노인 정신건강 재난응급대책 331

노출치료 232, 248

놀이치료 308

뇌 유리 신경성장 인자 324

뉴로트로핀 반응 325

뉴로펩티드 Y 210

ㄷ

다중 화학물질 과민증 180

다중-회기 개입 230

다중-회기 집단 232

단기 심리상담 192

단일-회기 중재 230

대리 외상 207

대리 외상화 62

대리적 회복력 346

대인관계치료 집단 233

데이비슨 외상척도 280

도파민 210

디브리핑 debriefing 220

디아제팜 155

DSM-IV의 구조화된 임상 면담 PTSD 모듈 280

디펜히드라민 311

ㄹ

로라제팜 311, 312

로페라마이드 156

리스페리돈 315

ㅁ

만성 피로증후군 180

메틸페니데이트 317

모노아민 산화효소 억제제 286

모르핀 269

문화경보 224

문화관련증후군 124

문화에 기반을 둔 자기-훈련 93

문화적응 스트레스 122

물질남용 154

물질남용 및 정신건강국 42

물질 의존 154

MUPS 177

미국 공중보건국 의무감실 35

미국 국립 음주문제연구원 149

미국 국토안보부 35

미국 노인정신의학회 321, 331

미국 아동 청소년 정신의학 아카데미 305

미국 의학원 91

미국 적십자 362

미국 적십자사 73

미국정신의학회 362

미르타자핀 265

미 보건후생부 34

ㅂ

반응방지 248

배상책임 보험 361

법적 권한과 유한책임 32

벤조디아제핀 150, 155, 182, 187, 311

변경된 PFA 현장 운영 지침 223

복잡성 애도장애 201

부신 생성 생식 호르몬 210

부신피질자극유리호르몬 210

부정적 역전이 171
부주의 316
불안 187
비밀유지 의무 356
비상 관리 지원 협약 361
비상상황실 32
비정상 불수의 운동척도 315
비판단적 거리 204
β-아드레날린 차단제 258, 268
β-차단제 315

ㅅ
사별 198, 200
사회적 기술 상호작용 훈련 191
사회적 인식 56
사회적 지지 211
상실 198
생물심리사회적 검토 100
생물심리사회적 모델 182
서트랄린 311,.312
선택적 세로토닌 재흡수 억제제(SSRI) 187, 312
선택적인 세로토닌 재흡수 억제제(SSRI) 190
섬광기억 116
섬유근육통 180
성격장애 165
세계보건기구 75
세로토닌 210
세로토닌 노르아드레날린 재흡수 억제제(SNRI) 190
세로토닌 시스템 조절장애 259
소아 증상 점검표 112
소인적 요인 182
소진 62
susto 125
수용기반 개입 172
스트레스 관리 교육 232
스트레스 손상 104
스트레스 예방접종 이론 210
습관화 habituation 247
시상하부-뇌하수체-부신 326
시상하부-뇌하수체-부신 축 조절장애 259
시프로플록사신 178, 260
신경적 각인 258
신체적 검사 282
심리검사 282
심리사회적 개입 245
심리사회적 지지 프로그램 245
심리적 경험보고 172, 220, 230
심리적 디브리핑 209
심리적 응급처치 112, 124, 245, 327
심리적인 경험보고 243
심리적 해리증상 188

ㅇ
아동을 위한 PFA 301
아드레날린 홍수 325
아리피프라졸 315

아세트아미노펜 311
아캄프로세이트 157
아타크 ataque de nervios 208
아트로핀 270
ataque de nervios 125
안구운동 민감 소실 및 재처리 251
알코올 금단 증상 평가척도 160
알코올 금단증상 평가 척도 155
알코올 사용장애에 대한 선별검사 153
알코올 사용 장애 선별 검사 160
α2-아드레날린 효현제 315
α-아드레날린계 차단 266
α-아드레날린성 차단제 287
알프라졸람 170
애도 198, 199
애도-특정 치료 204
애드 호크 집단 25
억압적 대처 211
에스트로겐 210
에피네프린 269
SSRI 159, 187, 190, 286, 325, 330
역경 후 성장 346
역전이 62
연민 피로 62
연방긴급재난관리청 73
연방 시민단체(Citizen Corps) 프로그램 34
연방재난관리청 34
연장된 애도장애 201
영구화하는 요인 182
영적-기반 활동 345
오클라호마 시 폭탄테러 184
완전한 대면 97
외상성 뇌손상 292
외상 스트레스 네트워크 221
외상-집중 인지행동치료 232
외상 초점 인지행동치료 308
외상 후 성장 209, 346
외상 후 스트레스 장애 85, 184
외상 후 스트레스장애 177
요가호흡(호흡조절) 249
요구도 평가 70
용어 서지 능력 surge capacity 179
원격 정신건강의학 186, 369
위기상황 스트레스 경험보고 220, 231
위험 커뮤니케이션 41
유머 감각 211
의료과오 362
의료상비팀 25, 35
의무기록 358
의미 구성 기법 206
의존 집단 341
의학적으로 설명되지 않는 신체 증상 177
이미프라민 264, 312
이부프로펜 311
이야기 노출치료 250
이완기법 232

2차적 외상 반응 62
인간 체계 연결 접근 245
인지적 왜곡 다루기 232
인지적 융통성 211
임상가용 PTSD 척도 280
임상가용 외상 후 스트레스장애 척도 269
임상적 전반적 인상-호전도 척도 280

ㅈ

자기-고양 211
자기-관리 56
자기-돌보기 55, 56
자기-인식 56
자원봉사자 보호법 361
장기 정신치료 250
재난-기반 전문가적 관계 205
재난대응 지휘체계 31
재난의료지원팀 34
재난준비대책위원회 321, 331
적극적 대처 211
전두 대상 회로 326
전두 도파민 회로 326
정신건강시스템 평가도구 75
정신건강 요구도 긴급 평가 80
정신건강의학적 자문 192
정신건강의학적 표준 선별 평가 187
정신교육적 치료 모델 237
정신상태 검사 282
정신약물학적 개입 257
정신역동적 집단 233
정신치료 243, 244
조절-중심 행동치료 247
주의 산만함 316
중증 급성 호흡증후군(SARS) 180
중증 정신질환 132
즉흥적 자원봉사자 36
지역사회 긴급대응팀 34
지역사회 위기 대응팀 231
지역사회 자문단 326
지지집단 233
지지치료 171
진단적 면접 계획-PTSD 모듈 280
질병통제예방센터 57
집단 개입 230
집단 공황 mass panic 179
집단에서의 경험 340
집단 히스테리 178
집산주의적 생각 208
짝짓기 341

ㅊ

촉발시키는 요인 182

ㅋ

카바마제핀 155
카트리나 브레인 326

CAGE 설문조사 148

코티솔 210, 324

쿼티아핀 315

클로니딘 156, 315

클로르디아제폭사이드 155

ㅌ

탄저병 180

탄저병 사건 178

테스토스테론 210

토피라메이트 157

투쟁-도주 341

티로신 키나제 324

TF-CBT 233

ㅍ

폐 페스트 180

포괄적인 위기상황 스트레스 관리 231

프라조신 266, 286

프로프라놀롤 268, 315, 325

플루옥세틴 264, 312

ㅎ

학교에서의 외상을 위한 인지행동적 개입 307

할로페리돌 270

해리적 방어 342

해리 현상 184

행동적 가족치료 237

행동적 부부치료 237

허가 외 사용 258

허리케인 카트리나 25, 94, 116

현재-중심 CBT 233

현재-집중 CBT 233

화상과 기타 외상적 손상 191

회복력 209, 210, 280

후급성기 82, 100, 107, 166, 271, 277

역자 소개

■ 박민철 교수

1975년 전남의대 졸

1980년 전남대학교병원 전공의 수료, 신경정신과 전문의

1984년 원광대학교 의과대학 신경정신과학 교실 개설

1986년 전남대학교 대학원, 의학박사

1989년 영국 런던대학 정신치료 및 정신분석 연수

1989년 미국 웨인대학 기분장애 클리닉 방문교수

1991년 원광의대부속 제2병원장

2002년 원광대학교 보건환경대학원장 겸 의과대학장

2006년 대한정신약물학회 회장

2007년 한국정신분석학회 회장

2010년 대한우울조울병학회 회장

2013년 한국정신신체의학회 회장

현재: 원광대학교 의과대학 정신건강의학과 교수
대한신경정신의학회 회장
전라북도광역정신건강증진센터장

역서: 간추린 집단정신치료(하나의학사, 1990), 정신장애의 진단 및 통계편람(하나의학사, 1995, 공역)
지지 정신치료(하나의학사, 1997), 조울병 나는 이렇게 극복했다(하나의학사, 2000),
언제나 새로웠어요(하나의학사, 2011), 자살의 이해(하나의학사, 2012)

저서: 신경정신과학(하나의학사, 1997, 공저), 의료윤리학(하나의학사, 2001, 대표저자),
의료행동과학(중앙문화사, 2004, 공저), 의사소통과 면담(하나의학사 2005, 대표저자)

■ 박종일 교수

2004년 전북의대 졸

2012년 전북대학교병원 전공의 수료, 정신건강의학과 전문의

현재: 전북대학교병원 정신건강의학과 임상교수
전북대학교 대학원 박사과정
전주시 정신건강증진센터 임상자문의

■ **장승호**

2009년 원광의대 졸

2014년 원광대학교병원 전공의 수료, 정신건강의학과 전문의

현재: 해군 군의관

한국임상치유예술학회 연구이사

■ **유태평 교수 Prof. Tai P. Yoo, MD, MBA, DLFAPA**

1969년 전남의대 졸

1983년 뉴욕의대 Metropolitan Hospital Center 정신건강의학과 및 신경과 수료

미국 정신건강의학과 및 신경과 전문의

Henry Ford 의료원 정신건강의학과 주임교수 및 Henry Ford 의료원 부원장

1998년 Michigan Madonna 대학 경영학 석사

2003년 UCLA Kern 병원 정신건강의학 전공의 과정 개설

UCLA Bakersfield 지역 응급환자 평가를 위한 원격 정신건강의학 개설

2007년 UCLA Kern 아동청소년 펠로우 과정 개설

2013년 UCLA Kern 중독 펠로우 과정 개설

수상: Central California Psychiatric Society Award, John Doubenmier Award,

Victor Teichner Award(정신분석 및 역동정신의학 교육 협회와 정신건강의학 수련책임자 협회상)

지역사회: Michigan 및 Detroit 한인사회 회장, 한인미국정신의학회 회장, Michigan 교향악단 회장

현재: UCLA David Geffen 의대 정신건강의학 및 행동과학 교수

UCLA Kern Medical Center와 Kern County Mental Health System

정신건강의학 주임교수 및 과장

미국정신의학회 저명 평생 펠로우, 환태평양정신의학회 저명 펠로우, 한인미국정신의학회 상임이사

World Korean Medical Organization 편집위원, Bakersfield 한인회 고문

재난 정신건강의학

– 준비•평가•치료 –

초판인쇄일 : 2015년 3월 25일
초판발행일 : 2015년 3월 31일
저 자 : Frederick J. Stoddard Jr., M.D., Anand Pandya, M.D., and Craig L. Katz, M.D.
옮 긴 이 : 박 민 철 • 박 종 일 • 장 승 호 • 유 태 평
펴 낸 이 : 오 무 근
펴 낸 곳 : 도서출판 **하나의학사**
출 판 신 고 : 제25100–2013–000061호(1988. 4. 1)
주 소 : 서울시 서대문구 거북골로7–7 하나빌딩 1층
전 화 번 호 : (02) 730–2555, 2556
팩 스 : (02) 730–2557
이 메 일 : hanampc1@naver.com

정가 35,000원

ISBN 979–11–85696–12–6 93510